常见外科疾病诊疗与手术学

林　雁　邢文通　李孝光　主编

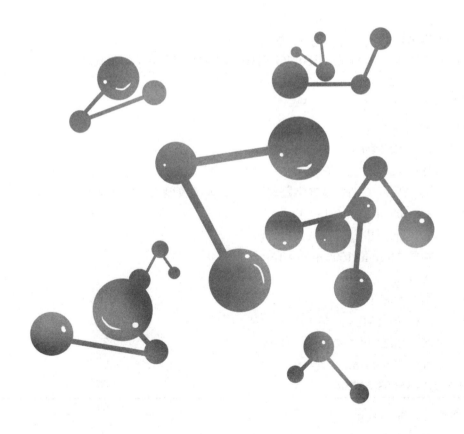

汕头大学出版社

图书在版编目（CIP）数据

常见外科疾病诊疗与手术学 / 林雁，邢文通，李孝
光主编. -- 汕头 : 汕头大学出版社，2021.9
ISBN 978-7-5658-4487-4

Ⅰ．①常… Ⅱ．①林… ②邢… ③李… Ⅲ．①外科－
疾病－诊疗②外科手术 Ⅳ．①R6②R61

中国版本图书馆CIP数据核字(2021)第188583号

常见外科疾病诊疗与手术学
CHANGJIAN WAIKE JIBING ZHENLIAO YU SHOUSHUXUE

主　　编：林　雁　邢文通　李孝光
责任编辑：李金龙
责任技编：黄东生
封面设计：姜乐瑶
出版发行：汕头大学出版社
　　　　　广东省汕头市大学路243号汕头大学校园内　邮政编码：515063
电　　话：0754-82904613
印　　刷：三河市嵩川印刷有限公司
开　　本：710mm×1000 mm　1/16
印　　张：32
字　　数：538 千字
版　　次：2021 年 9 月第 1 版
印　　次：2022 年 1 月第 1 次印刷
定　　价：228.00 元
ISBN 978-7-5658-4487-4

外科学是研究外科疾病的发生、发展规律及其临床表现、诊断、治疗和预防的科学，外科学的主要治疗手段是手术切除、修复机体病损。现代外科学经历了几百年的发展，诊疗方法不断改进，诊疗理念不断更新，诊疗技术不断进步。面对日新月异的技术设备和不断发展的思想理念，临床医生迫切需要掌握前沿信息，从专业发展前沿中寻求参考、用于指导。为此，我们编写了《常见外科疾病诊疗与手术学》一书。

本书以服务临床为导向，以提高健康意识为出发点，以循证医学为基础，以突出疾病诊疗为原则，结合编者们的临床外科经验和体会，紧扣外科诊疗主题，重点介绍了颈部疾病、嗓音疾病的外科治疗、嗓音外科学与嗓音显微手术、经皮肾镜碎石取石术和机器人肾脏手术。

虽然本书的内容不尽完善，但也充分显示了编者们作为一线临床工作者，努力提升自己，不断进取，帮助患者减轻病痛的责任心。希望本书的知识性和实用性能得到广大同行的认可。

CONTENTS

目 录

第一章　颈部疾病

第一节　甲状腺癌

甲状腺癌是源于甲状腺上皮细胞的恶性肿瘤，是一组具有异质性的恶性肿瘤，也是内分泌系统和头颈部肿瘤中最常见的恶性肿瘤，约占全身恶性肿瘤的1％。甲状腺癌包括分化型甲状腺癌和未分化型甲状腺癌。其中分化型甲状腺癌的预后相当好，5年生存率超过90％。近年来，分化型甲状腺癌的发病率明显增加。美国的资料表明，1973年分化型甲状腺癌的发病率为3.87/10万人，2003年分化型甲状腺癌的发病率为8.68/10万人，发病率在30年中上升了2～3倍。中国上海市的统计资料发现，2003年分化型甲状腺癌发病率为5.87/10万，2004年分化型甲状腺癌的发病率为6.89/10万。甲状腺癌从儿童到老年人均可发病，患者以女型为多，男女比例为1：（2～3）。

一、病因

甲状腺癌确切的病因目前不清，通过流行病学调查、肿瘤实验性研究和临床观察，甲状腺癌发生的因素可能有以下几种。

（一）放射线损伤

放射线外照射头颈部与甲状腺癌发病率增高较为密切，而用放射碘治疗甲状腺疾病，甲状腺癌的发病率并无明显升高。研究表明，甲状腺癌的发生与婴幼儿时期曾因治疗疾病的需要而进行头颈部放射线外照射有关。

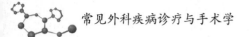

（二）碘和促甲状腺激素（TSH）

缺碘或摄碘过量均可使甲状腺的结构和功能发生改变。缺碘是引起地方性甲状腺肿的主要原因。如在瑞士等地方性甲状腺肿流行区，甲状腺癌发病率为2%，较柏林等非地方性甲状腺肿流行区的发病率高出20倍。高碘饮食也易诱发甲状腺癌，冰岛和日本是摄碘量很高的国家，其甲状腺癌的发病率较其他国家高。这可能与TSH刺激甲状腺增生有关。实验证明，长期的TSH刺激能促使甲状腺增生，形成结节和产生癌变。

（三）遗传因素

该病的发生可能和遗传因素有关。在一些甲状腺癌患者家庭中，可见到两个或两个以上成员同患此病。5%～10%的甲状腺髓样癌有明显的家族史，而且往往合并有嗜铬细胞瘤等，推测这类癌的发生可能与染色体遗传因素有关。

（四）遗传学改变

*RAS*基因突变、*RET/PTC*基因重排、*BRAF*基因突变等遗传学事件都可能在甲状腺癌的发生发展中起着重要作用。在乳头状甲状腺癌中，可以检出28%～83%的*BRAF*基因突变，*BRAF*基因突变还与甲状腺癌的包膜外浸润、淋巴结转移等临床病理特征密切相关。

（五）其他因素

一些甲状腺增生性疾病，如腺瘤样甲状腺肿和功能亢进性甲状腺肿，分别有约5%及2%合并甲状腺癌。另外，部分甲状腺腺瘤也可发生癌变。

二、病理

按组织学，通常将甲状腺癌分为分化型甲状腺癌和未分化型甲状腺癌两种。其中分化型甲状腺癌包括甲状腺乳头状癌、甲状腺滤泡癌。按甲状腺癌的病理类型，甲状腺癌可以分为以下4种。

（一）甲状腺乳头状癌

甲状腺乳头状癌起源于甲状腺滤泡上皮细胞，是甲状腺癌中最常见的类型，占所有甲状腺癌比例的60%～80%，多数分化良好，恶性程度低。肿瘤的大体以肉眼观呈圆形，无包膜，质地硬，切面灰白。在显微镜下可见到甲状腺乳头状癌的肿瘤由柱状上皮乳头状突起组成，乳头分枝较多，乳头中心有纤维血管间质，间质内常呈同心圆状的钙化小体，即砂粒体。乳头上皮可呈单层或多层，癌细胞可分化程度不一，核染色质少，常呈透明或毛玻璃状，无核仁。有时可混有滤泡样结构，甚至发现乳头状向滤泡样变异的情况。甲状腺乳头状癌有时表现为微小癌，肿瘤直径<1cm，甲状腺微小癌预后较好，远处转移也少见。甲状腺乳头状癌也可以表现为多中心性。甲状腺乳头状癌可以穿破甲状腺包膜侵犯周围组织，以颈淋巴结转移最为常见。

（二）甲状腺滤泡癌

起源于甲状腺滤泡上皮细胞，约占甲状腺癌的20%，预后较甲状腺乳头状癌略差。肉眼观察可见甲状腺滤泡癌的肿瘤为结节状，包膜不完整，边界较清楚，切面灰白、质软。镜下可见与正常甲状腺相似的组织结构，不同分化程度的滤泡。有时甲状腺滤泡癌很难与甲状腺腺瘤区别，冷冻切片检查对甲状腺滤泡癌的诊断不可靠，甲状腺包膜、血管和淋巴管受侵犯为诊断甲状腺滤泡癌的要点。甲状腺滤泡癌侵犯血管后，可经血行转移到肺、肝、骨及中枢神经系统，颈淋巴结侵犯仅占10%。

（三）甲状腺髓样癌

甲状腺髓样癌是恶性程度中等的神经内分泌肿瘤，约占甲状腺癌的5%。甲状腺髓样癌不是起源于甲状腺滤泡上皮细胞，而是起源于甲状腺滤泡旁细胞（C细胞），C细胞分泌降钙素，降钙素可以作为有临床诊断意义的特异性标志物。C细胞属于神经嵴来源的内分泌细胞，称为胺前体摄取及脱羧细胞（APUD细胞），APUD细胞能够从细胞外摄取胺的前体，并通过细胞内氨基脱羧酶的作用，使胺前体形成相应的胺和多肽激素。甲状腺髓样癌的边界比较清楚，包膜不完整，切面黄色、实性。质软显微镜下细胞排列呈巢状或囊状，无乳头状或滤泡

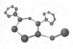

结构；肿瘤细胞核小、类圆形、可见小的核仁；胞质丰富，嗜碱性弱，实性细胞团之间有淀粉样物质的沉积。降钙素的免疫组化染色阳性可发生颈淋巴结转移和血行转移。

大部分的甲状腺髓样癌与定位于第10号染色体q11.2的*RET*癌基因有关。甲状腺髓样癌还可以可分为4型。

1.散发型

占甲状腺髓样癌的70%～80%，非遗传型。

2.家族型

有家族遗传倾向，但没有其他内分泌器官的病变。

3.多发性内分泌腺病（MEN）2A型

即MEN2A包括甲状腺髓样癌、嗜铬细胞瘤、甲状旁腺功能亢进症等的临床综合征。

4.MEN2B

包括甲状腺髓样癌和嗜铬细胞瘤，较少累及甲状旁腺。

（四）甲状腺未分化癌

甲状腺未分化癌比较少见，是甲状腺癌中恶性程度最高的一种恶性肿瘤，包括大细胞癌、小细胞癌和一些其他类型的甲状腺癌，如鳞状细胞癌、巨细胞癌、腺样囊性癌、黏液腺癌以及分化不良的乳头状癌和滤泡癌等。目前认为甲状腺未分化癌可能是从甲状腺良性疾病或分化好的甲状腺癌间变而来。甲状腺未分化癌多见于老年、男性，多见肿块较大，质硬而不规则，无包膜，切面灰白，常有出血、坏死，肿块固定，生长迅速。显微镜下可见癌组织主要由分化不良的上皮细胞组成，细胞呈多形性，大小形态和染色深浅不一，核分裂象多。甲状腺未分化癌的病程发展很快，诊断时常已经发生局部器官、组织的侵犯，如气管、食管、血管、肌肉等，引起吞咽和呼吸困难，不少患者已有肺、骨、脑、肝等器官的远处转移。因而，甲状腺未分化癌一经诊断，已属于甲状腺癌TNM分期中的Ⅳ期。

三、临床表现

甲状腺癌的症状因病理类型和生物学特性而异，局部体征也有不同，发病时多数无明显症状，或在甲状腺出现质地较硬的肿块，肿块固定，表面不平。

（一）分化好的甲状腺癌

分化好的甲状腺癌生长缓慢，可表现为局限在甲状腺叶或峡部的无症状肿物，可在常规检查时被偶然发现。少数病例的甲状腺肿物，可压迫气管、食管而产生局部压迫症状，如声音嘶哑、呼吸困难、吞咽困难、霍纳综合征等。部分病例有淋巴结转移，或远处转移到肺、骨、脑等。骨转移（颅骨、椎骨、胸骨、盆骨等）时可无症状，也可因脊椎压缩性骨折而有疼痛或神经症状，肺转移表现为弥散性浸润或局限性的结节。

（二）甲状腺髓样癌

甲状腺髓样癌表现为甲状腺的孤立结节，多为单发，家族性甲状腺髓样癌的甲状腺肿块可能为双侧性。甲状腺髓样癌可以分泌5-羟色胺、降钙素等激素，在临床上出现腹泻、心悸、脸面潮红和血钙降低等症状，晚期可有淋巴结转移和血行转移。

（三）甲状腺未分化癌

甲状腺未分化癌有高度侵犯性，甲状腺肿块在短期内迅速增大，固定，质硬如石，边界不清，与周围组织粘连固定，吞咽时肿块移动性减少，多有局部症状，如颈部不适、肿胀、压迫感等。

临床上有些患者的甲状腺肿块并不明显，而以颈部淋巴结转移或肺、骨的远处转移癌为首发表现。故在颈部、肺、骨等有原发灶不明的转移瘤时，应仔细检查甲状腺。

四、诊断

应根据病史，临床表现及辅助检查做出甲状腺癌的诊断，如甲状腺肿块迅速增大，出现声音嘶哑、呼吸困难、吞咽困难，颈淋巴结肿大的症状时，B超检查是首选的检查方法，具有价廉、无创等优点，甲状腺癌的确诊需要病理学检查。

（一）B超检查

B超检查可以探测甲状腺肿块的形态、大小、数目，囊性的还是实性的，还可以在超声引导下进行细针穿刺细胞学检查。

（二）CT检查

CT检查可清楚地显示甲状腺肿块的形态、大小以及与喉、气管、食管的关系，并且可以看到癌肿侵袭的范围，包括颈部器官、纵隔和重要血管、神经，为确定手术方案提供依据。

（三）X线检查

X线检查可观察气管与甲状腺的关系，了解有无气管移位、气管狭窄的症状。

（四）降钙素的检测

降钙素的检测对诊断甲状腺髓样癌，观察术后降钙素的动态变化，确定其复发及转移有一定参考价值。

（五）甲状腺组织的病理活检

甲状腺组织的病理活检是确诊甲状腺癌的金标准。

五、治疗

甲状腺癌在有条件时均应以手术切除为首选治疗方法，因手术治疗的疗效肯定。

（一）手术治疗

手术治疗包括针对甲状腺本身的手术，以及清扫颈部的淋巴结。根据甲状腺癌的类型、恶性程度、转移途径决定手术方式。甲状腺乳头状癌恶性程度较低，如果癌肿尚局限在腺体内，颈部淋巴结没有转移，可将患侧腺体连同峡部全部切除，对侧腺体大部切除，不需加行颈淋巴结清除术。如果已有颈淋巴结转移，则应同时清除患侧的淋巴结。甲状腺滤泡状腺癌应行两侧腺体连同峡部的全切除，如果没有颈淋巴结转移，也不需颈淋巴结清除。甲状腺髓样癌手术范围是两侧腺体同峡部全部切除，由于髓样癌早期出现颈淋巴结转移，因此，应同时将患侧或双侧颈淋巴结清除。甲状腺未分化癌生长迅速，恶性程度高，通常是浸润性生长，手术切除的难度大，有可能切除时也应该尽量切除。为减轻肿瘤发展引起的呼吸困难症状，可做气管切开，再结合化疗和放疗等综合治疗。

（二）内分泌治疗

分化型甲状腺癌手术后，应终身服用甲状腺素片，以进行甲状腺替代治疗和TSH抑制治疗。甲状腺素片的剂量以维持TSH在低水平为宜，通常不会发生甲状腺功能亢进症。

（三）放射治疗

放射治疗包括放射线外照射治疗和^{131}I内放射治疗。甲状腺未分化癌可以进行外放射治疗，宜早进行放疗，^{131}I内放射治疗用于分化型甲状腺癌的转移病灶，以及治疗手术切除不完全的分化型甲状腺癌。

（四）中医治疗

中医治疗不是主要的治疗手段，可作为辅助治疗。

六、预后

分化型甲状腺癌的预后较好，甲状腺未分化癌预后差，大多不能维持1年。与预后相关的因素很多，如年龄、性别、病理类型、病变的范围、转移情况和手术方式等，其中以病理类型最为重要，患者年龄<45岁的分化型甲状腺癌预后好。

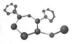

第二节　甲状腺结节

甲状腺结节是甲状腺内出现的一个或多个组织结构异常的团块，属常见病。触诊检查可发现的甲状腺结节，在女性人群中高达5%，男性为1%；普通人群中，高分辨率超声检查的发现率可高达19%～67%。几乎所有的甲状腺疾病都可表现为甲状腺结节，其中多数是良性疾病，仅有极少数是甲状腺恶性肿瘤。甲状腺结节可分为5类，即增生性甲状腺肿、胶性甲状腺肿、甲状腺囊肿、甲状腺炎症以及甲状腺肿瘤。

一、临床表现

甲状腺结节的临床表现可因病因而有所不同，大多数表现为颈前区甲状腺部位的肿块。甲状腺结节的大小不等，可由数毫米至数厘米；结节的数量可为单个，也可为多个；形状可以是圆形或椭圆形；边界可以清晰也可不清晰；质地可较为坚硬也可较柔软；多数结节可随吞咽动作而上下活动；有时也会伴有疼痛。

二、诊断

对甲状腺结节的诊断，首先根据病史和体格检查，通常还会进行甲状腺的影像学检查，其中甲状腺超声检查最常用，对甲状腺结节的诊断有重要意义。其他还有CT、MRI、甲状腺核素扫描等检查，以便更加全面地评估甲状腺结节和甲状腺的状况。同时还应测定甲状腺相关的激素，如促甲状腺素（TSH）、甲状腺素（T_4）、三碘甲状腺原氨酸（T_3）和甲状腺相关的免疫学指标，如抗甲状腺球蛋白抗体（TGAb）、抗甲状腺微粒体抗体（TMAb）等，评价甲状腺的功能状况，了解有无甲状腺功能亢进症、慢性淋巴细胞性甲状腺炎等。有时还会选择进行细针穿刺细胞学检查（见甲状腺穿刺活检术），以帮助了解甲状腺结节的病理性质。

三、治疗

对甲状腺结节的治疗视病因而定，多数不需要手术治疗，随访观察是主要的处理措施。需要手术治疗的甲状腺结节大多有以下临床症状，如压迫食管、气管、喉返神经或颈部血管导致局部临床反应，伴有甲状腺功能亢进症，疑似恶性肿瘤，或经细针穿刺细胞学检查证实的恶性肿瘤，体积增大较快的结节，以及小部分基于美容考虑的甲状腺结节。

第三节　甲状旁腺功能亢进症

甲状旁腺功能亢进症是由于甲状旁腺分泌甲状旁腺激素（PTH）过多而导致的以钙磷代谢紊乱为特征的临床综合征。可分为原发性甲状旁腺功能亢进症（PHP）、继发性甲状旁腺功能亢进症（SHPT）、三发性甲状旁腺功能亢进症和异位（假性）甲状旁腺功能亢进症等。临床上，约50%的甲状旁腺功能亢进症患者没有临床症状，只有血清钙、磷的生化改变和PTH升高，而部分甲状旁腺功能亢进症患者会发生骨骼系统和泌尿系统的改变。

一、原发性甲状旁腺功能亢进症

原发性甲状旁腺功能亢进症简称原发性甲旁亢。指由于甲状旁腺本身的病变导致PTH的合成和分泌过多引起的钙、磷、骨代谢紊乱的一种全身性疾病。表现为骨吸收增加的骨骼病变、泌尿系结石、高钙血症和低磷血症等。欧美资料表明，原发性甲状旁腺功能亢进症较常见，仅次于糖尿病和甲状腺功能亢进症，占内分泌疾病的第三位。近20年来医学临床开展甲状旁腺功能亢进症的筛查，特别是血清离子、钙浓度和PTH的测定后，原发性甲状旁腺功能亢进症患者增加约4倍。原发性甲状旁腺功能亢进症的患者女性多于男性，比例为（2～4）：1，发病高峰在30～50岁，但也可见于幼儿和老年人。在经手术证实的原发性甲状旁腺功能亢进症的患者中，绝大多数由甲状旁腺腺瘤引起，其次是甲状旁腺增生。4

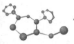

个腺体都增生的甲状旁腺功能亢进症可能是多发性内分泌肿瘤（MEN）ⅡA型。

（一）临床表现

原发性甲状旁腺功能亢进症的临床表现可分为高血钙、骨骼改变和泌尿系等三组，可单独出现或合并出现。发病缓慢，常数月或数年才引起患者的注意，往往不能叙述正确的发病时间；少数情况下，可突然发病，表现为明显的脱水和昏迷（高钙血症性甲状旁腺危象），血钙升高所引起的症状可影响多个系统。

1.中枢神经系统

中枢神经系统方面的临床表现有倦怠、失眠、焦虑、记忆力减退、注意力不集中、表情性淡漠、动作迟钝、性情不稳、抑郁、性格改变等；还可引起食欲缺乏、恶心、呕吐、消化不良、腹胀、顽固性便秘。部分患者有反酸、溃疡且易发生出血、穿孔等并发症。这可能是高血钙刺激胃黏膜、G细胞分泌促胃液素过多，从而引起胃酸过多所致。钙离子易沉着于有碱性胰液的胰管和胰腺内，激活胰蛋白酶原和胰蛋白酶，5%～10%的患者有急性或慢性胰腺炎。高血钙还可引起心血管症状，如心悸、气促、心律失常、心力衰竭以及眼部病变等。

2.骨骼系统

骨骼系统方面的临床表现主要是骨骼化及纤维囊性骨炎引起的症状。骨痛及畸形表现为广泛的骨关节疼痛，伴明显压痛。起初症状为腰腿痛，逐渐发展为全身骨及关节痛，活动受限，严重时不能起床，不能触碰，表现为难以忍受的全身性疼痛，可能发生病理性骨折，表现为自发性骨折，多见于上肢、肋骨、锁骨及盆骨。骨囊性变及破骨细胞瘤可表现为多发或单发的骨囊肿。

3.泌尿系统

长期高血钙可影响肾小管的浓缩功能，同时尿钙和磷排量增加，因此患者常有烦渴、多饮和多尿的症状；可反复发生肾或输尿管结石，表现为肾绞痛、输尿管痉挛、血尿或砂石尿等，也可有肾钙盐沉积症。结石反复发生或大结石形成可引起尿路梗阻症状和感染，一般手术后可恢复正常，少数可发展为肾功能不全和尿毒症。

多数患者无特殊体征，10%～30%的患者在颈部可触及肿块，骨有压痛、畸形、局部隆起和身材缩短等；有时可见身高变矮、头颅变形、鸡胸、驼背、四肢骨弯曲，呈O形或X形腿、髋内翻、骨囊肿部位的膨大变形等症状。

（二）诊断

原发性甲状旁腺功能亢进症的定性诊断要点是：

（1）高血钙（正常值：2.1~2.6mmol/L）、低血磷、尿钙增高、全段甲状旁腺激素（iPTH）增高（正常值：1.06~6.49pmol/L）；

（2）肾石病、钙化性肾功能不全、多尿、烦渴、高血压、尿毒症、难治性胃十二指肠溃疡、便秘；

（3）骨痛、囊肿性病变和较少见的病理性骨折；

（4）血清和尿钙增高、尿磷酸盐增高伴血清磷酸盐减低或正常、ALP正常或增高；

（5）眼裂隙灯检查显示带状角膜病变；

（6）X线检查骨膜下吸收、牙齿硬板损耗、肾实质钙化或结石、骨囊肿。

原发性甲状旁腺功能亢进症的术前定位诊断非常重要，定位诊断的主要检查包括B超、CT、MRI、数字减影血管造影（DSA）和甲状旁腺核素扫描（MIBI）等。

（三）治疗

对甲状旁腺功能亢进症的治疗手术是最有效的措施。对血清钙明显升高的高钙血症患者，应尽量将血钙降至正常范围内，因高钙血症易导致严重的心律失常。采用B超及核素扫描相结合的方法，术前可以确定甲状旁腺腺瘤的位置；必要时，可以进行有创性的定位检查如动脉造影、颈静脉插管分段取样检测iPTH浓度，是主要用于初次探查因肿瘤异位等特殊困难而失败的再次探查术。

手术成功时，血清iPTH常迅速恢复正常，血钙和血磷多在术后1周内降至正常；术后钙、磷大量沉积于脱钙的骨组织时，可在术后数天内发生手足抽搐症，有时血钙迅速下降可造成意外，应及时检查生化指标，适当补充钙剂。

对于无症状型甲状旁腺功能亢进症是否需要手术治疗目前还有分歧，赞成者认为30%无症状型甲状旁腺功能亢进症会导致一种或多种代谢性疾病。美国国立卫生研究院（NIH）的指南认为，患者无主观症状但有客观原发性甲状旁腺功能亢进症表现时，宜手术治疗；对仅有轻度高钙血症的无症状甲状旁腺功能亢进症病例，需随访观察，有以下情况时手术治疗：

（1）具有骨吸收病变的X线表现；

（2）肾功能减退；

（3）患有活动性尿路结石；

（4）血钙大于3mmol/L；

（5）血iPTH较正常增高2倍以上；

（6）患有严重精神病、溃疡病、胰腺炎和高血压等。

二、继发性甲状旁腺功能亢进症

继发性甲状旁腺功能亢进症简称继发性甲旁亢。患者血清iPTH过高，但它不是由甲状旁腺本身的疾病所致，也不是异源性PTH综合征，而是继发于某些疾病，如慢性肾功能不全、骨质软化症、小肠吸收不良、广泛性骨肿瘤（多发性骨髓瘤或转移癌）、维生素D缺乏以及妊娠、哺乳等情况下，甲状旁腺受到低血钙、低血镁或高血磷的刺激而分泌过多的PTH，以提高血钙、血镁和降低血磷的一种慢性代偿性临床表现。

（一）临床表现

继发性甲状旁腺功能亢进症的临床表现主要由骨质病变与慢性肾衰竭引起。成年人表现为骨痛和行走困难，与软骨病相似，但骨折及畸形少见，多有搐搦症。儿童表现为佝偻病体格及性腺发育停滞，导致侏儒症及性幼稚症；血钙降低，血磷升高，ALP增高，个别人可正常；尿钙减少，类钙增多，钙吸收减少，肾磷清除率及吸收率均降低。

X线检查可见骨质普遍性脱钙，偶有病理性骨折（肋骨多见）和骨畸形，骨纹理明显粗糙，骨髓线宽而不规则，与普遍软骨病及佝偻病无异；有的纹理不粗，但表现为绒毛状、颗粒状或毛玻璃状，表示骨质有纤维化，这种改变在颅骨及盆骨最多见。骨硬化表现为脊柱明显椎体上下缘密度增高、中央密度降低。病理检查可见肾小梁薄弱，有较宽的骨样皮质缘，小梁面有明显的纤维组织及淋巴细胞浸润。肾功能不全症状主要是消化不良、消瘦、苍白、水肿、少尿、厌食、恶心呕吐且有不同程度的血尿、蛋白尿、高血压等；尿素氮增高，尿素清除率下降，肾小球滤过率、肌酐清除率下降；不同程度的失血可出现酸中毒，表现为深大呼吸、血PCO_2降低、血pH降低。

（二）诊断

继发性甲状旁腺功能亢进症的诊断，应根据病史、血清生化检查、X线骨质病变特点做出诊断，有时要进行骨组织活检。血钙、血磷的测定可以了解血中钙、磷水平以明确疾病严重程度及指导治疗。长期以来，碱性磷酸酶（ALP）一直被作为可以反映骨代谢的指标，但它有很多同工酶，存在于体内不同的组织和器官，如小肠、肝胆系统、肾、白细胞、成骨细胞，这使得血清中总ALP水平不能准确反映骨代谢情况。近年来分离纯化出骨特异性ALP-BAP，并制备了ALP-BAP特异抗体，使测定ALP-BAP成为可能。在目前常用的PTH测定方法中，iPTH全分子定量测定最能反映甲状旁腺的活性，具有生物活性的iPTH能直接反映从甲状旁腺分泌、释放至血中的iPTH水平，且不受肝、肾代谢的影响。X线检查可以明确骨质病变的情况，超声检查对继发性甲旁亢患者的甲状旁腺检测有诊断价值，B超检查发现甲状旁腺增大有助于诊断SHPT，但是它必须结合病史、症状、临床生化指标等综合做出判断。^{99m}Tc-甲氧基异丁基异腈（MIBI）双时相显像法在SHFT患者中有较高的定位诊断价值。骨活检是诊断SHPT骨病的重要手段之一，是肾性骨病诊断的金标准。

（三）治疗

继发性甲状旁腺功能亢进症的治疗，主要包括非手术治疗和手术治疗。

1.非手术治疗

针对导致SHPT的病因进行治疗，尽量去除和改善原发病；通过限制磷的摄入和减少肠磷的吸收控制高血磷；对于有低血钙及骨软化症的患者，可补充钙剂和维生素D_3或其活性代谢产物；对于肾性病因引起的SHPT，可应用普萘洛尔或西咪替丁抑制PTH的分泌。并非所有SHPT患者都要进行手术治疗，对于慢性肾衰竭合并SHPT的患者，早期药物治疗往往可以改善临床的症状。

2.手术治疗

SHPT的手术指征：

（1）严重的高PTH血症，iPTH＞300mg/L，ALP增高；

（2）影像诊断确认甲状旁腺肿大；

（3）骨X线片出现纤维性骨炎、骨质疏松等症；

（4）非手术治疗无效。非手术治疗无效可表现为高钙血症，血钙值＞2.88mmol/L；血PTH高过正常值的5倍；异位钙化；持续高ALP；严重的瘙痒、骨痛、肌无力；不能控制的高磷血症；$[Ca] \times [P] > 70 \sim 80$（mg/dL）。

对于患有严重的SHPT，已发生明显的骨骼畸形、骨折及血管、心瓣膜等转移性钙化者，此时手术可能太迟，术后难以逆转这些病变。对于此类患者，可在超声引导下用无水乙醇做甲状旁腺注射。

三、三发性甲状旁腺功能亢进症

三发性甲状旁腺功能亢进症是在继发性甲状旁腺亢进症的基础上，由于腺体受到持久和剧烈的刺激，部分增生组织转变为肿瘤，自主地分泌过多的PTH所致慢性肾衰竭伴继发性甲状旁腺功能亢进症，患者一旦血钙升高就有发生该病的可能。三发性甲状旁腺功能亢进症的血钙值可在正常范围内（血钙应当降低而不降低时，部分患者行肾移植术后，肾功能和血磷虽恢复正常，而甲状旁腺并不因反馈作用，仍继续分泌大量激素，致发生三发性甲状旁腺功能亢进症，如不设法控制，终将影响移植肾的功能）。

四、异位甲状旁腺功能亢进症

异位甲状旁腺功能亢进症又称假性甲状旁腺功能亢进症，是由于某些器官，如肺、肾和卵巢等的肿瘤，能分泌类似甲状旁腺素多肽物质，导致血钙增高等甲状旁腺功能亢进症的症状。多见于老年人，其生化改变和原发性甲旁亢类似。治疗方法主要是切除能分泌异位PTH或PTH样物质的肿瘤。对不适宜手术的晚期患者，在应用放射疗法、化学疗法的同时，应给予各种降血钙治疗。

第四节　颈部淋巴结结核

结核杆菌感染并破坏颈部淋巴结组织造成的淋巴结炎症性疾病，可以合并肺结核，也可以单独发生。在肺外结核中，淋巴结结核发病率最高，颌下、颈、锁骨上、腋窝、腹股沟等处的淋巴结均为好发部位。原发性颈部淋巴结结核是常见的肺外结核，多见于儿童和青年，约占浅表淋巴结结核的90%。典型的颈部淋巴结结核好发于颈上深淋巴结群，往往累及多个淋巴结，亦可发生于中颈部或下颈部淋巴结。

一、感染途径

结核杆菌的感染途径可能是经扁桃体、龋齿、上呼吸道黏膜感染；经腮腺、颌下腺、舌下腺导管感染；继发于肺或支气管的结核机体。抵抗力强时，不易发生颈淋巴结结核，颈淋巴结结核可能在抗病能力弱、营养不良时发生。

二、病理

基础是炎症渗出、结节增生和干酪样坏死，病变转愈可见纤维化、钙化。结核性淋巴结炎的病理改变可分为：淋巴组织增生、形成结节或肉芽肿；淋巴结内部干酪样液化坏死；淋巴结包膜破坏，互相融合，形成淋巴结周围炎和干酪样物质穿破至周围软组织形成冷脓肿或窦道等。

三、临床表现

颈部肿块，无疼痛，偶有胀感，少数可有发热、乏力等全身症状。颈淋巴结结核可分为以下4类：结节型，一侧颈部或双侧颈部有肿大淋巴结，散在而活动，无粘连、无压痛或轻微压痛；浸润型，肿大的淋巴结有明显淋巴结周围炎，淋巴结与周围组织粘连、移动差、有压痛；脓肿型，肿大淋巴结融合、软化、形成脓肿；溃疡瘘管型，淋巴结脓肿溃破，或颈部切开引流后创口长期不能愈合，

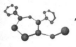

形成瘘管。按临床表现可分为以下3类。

1.儿童期颈淋巴结结核

表现为双颈沿胸锁乳突肌走行的淋巴结串珠样增大。

2.区域结节型颈淋巴结结核

表现为区域性淋巴结增大。

3.混合型颈淋巴结结核

表现为沿胸锁乳突肌走行的单侧颈淋巴结增大，伴有明显的淋巴结周围炎，有疼痛和压痛，增大的淋巴结粘连、融合成块，淋巴结活动度小或合并脓肿、窦道。

四、诊断

需要淋巴结活检进行病理诊断。结核菌素试验阴性时，不能排除外结核的可能。其他还有涂片找抗酸杆菌、结核分枝杆菌培养、酶联法检测抗结核抗原、抗体等。超声扫描检查可见颈部淋巴结增大，椭圆或类圆形颈淋巴结结核的超声图像时，可以是淋巴结炎型，表现为多个散在分布的肿大淋巴结，内部低回声、淋巴结门有点或条状血流；低回声团块型，表现为淋巴结内发生干酪样坏死，内部回声欠均匀，相互融合，淋巴结周边可有血流信号；液化型，表现为淋巴结内液化，髓质回声消失，内部单房或多房囊性团块，淋巴结边缘及内部不能探及血流信号；寒性脓肿型的淋巴结周围软组织内可见不规则形低回声，回声不均匀，呈囊实性，边界欠清晰，周边可有较丰富血流信号；愈合钙化型的淋巴结内可见伴声影的点状、团状强回声，无明显血流信号。CT检查可显示颈部淋巴结的部位、大小、数目、形态特征及病变周围情况，CT增强扫描呈边缘强化或分房样强化、周围脂肪层不清，消失或闭塞，内部可见点状或斑点状钙化。

五、治疗

包括单纯抗结核治疗和颈部淋巴结清扫术加抗结核治疗联合应用。抗结核治疗是基本的治疗方法，应用全身抗结核治疗的疗程为1～1.5年。

第五节 颈部肿块

一、颈部急性淋巴结炎

颈部急性淋巴结炎是因局部或邻近的组织、器官、皮肤结缔组织受到细菌、真菌、病毒感染，导致颈部淋巴结发生的急性炎症。急性淋巴结炎严重时，炎症可向周围组织扩散，引起淋巴结周围炎，较多的炎症组织集聚可形成脓肿，产生的毒性产物进入血流可引起全身性炎症反应。

（一）分类

颈部急性淋巴结炎可以分为单纯性淋巴结炎、出血性淋巴结炎、坏死性淋巴结炎、化脓性淋巴结炎等。单纯性淋巴结炎是急性淋巴结炎最基本的表现形式，也是急性淋巴结炎的早期表现。在病因消除后，炎症可以逐渐消散，淋巴结可恢复原有结构和功能。如持续加剧，可发展为坏死性淋巴结炎、出血性淋巴结炎。病因长期作用时则转为慢性淋巴结炎。

（二）病因及发病机制

颈部急性淋巴结炎发病时，通常已经先有其他化脓性感染病灶存在，如头面部感染、上呼吸道感染、颈部感染、肩部感染、口腔炎、扁桃体炎、咽炎以及外耳道炎，甚至龋齿感染等。细菌等沿淋巴管侵入淋巴结，或局部的感染灶蔓延至淋巴结，都可引起颈部的急性淋巴结炎。导致急性淋巴结炎的细菌，主要有金黄色葡萄球菌以及溶血性链球菌等。

（三）临床表现

颈部急性淋巴结炎早期表现为颈部局部淋巴结肿大、疼痛和触痛；可触及肿大、压痛的淋巴结，淋巴结与周围软组织界限清晰；表面皮肤正常，淋巴结可推动。淋巴结周围炎时，多个淋巴结粘连成团，形成不规则硬块，不易推动；表面皮肤常有红肿和水肿，压痛明显；脓肿形成后，炎性硬块变软，有波动感，穿刺可抽出脓液。急性淋巴结炎的炎症较轻时，可无全身症状；急性淋巴结炎症状严重时的全身症状有头痛、乏力、食欲减退、全身不适、畏寒发热等。

（四）诊断

颈部急性淋巴结炎的诊断要点包括：颈部淋巴结肿大、疼痛、压痛较明显，局部皮肤发红、发热以及水肿；可以发现身体其他部位有炎性病灶存在；周围血白细胞总数以及中性粒细胞增多，中性多核细胞比例增高，有核左移现象；当诊断有困难时，应切除淋巴结进行活检，以明确诊断。

（五）鉴别诊断

颈部急性淋巴结炎不应与颈部淋巴结核相混淆，患淋巴结核时，患者可能有低热、盗汗，淋巴结压痛较轻的症状，患者发病年龄小，肿大淋巴结的数目多；病程较长，无急性感染病灶；血沉加快、巨细胞及中性粒细胞不增多。必要时，应进行病理检查，但有时急性淋巴结炎可与淋巴结核同时存在。颈部急性淋巴结炎也不应与颈部淋巴结转移癌相混淆，淋巴结转移癌的淋巴结质地较硬、无压痛，必要时应进行病理检查明确诊断。

（六）治疗

治疗急性淋巴结炎时，应首先处理原发感染病灶如疖、痈等，可热敷、理疗，或用鱼石脂软膏等局部外敷。形成脓肿后要及时切开引流，有全身症状时，可用抗生素治疗，加强营养，增强机体抵抗力等。

二、颈部慢性淋巴结炎

颈部慢性淋巴结炎可有较长的持续过程，是以细胞显著增生为主要表现的颈部淋巴结发生的慢性炎症，又称颈部增生性淋巴结炎。淋巴结是人体免疫器官，发挥过滤、吞噬和清除各种病原微生物的作用，预防机体感染和抵抗机体感染。淋巴结感染时，充血、水肿、淋巴细胞和巨噬细胞增生，淋巴结体积增大。正常人有数以百计的淋巴结，可分为浅表淋巴结和深部淋巴结。浅表淋巴结呈组群分布，每一组群淋巴结收集相应区域的淋巴液：如耳、乳突区淋巴结收集来自头皮的淋巴液；颌下淋巴结群收集口底、颊黏膜、齿龈等处淋巴液；颏下淋巴结群收集颏下三角区内组织、唇和舌部的淋巴液；颈深部淋巴结收集鼻咽、喉、气管、甲状腺等处淋巴液；右锁骨上淋巴结收集气管、胸膜、肺等处淋巴液；左锁骨上淋巴结收集食管、胃肠等器官的淋巴液；躯干上部、乳腺、胸壁等淋巴液回流入腋窝淋巴结；下肢、会阴部淋巴液回流入腹股沟淋巴结等。当身体某部位发生炎症时，微生物可沿淋巴管蔓延，到达该器官或该部淋巴结，引起淋巴结肿大，压痛，浅表淋巴结肿大较容易被发现。

（一）病因及发病机制

多种病原微生物都可以导致慢性淋巴结炎的发生，如细菌像金黄色葡萄球菌、溶血性链球菌、真菌、病毒等。发生在面部及颈部的慢性淋巴结炎，与口腔及牙源性炎症的关系密切，如各种牙源性感染，颌骨炎症，口腔黏膜感染和溃疡，扁桃体炎和咽炎，耳、鼻、喉、眼及皮肤涎腺炎症等。

颈部慢性淋巴结炎可能是相应区域的慢性炎症反复、持续作用的结果，也可能是急性淋巴结炎未能得到彻底治愈，迁延而成慢性淋巴结炎。这种情况时，常有淋巴结肿大、硬度中等、多无局部的红肿热痛等急性炎症的表现。慢性淋巴结炎常能自愈，当机体抵抗力降低、劳累时，慢性淋巴结炎也可发展为急性淋巴结炎。

（二）病理

淋巴结肿大、灰白、质硬、切面皮髓分界不清，有时稍隆起呈细颗粒状。镜下可见淋巴细胞增生，网状细胞、巨噬细胞也有不同程度增生，淋巴结内细胞成分明显增多，皮质和髓质结构不清，有由上皮样细胞、多核巨细胞等组成的特异性肉芽组织。慢性淋巴结炎常可以持续较长时间，病因消除后，增生的淋巴细胞、巨噬细胞和网状细胞可以逐渐由结缔组织取代，淋巴结发生纤维化。

（三）临床表现

局部淋巴结肿大，如颌下淋巴结、颏下淋巴结等肿大，可有压痛、无粘连。慢性淋巴结炎可反复发作，抗感染治疗后淋巴结会缩小。机体抵抗力下降

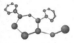

时，可表现为急性淋巴结炎，有红、肿、痛、热等炎症表现。

（四）诊断

应注意颈部淋巴结肿大，有压痛，淋巴引流区内的器官有感染病灶，B超检查可以有助于了解淋巴结的部位、大小、数目以及与周围组织的关系。慢性淋巴结炎应与颈部淋巴结结核、淋巴瘤、转移性恶性肿瘤进行鉴别，必要时应做病理检查。

（五）治疗

治疗原发感染病灶，可进行抗感染治疗，加强营养以及增强机体抵抗力等。发生急性淋巴结炎时，应该按照急性淋巴结炎处理。

三、颈部转移性肿瘤

颈部转移性肿瘤是原发于身体其他部位的肿瘤，主要是恶性肿瘤通过各种途径转移至颈部，并在颈部继续生长，形成的颈部肿块。颈部转移性肿瘤可占颈部恶性肿瘤的3/4。造成颈部转移性肿瘤的原发癌中，绝大部分（85%）来源于头颈部，并以鼻咽癌和甲状腺癌转移最多。鼻咽癌较早即可发生颈淋巴结转移，但有时颈淋巴结肿大也是鼻咽癌的首发症状。

（一）临床表现

可根据原发灶不同表现各异，大多数表现为颈部淋巴结肿大，其发生位置、大小、结节的数量、形状、质地、生长速度因原发灶而异。早期多为一侧病变，晚期可出现双侧病变；边界可以清晰，也可以不清晰；多数活动度较小；如无感染，多数无疼痛表现。以下为几种常见原发灶的临床症状。

1.鼻咽癌

发生颈部淋巴结转移率最高（60%～80%）。鼻咽淋巴先汇入咽后或咽旁淋巴结，然后再汇入颈深上淋巴结。鼻咽癌患者早期可出现同侧颈深上淋巴结肿大，单个或多个，质硬，不活动，无压痛，晚期还可转移至同侧颈深下淋巴结或对侧颈深上淋巴结，肿块逐渐增大可压迫第Ⅸ、Ⅹ、Ⅺ、Ⅻ脑神经，从而出现相应脑神经受压症状。临床不少鼻咽癌患者以颈部肿块为首发症状而就诊。

2.扁桃体恶性肿瘤

常转移至颌下及颈深上淋巴结。扁桃体肉瘤及淋巴源性恶性肿瘤最易出现早期淋巴结转移，与鼻咽癌相似，常以颈部肿块为首发症状就诊，肿块质硬，固定不活动，生长迅速，除非出现继发感染，一般无压痛。

3.下咽癌

多为分化程度较差的肿瘤，下咽部淋巴组织丰富，较易发生淋巴结转移，早期常转移至同侧颈动脉三角区颈深部淋巴结，少数转移至气管旁及锁骨上淋巴结。

4.喉癌

声带癌很少发生颈淋巴结转移。声门上及声门下癌易发生颈淋巴结转移，常转移至舌骨下、喉前、气管前及颈动脉三角区淋巴结。早期为一侧，晚期可出现双侧颈淋巴结转移。

5.甲状腺癌

髓样癌及乳头状癌易发生颈淋巴结转移（50%～70%），滤泡状癌较少发生转移（约10%），甲状腺癌常转移至喉、气管前、颈外静脉及颈内静脉周围淋巴结，晚期转移颌下及锁骨上淋巴结。

6.鼻腔鼻窦恶性肿瘤

早期较少出现颈淋巴结转移，晚期常转移至颌下及锁骨上淋巴结。

7.颌面及口腔恶性肿瘤

舌癌、口底癌、软腭癌易出现颈淋巴结转移，常转移至颌下、颏下及颈深上淋巴结，唇癌、颊癌、腮腺恶性肿瘤发生颈淋巴结转移较晚。

8.锁骨上窝转移性淋巴瘤的原发灶

多在胸腹部（肺、纵隔、乳房、胃肠道、胰腺等），但胃肠道、胰腺的肿瘤多经胸导管转移至左锁骨上淋巴结。

（二）诊断

1.确定肿块的性质

如肿块进行性增大，触之质硬，无压痛，与周围组织粘连，不活动，应考虑为恶性肿瘤。颈部恶性肿瘤中，以转移性恶性肿瘤最为常见。

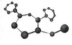

2.寻找原发灶

（1）仔细询问病史：包括肿块发生的时间、发展速度、全身症状及与原发灶有关的病史，如考虑为鼻咽癌者，询问有无头痛、涕血、耳鸣、听力下降等；喉癌者有无声嘶、咯血、呼吸困难等；下咽癌者有无咽痛、吞咽困难等。

（2）肿瘤的位置：与原发灶淋巴结引流的区域有关，若肿块位于颈上2/3处，原发灶可能来自鼻腔、鼻窦、鼻咽、口咽、下咽、喉、舌等部位，应对这些部位进行仔细检查，发现可疑病变时，需进行活检；若肿块位于颈下1/3处，原发灶可能来自甲状腺、胸、腹腔等器官。

（3）一般检查：应用前后鼻镜、间接喉镜对鼻腔、鼻咽、口咽、下咽及喉部进行仔细检查，还应检查肝、脾和全身淋巴结。

（4）内镜检查：包括鼻内镜、纤维喉镜、纤维支气管镜、纤维食管镜、纤维胃镜、纤维结肠镜、电子喉镜等，对相应部位进行仔细检查，以发现隐匿的微小病灶，对可疑病灶可以取活检明确诊断。

（5）超声检查：主要用于原发灶的检查或者其他转移灶的检查；但颈部超声检查也用于排除颈部淋巴结炎、颈部血管瘤、甲状舌管囊肿等疾病。

（6）影像学检查：鼻窦、鼻咽部、喉部、胸部、腹部处的病变可进行X线检查、CT检查或MRI检查。

（7）放射性核素扫描：主要用于甲状腺病变的诊断。

（8）血清学检查：EB病毒的VCA-IgA和EA-IgA用于鼻咽癌的辅助诊断。人体免疫缺陷病毒（HIV）抗体检测用于诊断获得性免疫缺陷综合征（艾滋病）。

（9）活检：原则上找到原发灶，在原发灶部位取活检，只有在反复找不到原发灶的情况下，才考虑进行颈部肿块穿刺抽吸或切开活检术。

（三）鉴别诊断

1.颈部感染性淋巴结肿大

炎症性淋巴结肿大，局部常有疼痛，也可有红、肿、热、痛表现。淋巴结粘连固定者较难与颈部转移性肿瘤进行鉴别。炎症性淋巴结肿大也多有原发感染灶，如细菌性-牙、扁桃体、面部或头皮细菌感染，结核，梅毒，猫抓病，莱姆病；病毒性-疱疹性口炎，传染性单核细胞增多症，获得性免疫缺陷综合征（艾滋病）；寄生虫（弓形虫）病；缘由不明的皮肤黏膜淋巴结综合征（川崎病）、亚急性坏死性淋巴结炎（菊池病）。找到原发灶有助于确诊，也可以借助病理检查明确诊断。

2.颈部淋巴结反应性增生

表现为淋巴结肿大，但淋巴结大多边界清楚，质地较软，活动度较大，常是不明缘由的多部位淋巴结肿大，不仅限于颈部病变。明确诊断常需病理学检查。

（四）治疗

主要是治疗原发灶，颈部转移灶可根据原发灶不同，采取不同的治疗措施，如鼻咽癌转移者多采取放疗或综合治疗；喉癌、鼻腔、鼻窦、下咽、甲状腺癌转移者多采取手术或综合治疗。根据转移灶的范围选择根治性、改良性颈廓清术。肿瘤晚期，手术难以切除或患者一般情况差不能耐受手术者，采用放疗或化疗；有气管、食管压迫症状者，可姑息切除肿大的淋巴结缓解压迫症状。

对原发灶不明的转移性恶性肿瘤，极少数患者以颈部无痛性肿块作为唯一症状就诊，反复检查找不到原发灶，而肿块活检证实为转移性恶性肿瘤。对于这类患者可采取先治疗转移灶（放疗或手术治疗），同时继续寻找原发灶的治疗方式。1/5～1/3的患者最终找到原发灶，其余患者找不到原发灶，其原因可能是原发灶很小而且极其隐蔽，难以查出，抑或是在肿瘤生长过程中，原发灶自发性消退，而颈部转移灶继续存在和发展。

四、颈部淋巴瘤

颈部淋巴瘤是源于颈部淋巴组织增生的实体恶性肿瘤。此疾病男性较女性多见。按病理和临床特点可将恶性淋巴瘤分为两大类：霍奇金淋巴瘤（HL）和非霍奇金淋巴瘤（NHL）。NHL较HL发病年龄偏大。两者虽均发生于淋巴组织，但它们在流行病学、病理特点和临床表现方面有明显的不同点。

（一）病因及发病机制

目前仍不完全清楚，有关的学说有病毒感染学说、免疫缺陷学说、染色体异常学说等，药物作用等因素也被认为与淋巴瘤有关。

（二）病理

按临床病理划分。

（1）HL可分为：淋巴细胞为主型（LP）、结节硬化型（NS）、混合细胞型（MC）和淋巴细胞削减型（LD）。

（2）NHL可分为：低度恶性，包括小细胞型淋巴瘤（SLL）、滤泡性小裂细胞为主型淋巴瘤（FSCL）、滤泡性小裂细胞与大裂细胞混合性淋巴瘤（FMl）；中度恶性，包括滤泡性大细胞型淋巴瘤（FLL）、弥漫性小裂细胞为主型淋巴瘤（DSCL）、弥漫性小裂细胞与大细胞混合型淋巴瘤（DMl）、弥漫性大细胞型淋巴瘤（DLL）；高度恶性，包括免疫母细胞型淋巴瘤（IBL）、淋巴母细胞型淋巴瘤（LBL，曲折核或非曲折核）、小无裂细胞型淋巴瘤（SNCL，Burkitt或非Burkitt淋巴瘤）。

（3）杂类：复合型、蕈样肉芽肿病、组织细胞型、髓外浆细胞瘤、未能分型及其他。

（三）临床表现

颈部淋巴瘤增生引起淋巴结肿大和压迫症状，侵犯器官组织引起各个系统症状，是颈部HL和NHL临床表现的共同之处，但二者也有其各自的临床特点。全身症状因疾病类型及所处的时期不同而差异很大，部分患者可无全身症状。全身症状的表现主要为发热、消瘦（体重减轻10%以上）、盗汗等，其次有食欲减退、易疲劳等。HL全身症状较多见，而NHL发热、消瘦、盗汗等全身症状多见于晚期。

1.淋巴结肿大

HL常以无痛性颈部或锁骨上淋巴结进行性肿大为首发症状（60%～80%），肿大的淋巴结可以活动，也可以粘连、融合成块。淋巴结肿大可以压迫邻近器官如颈部神经、气管、食管、上腔静脉等，产生相应的症状如疼痛、咳嗽、胸闷、吞咽困难、上腔静脉综合征。NHL以无痛性颈部淋巴结肿大为首发症状者较HL少。

2.发热

30%～40%HL以不明原因的发热为起病症状，热型多不规则，可呈持续高热，也可间歇低热，少数有周期热，后者约见于1/6的HL患者。持续发热的患者一般年龄偏大，男性多见，多有腹膜后淋巴结受累。NHL的高热发病者较HL多，热退时会大汗淋漓。

3.皮肤瘙痒

瘙痒症在HL较为常见（85％），这是HL较特异的表现，多为年轻患者，特别是女性。有时瘙痒可为HL的唯一全身症状，NHL全身瘙痒很少见。

4.乙醇疼痛

17％～20％HL患者，在饮酒后20分钟，病变局部发生疼痛。其症状可早于其他症状及X线表现，具有一定的诊断意义。当病变缓解后，乙醇疼痛即自行消失，复发时又重现。乙醇疼痛的机制不明，但并非每个HL患者都有此症状。

5.淋巴结外病变的症状

（1）胃肠道：食欲减退、腹痛、腹泻、腹块、肠梗阻和出血等。

（2）肝：肝实质受侵可引起肝区疼痛。

（3）骨骼：临床表现有局部骨骼疼痛及继发性神经压迫症状。

（4）皮肤：多见于恶性淋巴瘤综合征或蕈样肉芽肿，有肿块，皮下结节，浸润性斑块，溃疡，丘疹、斑疹等，常先见于头颈部，非特异性损害常见的有皮肤瘙痒症及痒疹。此外，带状疱疹也好发于HL，占病变症状的5％～16％。

（5）扁桃体和口、鼻、咽部：淋巴瘤侵犯口、鼻、咽部者，临床有吞咽困难、鼻塞、鼻出血的症状。

（6）神经系统：中枢神经系统累及而引起的症状者约见于10％的NHL，尤其是弥漫性原淋巴细胞、小无裂细胞淋巴瘤及大细胞淋巴瘤，多在疾病的进展期，以累及脑膜及脊髓为主。

（7）其他：淋巴瘤可浸润胰腺，引起吸收不良综合征。

（四）诊断与鉴别诊断

有进行性无痛性颈部淋巴结肿大症状者，应怀疑可能患该病，需做血液系统相关检查、淋巴结切片及病理切片或淋巴结穿刺物涂片检查，根据病理学检查的结果，做出淋巴瘤的诊断和分类及分型诊断。

1.血液及骨髓检查

HL患者常有轻度或中度贫血，少数有白细胞增多，伴有中性粒细胞增多，

1/5的患者有嗜酸性粒细胞增多，骨髓涂片找到R–S细胞是HL骨髓浸润的证据。NHL患者的白细胞多数正常，伴有淋巴细胞绝对或相对增多、

2.实验室检查

疾病活动期有血沉加快，血清乳酸脱氢酶（LDH）增高的表现，该指标的升高提示预后不良。如血清碱性磷酸酶（ALP）活力或血钙增加，提示骨骼受累。必要时进行脑脊液检查。

3.CT检查、B超检查、放射性核素显像、MRI检查及正电子发射计算机体层扫描（PET）

其中PET可显示淋巴瘤或淋巴瘤残留病灶。颈部原发性淋巴瘤须与其他颈部淋巴结肿大疾病相区别，需要排除淋巴结炎、淋巴结结核和恶性肿瘤转移。

（五）治疗

颈部原发性淋巴瘤实际上是一类全身性疾病，与机体免疫系统功能状态密切相关。采用以化疗为主的化、放疗结合的综合治疗，根据不同肿瘤，不同病理类型，不同病期及发展趋向，不同机体的行为状态及重要器官功能，有计划地合理应用现有的各种治疗手段，以期最大限度地保护机体、最大限度地杀灭肿瘤细胞，达到提高治愈率，改善生活质量的目的。目前常用的治疗手段包括放射治疗、化学治疗、外科手术切除、中医中药、生物反应修饰剂（BRM）等。

1.手术治疗

主要用于病理活检合并脾功能亢进者，如有脾切除指征，可进行脾切除术以促进血常规正常，为以后的化疗创造有利条件。

2.放射治疗

（1）HL：放疗效果较淋巴肉瘤和网状细胞肉瘤为佳，照射方法以"斗篷式"（膈上病变）或倒"Y"字（膈下病变）照射野应用较多，照射剂量为30～40Gy，3～4周为1个疗程，治疗时重要器官应给予保护。

（2）NHL：NHL放疗的作用不如HL，所以其治疗以化疗为主

3.化学治疗

HL常用的化疗方案为MOPP、ABVD，能够达到较高的缓解率；NHL常用的化疗方案为COP、CHOP、m-BACOB、COP-BLAM、ESHAP等。

4.免疫治疗

可作为辅助治疗方法，常用的药物有单克隆抗体、干扰素等。

5.骨髓或造血干细胞移植

对55岁以下、重要脏器功能正常、如属中、高度恶性或缓解期短、难治易复发的侵袭性淋巴瘤、4个CHOP方案能使淋巴结缩小超过3/4者，可考虑全淋巴结放疗及大剂量联合化疗后进行异基因或自身骨髓（或外周造血干细胞）移植，可望取得较长缓解期和无病存活期。

五、腮腺混合瘤

腮腺混合瘤是源于腮腺上皮，含有腮腺组织、黏液和软骨样组织的肿瘤，又称腮腺多形性腺瘤，是口腔颌面部最常见的肿瘤之一。腮腺混合瘤来源于腮腺上皮，而不是来源于两种胚叶，腮腺混合瘤中的黏液软骨样组织，由肿瘤肌上皮细胞组成，肿瘤的外层是一层很薄的包膜，是由腮腺组织受压后变形而成的，并非真性包膜。腮腺混合瘤是良性肿瘤，但具有潜在恶性，有5%～10%的病例发生恶变，更应该属于交界性肿瘤。腮腺混合瘤是最常见的涎腺肿瘤，可发生于任何年龄，但青壮年多见，女性多于男性，男女比例为1∶（1.2～1.5）。肿瘤多位于面神经浅层及腮腺后下极。腮腺混合瘤还可以表现为多原发性肿瘤，在一侧腮腺中有多个肿瘤，而不是肿瘤手术后的种植性复发。

（一）临床表现

大多无明显自觉症状，生长缓慢，病程可达数年甚至数十年。肿瘤可位于腮腺的浅面，腮腺内或腮腺深部。发生于腮腺浅部者，因部位表浅较容易被发现，表现为耳下区的韧实肿块，较大时可伸向颈部；而发生于腮腺深部的肿瘤体积可以很大，甚至有咽部异物感、吞咽障碍。肿瘤表面为结节状，边界清楚，硬度中等，发生囊性变时可变为较软的结节，与周围组织不粘连，有移动性，无压痛。肿瘤长大后可引起颜面部的畸形，但一般不引起功能障碍和面神经麻痹。腮腺混合瘤发生恶变的表现有肿瘤增长突然加快、移动性减少、出现疼痛或同侧面瘫等。

（二）诊断与鉴别诊断

B超检查显示肿瘤为圆形或类圆形，边界清楚光滑，内部回声均匀；部分病例呈分叶状，边界清楚但不光滑，内部回声均匀。CT检查可明确肿瘤的位置，了解肿瘤与颈动脉鞘的关系，排除腺外肿瘤。腮腺造影时，大多数表现为主导管及分支导管移位，无中断现象，腺泡充盈缺损规则，无造影剂外溢。如腮腺造影显示主导管伸展、翼颌间隙未见分支导管或腺泡充盈，升支后缘凹陷及茎突后移等征象，常提示肿瘤可能位于腮腺深叶，需要与腮腺混合瘤鉴别。诊断的疾病是腮腺区慢性淋巴结炎和腮腺囊肿耳前淋巴结的慢性炎症时，也可表现为无痛性肿块，但多有原发感染灶。腮腺囊肿生长缓慢，表面光滑，质地软，穿刺可抽出囊液或皮脂样物，B超检查显示无回声区。

（三）治疗

应在早期手术切除，以防恶变。手术的关键在于第一次的手术方式，须将肿瘤连同包膜和肿瘤周围的腮腺组织一并切除，否则易复发，复发者更易恶变。如果需要切除腮腺深叶，应显露面神经主干及各个分支，并细致分离。

六、颏下皮样囊肿

颏下皮样囊肿是由胎生初期第一腮裂的外胚叶组织遗留在颌下的组织中而发生的先天性囊肿，是错构瘤的一种，多位于颈部中线皮下舌骨和下颌骨之间，并与舌骨和下颌骨粘连。和其他部位的皮样囊肿一样，颏下皮样囊肿往往在青春期前已出现，一般有核桃大小，有时很大，可突入口腔中，囊壁组织似皮肤，具有毛囊、皮脂腺和汗腺内容物，呈粥状，常含有毛发，有时也可以发生在黏膜下或体内器官。颏下皮样囊肿可发生在颈部中线任何部位，且大多数位于舌骨上方，而甲状舌骨囊肿或胸腺咽管囊肿均位于舌骨下方。用手指压迫皮样囊肿，能较长时间留有形状的改变。可用B超辅助诊断，了解囊肿的范围。手术治疗时，需完整切除，以免复发。

七、甲状舌管囊肿

甲状舌管囊肿是指在胚胎早期，甲状腺发育过程中甲状舌管退化不完全，在颈部遗留形成的先天性囊肿，是一种源于甲状舌管残余上皮的先天性发育异常。

（一）病因及发病机制

当胚胎发育到第3周时，在原口腔的咽底部第1和第2对咽陷凹间的正中部分，形成一个憩室样伸向尾侧的盲管，即甲状腺始基。甲状腺始基在喉的前方正中线向下移行，至颈部时构成一条细长的甲状舌管。甲状舌管的下端最终发育成为甲状腺。胚胎发育至第5周时，甲状舌管开始萎缩退化，形成实质性的纤维条索，在口腔的残端留成为舌根部的盲孔。如果在发育过程中，导管内的上皮细胞不能完全退化消失，使甲状舌管退化不完全而残留管状结构，则可在颈部中线上的任何部位形成甲状舌管囊肿。甲状舌管囊肿常有完整的包膜，内壁衬以复层鳞状或柱状上皮细胞，可有甲状腺组织，囊壁为结缔组织构成，囊肿内常有上皮分泌物聚积，为淡黄色黏液样液。囊肿可通过舌盲孔与口腔相通而继发感染，囊肿破溃后形成甲状舌管瘘。如果甲状舌管瘘同时具有舌根部盲孔的内瘘口，和颈部皮肤表面的外瘘口时，称为完全性甲状舌管瘘；如果缺少内瘘口或外瘘口，则称为不完全性甲状舌管瘘；只有盲孔开口的甲状腺舌管瘘是内盲管甲状舌管瘘；只有颈部皮肤瘘口的是外盲管甲状舌管瘘。

（二）临床表现

可以发生在任何年龄，但婴幼儿较多，一般无症状而未引起注意，多于无意中或体检时发现。囊肿多数在舌骨下的颈部中线，球形，大小不一，表面光滑，边界清楚，与周围组织及皮肤无粘连，无压痛，质较软，有囊性感，可随吞咽上下运动，有时可在囊肿的上方摸到一条索样物。囊肿增大时，可有颈部胀痛、吞咽不适、咽部异物感等局部症状；囊肿位于舌盲孔附近时，可使舌根部抬高，发生吞咽、语言和呼吸功能障碍。穿刺囊肿可抽出半透明或浑浊、稀稠不一的液体。青春期后，囊内潴留的分泌物可并发感染，表现为囊肿迅速增大，且伴有局部疼痛及压痛、可破溃而形成瘘管，感染严重时可有发热、疲乏等全身症状。

（三）诊断

对位于颈前正中、舌骨下方甲状软骨部位，并随吞咽上下运动的囊肿的诊断方法。

1.B超检查

有助于诊断；显示为圆形或椭圆形液性暗区，边界清晰，多为单发囊肿，少数囊肿内可见薄壁分隔。后方有增强回声，伴有感染时边界可较模糊，液性暗区中可见数量不等的飘浮光点。伴有瘘管形成时，可探及由浅入深的中心暗淡的条索状结构与肿物或舌骨相连。

2.CT检查

可了解肿物的性质；可发现囊肿具有完整包膜，囊壁较薄，囊内容物密度较低，合并感染时囊壁可毛糙增厚，部分在囊壁内可见到甲状腺组织的特征性密度影。

（四）治疗

有效的疗法是完整切除甲状舌管囊肿，切除范围包括囊肿、瘘管、舌骨中部以及舌盲孔周围部分组织。并发感染时，可先用抗生素控制感染，必要时先切开引流，对甲状腺舌管瘘，应在控制炎症后，行手术治疗。

（五）预后

甲状舌管囊肿的术后复发率为3%～5%，多在术后1年之内复发。复发大多因为囊肿或瘘管继发感染后，解剖结构不清，不能彻底切除甲状舌管。甲状舌管与甲状腺粘连、甚至深入甲状腺内以致甲状舌管组织未彻底切除、残留舌骨中段以上的管状组织块等感染使手术者复发率较高，再次手术切除甲状舌管囊肿时，难度明显增大，故应尽可能提高首次手术的成功率。

八、甲状舌管瘘

甲状舌管瘘是甲状舌管囊肿感染、破溃，或手术切开后形成的瘘管。甲状舌管瘘是先天性发育异常，如果在甲状舌管发育过程中，导管内的上皮细胞退化不完全，就可能在口底盲孔至胸骨切迹之间形成甲状舌管囊肿，甲状舌管囊肿的内分泌物潴留，并发感染，破溃即形成甲状舌管瘘。

（一）病因

见甲状舌管囊肿。

（二）临床表现

在颏下与甲状软骨之间的颈前正中线，或稍偏向一侧可见瘘口，瘘口有黏液溢出，瘘管的分泌物似唾液，如果分泌不多，瘘口可暂时愈合，分泌多时，瘘口又可自行溃破。继发感染时，瘘口流出脓液感染严重，局部有疼痛及压痛，伴有发热、疲乏等全身症状。

（三）诊断

可结合甲状舌管囊肿和瘘口溢液反复发作的病史进行诊断，B超和CT等影像学检查有助诊断。

（四）治疗

甲状舌管瘘的瘘管须完整切除，必要时，可用探针或注入造影剂后摄X线片以确定瘘管长度和范围。从外瘘口注入亚甲蓝，如为完全性瘘管，可见舌盲孔处有亚甲蓝流出。瘘口注入亚甲蓝不仅有助于诊断，还有利于手术中能将瘘管完全切除。如果瘘管在舌骨或穿过舌骨上行，则须将舌骨中段连同切除，同时切除舌骨上方与其相邻的肌肉，直达舌根盲孔，方能保证不再复发。急性感染者，可用抗生素控制感染，切开引流，待症状消退后再进行手术治疗。

九、胸腺咽管囊肿

胸腺咽管囊肿是胸腺咽管在发育过程中退化不全形成的先天性疾病，又称第二鳃裂囊肿。胎儿发育至第3周时，在原始咽的两侧发生胸腺咽管，下行至颈胸部，其下部发生胸腺，其余部分逐渐退化，如果退化不全，则成为胸腺咽管囊肿。

（一）临床表现

婴儿时期，胸腺咽管囊肿都位于颈侧部、胸锁乳突肌的前方或深面，颈部中1/3处，为球形、无痛的肿物。囊肿的大小不定，体积很大的可扩展至对侧，并阻碍呼吸或吞咽。在青春期，囊肿常自行破溃而形成瘘管。瘘管外口都位于胸锁乳突肌的前缘。瘘管靠近颈部大血管上行，长短不等；长者可经颈内和颈外动脉之间（颈总动脉分叉处），在二腹肌深面上行，开口于腭扁桃体附近。此处的瘘管内口不易发现，瘘管狭窄弯曲，不易用探针探测，瘘管造影可确定其行径和长度。瘘管的分泌物颇似唾液；如果分泌不多，瘘管外口可暂时愈合，但不久又自行破溃。囊肿和瘘管壁覆有柱状或鳞状上皮，含淋巴结样组织。

（二）诊断

该病在临床上极少见。必须根据病史、临床表现、局部检查、瘘管特点等来鉴别。本病瘘管的特点是久治不愈。在诊断检查时B超检查可显示肌间囊性瘤；CT检查可发现囊肿侵入前上纵隔入胸腔，与胸腺分界不清，气管受压向对侧移位，直径变小；诊断性穿刺，穿刺液用肉眼观为乳白色浑浊液；注入亚甲蓝后发现有内瘘口，都为确诊提供了重要资料。有学者认为以下4条有助于诊断：

（1）病变位于颈前三角区、胸锁乳突肌的前内侧、颌下腺内侧、颈动脉鞘前外方，上至下颌角水平，下至甲状软骨水平；

（2）类圆形囊性肿物，多层面观察病变为长梭形囊状结构，中部较宽；

（3）病变边界清晰，周围结构被推压移位；

（4）囊内密度均匀，CT值5～33HU，囊壁可强化，壁薄，内容物不强化。胸腺咽管囊肿癌变时，CT表现缺少特异性，诊断困难。囊壁可见结节样增厚，甚至呈实质性结节，实性成分有明显的强化，并可侵犯周围的结构。

（三）治疗

有效的疗法是将囊肿或瘘管全部切除。手术时注入亚甲蓝溶液，可指引切除瘘管的方向和范围。在囊肿或瘘口做横切口，切开浅筋膜和颈阔肌，沿胸锁乳突肌前缘向上分离，至颈总动脉分叉处以上。由于瘘管位于颈部深处，又与大血管有粘连，全部切除不无困难。沿瘘管向咽壁分离时，注意勿损伤颈内外动脉、静脉及舌下迷走神经。当分离至咽壁时，由麻醉师以右手示指伸入咽部，顶起患侧扁桃体窝，术者触及指尖后，可了解分离的深度和方向，在靠近咽壁处切断瘘管，残端消毒，逐层缝合颈部组织。

十、颈部囊状淋巴管瘤

颈部囊状淋巴管瘤是由原始的淋巴管发展而形成的颈部肿物。囊状淋巴管瘤不是肿瘤，而是错构瘤，属于先天性发育畸形。组织病理学检查可以见到大小不等的多房淋巴管囊腔，衬有内皮细胞的囊壁薄，含有淡黄色的液体，有时可见平滑肌。部分囊状淋巴管瘤在发展过程中，会自行栓塞退化，或在感染后，由于囊壁内皮细胞被破坏，在感染被控制后自行消退。

（一）病因及发病机制

在胚胎发育过程中，静脉丛中的中胚层形成原始淋巴囊，进而发育成与静脉平行的淋巴管系统，以后淋巴囊逐渐退化。若原始淋巴囊退化不全，仍继续发育、增大为肿瘤样畸形，又不能与静脉系统相连通而导致淋巴液聚集，就形成覆有内皮的多房囊肿，即含有淋巴液的囊状淋巴管瘤，又称囊状水瘤。由于在颈部最早形成原始淋巴囊，且体积大，所以颈部发生的囊状淋巴管瘤最多见，腋窝、纵隔、后腹膜和盆腔也可以发生囊状淋巴管瘤，囊状淋巴管瘤大多位于真皮下，也可在皮下组织或更深层。

（二）临床表现

可以在出生时发现，但大多数在2岁以内发现，男女发生率相同。胸锁乳突肌后方的锁骨上窝是好发部位，左侧多于右侧，向下可延伸至锁骨后、腋下甚至纵隔，向上可波及颌下及口底。肿物突出皮肤，表面皮肤正常或因皮下积液而呈淡蓝色，触之柔软，有明显波动感，透光试验阳性。少数也可以发生在颈前三角区。囊肿的界限不清楚，但与皮肤无粘连，不易被压缩，亦无疼痛，肿瘤生长缓慢，大小常无明显变化。囊肿过大可使头颈部活动受限。囊肿扩展，可压迫喉部及气管，引起呼吸困难。位于颈前三角区的囊肿若向上突入口腔底部，可以影响咀嚼和吞咽运动。如并发感染或囊内出血，瘤体可骤然增大，张力增高，发绀，压迫周围器官，可产生相应的症状。有的可广泛侵及口底、咽喉或纵隔，压迫气管、食管引起呼吸窘迫和咽下困难，甚至危及生命。

（三）诊断

根据临床表现，因颈部有囊性肿物及透光试验阳性，一般诊断不难，局部穿刺有助诊断，可抽吸出草黄色透明而易凝固的液体，有胆固醇结晶，性质与淋巴液相同。应与甲状舌管囊肿、血管瘤、脂肪瘤、颈侧部腮腺囊肿等相鉴别。

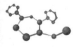

（四）治疗

该病有发展的趋势，也有感染、出血等并发症，应该积极治疗。对于病变较小，没有症状的患者可随诊观察；对病变虽较广泛，但无呼吸、吞咽困难征象和其他严重并发症者，也可暂不处理而观察随访1~2年。治疗方法有囊状淋巴管瘤腔内注射治疗和手术治疗。

1.腔内注射治疗

进行局部注射治疗时，可选择抗肿瘤药，如博莱霉素；溶血性链球菌制剂，如OK-432、沙培林；硬化剂，如四环素、鱼肝油酸钠；泡沫硬化剂等。由于注射疗法简单方便，组织破坏少，可避免手术并发症，因此可作为囊状淋巴管瘤的首选疗法。

2.手术治疗

手术完整切除颈部囊状淋巴管瘤是理想的治疗方法，在没有注射治疗条件或经注射治疗无效时，复发者应该手术治疗。并发感染时的颈部囊状淋巴管瘤宜在控制感染后，进行择期手术。对有气管和纵隔受压者应做紧急手术。原则上应尽早手术切除，并力求彻底。但由于肿瘤壁菲薄如纸，往往累及邻近血管、神经及周围组织，故术中出血较多，囊壁难分离、易破裂，舌下神经和面神经下支易被忽略切断，导致术后面部畸形和复发等。手术时要仔细解剖，防止面神经麻痹和舌神经、喉返神经、膈神经损伤而引起呼吸困难和声音嘶哑。对残存的囊壁，可用碘酊等破坏内皮细胞，减少复发。

第六节　颈部疾病相关手术

一、甲状腺部分切除术

切除甲状腺腺瘤、或少量甲状腺组织的手术。

（一）适应证

较少，即孤立性甲状腺良性结节，包括甲状腺腺瘤和结节性甲状腺肿囊性变；慢性淋巴细胞性甲状腺炎的较大结节，特别是产生压迫症状者。

（二）手术方法

患者取仰卧位，在肩胛下垫软枕，使患者头部后仰，颈部呈过伸位。采用气管插管全身麻醉或颈丛神经阻滞麻醉。

操作步骤如下。

（1）经胸骨切迹上方皮肤皱纹的领式切口，切开皮肤、皮下组织和颈阔肌，在颈阔肌深面的疏松结缔组织中向，上分离皮瓣达甲状软骨切迹水平，向下达胸骨上凹。切开颈白线向深面达甲状腺峡部表面，于甲状腺真假包膜之间分离，游离甲状腺腺叶，并向外牵拉颈前肌暴露甲状腺。

（2）探查甲状腺，明确肿物部位，范围及质地后，预定以肿物为中心的部分甲状腺切除范围。在预定切线置血管钳或用1-0丝线缝合，术者和助手分别握住一侧的血管钳或缝线，楔形切除预定切线内的甲状腺组织。创面止血，包括结扎、电凝止血，然后间断缝合甲状腺残腔。

（3）除去肩胛下的软枕，松解颈部的张力后，用温盐水冲洗术野，仔细止血，在创面处放置硅胶管引流，间断缝合颈白线、颈阔肌、皮下组织。缝合皮肤切口。

（三）注意事项

（1）甲状腺部分切除术不是值得推荐的甲状腺首次手术方式。

（2）沿皮肤皱纹切口可减轻术后的瘢痕。

（3）切除的标本需要明确病理诊断。

二、甲状腺次全切除术

甲状腺次全切除术是指切除甲状腺组织的大部分，包括甲状腺的两侧叶大部分和峡部的手术，又称甲状腺大部切除术，是治疗甲状腺疾病的手术方式之一。

（一）适应证

原发性甲状腺功能亢进症、结节性甲状腺肿、甲状腺癌等。

（二）手术方法

患者取仰卧位，在肩胛下垫软枕，使患者头部后仰，颈部呈过伸位。采用气管插管全身麻醉或颈丛神经阻滞麻醉。

操作步骤如下。

（1）颈前领状切口，分离皮瓣（见甲状腺部分切除术）。切开颈白线，在甲状腺峡部表面分离，游离双侧甲状腺腺叶，向外牵开双侧颈前肌，暴露甲状腺。如果病变的甲状腺特别巨大，颈前肌群牵开后甲状腺仍不能充分暴露时，应横断颈前肌，以充分暴露甲状腺。

（2）探查完毕后在甲状腺峡部上缘分离，暴露并分离甲状腺锥体叶，于气管表面分离甲状腺峡部。在甲状腺峡部下缘分离，暴露气管，在气管前方与甲状腺峡部后方之间分离，切断甲状腺峡部。

（3）游离甲状腺外侧缘，结扎、切断甲状腺外侧缘的血管，如甲状腺中静脉、甲状腺下静脉、甲状腺下动脉。在甲状腺上极的内、外侧缘游离腺体上极，分离、暴露甲状腺上极的动、静脉，结扎、切断甲状腺的上极血管，如甲状腺上动脉。分离过程中注意保留甲状腺后包膜。

（4）确定切除甲状腺的范围，置止血钳后，呈楔形切除甲状腺侧叶的大部分腺体，残留的甲状腺组织量约为拇指头大小。甲状腺创面充分止血，将保留的甲状腺组织与甲状腺后侧包膜缝合。同法切除另一侧腺叶。

（5）撤除垫于肩胛下的软枕，松解颈部的张力后，用温盐水冲洗术野，仔细止血，缝合颈前肌群，在手术野留置硅胶管或胶管引流，间断缝合颈白线、颈阔肌、皮下组织；缝合皮肤切口。

（三）注意事项

（1）离断颈前肌群的操作方法：显露两侧胸锁乳突肌前缘，沿胸锁乳突肌前缘切开筋膜，在两侧胸锁乳突肌与深面的颈前肌群的疏松间隙分离，经胸锁乳突肌和颈前肌群之间的分离层向上、下扩大分离范围至侧叶上下极平面。缝扎颈前静脉上下端各1次。用示指插入胸骨舌骨肌、胸骨甲状肌下方与甲状腺被膜之间，找到分层间隙，在胸骨舌骨肌、胸骨甲状肌中上1/3处置两把有齿血管钳后再切断该肌，将肌肉向上、下牵开，显露出甲状腺侧叶。

（2）一般情况下，甲状腺下动脉分支进入甲状腺，在该处有喉返神经通过，要注意避免喉返神经受损伤。

（3）手术中要注意是否保留了甲状旁腺，也要检查手术切除的标本，如发现误切的甲状旁腺，应及时进行自体移植。

三、甲状腺全切除术

甲状腺全切除术是切除双侧及峡部甲状腺，不留任何甲状腺组织的手术，是治疗甲状腺恶性肿瘤的主要手术方式。其治疗甲状腺癌的优势是手术的彻底性相对较高，为术后采用[131]I治疗甲状腺癌的转移灶提供基础，有利于术后通过测定血甲状腺球蛋白，了解甲状腺癌的术后复发和转移。甲状腺全切除术的缺点是手术并发症，如喉返神经损伤、低钙血症、甲状腺功能低下等的发生率较高。

（一）适应证

分化型甲状腺癌。

（二）手术方法

患者取仰卧位，在肩胛下垫软枕，使患者头部后仰，颈部呈过伸位。采用气管插管全身麻醉或颈丛神经阻滞麻醉。

操作步骤如下。

（1）颈前领状切口，分离皮瓣（见甲状腺部分切除术）。切开颈白线，在甲状腺峡部表面分离（见甲状腺次全切除术），直至暴露整个甲状腺。

（2）探查甲状腺，然后在甲状腺峡部上缘分离，暴露并分离甲状腺锥体叶，在气管表面分离甲状腺峡部后，切断峡部。亦可不切断甲状腺峡部，完整切除甲状腺。

（3）游离甲状腺外侧缘，小心分离甲状腺中静脉，靠近腺体直视下结扎、切断中静脉。向上游离甲状腺上极，轻轻向下方牵拉甲状腺上极，仔细分离上极的血管，逐一结扎、切断上极血管。将甲状腺向内、向上牵拉，显露甲状腺下极血管，结扎、切断。沿甲状腺后、外侧继续向内显露，游离腺体，结扎、切断沿途的血管分支，注意保护喉返神经和甲状旁腺，完整切除侧叶腺体。选择先切断甲状腺峡部时，用同样方法切除另一侧甲状腺叶；选择不切断甲状腺峡部时，继续向另一侧分离，越过气管切除另一侧腺叶。

（4）创面充分止血后，撤除垫于肩胛下的软枕，松解颈部的张力后，用温盐水冲洗术野，仔细止血，缝合颈前肌群，在手术野留置硅胶管或胶管引流，间断缝合颈白线、颈阔肌、皮下组织，缝合皮肤切口。

（三）注意事项

见甲状腺次全切除术。要注意完整切除甲状腺，保护喉返神经、喉上神经外支、甲状旁腺，避免发生并发症。

四、胸骨后甲状腺切除术

胸骨后甲状腺又称为胸内甲状腺，是指甲状腺部分或全部位于胸廓入口水平以下。因为胸骨后甲状腺容易对气管或食管等造成压迫，需要手术切除。

（一）术前准备

术前准备除做B超、CT及胸部X线正侧位摄片及食管钡剂造影检查，以了解胸骨后甲状腺及其周围情况外，其他与甲状腺次全切除术相同。

（二）手术方法

患者取仰卧位，在肩胛下垫软枕，使患者头部后仰，颈部呈过伸位。采用气管插管全身麻醉或颈丛神经阻滞麻醉。

1.经颈部切除法

见甲状腺次全切除术。由于甲状腺下极位置较低，手术切口要比常规甲状腺手术切口低一些。在游离颈部的甲状腺后，可用钝性分离的方法游离并牵出甲状腺的胸骨后部分。大多数胸骨后甲状腺的血供来自甲状腺原有的动脉，较少有由纵隔进入甲状腺的血管，将在颈部甲状腺的血管充分切断后，可以牵出甲状腺的胸骨后部分。

2.劈开胸骨切除法

通常在尝试经颈部切口手术后，仍不能切除胸骨后甲状腺时，才予以考虑。需要切开胸骨的情况是：

（1）胸骨下甲状腺肿体积巨大，向下后方延伸至主动脉弓，甚至超越主动脉弓，难以完整从切口取出；

（2）甲状腺胸骨后部分可能严重粘连，不能用钝性方法分离的，如胸骨后甲状腺癌浸润周围组织、胸骨后甲状腺肿手术后复发；

（3）原发性胸骨后甲状腺肿，系因胚胎期甲状腺胚基离开原基在纵隔内发育，临床上又称为迷走性胸骨后甲状腺，其血供来源于胸内血管。切口需足够大，自颈部领状切口的中点向下，沿正中线直到第3肋间水平做纵形切口。向两侧游离皮瓣，显露胸骨柄及胸骨端分离两侧的肋骨舌骨肌及胸骨甲状肌内缘，紧贴肋骨切迹后方，向下及两侧分离，向后推开甲状腺大血管及胸膜，勿使损伤。切开、分离胸骨骨膜，用胸骨锯沿中线切开胸骨，分离、结扎并切断胸骨内动、静脉，用电凝和骨蜡处理骨膜及骨断面处出血点。以自动牵开器分开胸骨，显露前纵隔中的甲状腺，切除甲状腺后，创面止血，留置闭式引流后，用7号丝线或金属线缝合劈开的胸骨。逐层关闭伤口，术中避免损伤胸膜或无名静脉。

由于这类患者的甲状腺体积较大，手术创面大，出血相对较多。因此，术前应该严格的评估及根据CT对气管狭窄、肿物周围情况的评价结果，制订缜密的麻醉及手术方案。

五、甲状腺癌颈廓清术

甲状腺癌颈廓清术是在甲状腺癌合并颈淋巴结转移时进行的根治性颈淋巴结切除手术，又称甲状腺癌颈淋巴结清扫术，是甲状腺癌根治手术的组成部分。

（一）颈淋巴结的解剖和分区方法

在美国甲状腺协会外科组等制订的《甲状腺癌中央区淋巴结清扫的共识》中，颈部淋巴结可分为7个区或亚区，具体是指：第Ⅰ区包括颏下区及颌下区淋巴结；第Ⅱ区为颈内静脉淋巴结上组，即二腹肌下，相当于颅底至舌骨水平，前界为胸骨舌骨肌侧缘，后界为胸锁乳突肌后缘，为该肌所覆盖；第Ⅲ区为颈内静脉淋巴结中组，从舌骨水平至肩胛舌骨肌与颈内静脉交叉处，前后界与第Ⅱ区同；第Ⅳ区为颈内静脉淋巴结下组，从肩胛舌骨肌到锁骨上，前后界与Ⅱ区相同；第Ⅴ区为枕后三角区或称副神经链淋巴结，包括锁骨上淋巴结，后界为斜方肌，前界为胸锁乳突肌后缘，下界为锁骨；第Ⅵ区为中央区淋巴结，包括环甲膜淋巴结、气管周围淋巴结、甲状腺周围淋巴结，咽后淋巴结也属这一组，这一区两侧界为颈总动脉，上界为舌骨，下界为胸骨上窝；第Ⅶ区是指无名动脉以上的前上纵隔。

（二）分类

可分为根治性颈淋巴结清扫术和改良性颈淋巴结清扫术。

1.根治性颈淋巴结清扫术

切除范围的上界为下颌骨下缘、二腹肌后腹于颈内静脉相交处，下界为锁骨上缘，后界为斜方肌前缘，下中颈部的前界为带状肌外缘的稍内侧，上颈的前界为中线（颏下三角廓清时应过中线），浅面的界线为颈阔肌深面，深面界线为椎前筋膜。将这个范围内所有淋巴组织（通常为Ⅱ—Ⅵ区的淋巴结）、脂肪组织、胸锁乳突肌、肩胛舌骨肌、颈内静脉、颈外静脉、颈横动脉、副神经、颈丛神经、颌下腺、腮腺尾部一并整块切除，保留该范围内的颈总动脉、迷走神经、舌下神经。由于切除副神经、颈内静脉及胸锁乳突肌，患者术后常出现肩胛综合征，如垂肩、肩痛、上肢抬举受限、颈部畸形及不同程度的面部水肿等后遗症。

2.改良颈淋巴结清扫术

是指在清除颈部所有的淋巴脂肪结缔组织的同时，保留副神经、颈内静脉及胸锁乳突肌三者之一，或"三保留"的甲状腺癌颈廓清术，有人还主张保留颈丛神经。改良颈淋巴结清扫术的理论依据是颈深筋膜包绕胸锁乳突肌，也包绕颈动脉鞘，两者之间形成筋膜间隙，颈淋巴结主要位于该间隙内，它与胸锁乳突肌颈内静脉之间有筋膜相隔，起到了一定的屏障作用。如果病例选择适当，颈淋巴结无包膜外侵犯，操作技术规范，那么根据筋膜间隙进行解剖分离，保留胸锁乳突肌、颈内静脉和副神经的功能性清扫也可达到根治的目的，而且可保持颈部基本外形，改善术后患者的生活质量。

（三）术前准备

术前检查时，对甲状腺癌可能侵及的部位都应进行认真检查。如通过颈部及胸部X线检查气管情况；同时应注意纵隔有无钙化淋巴结及肺转移；还要做喉镜看声带情况，以判定喉返神经受侵情况等。如患者合并甲亢，应在术前做好相应处理。还需准备气管切开器械，其余术前准备基本与甲状腺次全切除术相同。

（四）手术方法

主要采用改良颈淋巴结清扫术。

1.切口

根据应清除淋巴结的区域和范围，切口可有多种选择。常选择经甲状腺弧形探查切口，经术中证实为癌后，遂进行颈淋巴结清扫术，可沿胸锁乳突肌后缘伸延，形成"L"形切口。

2.皮瓣

对已经确定做甲状腺腺叶切除，同时行颈部淋巴结清扫术的患者，按设计的切口线切开皮肤、皮下组织及颈阔肌，沿颈阔肌深面锐性游离皮瓣，形成包括皮肤、皮下组织及颈阔肌在内的整个皮瓣，以保证术后皮瓣的蒂愈合，也利于创口愈合后不致发生皮肤与颈深部组织粘连造成的瘢痕。后侧方游离至斜方肌前缘，前侧游离至颈正中线，上方游离至下颌骨下缘，下方游离至锁骨上缘。游离的皮瓣各自向背侧翻转，游离上皮瓣时，必须注意勿伤及面神经下颌缘支。

3.清除淋巴结

分离切断胸锁乳突肌，向上、向下牵开肌肉，在切除甲状腺腺叶后，将甲状腺床外侧缘的深筋膜切开，暴露颈动脉鞘，打开颈动脉鞘，分离颈内静脉，沿颈内静脉向上切开深筋膜直至颌下，向下达锁骨上。将颈内静脉向内侧牵开，将其外侧颈动脉鞘壁分离，向外翻转，上方将颈上区的淋巴结和脂肪组织向下、向外剥离，必要时将颌下淋巴结剥离，并沿斜方肌前缘，切开深筋膜，将椎前筋膜前整块的淋巴结和脂肪组织从上向下清除，注意保护副神经、膈神经和颈横动脉、静脉，下方清除直达锁骨上窝区。注意将颈内静脉内侧、胸骨上方的淋巴结和组织清除。切断的胸锁乳突肌可重新缝合，也可视情况切除与胸骨附着的肌束，而保留与锁骨附着的肌束。

4.缝合

仔细止血后放置引流，缝合伤口。

（五）术后处理

术后主要的危险是呼吸道阻塞，因此术后要在床边备消毒的气管切开包。另一个危险的并发症是创面出血，因此术后要经常观察创口，发现情况及时处理，一旦发现血肿，可先采用穿刺抽吸或包扎、压迫等方法处理，如血肿仍不消失，可开放引流，通常2～3天拔除引流，5天后拆线。其他常见的并发症有皮瓣坏死、乳糜漏等。皮瓣坏死范围较大时应将其切除，然后用换药或植皮等方法处理。乳糜漏较轻时，可用压迫的方法处理，压迫方法无效者，可手术结扎漏口。

六、颈部淋巴管瘤切除术

颈部淋巴管瘤切除术是治疗颈部淋巴管瘤的手术。

（一）适应证

淋巴管瘤压迫气管引起呼吸困难或较大的肿块有碍美观者。

（二）手术方法

患者取仰卧位，在肩胛下垫软枕，使患者头部后仰，颈部呈过伸位，或头偏向健侧囊肿边缘达腋窝者，可将上臂外展。淋巴管瘤较大，需做广泛解剖时，采用气管插管全身麻醉为宜，较小的淋巴管瘤可做局部浸润麻醉，或颈丛神经阻滞麻醉。

操作步骤如下。

1.切口

需要依据颈部淋巴管瘤的位置、范围和大小而决定，颈部淋巴管瘤较小者，可在肿瘤的中部做皮纹切口；淋巴管瘤大时，可做梭形切口，以去除部分皮肤，切口的两端可超出肿瘤边界。

2.显露淋巴管瘤

沿切口切开皮肤、皮下和颈阔肌，分离颈部皮瓣，必要时结扎、切断颈外静脉，显露囊性淋巴管瘤的浅面，有时在皮下组织的浅层即见有囊肿的小房。

3.剥离淋巴管瘤

淋巴管瘤有完整的包膜，一般可在锁骨上方，沿包膜做钝性分离，如在其表面用湿纱布推移、压提等显露淋巴管瘤周围平面，动作宜轻柔，不用组织钳等器械夹持囊壁，避免囊肿破裂；遇到进入或跨越淋巴管瘤表面的小血管时应结扎、切断。尽量避免组织残留，保持囊壁的完整，有利于保持向深部伸延的淋巴管瘤为充盈状态，便于分离，囊壁破裂后囊内积液流出，囊肿伸延的突出部萎陷，较难完全切除。在颈深部，淋巴管瘤往往包绕颈部重要解剖结构，如颈总动脉、颈内静脉、迷走神经、副神经等，甚至突入臂丛神经与肌腹之间，或向深部达胸膜顶的表面；在颈前部，淋巴管瘤可包绕喉、气管与食管；喉返神经沿气管与食管所形成的沟内上行，于环甲关节的后侧入喉，手术中要保护这些重要结构，细心剥离，直至完全切除淋巴管瘤。

4.缝合

关闭切口创面彻底止血，用生理盐水冲洗后，放置胶片或胶管引流，缝合颈阔肌与皮肤。

（三）注意事项

1.淋巴管瘤的瘤壁菲薄易裂，在剥离时不要用器械夹持，瘤壁剥破时可结扎裂口，避免瘤壁萎缩，囊壁残留，导致术后复发。

2.应彻底切除肿瘤，但在勉强剥离可能损伤重要解剖结构时，可留下部分瘤壁，用2%碘酊、75%乙醇或苯酚等处理残留的瘤壁，或填入含有5%鱼肝油酸

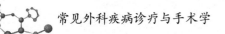

钠、碘仿的纱布，以破坏其内膜，减少术后复发几率。

3.对因肿瘤巨大导致呼吸困难的婴儿施行手术时，最好分期，特别是当肿瘤包绕喉、气管与食管或婴幼儿已有呼吸困难时，可先做气管造口。

七、颈部淋巴结结核切除术

颈部淋巴结结核切除术是颈部淋巴结结核的局部治疗方法。局部治疗方法有如下。

（一）手术切除

是治疗颈部淋巴结结核的方法。

1.适应证

性质不明的淋巴结肿大，可疑的淋巴结转移癌，需作病理检查明确诊断；局限的淋巴结结核、较大且能推动，与周围无粘连，无急性感染与破溃的淋巴结。

2.术前准备

术前应行抗结核治疗1～2周，术后继续抗结核治疗至少6个月。

3.手术步骤

（1）采用局部麻醉：取仰卧位，肩部稍垫高，头偏向健侧。

（2）切口：单发的淋巴结结核，可沿皮纹做切口。局限于一组的淋巴结，取靠近胸锁乳突肌前缘的斜切口。

（3）游离皮瓣：切开皮肤、皮下组织及颈阔肌，结扎出血点。用组织钳钳夹并翻起颈阔肌前缘，在颈阔肌深面游离皮瓣，显露胸锁乳突肌。

（4）显露并切除淋巴结：若病变位于颈浅淋巴结，可在显露胸锁乳突肌的同时，在颈外静脉周围见到肿大的淋巴结，从粘连较轻的部位开始，做钝性分离，将其完全切除。

（5）缝合皮肤：用生理盐水冲洗切口，彻底止血，勿放引流，逐层缝合切口，适当加压包扎。

（二）病灶清除术

是治疗颈部淋巴结结核可靠有效的方法之一。

1.适应证

颈部淋巴结结核经4周5联药物的正规抗结核治疗后，病变无明显缩小或发展；颈部淋巴结结核形成脓肿，经抗结核治疗后病灶缩小，但脓腔较大难闭合；颈部淋巴结结核形成溃疡，窦道经久不愈等。

2.术前准备

要排除其他部位的活动性结核病灶，尤其是肺部病灶且需抗结核治疗3周以上。

3.手术步骤

（1）麻醉和体位：采用气管插管全身麻醉或颈丛神经阻滞麻醉；患者取仰卧位，在肩胛下垫软枕，使患者头部后仰，颈部呈过伸位。

（2）切口：以脓肿为中心的切口，直形或梭形切口。

（3）清除坏死组织：清除脓液和坏死组织，搔刮除去脓肿壁，直至创面有小出血点。沿窦道分离深层组织，切除肿大的淋巴结、坏死组织、肉芽组织。若淋巴结与颈外静脉粘连较重，可将颈外静脉连同淋巴结切除；若病变颈深淋巴结，需在胸锁乳突肌前缘或后缘切开颈深筋膜，向后或向前拉开胸锁乳突肌，即可显露颈内静脉周围淋巴或副神经周围淋巴结。勿损伤颈内静脉及副神经。

（4）浸泡创面：将整个手术野完全敞开，用聚维酮碘（碘仿）浸泡5～10分钟，或依次以2%碘酊、70%乙醇、生理盐水处理创面，也可用过氧化氢溶液、甲硝唑溶液浸泡。

（5）缝合：术野置入利福平、异烟肼或链霉素，放置引流管，缝合皮下组织、皮肤。

4.术后处理

加压包扎48～72小时；观察有无渗血或出血；抗感染、抗结核治疗；第9—14天拆线，若愈合不佳，可敞开换药。

5.注意事项

要明确手术适应证，充分进行术前准备，彻底清除结核病灶，必须要完成标准的抗结核治疗。

八、腔镜甲状腺切除术

腔镜甲状腺切除术是甲状腺疾病的手术治疗方式之一。近年来手术设备有了明显的改进，超声刀、纤维内镜等的应用为手术治疗甲状腺疾病时没有颈部瘢痕提供了保证。类似的甲状腺疾病手术方法还有达·芬奇机器人辅助腔镜手术系统甲状腺手术，经自然腔道内镜手术（NOTES），经气管、经口腔径路的腔镜甲状腺手术等。腔镜甲状腺切除术的最大益处是颈部没有切口。腔镜手术具有操作复杂、费时、需要特殊器械等特点。目前的腔镜甲状腺切除术根据颈部有无瘢痕分为：颈部无瘢痕的全腔镜甲状腺切除术（TET）和颈部小瘢痕的腔镜辅助甲状腺切除术（EAT）。

（一）腔镜辅助甲状腺切除术

意大利米科利提倡EAT，在胸骨上方的颈部做1～2cm的切口，用特制的拉钩显露手术野，经小切口伸入腔镜，引导甲状腺手术。优点是手术路径短，操作方便，可避免与CO_2有关的并发症，对术者的腔镜外科手术技术要求不高。必要时可延长切口，转为传统手术，缺点是术野显露较差，颈部仍然有瘢痕。

（二）全腔镜甲状腺切除术

手术入路分别有经锁骨下径路、经腋窝径路、经胸前壁和乳晕径路和经腋窝径路等，还需要注入CO_2建立操作空间。

1.适应证

至今尚无严格的标准，大多是手术医师根据自己的经验和熟练程度选择。一般认为适合TET的病例是：单个甲状腺结节，最大直径小于3.5mm，结节所在腺叶容积小于25mL，无甲状腺手术史，无颈部手术史或者放疗史，生化或超声检查不是甲状腺炎，甲状腺良性疾病或低风险的甲状腺癌。由于TET的操作空间有限，甲状腺结节直径大于4cm时，TET操作较为困难。

2.手术器械选择

通常选用5mm内镜，术中根据视野情况选择0°、30°、45°等不同视角内镜，操作用套管多主张选用3mm或5mm塑料套管，钛夹钳和超声分离剪也选用5mm的。

3.手术方法

以乳晕入路法为例，患者全身麻醉后取仰卧位，两腿分开，术者站在患者两腿之间。生理盐水500mL加入肾上腺素1mL配成膨胀液，在右乳晕上方、左乳晕上方和双乳头连线中点处，分别切5mm、10mm、10mm长切口，深度达深筋膜层，注射膨胀液后用皮下分离棒从小切口进入，分离胸前壁皮瓣，由切口置入套管及30°腔镜，注入CO_2（压力6mmHg），用超声刀分离皮瓣，上方至甲状软骨切迹下，两侧显露出胸锁乳突肌。切开颈白线，分离显露出患侧甲状腺组织，超声刀切除甲状腺组织，切下的标本放入橡皮袋中，经双乳间的切口取出。创面置一条引流管，负压引流。

4.术后处理

术后观察生命体征。术后第1天下床活动，进流质或半流质饮食，观察患者发声及饮水有无呛咳等情况。术后根据引流情况在24~48小时除去引流管，术后第5天切口拆线。

5.优缺点

由于TET的手术切口位于可以被衣服遮挡的隐蔽部位，颈部看不到明显的手术瘢痕；另一个特点是腔镜的放大作用，使术中可以清楚地辨清喉返神经和血管结构，避免这些重要结构的损伤。但TET缺乏术者对目标器官的直接触诊，可能漏切甲状腺小结节，不易正确估计甲状腺的残存量，手术时间长，费用高。

第二章 嗓音疾病的外科治疗

第一节 概述

一、概况

1854年，西班牙声乐教师Garcia最早应用齿科小镜看到了他自己的喉，标志着喉科学的诞生。但是，在此后的100多年间，喉科手术主要是为了切除喉部肿瘤。那时，判断一位喉科医师是否有名气，是以他做过多少例喉切除术来衡量的，保留或不保留发声功能则是不太重要的。嗓音外科与保守性喉外科也不相同，保守性喉外科虽然也要考虑到保留发声功能，但是，这种手术的主要目的是根治肿瘤，保留发声功能则是次要问题。

20世纪50年代末到60年代初是嗓音外科学的萌芽时期。1963年秋，Hans von Leden和Godfrey Arnold在美国纽约会面，在交换了各自关于改善发声的各种手术的经验之后，Hans von Leden提出了"嗓音外科学"这一名词，并对嗓音外科定义为："主要是为改善嗓音而设的嗓音系统的美学外科"。1980年以后，"嗓音外科"一词在世界范围内得到接受。近20年来，喉解剖学及嗓音病理学的发展及其在临床上的应用、手术技术及仪器的发展，使临床医师有可能在保存正常生理功能的情况下，成功地完成精细的手术。从以根治疾病为目的的喉外科手术，发展到以治疗疾病和保存嗓音功能并重为目的的嗓音外科技术，从"喉结构手术"的概念上升到"嗓音手术"的概念。

二、手术适应证

如果声带病变是良性的，而且符合手术适应证，医师应该和患者一起共同商定治疗方案，向患者介绍目前有哪些手术方法，解释声带的解剖和功能特点。由于这类病变的良性特点，手术的目的不仅只是为了切除病变，更重要的是为了恢复声带的正常解剖结构。此外，还应该让患者知道，声带的发声功能不仅与声带的解剖结构有关，发声方法（行为）也影响嗓音质量，因此，嗓音疾病的治疗必须同时辅以发声训练，也就是说嗓音疾病的治疗是在外科医师、嗓音学家和嗓音治疗师的共同参与下完成的。

嗓音外科手术属于功能性手术，其目的是改善嗓音质量，因此对手术治疗的要求通常是由患者提出的。在问诊过程中，应当了解患者对治疗的要求是来自个人生活方面的需要，还是来自职业工作的需要，或是来自对病变性质的担忧，如担心是恶性病变，或是来自周围人群的压力。在某些情况下，患者关心的往往并不是声音的质量，而只是为了明确病变的性质。还有一些患者，他们并没有感到嗓音的不正常带给生活或工作的不便，只是在对其他病变进行检查时，无意中发现声带病变的存在。在大多数情况下，嗓音障碍通常都会引起患者的注意，特别是职业用声者，如歌唱演员和戏剧演员，嗓音质量在他们的日常活动及职业工作中起着重要的作用。因此，在实施治疗时，应当明确患者存在的嗓音问题和希望解决的问题，以利于评价治疗后的效果。

如果患者对改善嗓音的要求不强烈，如儿童或老年人，可以建议他们定期随访观察，由于声带病变的良性特点，每年随访1次就可以了。但应向患者介绍"用嗓"卫生及嗓音的保健知识，尤其是应注意改善不良发声行为或习惯。相反，如果患者强烈要求改善嗓音质量，可以根据患者声带病变的情况建议做相应的治疗。对歌唱家的声带良性病变的手术治疗应慎重，应首先给予嗓音治疗，无效后再考虑手术。

对于声带小结，应首先建议在嗓音治疗师指导下进行发声训练和发声休息，如果经过认真的发声训练和发声休息后，声音改善不明显，可以考虑手术摘除小结。手术后同样需要在嗓音治疗师指导下继续进行12～20次的发声训练。病变大小并不是手术指征的决定性因素，对于歌唱演员，即使说话声音是正常的，较小的声带小结也会严重地影响歌唱音。相反，如果经发声训练治疗后，嗓音改善满意，即使声带小结仍存在，如果患者不是职业用声者，也可以不考虑手术摘除，只需做简单的随访观察。

声带息肉是常见的嗓音疾病，可以说所有的声带息肉都是嗓音外科手术的适应证，因为罕见有声带息肉经发声训练后消失的病例。尽管这样，发声训练在声带息肉的治疗中同样起着重要的作用。如果可能，训练最好在手术治疗前就开始。据统计，约有15%的声带息肉是对侧声带内病变的反应性病变（例如，声带表皮样囊肿），而声带内病变在术前检查时不是总能被发现。在向患者建议手术治疗时，应该向患者解释这种可能性，如果手术中发现存在有声带内病变，原则上是尽可能地1次手术切除干净。

从理论上讲，声带表皮样囊肿和声带沟（开放性表皮样囊肿）是嗓音外科手术的适应证。但是，由于这类病变手术切除的技术难度较其他声带良性病变大，并且很难预测手术后嗓音恢复的情况。因此，如果患者对发声改善的要求不强烈，建议只做发声训练以减少发声疲劳等不适，或是简单的随访。如果患者强烈要求改善嗓音质量，可以考虑嗓音外科手术，手术前的发声训练也是必需的，目的是减少患者的过度用力发声行为，以利于手术后嗓音的恢复。

对声带纹和声带瘢痕手术治疗的提出应十分慎重，如果手术前的嗓音障碍及发声不适不是非常重要，手术后的效果往往令人失望。无论如何，手术前的发声训练是必要的，而且是长期的。手术治疗只是在各种治疗方法都失败时才考虑，对于因手术导致的声带缺损，再次手术的时间必须在初次手术后1年以上才考虑。

对于大部分声带良性病变，在嗓音治疗师指导下的发声训练应当是整个治疗方案的第一步，尤其是对功能不良性病变，手术前后的发声训练非常重要。然而，目前国内还缺少专业嗓音治疗师的培训机构，今后应积极创造条件，努力实现对嗓音疾病治疗的多学科合作，包括嗓音外科医师，嗓音病理学家及嗓音治疗师。

三、手术前准备

（一）手术前检查

包括耳鼻咽喉的系统检查，了解是否存在有这些器官的炎症或其他病变。

随着科学技术的进步，带摄像系统的纤维喉镜或直管放大喉镜检查设备的应用，医师能够获得高清晰度的声带图像。通过回放或慢放录像，可以观察到声带的细小病变，有助于临床诊断，同时还可以方便地向患者解释声带上的病变。目前，用于诊断目的的全麻直接喉镜下检查已基本被淘汰。通过频闪喉镜检查获得的声带振动慢放图像，可以帮助了解双侧声带的振动幅度、对称性以及声门的闭合情况。喉镜检查时，不仅要仔细观察声带上可能存在的病变，如声带小结、声带黏膜增厚等，同时要注意观察是否存在有过度用力发声的表现，如杓状软骨的过强运动、室带内收挤压等现象。

发声功能检查是非常重要的，因为嗓音外科手术的目的不仅只是恢复声带的解剖外形，还要改善发声功能。因此，应常规对每个患者的声音进行治疗前后的录音，要求采用高保真录音设备在隔音室内进行，严格统一录音条件及录音文字，以便进行治疗前后嗓音质量的对比。同时，用嗓音测试仪对嗓音进行各种声学和空气动力学参数的测试，达到量化嗓音质量，从而能客观地评价治疗效果。

（二）麻醉

嗓音外科手术多在全身麻醉下完成，为了保证手术的安全性，应严格筛查全麻手术的禁忌证。因此，手术医师与麻醉医师的密切合作是手术成功的前提。

麻醉医师，应当注意以下问题：

（1）如果是在气管插管下进行麻醉，在保证安全的前提下尽可能使用小号气管插管，以减少对手术操作的影响；

（2）可以经鼻腔插管，也可以经口腔插管，应根据麻醉医师和手术医师的习惯，以及患者的病情决定；

（3）麻醉过程中，要求有一定的麻醉深度以消除喉反射，适当给予肌肉松弛药，以允许顺利插入喉镜和暴露声门；

（4）手术中必须保证血液与肺泡有充足的气体交换量，以维持安全的血氧饱和度；

（5）由于嗓音外科手术的时间一般较短（多在20分钟以内），要求手术结束后患者能够迅速苏醒；

（6）对于甲状软骨成形术与喉支架手术，则多采用局部麻醉，有利于在手术中实时了解患者发声改善的情况。

四、手术原则及要点

对所有的声带病变，嗓音外科手术应遵循相同的原则：绝对不损伤声韧带及声带前联合，尽可能不损伤声带游离缘黏膜、声带下缘黏膜，以及过多切除Reinke间隙的组织，以保证发声时声带黏膜波在Reinke间隙的移动性。因此，手术必须注意掌握以下要点。

（1）必须能够充分暴露声门，尤其是声带的前联合。

（2）手术开始时，首先要了解喉的整体情况，特别是声带的情况。注意声带表面血管分布情况，如果有汇聚于一点的扩张血管网，要高度警惕可能存在有声带内病变，如声带表皮样囊肿；如果扩张的血管趋向于声带前联合，要检查是否存在有声带前联合下的微小喉蹼。

（3）触诊是对视诊的补充，通过分开声带进一步观察声带表面的情况，可以轻轻地在前后轴线上拨动声带，观察声带游离缘及声带下面的情况。借助于精细钳触摸声带，感知是否有声带深部的病变或声带僵硬，以排除可能存在的声带内囊肿。在某些情况下，通过对声带的视诊和触诊，可以发现一些手术前未被发现的声带内病变，如声带沟。

（4）激光技术与手术显微器械的选择。1985年，在法国耳鼻咽喉–头颈外科年会上，Freche在关于人类声音及嗓音障碍的报告中，明确了CO_2激光治疗的范围是：血管性声带炎（血管瘤）、杓状软骨区的肉芽肿、细小的声带小结及声带粘连。同时，他指出对于声带表皮样囊肿、声带沟，激光技术不如手术显微器械方法效果好。但是随着激光技术的发展与完善，如更精确的聚焦光束、低功率的操作及脉冲模式发射，CO_2激光真正实现了切割的准确性。目前对选择用激光技术或是手术显微器械技术，在嗓音外科治疗的效果上似乎已经没有明显的差别，技术的选择通常是根据手术者的技能和习惯来决定的。

第二节　嗓音外科学与相关学科的关系

嗓音外科学是耳鼻咽喉–头颈外科领域研究的热点问题之一，近年来，全国各地相继举办了许多各种形式的学习班，就是明证。但是，嗓音外科学毕竟还是"发展中学科"，无论是基础理论，还是手术方法，甚至是研究范围，包括与相关学科的关系，都有深入探讨的必要性。

嗓音外科学内容丰富，手术技术复杂，许多问题还有待于深入研究。比如，对于声带沟、声带瘢痕、声调异常（包括男变女变性人的声调提高手术）、双侧声带麻痹、老年喉的治疗都是研究的热点。

随着嗓音外科学的发展，各种新技术，新器械不断问世。在手术器械方面，比如电视显微喉镜、显微手术器械、电动切削系统（Reinke水肿也称喉乳头状瘤）、低温等离子手术系统、激光[二氧化碳激光、532nm脉冲钾钛磷酸盐激光（532nm TP激光）]等；在手术技术方面，如微瓣技术、声带黏膜下注射技术、声带缝合技术等。总之，嗓音外科学正在呈现良好的发展势头。

一、嗓音外科学与喉科学

在讨论这个问题之前，首先应当简要介绍一下喉科学的历史。

（一）喉是人体中第一个可被检查的内脏器官

1855年，一位侨居在伦敦的西班牙声乐教师Manual Garcia介绍，或者说是发明了间接喉镜，标志着喉科学的诞生，喉也作为第一个可被检查的人体内脏器官载入史册。人们尊称Garcia为喉科学之父，但是，Manual Garcia并不是喉科医师，他得到这项荣誉纯属偶然。

（二）声带手术是最古老的微创手术

1855年以后，在间接喉镜下，经口腔和咽部施行的喉部手术是最古老的微创手术之一。当时，在没有麻醉的条件下施行喉部手术，难度可想而知。1880年，可卡因用于临床，在黏膜表面麻醉下手术中起到了巨大作用，极大地推动了喉科学的发展。

至于说嗓音外科学与喉科学的关系，我们认为，嗓音外科学是喉科学的分支，是喉科学的亚学科。

根据医学学科分类，医学包括基础医学、临床医学、口腔医学、公共卫生与预防医学、中医学等8个一级学科。

在临床医学这个一级学科中，内科学、外科学、妇产科学、儿科学、眼科学、耳鼻咽喉科学等属于二级学科。

在耳鼻咽喉科学中，耳科学、鼻科学、咽科学、喉科学、头颈外科学属于三级学科。

那么，什么是四级学科呢？如同耳显微外科学、耳神经外科学、临床听力学、前庭功能学、小儿耳科学等是耳科学的四级学科一样，嗓音外科学是喉科学的四级学科。

二、嗓音外科学与嗓音医学

嗓音医学是研究发声原理，探讨嗓音障碍的病因、诊断、治疗和预防的一门学科。

2001年，中国医科大学杨式麟教授出版了一本专著，书名叫《嗓音医学基础与临床》，这本书是嗓音医学方面的重要参考书。

最近，美国的《喉镜》杂志在每一期的目录中都列出"嗓音医学"或"嗓音"这样一个栏目，说明嗓音医学也是耳鼻咽喉-头颈外科学的研究范畴。

嗓音医学包括嗓音内科学，嗓音外科学，艺术嗓音医学等。嗓音内科学包括嗓音疾病的药物治疗、物理治疗、嗓音康复训练等内容，当然，还应当包括一些特殊问题，如变性人的嗓音问题（男-女变性手术）、嗓音保护问题等。

保护嗓音，无论是对艺术家，职业性嗓音使用者，还是普通人，都是非常重要的。科学的宣教工作，应当做到家喻户晓，老幼皆知。

艺术医学是一门新兴的，也是古老的学科，是艺术与医学相结合的交叉学科。与艺术嗓音医学并列的就是体育医学。艺术医学中包括嗓音医学，主要是指艺术嗓音医学。艺术嗓音医学主要针对艺术家（歌手和演员）的嗓音问题，如嗓音训练、嗓音应用、嗓音保护，以及嗓音疾病的诊断和治疗等。

嗓音医学也包括嗓音外科学，从这个角度讲，嗓音医学包括的内容比嗓音外科学更为广泛。

嗓音医学的归属问题比较复杂，我们认为，嗓音医学应当属于喉科学的亚学科，是否恰当，还有待进一步商榷。

三、小儿耳鼻咽喉科学与嗓音外科学

嗓音疾病可以见于任何年龄的人群，儿童也不例外。可以说，每一个人在他（她）的一生中可能都有过"声音嘶哑"的经历。

对于儿童发声困难和声嘶需要做全面检查，包括病史、观察呼吸方式，以及喉内镜检查。儿童的喉部疾病有先天性声门蹼、先天性囊肿、声带麻痹、声带小结、呼吸道乳头状瘤、恶性肿瘤（罕见）等。

对于儿童发声困难和声嘶，如果症状持续存在，千万不要掉以轻心，应设法通过纤维喉镜，或在全身麻醉下通过直达喉镜检查声带。

四、多学科合作

语言的产生和表达是一个复杂的心理和生理活动的过程，可以这样说，所有的人类器官系统可能都参与了嗓音的产生。因此，喉科医师在诊治嗓音障碍时，应当考虑到身体所有器官的功能，除喉、咽、鼻、口腔、胸、腹之外，还应注意内分泌疾病、胃食管反流、早期的神经系统功能障碍、情绪等，许多看起来毫不相关的问题都可能与嗓音障碍有关。

对于喉和嗓音疾病的诊断和治疗，不仅是喉科医师，特别是嗓音外科医师的责任，还需要与社区医师、内科医师、嗓音外科医师、嗓音医学家、言语病理学家、音乐教师和家庭成员等密切合作。

总之，对于嗓音疾病的诊断和治疗，多学科合作非常重要。

健康的嗓音对于每一个人都非常重要，从出生后的第一声啼哭，到临终前最后一句话，都需要有健全的嗓音。在日常生活中，嗓音和面部表情可以反映一个人的情感，反映一个人的性别、年龄、情绪、文化、修养、健康状况等。健康的嗓音不仅对于工作成效至关重要，而且对于社会心理健康也是非常重要的。

嗓音障碍可以产生自卑心理，影响正常的人际交流。一些特殊的嗓音障

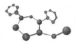

碍，例如男声女调，还可以影响婚恋。对于职业性嗓音使用者，嗓音嘶哑甚至可以改变一个人的命运。

第三节　嗓音外科常用手术技术

一、声带显微手术

在支撑喉镜引导下，在手术显微镜下或在电视喉内镜下，应用显微手术器械施行的喉部手术称为声带显微手术。手术应遵循以下原则：充分暴露病变，在显微镜或内镜下操作，既要切除声带病变，还要设法保留声带的正常结构，以达到手术后良好的发声效果。

1990年，德国Storze公司推出了电视显微喉镜。这套设备是在特制的喉镜上插入一根类似鼻内镜的硬管喉内镜，通过内镜连接电视监视系统、摄录像系统和打印系统。手术时，术者直接观看监视系统，用双手操作。

（一）适应证

声带小结，声带息肉，声带囊肿，声带Reinke间隙水肿，声带瘢痕，声带沟，喉乳头状瘤，早期声门癌，单、双侧声带麻痹等。

（二）手术方法

应在手术显微镜下，或在电视喉镜下操作，直接在肉眼下操作容易损伤声带组织，不宜提倡。手术器械应采用显微手术器械，即所谓的"冷器械"。应用激光施行声带手术，有可能造成声带形态接近正常，但声带僵硬，嗓音质量差的结果。

对于声带小结、息肉和囊肿而言，简单的病变切除可以导致正常黏膜和细胞外基质蛋白过度积极的反应，引起声带振动边缘缺陷，手术后不能恢复正常的声带振动特性。

　　为了解决这一问题，1995年Courey等介绍了外侧微瓣手术。外侧微瓣手术是在声带上面，靠近喉室的部位用镰状刀做一个平行于声带的切口，在固有层浅层下分离声带黏膜，暴露病变的周围和基底部，在黏膜下切除声带病变。手术后将黏膜复位，保留完整的声带黏膜。内侧微瓣手术是外侧微瓣手术的改良。由于大部分声带良性病变都发生在声带内侧缘，如果采用外侧微瓣技术，就需要在固有层浅层下经过很长一段距离，增加了对声带组织的损伤。为了解决这一问题，1997年Courey等又介绍了内侧微瓣手术。

　　目前认为，对于局限性声带病变，如声带小结、声带息肉、声带囊肿等，内侧微瓣手术是比较好的手术方法。手术切口改在声带内侧面的病变上方，用直角剥离子从内向外分离，越过病变，用剪刀或剥离子将声带病变从声韧带上分开，牵拉声带病变，再分离病变下方的黏膜瓣，切除声带病变及其相连的黏膜，将黏膜瓣复位，仅在声带内侧面有一个小切口。

二、声带注射技术

　　声带注射技术是治疗声带疾病的方法之一，具有微创、简便、疗效好的优点，根据手术目的，可以分为以下三大类：①声带黏膜下注射技术；②声带内药物注射技术，如声带内类固醇注射，声带内肉毒杆菌毒素注射；③注射性喉成形术。

（一）声带黏膜下注射技术

　　嗓音显微手术的最大目的就是要最多的保存声带的分层显微结构，即声带固有层结构，通过向固有层浅层注入无菌生理盐水加肾上腺素溶液，使微血管收缩，有利于观察。在病变周边设计切口，有利于保护声带正常的黏膜和固有层。如果手术中判定声带黏膜下注射技术有利于分离固有层浅层，而且病变不会被注射诱发的水肿所掩盖时，就可以采用声带黏膜下注射技术。

1.适应证

　　包括伴有不典型增生的喉角化症、声带癌、出血性息肉、声带小结、声带囊肿、声带沟等。声带沟采用这种技术最好。小于3mm的出血性息肉用与不用声带黏膜下注入技术效果一样，中等大小的出血性息肉（3～8mm）应用这种技术的效果最好，大的出血性息肉不适合采用这种技术。

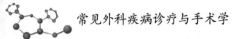

2.手术方法

将特殊的长注射针连接到一个3mL的注射器上，抽取无菌生理盐水和1：10 000肾上腺素溶液。通常注入1mL，最多可以在3分钟内注入3mL，但应注意检测心率和血压，必要时肾上腺素溶液的浓度可以稀释到1：20万。

将注射针头在声带表面、声带突前方插入固有层浅层，注射时应保证针头在半透明的上皮之下，以减少对固有层的损伤。注入的盐水膨胀了声带上皮和固有层浅层，使黏膜与其下的声韧带和肌肉分开，应注射到液体从注射针眼溢出为止。

（二）声带内药物注射

目前，用于声带注射的药物主要有类固醇和肉毒杆菌毒素。

1.声带内类固醇注射

皮质类固醇是一种强效的炎症和创伤修复的抑制药。在耳鼻咽喉科领域，很早就有人应用皮质类固醇治疗喉部疾病，如急性会厌炎，上呼吸道水肿等。在嗓音医学领域，通过声带内注射类固醇可以治疗声带小结、声带息肉、Reinke水肿、声带瘢痕等。在大多数情况下，应当将类固醇注射到声带的固有层浅层，不要注射太深，以免引起声带肌萎缩。但是，对于声带瘢痕，注射的深度应因人而异。

注射方法：通常在门诊，在黏膜表面麻醉下采用长弯注射针，通过70°硬管窥镜，在电视监视器观察下做声带内类固醇注射。一般选用1mL注射器，容易掌握注射剂量。可以应用的药物有地塞米松、曲安奈德（去炎松）、甲基氢化泼尼松龙（甲强龙）等。例如，对于声带小结，可以经口腔向声带小结内注射曲安奈德0.2~0.3mL（40mg/mL）。

2.肉毒杆菌毒素注射

肉毒杆菌毒素在临床上的应用很广泛，可以用于治疗以下疾病：室带性发声障碍、痉挛性发声障碍、杓状软骨脱位、杓状软骨肉芽肿等。注射方法和剂量应当因人、因病种而异。

（三）注射性喉成形术

通过向声带内注射充填材料，如聚四氟乙烯（Teflon），自体脂肪，自体筋膜等,以修复声带的形态,恢复声门的关闭状况,最终达到改善发声质量的目的的手术称为注射性喉成形术。

1.适应证

注射性喉成形术可以用于以下情况。

(1)声带麻痹:单侧声带麻痹是注射性喉成形术最好的适应证,在大多数情况下,声带麻痹之后应等待6个月左右,如果声带功能不能恢复,或不能有满意的代偿,再考虑手术治疗。

(2)声带瘢痕。

(3)声带萎缩。

(4)声门闭合不良。

(5)声带沟等。

2.充填材料

声带填充材料大体上可以分为非生物性材料和生物性材料两大类。

(1)非生物性材料:主要有液状石蜡、聚四氟乙烯、硅胶等。目前,非生物性材料在临床上基本不再应用。

①液状石蜡:1911年,Brunings最早将石蜡注射到声带内,成功地治疗了一名因声带麻痹,声门关闭不全的患者。但是,这种充填材料不久就被放弃了,因为有些患者声带内注射石蜡后,发生了继发性石蜡瘤。

②聚四氟乙烯:1962年,Arnold应用聚四氟乙烯注入声带治疗声带麻痹,取得成功。此后,聚四氟乙烯曾被广泛用于临床。由于聚四氟乙烯注射早期有急性炎症反应,后期则产生局限性肉芽肿,使声带僵硬,影响声带的形态和功能,因此也逐渐被淘汰。

③胶原:1984年Foud最早将牛胶原用作注射材料,效果良好。由于异体胶原可以引起过敏反应,稳定性差,目前多倾向于应用自体或同种胶原。

(2)生物性材料:主要有自体脂肪、自体筋膜等。

①自体脂肪:1983年,Dedo和Rowe最早提到应用自体脂肪注射治疗声带瘢痕。自体脂肪具有取材方便、效果良好、组织耐受性好、无排异反应等优点,是临床上广泛应用的声带填充材料。

②自体筋膜:代谢低,组织特点稳定,是一种有前景的声带放大材料。

③自体血:取材方便,但是容易吸收,手术效果不好。最近,随着材料科学

和生物医学的迅速发展，新的、有应用前景的声带填充材料不断问世。

3.手术原则

在选择注射性喉成形术时应当知道，异质物质一旦注入声带，将永久性改变声带的结构。因此，对于不经过手术干预、声带功能有可能恢复正常的患者，不应当注射异质填充材料。如果需要紧急矫正声门功能，可以尝试应用生物性移植物，例如自体脂肪或筋膜。

生物性移植物的临床应用扩大了放大性声带注射的适应证，对于声带瘢痕、弓形声带等也可以采用声带注射方法。注入的生物性移植物经过一段时间可以有一定程度的吸收和塑形，可使声带恢复到更接近正常的状态。

4.手术方法

注射性喉成形术有以下3种手术方法：

（1）间接喉镜（70°硬管窥镜）下注射法：可以在表面麻醉下，在电视监视器观察下完成，手术方法简便，但是对咽反射敏感，声带暴露不全的患者则不适用。

（2）电视纤维喉镜下注射法：手术方法简便，可以在门诊操作。通常采用表面麻醉，经鼻腔插入纤维喉镜，在电视监视器观察下完成。

以上两种方法的优点是在患者清醒状态下手术，可以立即观察注射后发声的改善情况，可以用来注射类固醇、肉毒杆菌毒素等。

（3）直接喉镜下注射法：需要在全麻下操作。由于颈部后伸，以及插入了硬管喉镜，含改变喉部解剖的形态，手术中不能准确掌握注射材料的剂量和部位，也不能立即观察注射后发声的改善情况。

手术时，应当根据病变性质来决定注射部位，大体上可以分为：

①内侧注射：也称为表浅注射，将填充材料注射于声带内侧，固有层浅层中，主要用于矫正声带固有层病变，例如声带瘢痕。

②外侧注射：将填充材料注射于声带外侧（声带上表面与喉室交界处）和深部，使声带呈球形增大、内移，主要用于治疗单侧声带麻痹、声带萎缩等引起的声门关闭不全。

5.手术并发症

主要有呼吸道阻塞、脂肪吸收、聚四氟乙烯肉芽肿、手术未能改善嗓音质量，或嗓音质量变差，以及局部感染。

（1）呼吸道阻塞：可以发生在声带注射之后，或手术后7天的任何时间。原因包括声带注射过量，或手术操作造成的喉水肿。在手术中和手术后应用类固醇激素，使声带注射时减少喉损伤以预防呼吸道阻塞。

（2）声带注射后嗓音质量不改变或变差：由于声带注射的唯一目的就是为了改善嗓音质量，如果未能达到这一目的，就可以认为是并发症。原因是多方面的，包括适应不良性代偿性发声行为（继发性肌肉张力性发声困难），声带注射材料不适当，未能发现同时存在的病理性声带病变等。

6.不同材料的注射方法

（1）自体脂肪注射：可以用于声带外侧注射，长期观察证实远期效果良好。优点是自体材料，容易得到，抗原性低，可以很好地匹配替代组织的生物力学特性。缺点是脂肪容易吸收，不容易准确掌握注射剂量，有时需要重复注射。

目前，还没有统一的采取和制备脂肪的方法，根据文献介绍，大多数人采用从腹部吸引的方法获得自体脂肪。脂肪注射以后，30%~50%的脂肪在第1个月内吸收，如果在1个月内没有吸收，在3~5年内随访时，这些注射的脂肪会依然存在。因此，为了抵消脂肪的早期吸收，注射时，很重要的一点是要过度矫正。

（2）自体筋膜注射：1998年，Rihkanen介绍了应用自体筋膜注射治疗单侧声带麻痹。

①取材方法：局麻，从大腿取阔筋膜，在大腿外侧面做一个3~4cm长纵向切口，切取大约3cm×2cm大小阔筋膜，同时取一些脂肪。用手术刀将筋膜切成若干小片，将剁碎的筋膜（0.2~0.4mL）置入一个1mL注射器，在筋膜前、后各放入少许脂肪，用作排空注射器用，以保证所有筋膜都能充分利用。

②注射方法：全麻，Jet通气，放置直达喉镜，在手术显微镜下，应用Karl Storz注射器（27，200秒，针头内径0.8mm），分3~4个部位注射到声带外侧面，一针在声带突外侧，另外2~3针按等距离注射到声带内，不必过度矫正，但是要保证不要有筋膜从黏膜外溢。用吸引器头抚平声带边缘。

③手术效果：声带放大性注射应达到以下形态学效果。注射侧声带的内缘应当充分向中线移位，以保证发声时声门关闭；声带内移应当在其声带的平面；注射后内移的声带应当与正常的声带轮廓相似；声带内缘应当光滑；应当尽最大可能保留膜性声带的黏弹性。

三、甲状软骨成形术

1915年，Payr最早采用蒂在前方的、水平的甲状软骨瓣，通过向内压迫，内移麻痹的声带，以治疗因单侧声带麻痹引起的发声困难。但是，当时这项技术并没有引起充分重视。1974年，日本的一色信彦（Isshiki）提出了甲状软骨成形术的概念，并介绍了4种手术术式，分别称为甲状软骨成形术Ⅰ、Ⅱ、Ⅲ、Ⅳ型。

对于每一名拟通过甲状软骨成形术改善发声的患者，手术前都应当做详细的检查和记录，内容包括详细记录病史，全面的体格检查（重点是头颈部、脑神经和胸部），间接喉镜检查和纤维喉镜检查。电视动态喉镜在判定声带疾病（如声带萎缩、声带瘢痕、声带沟）方面很有价值，对于病因不明的患者，还可以做CT或MRI检查。

（一）甲状软骨Ⅰ型成形术

1.手术目的

甲状软骨Ⅰ型成形术又称为声带内移术，用于矫正声带闭合不良和两侧声带间距较大，特别是声门后部（声带软骨间部）的缝隙较大，估计声带内注射效果不好的患者。手术方法是通过在甲状软骨板上的开窗口，将填充材料填塞到甲状软骨的声带平面，使声带向中线内移。常用的填充材料有硅胶块、特氟隆压缩带、Gore-Tex等。如果采用自体软骨，可以取自甲状软骨的上半部、鼻中隔软骨或肋软骨，但是软骨容易吸收，目前已不常用。

2.适应证

该术式应用最为广泛，主要用于治疗：

（1）单侧声带麻痹，声带固定在中间位或外展位，经过6个月左右的发声训练治疗无效的患者；

（2）喉外伤后或喉手术后声门关闭不全；

（3）声带沟或声带萎缩等。

3.手术方法

在患侧甲状软骨切迹与甲状软骨下缘中点平面做水平的颈部皮肤切口，长4～6cm，切开皮下组织，向上、下方向分离颈阔肌，拉开带状肌，充分暴露患侧甲状软骨，辨认相关的解剖标志。分离、保留甲状软骨膜。应用电钻、手术刀、鼻中隔黏膜刀、小剥离子等器械，在患侧甲状软骨上开一长方形软骨窗。男性患者的软骨窗大小为（5～6）mm×（10～12）mm，女性患者为（4～5）mm×（8～10）mm，软骨窗前端距甲状软骨中线不要少于5mm，以免在分离时不慎在前联合处进入喉腔。软骨窗下缘平行于甲状软骨下缘，在甲状软骨下缘以上5mm，后端尽可能向后，但是至少在甲状软骨后板前10mm。分离甲状软骨内侧软骨膜时，注意不要损伤富含血管的甲状软骨内侧软骨膜，一旦有出血现象，可以用浸有肾上腺素的棉片止血。在软骨窗内面，细心分离甲状软骨内软骨膜，以得到足够大的间隙填入移植物，使声带向内移位，向中线靠拢，以求发声时声门能够关闭。

移植物常用硅胶块。可以将硅胶块修剪成半月形，或斜面形（前部略薄，后部略厚），还可以在硅胶块外部做成凸面，卡在甲状软骨窗处，以防止置入的硅胶块移动。置入硅胶块的厚度要略大于声门闭合不全的宽度，以达到过度矫正的效果（后下比前上更为内移）。取掉肩下小枕，让患者发声，判断发声改善情况，此时可以经鼻腔插入纤维喉镜，在监视器上观察声门关闭情况。待患者和医师都感觉满意后，结束手术。

若有必要，还可以同时尝试做环甲接近术（甲状软骨Ⅳ型成形术），有时这项手术可以改善发声状况，增强内移效果。

4.主要并发症

内移性喉成形术是一种相对简单、安全的手术，但是也可以出现以下并发症：

（1）置入物脱出：如果置入物从喉腔脱出，患者可以自行咳出，或在喉镜下取出。置入物脱出一般不影响已经改善的发声质量。

（2）血肿：可以在3周内吸收，但是在急性期，若有呼吸困难，应当做气管切开。

（二）甲状软骨Ⅱ型成形术

1.手术目的

甲状软骨Ⅱ型成形术又称为声带外移术，目的是向两侧扩展声带，使声带外移，可以用于声带不能外展，影响呼吸的患者。

2.适应证

临床应用较少，现已逐渐被杓状软骨切除术等声门开大术式所代替。主要用

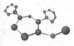

于2种症状。

（1）双侧声带麻痹或双侧环杓关节固定引起声带固定不动，因声门裂小影响呼吸的患者。手术的目的不是改善发声，而是解决呼吸障碍，手术后嗓音往往变差。

（2）患痉挛性声障碍，由于声门过度闭合引起发声障碍，经发声训练不能治愈者。1998年一色信彦（Isshiki）将这种术式用于治疗痉挛性发声障碍，取得了良好的治疗效果。

3.手术方法

拟行这种手术的患者，常因呼吸困难已做了气管切开术，因此可以直接从气管造口处插管，全麻。在甲状软骨中点平面做水平的皮肤切口，分离皮下组织，暴露甲状软骨。在甲状软骨中线做一个垂直的软骨切口，向两侧分开。为了防止甲状软骨自然复位，在甲状软骨切口内填入一块硅胶块，缝合固定。

在纤维喉镜下观察，如果能够将声带移动至声门开大到4～5mm的位置最好，声门裂太大将影响发声，太小对呼吸的改善不明显。

（三）甲状软骨Ⅲ型成形术

1.手术目的

甲状软骨Ⅲ型成形术又称为声带松弛术或音调降低术，是通过垂直切除一部分甲状软骨板，使甲状软骨板前后缩短而达到松弛声带、降低音调的目的。

2.适应证

主要用于治疗音调过高的患者，如男声女调。此类患者多见于青春期变声异常的男性，即"青春期变声障碍"。一般认为青春期变声障碍多是功能性发声障碍，发声训练治疗有效，不需手术。但实际上并非所有的患者经发声训练治疗均有效。临床上对于任何原因引起的音调异常，原则上均应首先进行6个月左右的发声训练，只有在非手术治疗无效，患者要求手术时才考虑施行声带松弛术。术前需进行手法检查，以预测声带松弛后的效果。手法检查是在患者发声时，医师用拇指将患者的甲状软骨前部向后推压或压迫喉结向后，此时如果音调明显降低，则手术效果好，否则应慎重选择手术治疗。近年来，也有人采用甲状成形术Ⅲ型治疗内收型痉挛性发声障碍。

3.手术方法

局麻，在甲状软骨切迹与甲状软骨板下缘中点做颈前皮肤横向切口，长

2～3cm，钝性分离软组织及肌肉，暴露甲状软骨板前2/3部。分离甲状软骨板中1/3的上下缘。用小尖刀在甲状软骨中1/3中部做两个垂直切口，相距3～4mm，钝性分离、切除两个切口之间的软骨，注意不要损伤内软骨膜。切除软骨条后两侧甲状软骨断端可以自然对合，不需缝合。令患者发声达到声音满意时为止，如发声仍不满意，可以扩大切除甲状软骨板。然后，依次缝合各层软组织及皮肤。术后发声休息1周左右。

（四）甲状软骨Ⅳ型成形术

1.手术目的

甲状软骨Ⅳ型成形术又称为声带拉紧术、音调升高术或环甲接近术，此手术通过拉紧环甲间隙以延长喉的前后径，达到拉紧声带，增加声带紧张度，提高音调的目的。手术前手法检查非常重要，其方法是用双手使环状软骨与甲状软骨相互接近，来观察发声改善情况。具体操作为右手示指（食指）将环状软骨下缘向上推，同时左手示指尖将甲状软骨切迹向下推，如音调明显升高且患者满意，则可考虑手术。

2.适应证

主要用于治疗：

（1）女声男调，或男性发声沉闷；

（2）喉上神经麻痹，引起双侧声带松弛者。

3.手术方法

局麻下，平环甲膜水平做颈前横向切口，切开皮肤及皮下组织，钝性分离，充分暴露甲状软骨前下缘、环甲膜和环状软骨前缘。用10-0粗线自环状软骨前弓和甲状软骨前下缘左右各缝合1针，缝合线自环甲膜前通过，左右缝合线同时结扎。手术中应边拉紧缝线边令患者发声，紧张度以患者最佳发声或稍高为标准。结扎后依次缝合各层组织。术后发声休息1周。

4.术中注意事项

（1）两侧缝线穿好后，请患者发声时，可用拉钩或让助手将环状软骨上提，到音调提高至最佳状态后，将左右缝线同时结扎。

（2）单侧环甲肌麻痹时，可仅缝合固定麻痹侧。

（3）虽然缝线位置越近中线，音调提高效果越显著，但甲状软骨板前部较

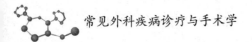

薄，耐受性差，故不能以甲状软骨板前部作为缝合部位。

四、喉支架手术

（一）接近性喉支架手术

1.适应证

最常用于矫正因不同原因造成的声门关闭不全，如声带麻痹、老年性发声障碍、声带萎缩、声带肿瘤切除术、外展型痉挛性发声障碍等。

2.手术方法

主要指内移性甲状软骨成形术。在甲状软骨上，相当于声带的平面开一个窗，通过内移声带，矫正声门前、中部关闭不全。手术简单，效果良好，如有必要，还可以做双侧内移性甲状软骨成形术，一般不会造成呼吸道阻塞。

杓状软骨内收术在技术上有一定难度，一般也不会单独施行，常与内移性甲状软骨成形术联合应用，以矫正声门前、中和后部关闭不全。手术时，通过将杓状软骨肌突向前牵拉，达到杓状软骨声带突和声带内收的目的，常用于矫正声门后部关闭不全。杓状软骨内收术只能做一侧，如果在两侧手术，有可能造成呼吸道阻塞。虽然有人报道，嗓音疾病与嗓音外科学手术后声带运动可以恢复，但是，完全恢复是不可能的。

（二）扩大性喉支架手术

1.适应证

最常用于治疗内收型痉挛性发声障碍。虽然肉毒杆菌毒素注射是治疗内收型痉挛性发声障碍的良好方法，但是一些年轻患者不愿意接受终身反复的肉毒杆菌毒素注射，一些患者还有经反复注射效果变差的现象，有一些患者还有周期性嗓音改变的问题。

按照目前的观点，对于内收型痉挛性发声障碍，应当首选肉毒杆菌毒素注射，如果肉毒杆菌毒素注射失败，再考虑做扩大性喉支架手术。

2.手术方法

外移性甲状软骨成形术的手术方法如下：在甲状软骨中线垂直切开，向两侧外移甲状软骨板，从而使两侧声带外移。手术后患者有一定程度的呼吸样发声，且不如肉毒杆菌毒素注射的结果好，但是这种嗓音是永久性的，而且讲话也不太费力。

（三）紧张性喉支架手术

1.适应证

最常用于治疗喉上神经麻痹和已经接受男-女变性手术，要求改变发声的人。对于接受男-女变性手术者，应当等全部变性手术完成之后再做音调提高手术，以避免因麻醉插管造成嗓音变坏。

2.手术方法

最简单和最常用的紧张性喉支架手术是环甲接近术，通过缝合环状软骨和甲状软骨，拉紧声带，达到提高音调和改善声带松弛的目的。

（四）松弛性喉支架手术

1.适应证

比较少，可以用于男声女调（变声期后高调发声）患者和接受女-男变性手术的人。

2.手术方法

在一侧甲状软骨前、中1/3交界处垂直切除一小条甲状软骨，将甲状软骨板的断端缝合在一起，使声带缩短、松弛，达到降低音调的目的。松弛性喉支架手术可以在一侧手术，也可以同时在两侧手术。

对于所有的喉支架手术，手术当日应用抗生素，之后持续5天，以预防感染。酌情应用类固醇激素，如地塞米松，以减轻喉内肿胀。手术后发声需休息2~4天，根据喉镜所见决定。对于手术后频繁咳嗽和清嗓的患者，可以酌情给予可待因。

除环甲接近术和环甲不全脱位术之外，所有的喉支架手术后都应当放置引流条，以预防因血肿形成而造成的呼吸道阻塞。喉支架手术不宜作为门诊手术，应当住院治疗，因为手术后有呼吸道阻塞的危险。

五、杓状软骨手术

早在20世纪初就有人介绍杓状软骨手术，以治疗双侧声带麻痹，环杓关节强直以及杓状软骨肿瘤。1978年，Isshiki介绍了杓状软骨内收术，以治疗单侧声带麻痹。1990年，Ossoff等介绍了CO$_2$激光杓状软骨切除术，以治疗双侧声带麻痹。

杓状软骨手术也是嗓音外科学的重要内容。本文仅对临床上常用的杓状软骨手术作简要介绍。

（一）杓状软骨切除术

目前，在临床上应用比较多的是激光杓状软骨切除术。

1.CO$_2$激光杓状软骨全切除术

1990年，Ossoff介绍了应用CO$_2$激光施行杓状软骨全切除术。

2.CO$_2$激光杓状软骨部分切除术

1993年，CrumLey介绍了应用CO$_2$激光施行杓状软骨部分切除术，以治疗双侧声带麻痹。手术中只切除一侧，或两侧杓状软骨内侧部，不影响膜性声带。这种手术的优点是方法简便，效果良好，又不影响发声质量。

（二）杓状软骨单纯内收术

对于单侧声带麻痹，如果声门裂隙非常宽，而且两侧声带不在一个平面时，单纯做甲状软骨Ⅰ型成形术是不够的。1978年，Isshiki介绍了杓状软骨内收术，以治疗严重的单侧声带麻痹。

1.麻醉

一般采用局部麻醉，以便手术中随时了解患者的发声情况。

2.手术步骤

（1）取患侧颈部横切口，在甲状软骨切迹与甲状软骨下缘中点平面，切开皮肤，充分暴露甲状软骨板。

（2）切断咽下缩肌，分离甲状软骨内侧的梨状窝黏膜，但是不能穿透梨状窝黏膜。离断环甲关节。

（3）找到环杓后肌和杓状软骨肌突，可以用手指触诊，以证实肌突。

（4）切断环杓后肌。

（5）切开环杓关节。这时，可以见到白色、光滑的关节面。

（6）用两根3-0尼龙线，1针缝合杓状软骨肌突，1针缝合环杓侧肌。

（7）向前、内方向牵拉两根缝线，缝合、固定到甲状软骨中点处，使杓状软骨向前、内方向移位。必要时可以在甲状软骨外侧垫一垫枕。如果甲状软骨骨化，可以用电钻在甲状软骨上钻孔。

（8）通过向前、内方向牵拉肌突，可以使声带内收，并向尾侧移位。牵拉缝合线时，应当在纤维喉镜监视下，观察声门的闭合情况，在声门闭合最好、患者发声最佳的情况下结扎固定缝线。手术后给予抗生素和激素，防止感染和水肿。

2006年，Mahicu认为，杓状软骨内收术通常不作为一个单独的手术，而是联合内移性喉成形术，以矫正声门的前、中和后部裂隙。内移性喉成形术联合杓状软骨内收术的手术效果比单独的内移性喉成形术要好。而且，只能做一侧杓状软骨内收术，如果做两侧手术，有可能造成呼吸道阻塞。

（三）甲状软骨开窗进路杓状软骨内收术

1996年，Iwamura最早介绍甲状软骨开窗进路杓状软骨内收术，当时，杓状软骨内收是通过将环杓侧肌从甲状软骨开窗拉出完成的，因此，这种手术也称为"环杓侧肌拉出术"。

1.适应证

甲状软骨后部开窗杓状软骨内收术主要用于治疗单侧声带麻痹，此外，还可以用于杓状软骨固定，环杓关节粘连或关节炎，痉挛性发声障碍和肉毒杆菌毒素注射（环杓后肌）的辅助措施等。

2.手术步骤

（1）在局麻下手术，在患侧颈部，相当于声带的平面做水平切口，从甲状软骨中点，到胸锁乳突肌前缘，切开皮肤、皮下组织和颈阔肌。在甲状舌骨肌和胸骨甲状肌附着于甲状软骨的部位切断这两条肌肉，暴露斜线（即甲状舌骨肌和胸骨甲状肌在甲状软骨的附着处）和整个甲状软骨板。

（2）甲状软骨开窗的位置：按照Iwamura的报道，甲状软骨开窗位于斜线的前方。但是，根据解剖学研究，为了暴露环杓侧肌，甲状软骨开窗应当在斜线的后方。应用耳科电钻，在甲状软骨后下部开窗，开窗的后界在甲状软骨后缘前2～3mm，下界高于甲状软骨下缘2～3mm，使斜线位于开窗的前部，开窗的大小约6mm×8mm。

（3）甲状软骨开窗之后，暴露甲状软骨内软骨膜。切开甲状软骨内软骨

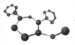

膜，第1个见到的喉内结构就是环杓后肌（PCA muscle）。肌纤维起源于环状软骨后板，向上走行，插入杓状软骨的肌突。如果仍然有神经支配（杓状软骨半脱位）或外伤后形成了神经再支配，环杓后肌应当是比较明显的。但是，大多数需要做杓状软骨内收术的患者，环杓后肌非常细。从环杓后肌向上追踪，可以找到杓状软骨的肌突，用手指或器械触诊可以证实肌突的位置。

（4）找到杓状软骨肌突之后，其他的结构就容易辨认了，环杓侧肌的肌纤维位于肌突的前下方，甲杓肌的外侧纤维在肌突的前方，喉返神经的前支位于甲状软骨开窗的后方，环杓关节位于环杓后肌、环杓侧肌和喉返神经形成的三角区之中。

（5）找到环杓侧肌和杓状软骨肌突之后，根据具体情况，按以下两种方法施行杓状软骨内收术：

①直接牵拉环杓侧肌：应用4-0尼龙线，穿过环杓侧肌，缝合2针，缝合线应尽量靠近环杓侧肌的肌突，以达到有效的杓状软骨内收效果。

②牵拉环杓侧肌的肌突：如果环杓侧肌不易辨认，可以用4-0尼龙线，直接在环杓侧肌的肌突上缝合1针。

（6）通过甲状软骨开窗，按环杓侧肌收缩的方向，即前、下方向，牵拉环杓侧肌或环杓侧肌肌突的缝合线，使杓状软骨内收。然后，将缝合线缝合固定在甲状软骨下缘。对于大多数患者，牵拉缝合线的方向在7—8时的位置，因为这是杓侧肌自然收缩的方向。固定缝合线的方法最好是在甲状软骨上钻孔（在甲状软骨开窗前方5mm），通过钻孔固定缝合线，如果没有足够的空间钻孔，可以将缝合线直接固定在甲状软骨下缘。手术中在纤维喉镜下观察手术使声带内移的情况。

3.主要并发症

包括梨状窝黏膜损伤、甲状软骨骨折等。

（四）杓状软骨内收术与内移性喉成形术联合手术

对于严重的单侧声带麻痹，由于声带萎缩，需要同时做杓状软骨内收术与内移性喉成形术。

2003年，Tokashiki等改良了Iwamura的"环杓侧肌拉出术"，并于2007年介绍了甲状软骨开窗进路杓状软骨内收术与内移性喉成形术联合手术。

1.麻醉

在局麻下手术，适当给予镇静药。

2.手术步骤

（1）在患侧颈部，相当于声带的平面做水平切口，从甲状软骨中点向外到胸锁乳突肌前缘。切开皮肤、皮下组织和颈阔肌。在甲状舌骨肌和胸骨甲状肌附着于甲状软骨处切断这两条肌肉，这两条肌肉的附着处就是斜线。充分暴露甲状软骨外板，在甲状软骨板下部做两个开窗，前部开窗做甲状软骨成形术Ⅰ型，后部开窗做杓状软骨内收术。后部开窗大约8mm×8mm，后界在甲状软骨后缘前2~3mm，使斜线位于开窗的前部。

（2）切除开窗的甲状软骨，暴露甲状软骨内软骨膜。这时，可以在手术显微镜下操作。切除甲状软骨内软骨膜，小心地切除甲状软骨内软骨膜内的结缔组织和脂肪，显露甲杓肌、环杓侧肌和下咽黏膜的内层。在正常情况下，环杓侧肌从后、上到前、下走行，大部分环杓侧肌位于斜线的后方。

（3）杓状软骨内收术有以下两种方法

①直接牵拉环杓侧肌：应用4-0尼龙线，穿过环杓侧肌，缝合2针。

②牵拉环杓侧肌的肌突：如果环杓侧肌不易辨认，则需向后、上方向扩大开窗，小心地向后分离下咽黏膜，找到环杓侧肌的肌突。应用4-0尼龙线，在环杓侧肌的肌突上缝合1针。无论采用哪一种方法，都要通过后部开窗，按环杓侧肌收缩的方向，牵拉环杓侧肌或环杓侧肌肌突的缝合线，使杓状软骨内收。然后，将缝合线缝合固定在甲状软骨下缘。无论采用哪一种方法，都不需要分离环杓关节。

（4）完成杓状软骨内收术之后，按常规方法施行内移性喉成形术。手术中在纤维喉镜下观察两种手术使声带内移的情况。

（五）内收性杓状软骨固定术

内收性杓状软骨固定术是对杓状软骨内收术的改革。经典的杓状软骨内收术只模拟了环杓侧肌的收缩，而内收性杓状软骨固定术则模拟了杓间肌、环杓侧肌、甲杓肌和环杓后肌联合作用产生的主动肌-拮抗肌收缩活动，因此，杓状软骨固定术是治疗麻痹性发声困难的一种可靠的嗓音重建方法。

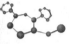

1.术前准备

如果没有禁忌证，手术前1小时静脉给予地塞米松0.2mg/kg，有助于减少手术中肿胀和手术后呼吸道水肿的发生概率。

2.手术步骤

（1）皮肤切口：在环甲间隙平面做标准的水平皮肤切口，切口应设计在颈部自然的皱褶中。

（2）暴露甲状软骨板：分离颈阔肌下皮瓣，暴露舌骨下肌群，横形切断带状肌，暴露甲状软骨板。

（3）用电刀切断咽下缩肌，暴露甲状软骨下角。

（4）分离甲状软骨下角，用剪刀分离环甲关节，使甲状软骨板充分向前、内侧转动。

（5）分离梨状窝黏膜：从环甲关节凹向头侧，并略向前钝性分离，直到环状软骨上缘。从甲状软骨板内面钝性分离梨状窝黏膜，并且将梨状窝内侧黏膜从环状软骨后、上面分离。

（6）分离、切断环杓侧肌：沿环状软骨顶部继续向后、上方向分离，可以将环杓侧肌从杓状软骨肌突分离，并且可以很容易地找到环杓关节。继续沿环状软骨上缘分离，找到杓状软骨肌突，在杓状软骨肌突处切断环杓侧肌。

（7）分离环杓后肌，打开环杓关节：从杓状软骨肌突分离环杓后肌，用剪刀充分开放环杓关节，找到白色、闪光的环杓关节软骨面。

（8）暴露环杓关节后面：从环状软骨后板分离环杓后肌，显露环杓关节后面，以允许在这个区域有手术缝合的空间。

（9）缝合杓状软骨和环杓关节：应用4-0 Prolene线、三角针，从环状软骨后板进针，从环杓关节面内侧出针，再穿过杓状软骨体，然后从环杓关节面外侧出针，从环状软骨后板出针，拉紧缝线，打一个活结。

缝合杓状软骨后，复位甲状软骨板。经鼻腔插入纤维喉镜，让患者发声，观察杓状软骨的位置，如果杓状软骨内收的位置合适，则打结固定杓状软骨的缝线。

根据Zeitels的经验，对于单侧声带麻痹，杓状软骨内收固定后，患者的发声仍然嘶哑，为了达到良好的效果，还应当同时做内移性喉成形术和环甲关节半脱位术。

（六）环甲关节半脱位术

为了进一步增强发声质量，可以做环甲关节半脱位术。

1.适应证

除了用于治疗麻痹性发声困难之外，环甲关节半脱位术还可以用于男–女变性手术，以提高患者的音调。

2.麻醉

局部麻醉。

3.手术步骤

（1）首先分离环甲关节。用2-0 Prolene线，围绕甲状软骨下角，然后在环状软骨前方、黏膜下进针。

（2）拉出缝线、打结，这样就增加了环杓关节与前联合韧带附着处之间的距离，最终增加了麻痹侧声带的张力和长度。为了达到最好的发声效果，可以先打一个活结，然后让患者发声，调整缝合线的张力，当医师和患者都感觉发声满意时，再打结固定。

（七）杓状软骨外展术

杓状软骨外展术主要用于治疗双侧声带麻痹，既可以缓解呼吸道阻塞，还可以保留接近正常的发声功能。

1.麻醉

在全麻下手术，或通过气管内插管，或通过已经存在的气管造口管理呼吸道。

2.手术步骤

在甲状软骨中点的平面做横向皮肤切口，分离带状肌，暴露甲状软骨的后缘。用小拉钩牵拉甲状软骨上角，使喉向中线转动，离开颈动脉鞘。在甲状软骨后缘切断咽下缩肌。在甲状软骨内侧钝性分离梨状窝黏膜，暴露环杓后肌和杓状软骨肌突。用不可吸收线缝合杓状软骨肌突一针，打结。插入喉镜，暴露声门。向下牵拉缝线，通过喉镜观察声带的外展情况，如果声带已经充分外展，则将缝线打结固定到甲状软骨下角处。复位咽下缩肌，放置引流条，缝合皮下组织和皮肤。

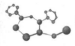

（八）杓状软骨固定术

1996年，Triglia等介绍了杓状软骨固定术，以治疗双侧声带麻痹。但是，Triglia等介绍的杓状软骨固定术也是杓状软骨外展术，或者说是外展型杓状软骨固定术。

1.麻醉

在全麻下手术，或通过气管内插管，或通过已经存在的气管造口管理呼吸道。

2.手术步骤

在环状软骨平面做一侧横向皮肤切口，分离颈阔肌皮瓣，向后牵拉胸锁乳突肌，暴露甲状软骨外侧板。电凝、切断咽下缩肌，分离梨状窝黏膜。一般来讲，辨认环杓关节和杓状软骨并无困难，因此不需要切断甲状软骨下角。如果环杓关节和杓状软骨不易寻找，可以先向后分离，找到环状软骨上缘，然后分离同侧环杓后肌和杓间肌，找到杓状软骨，再轻轻地向前分离，找到声带插入杓状软骨的部位。应用2-0或3-0 Prolene线向外侧缝合2针。第1针在杓状软骨声带突的平面穿过声带，第2针围绕杓状软骨体。将这两针在甲状软骨后缘的部位穿过甲状软骨，打结、固定，这样就使杓状软骨固定在向外转动的位置。修复咽下缩肌，缝合手术切口，不需要放置引流。

Triglia等认为，杓状软骨固定术是治疗儿童双侧声带麻痹的有效方法，甚至可以用于出生1个月的婴儿。1995年，Narcy认为，儿童双侧声带麻痹的治疗还是非常困难的，杓状软骨固定术是一种比较好的方法，但是，失败率很高（7例中3例失败）。根据文献资料显示，22例中5例失败，失败率为30%。因此，对于儿童双侧声带麻痹的最佳治疗方法还有待于进一步探索。

六、喉激光手术

1960年，美国学者Maiman研制出世界上第1台红宝石激光器，1965年CO_2激光诞生。20世纪70年代，Polanyi、Jako、Strong等将CO_2激光应用于喉部手术。

最初，嗓音外科医师对喉激光手术的迷恋是因为激光可以使手术区无出血，这是进行喉内镜手术的重要条件之一。CO_2激光在喉乳头状瘤治疗方面有明显的优势，是治疗喉乳头状瘤的必要手段。但在嗓音外科方面，CO_2激光的应用不断地引起争议和讨论，这主要是由于激光的负面效应，即激光对病变周围组织的热辐射损伤。

随着激光技术的不断进步，减弱了激光的负面效应，如治疗光斑直径缩小、发射功率的准确性提高、激光工作波长的不同效果（切割和凝固）等技术。因此，目前对嗓音疾病的治疗是采用显微手术器械还是激光技术的争论已基本消失，取得了共识：激光手术主要适用于喉乳头状瘤、杓状软骨肉芽肿、血管性声带炎、双侧声带麻痹的杓状软骨切除、声带白斑、声带粘连等病变；而对于声带囊肿（表皮样囊肿或黏液潴留囊肿）、声带沟，显微手术器械更能精细地分离组织结构，因此应采用显微手术器械；对于声带息肉、Reinke间隙水肿、声带小结等病变是采用显微手术器械还是CO_2激光，应根据手术者对各种技术掌握的程度或习惯选择采用。

（一）CO_2激光

目前，在嗓音外科领域，应用最多的是CO_2激光。CO_2激光是一种分子气体激光器发出的激光，具有高亮度、高单色性、相干性好、能量转换率高的特点，波长$10.6\mu m$，可产生直径$0.4 \sim 2mm$的光束。

1.临床应用

将CO_2激光发生器与手术显微镜连接，将显微镜的照明光束和可见的He-Ne激光指示光束导入手术显微镜的光学通路中。由于CO_2激光光束与可见的指示光束同轴，在靶区，在可见光束的指示下，可通过微控制器的操纵杆操纵CO_2激光。

2.适应证

CO_2激光技术主要适用于喉乳头状瘤、声门下血管瘤、双侧声带麻痹、声带白斑、声带粘连、喉狭窄等病变。

（1）喉乳头状瘤：应用CO_2激光治疗呼吸道乳头状瘤，虽然可以一次将肿瘤切除干净，但是由于热效应的影响，愈合以后，声带黏膜下有瘢痕形成，影响发声效果。对于前联合处的乳头状瘤，激光切除后，局部可因纤维组织增生而形成喉蹼。为了防止喉蹼形成，可以采用分期手术的方法，第1次手术时完全切除一侧声带的乳头状瘤，留下一部分对侧前联合处的肿瘤，6周以后，第2次手术再切除残留的、位于前联合部位的肿瘤。

（2）双侧声带麻痹：有两种手术方法，一是经典的激光杓状软骨切除术，二是激光后部声带切除术。目前认为，后部声带切除术的效果比较好，而且还可以避免做气管切开术。

（3）声带白斑：对于声带白斑，可以应用CO_2激光做切除性活检。

（4）早期声门癌：CO_2激光对早期声门型喉癌的治疗也显示了良好的效果，是治疗声带原位癌，T_{1a}病变的首选方法，也适用于部分声带癌T_{1b}病变（双侧声带膜部病变前联合未受侵）和T_2病变。相对适应证包括：

①声门型喉癌T_1病变侵犯前联合。

②声门型喉癌T_1病变侵犯声带突或杓状软骨。

③声门型喉癌T_{2-3}病变。对于相对适应证目前尚有争议，临床选择时应考虑手术者的经验，肿瘤的生物学特性及局部生长扩散的特点，特别是支撑喉镜下肿瘤暴露的程度。充分考虑各种因素对决定手术方案十分重要。

（5）其他：CO_2激光可以用于治疗声带小结、息肉和囊肿。但是，若与冷器械（显微手术切除）比较，激光手术所需的愈合时间长（10天左右），而且手术之后，在肉眼观察下，声带没有明显的损伤，但是在愈合过程中，在声带表面可以形成小的瘢痕，影响发声效果。因此，对于这些声带上小的，良性病变，还是以采用显微手术器械切除为宜。

对于声带Reinke间隙水肿是采用显微手术还是CO_2激光，应根据手术者对各种技术掌握的程度或习惯选择采用。

（二）532nm KTP激光

532nm KTP激光，也称为532nm脉冲钾钛磷酸盐激光，属于血管破坏性激光。这种激光可以准确地定位乳头状瘤中微循环内的血红蛋白，通过选择性破坏上皮下微血管结构，达到治疗肿瘤的目的。最近，应用532nm KTP激光治疗喉乳头状瘤取得了良好的效果。

（三）585nm脉冲染料激光（PDL）

1998年，Bower等最早尝试应用585nm脉冲染料激光治疗喉乳头状瘤。随着经验的积累，还有人应用585nm脉冲染料激光治疗以下疾病：声带黏膜发育不良、早期声门癌、声带血管扩张、出血性息肉等。

（四）Nd：YAG激光

Nd：YAG激光也曾被用于治疗声带小结和声带息肉，手术可以在1%丁卡因表面麻醉下进行，经鼻腔插入纤维喉镜，经纤维喉镜的侧孔导入光导纤维，对准声带息肉表面，使光导纤维末端距病变部位1mm，脚踏开关控制激光发射，可以在镜下看到病变组织气化或凝固，经间断发射，直至声带边缘光滑为止。这种方法的优点是操作简便，视野清楚，损伤小，患者痛苦小，无需住院治疗。不足之处是手术之后声带表面形成瘢痕，影响发声效果。因此，对于声带小结和声带息肉，还是采用传统的切除方法为宜。

七、喉神经手术

如同耳外科学领域有神经耳科学一样，在嗓音医学领域，也有一门亚学科，那就是神经喉科学。神经喉科学的研究重点是处理喉和咽的神经源性功能障碍，包括中枢性和周围性病变，主要针对的是功能问题，手术也是以康复为主，而不是根治性切除。神经喉科学的内容简要介绍如下。

（一）喉返神经切断术

1976年，Dedo介绍过采用一侧喉返神经切断的方法治疗痉挛性发声障碍，但是长期的随访观察发现，手术效果并不理想。因此，喉返神经切断术不是治疗痉挛性发声障碍的理想方法。

（二）喉返神经端端吻合

1909年，Horsley对一例因枪弹伤造成的喉返神经损伤的患者做了简单的端端吻合，手术后声带运动恢复。随后，动物试验和患者观察证实，喉返神经吻合后可以恢复神经再支配。但是，也有人怀疑单纯喉返神经吻合的效果，他们认为，经常遇到的是喉连带运动，患者出现发声困难，反射运动，有时甚至是继发于吸气时声带向内膨隆导致的呼吸道缩小。因此，只有当喉返神经切断后，神经断端容易辨认，可以在无张力的情况下端端缝合时，才考虑做喉返神经吻合术。手术后8～10个月后判断声音恢复情况，如果自发性联动产生了良好的效果，则不需要进一步治疗。如果由于反射运动出现的发声困难损害了发声质量，这时可以做舌下神经-喉返神经吻合术。

1.适应证

（1）颈部外伤或甲状腺手术损伤喉返神经，立即出现呼吸困难者。

（2）手术中喉返神经的两个断端能够找到，并有足够长度，断端吻合后无张力者。

2.手术步骤

（1）取颈部皮肤切口，若为甲状腺手术损伤，可以打开原甲状腺手术切口；若无颈部伤口，则平环状软骨下缘做横切口，切开皮肤、皮下组织及颈阔肌。探查喉返神经，沿原损伤处或循气管向上、下分离，找到位于气管食管沟处的喉返神经，循喉返神经向上或向下找到喉返神经的两个断端。在手术显微镜下，用7-0至9-0无创伤缝线缝合神经断端4～6针，只缝合神经鞘膜，不要损伤神经纤维。吻合时应做到无张力、无扭曲、无偏斜。取一段静脉壁套入吻合处，或用筋膜包裹吻合处，以防止肉芽组织或纤维组织长入吻合处。依次缝合颈前软组织，放置引流条，关闭切口。

（2）由于喉返神经中有内收和外展两种纤维，直接吻合难以避免这两种神经纤维错向生长，出现喉连带运动。因此，不少学者认为，喉返神经的直接缝合，尽管能使喉内肌有肌电恢复，但几乎不可能完全恢复声带的正常运动，因此不能视为一种标准的治疗方法。

（三）舌下神经-喉返神经吻合术

1.适应证

舌下神经-喉返神经吻合术主要用于治疗单侧声带麻痹。

2.优点

（1）手术中没有改变声带和喉的结构，因为神经吻合术是在喉的下部，在环状软骨平面完成的。

（2）如果这种方法失败，还可以改做声带内移手术（自体脂肪注射或甲状软骨成形术）。

（3）舌下神经-喉返神经吻合术最理想的适应证是喉连带运动，在这种情况下，舌下神经-喉返神经吻合可以"使声带安静"，恢复大致正常的音质。

3.手术步骤

在环状软骨平面做水平切口，上下分离颈阔肌皮瓣。向后牵拉胸锁乳突肌，暴露肩胛舌骨肌。在胸锁乳突肌内侧寻找舌下神经。舌下神经走行在颈内静脉表面，从外向内走行。一般选择舌下神经的胸骨甲状肌支，尽可能在最远端切断舌下神经，以达到与喉返神经干吻合时没有张力。将甲状腺向下推动，用小拉钩牵拉甲状软骨外侧板下部，切开咽下缩肌，在甲状软骨板外侧缘8～10mm处找到喉返神经。在这里，喉返神经有3个分支，分别为内收支，外展支和Galen吻合支。用10-0单丝尼龙线，75μm针将喉返神经与舌下神经吻合，缝合3～4针。

最近，Lee、Lorenz等经过临床观察，一致认为舌下神经-喉返神经吻合术可以使患者的发声得以改善，是单侧声带麻痹的治疗方法之一。对于手术方法和手术时机，Lee等认为，应建议单侧声带麻痹的患者首选神经再支配手术，即使这种方法失败，以后还可以做声带内移手术。如果已知有神经切断，可以在造成神经损伤的当时，或手术后不久立即做舌下神经-喉返神经吻合术。

（四）膈神经与喉返神经外展支吻合或植入环杓后肌术

膈神经是支配膈肌的主要神经。膈肌与环杓后肌的生理功能都是吸气时收缩，因此在喉返神经损伤后，膈神经被认为是恢复环杓后肌功能最理想的替代神经。此外，也有人提出，损伤一侧膈神经，可以使肺活量降低。但是，研究显示，切断一侧膈神经不会造成永久的通气障碍，通气量可在6个月之内恢复正常。

1.适应证

（1）颈部外伤或甲状腺手术损伤喉返神经并有呼吸困难者。

（2）因不明原因的双侧声带外展麻痹出现呼吸困难，施行气管切开术后6个月，仍不能恢复正常呼吸者。

2.手术步骤

（1）首先施行气管切开术。

（2）颈部皮肤切口：若为甲状腺手术损伤，可以沿原切口切开；或在环甲膜处做皮肤横切口；或沿胸锁乳突肌前缘做垂直切口，切开皮肤、皮下组织及颈阔肌，分离皮瓣并固定。

（3）暴露膈神经：在颈动脉鞘的后方分离，在前斜角肌的表面找到膈神经。在手术显微镜下将膈神经分成内、外两部分，即内、外两支，将其内侧部分在进入胸内处切断，近侧端向上掀起，使能达到环杓后肌处。膈神经的外侧部分不切断。

（4）暴露喉返神经的外展支及环杓后肌探查喉返神经，在甲状软骨下角后方找到喉返神经的外展支。若能找到喉返神经的外展支，则用8-0至10-0尼龙线将其与分开的膈神经端端吻合；若找不到喉返神经外展支，则分开环甲关节，将甲状软骨后缘向对侧牵拉，露出环杓后肌，在环杓后肌的肌腹做一小隧道。将劈开的膈神经内支植入到环杓后肌的肌腹内的小隧道中，用8-0至10-0尼龙线固定1~2针。若膈神经长度不够，可移植一段其他神经（如舌下神经）于膈神经与喉返神经外展支之间，或将移植神经的末端植入环杓后肌。

（5）放置引流条，逐层关闭切口。

（五）神经肌蒂手术

20世纪70年代初，美国华盛顿大学的研究人员提出，通过舌下神经肌蒂移植技术，可以使喉得到神经支配，至少可以外展。1976年，Tucker最早将神经肌蒂移植技术用于临床，用以治疗双侧声带麻痹，获得成功。

1.适应证

（1）双侧声带外展麻痹：有呼吸困难，影响日常生活和工作者，可以将神经肌蒂移植在环杓后肌上。

（2）单侧喉返神经和喉上神经联合麻痹：患者有声嘶和误吸症状，可将神经肌蒂移植在环杓侧肌或甲杓肌上。

2.手术步骤

（1）首先做气管切开术，如果为双侧声带麻痹，一般选做左侧手术。患者取平卧位，头偏向对侧。

（2）皮肤切口：平甲状软骨下缘，自正中线沿皮纹向后达胸锁乳突肌前缘做水平切口，也可以在胸锁乳突肌前缘做斜行切口，切开皮肤、皮下组织及颈阔肌，分离、固定皮瓣。

（3）制备神经肌蒂：分离胸锁乳突肌，向后牵拉，找到舌下神经襻至肩胛舌骨肌的分支，沿该分支向下分离至神经进入肌肉处，切取3mm×4mm大小肌块，连同神经一起保护备用。

（4）暴露环杓后肌：用小拉钩牵拉甲状软骨板后缘向上，暴露咽下缩肌。

在接近甲状软骨下角处将咽下缩肌纤维钝性分开，不要切断肌纤维，暴露出梨状窝黏膜反折处。将梨状窝黏膜向上分离，显露出环杓后肌。应用手术刀，将环杓后肌半切开。

（5）将已制备好的神经肌蒂转位放置于环杓后肌肌腹部表面，以细尼龙线固定2~3针。放置引流条，逐层关闭切口。手术后6~8周，可以见到在吸气时麻痹声带有外展运动。

3.存在的问题

神经肌蒂移植技术只针对个别肌肉。由于几乎所有的喉内肌在一定程度上都参与了发声，因此从神经喉科学的角度讲，舌下神经–喉返神经吻合术可能是治疗单侧声带麻痹更符合生理的方法。

（六）喉上神经损伤

喉神经可以分为喉上神经和喉返神经两支，两者均为迷走神经的分支。在临床上，喉科医师对喉返神经引起的病变已经给予了充分关注，但是对于喉上神经损伤及其治疗还有待于深入研究。

喉上神经在相当于舌骨大角平面处分为内、外两支：外支属运动神经，支配环甲肌，也有感觉神经分布在声门下区；内支穿过甲状舌骨膜，分布于声带以上区域的黏膜，主要是感觉神经，有小部分运动纤维分布于杓肌。

1.单侧喉上神经麻痹

（1）病因：包括手术损伤（特别是甲状腺手术）、病毒感染、特发性等。

（2）临床表现：单侧喉上神经麻痹的临床表现微妙，难以捉摸。可以肯定的是喉上神经支配环甲肌，喉上神经麻痹可以引起环甲肌麻痹，而环甲肌麻痹一定会损害发声功能。据文献报道，单侧喉上神经麻痹的嗓音特点是：说话时声音尚好，但唱歌时声音不好，音调降低，易疲劳。单侧喉上神经麻痹时，对侧喉黏膜的感觉仍存在，因此仅表现为轻微的单侧喉上部感觉迟钝。

（3）根据Tsai等观察，单侧喉上神经麻痹的喉镜特点是，在静止状态下，没有明显异常的喉镜下改变。在发声时，常见的喉镜下改变为：

①患侧声带呈弓形，而且缩短；

②两侧声带突的高度不对称，患侧声带突骑跨正常的声带突；

③患侧假声带过度内收。

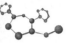

（4）辅助检查：喉肌电图（LEMG）检查可以证实环甲肌损伤。

（5）治疗方法：由于喉上神经麻痹的病因、诊断不明确，治疗方法不一，根据文献报道，主要有以下方法：

①特发性：抗病毒药，皮质类固醇，神经营养药，嗓音治疗；

②对于环甲肌去神经性麻痹，可以应用舌下神经神经肌蒂技术修复。舌下神经的神经肌蒂取自同侧或对侧胸骨甲状肌，缝合到去神经的环甲肌。也可以将舌下神经直接缝合到喉上神经外支的远端，使麻痹的环甲肌恢复神经再支配。

2.喉上神经或喉返神经联合麻痹

一侧喉返神经或喉上神经联合麻痹时，临床表现与一侧喉返神经麻痹相似，但声音嘶哑较重，有些患者有一时性呛咳，随着时间的推移，呛咳逐渐好转，最终消失。双侧喉返神经或喉上神经联合麻痹时，声音嘶哑更为严重，有时，只能有耳语声，还可能有呛咳和咽下困难的症状。双侧声带麻痹多居旁正中位，故呼吸困难不明显。

治疗目的在于改善发声，消除误吸，增强咳痰能力，恢复下咽功能。治疗方法可以采用声带注射技术，内移性喉成形术的方法缩小声门；也可以选择神经喉科学技术，如神经肌蒂技术，神经移植技术恢复神经再支配。

（七）喉移植

关于喉移植术的探索至今已经有40多年的历史了，1966年，Silver等报道了狗喉移植的情况。1969年，比利时Ghent大学的Paul Kluyskens等报道了第一例人非再血管化的喉移植，这位患者手术后只存活了四个半月。但是，手术后发声情况还是可以令人接受的，发声质量随免疫抑制药的应用而有所变化。

严格地讲，第1例真正的人喉移植是1998年由Strome等完成的，接受者是一名40岁的男性喉外伤患者，手术后3个月，这名患者能够正常吞咽，手术后16个月，患者的发声在亚正常水平，手术后36个月，患者的发声正常。

由于喉在解剖和功能方面与其他器官有很大不同，喉移植术后不仅仅是要保证移植喉的存活，还要能够解决全喉切除患者的发声和呼吸问题。因此，全喉移植的困难不仅仅在于免疫系统，还在于目前的显微手术虽然可以吻合小血管，但是还不能恢复移植器官的运动和感觉神经的功能。喉移植的成功还有待于免疫学和神经喉科学的突破。

第三章　嗓音外科学与嗓音显微手术

第一节　手术器械与设备

一、双目手术显微镜

应用于嗓音显微手术的双目显微镜，关键的部件是焦距350～400mm的物镜镜头，只有这种型号的镜头才适用于喉显微手术器械的长度。显微镜的其他附件的调节如光源强度、放大倍数、显微镜臂活动度、目镜观察角度的变换，以及连接示教镜、照相机、摄像头等附件对于手术高质量的完成也是必不可少的。

二、直接喉镜

嗓音显微手术多采用大口径管形喉镜，管壁两侧各配有纤维导光灯芯，作为远端照明。近端呈扁圆形，内径为28mm×12mm，前端呈水滴形，外径为17mm，内径为15mm。近端的镜柄与支撑架相匹配，可设计成直柄、斜柄等不同样式。目前临床上有一种可以调节的叶片式喉镜，两叶片撑开可以扩大下咽腔，增大手术视野，适用于治疗下咽腔的巨大病变及激光手术。

三、喉显微器械

带有一定角度的显微手术器械，包括各型刀、剪、钳、针、剥离子等，器械柄总长度为25cm，工作长度23cm。根据不同病变选择不同器械是手术成功的关键。

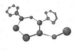

四、护胸板

护胸板是固定在患者胸廓前的钢板（塑料板、木板），以防支撑架直接压迫在胸部。

五、支撑架

支撑架是自动暴露、固定喉腔的重要设备，为医生双手操作、显微操作提供了必要条件。器械一端连接喉镜柄，另一端抵压在护胸板上，通过旋钮将喉镜提起暴露喉腔，并固定。

六、牙托

牙托垫于喉镜与门齿之间，防止牙齿被喉镜压坏，材料不能太硬也不能太软，有一定可塑性以便能和门齿相密合，使门齿能均匀受力。口腔科材料"托牙基底板"除具有以上特点外，还具有可塑性好，变硬的速度比较快的特点，很适于手术中应用。根据千余例病例经验证实，这种材料可以有效地保护门齿。手术前将材料放入热水中，麻醉插管后将其从热水中捞出，稍凉后放在上牙齿挤压，并维持其形状至完全坚硬后再放置喉镜。

七、激光器械

CO_2激光适合喉显微手术是由于它可以通过显微镜适配器与各种显微镜相连并与He-Ne可见激光同轴输出，经显微镜聚焦后焦点光斑直径仅90μm，能准确地照射靶区，并可通过适配器将其调成扫描激光，用于声带黏膜的浅表病变的切除而不伤及黏膜下组织。

Lumenis二氧化碳激光30C技术参数：

激光类型：封离式直流激励CO_2激光器。

波长：10.6μm（红外）。

模式：TEMoo模式。

输出功率：连续可调方式，1～30W，1～40W。

输出功率：超脉冲方式，平均功率0.5～15W，峰值功率350W。

输出功率：脉冲方式，平均功率1～35W。

指示光：3mW，红色He-Ne激光，可调。

导光系统：7关节导光臂。

电源：220V，50Hz。

尺寸：38cm×46cm×113cm。

重量：52kg。

经光纤传导的激光通过光纤可以被引导到喉腔，在显微镜下对病变进行治疗，但光纤本身占据了一定的手术空间，给手术带来不便。

在激光医学不断发展的同时，微波、射频、等离子体等高科技技术逐渐充实到医学领域，在治疗学上与激光医学形成一个"热切除手术"的新领域。

第二节　手术适应证与禁忌证

一、手术适应证

（1）声带各种良性病变：小结、息肉、囊肿、Reinke水肿、声带瘢痕、淀粉样变、乳头状瘤等。

（2）假声带、喉室病变。

（3）切除病理组织活检：切除病理组织活检是目前对于病变早期诊断的一种值得推广的方法。嗓音显微外科技术既是一个治疗措施，又是一个明确诊断的方法。声带表面的病变形态学表现尚不能预测病变侵袭的程度和病变中异型细胞的情况，而直接组织病理活检不能保证准确诊断整个标本资料。经口腔显微切除声带的整块病变组织，以及随后的连续切片组织病理分析，对于早期癌和癌前病变提供了一个准确的诊断方法。因此，切除病理组织活检既是治疗措施，也是嗓音显微外科不可缺少的诊断方法。

（4）早期声带癌T_1病变：原位癌、低侵袭癌、侵袭癌。

（5）声带癌前病变：声带白斑（角化病、轻度非典型增生、中度非典型增生、重度非典型增生）。

二、手术禁忌证

嗓音显微手术的禁忌证主要有以下几点。

（1）需要经颈部切开切除或根治性的放射治疗的声门病变。因为这类病变在治疗前不需要精细操作，发声功能的保护也是第二位的，治疗前只需直接病理明确诊断就足够了。

（2）严重心血管疾病。

（3）全身麻醉禁忌证。

（4）严重颈椎病。

第三节　麻醉方法

一、嗓音显微手术对麻醉的要求

嗓音显微手术对麻醉的要求有以下几点：

（1）要求肌肉松弛，以便自如地放置喉镜，使声门暴露充分；

（2）声带处于绝对不动、安静状态，便于在声带上进行精细操作；

（3）为避免干扰手术，气管内插管要求直径较细但又不影响气道通气阻力和通气量，因此气管插管的粗细有一定限制；

（4）咽喉部的刺激容易引起不良反应，全麻下咽喉部仍给予局部喷洒丁卡因等。

二、麻醉步骤

嗓音显微手术的麻醉步骤主要有以下几点。

（一）体位

患者平卧、头后仰，有条件可准备监测仪表、血压计、心电图及脉搏氧饱和度仪等。

（二）手术前

肌内注射阿托品0.5mg，以减少口咽分泌，并可防止心脏传导阻滞；哌替啶50mg，用于镇静止痛。

（三）麻醉诱导

面罩给氧3~5分钟；静脉注射芬太尼0.1mg，以减轻因插管引起的疼痛；2~3分钟后静脉注射丙泊酚2mg/kg（2.5%硫喷妥钠4~5mg/kg）使中枢抑制；注毕，随即静脉注射氯琥珀胆碱1mg/kg，使肌肉松弛。

（四）气管插管

至氯琥珀胆碱肌颤消失，男性患者选用外径为6.5mm插管；女性选用6mm的插管，进行气管内插管。上述插管基本能暴露声门的病变。术中应用激光可选用防激光气管内插管，保证术中安全。

（五）麻醉维持

气管内插管完成后，即换0.1%氯琥珀胆碱葡萄糖溶液，以100~120滴/分的速度快速滴注。同时打开氟醚罐，一般先以2%~3%的浓度（指氟烷、异氟烷、恩氟烷）吸入；同时吸入比例为1∶1的氧化亚氮和氧混合气体。

手术者在架起支撑喉镜时，应感觉肌松良好，此时氯琥珀胆碱滴注可缓慢减速，一般每次减慢10~15滴，同时根据架起支撑喉镜时的血压波动调整吸入麻醉剂的浓度（氧化亚氮与氧的混合气体始终不作变更，除非患者出现血压剧降、心搏骤停等意外时可停用）；若血压上升，心率增快或减慢，可以增加吸入麻醉剂浓度；血压剧升严重，可立即静脉给予压宁定12.5~25mg；心率过慢，可用适量阿托品静脉注入；血压、心率平稳后，手术中氯琥珀胆碱的滴速维持于70~80滴/分即可。

（六）麻醉复苏

手术结束前5分钟，停吸氟醚类药物；手术操作完成，即停滴氯琥珀胆碱；

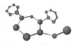

支撑喉镜撤出时，停吸氧化亚氮，先用纯氧向肺加压2~3次，将麻醉机内的残余麻醉药及氧化亚氮一并洗去，然后暂停加压，待患者体内CO_2积存刺激延髓呼吸中枢，促使其自主呼吸的恢复。此时应密切注视脉搏与氧饱和度变化，如氧饱和度低至缺氧水平，可加压呼吸2~3次至氧饱和度上升，待自主呼吸恢复。一旦有自主呼吸，只要氧饱和度在允许范围之内，潮气量大小并不重要，不必纠正。随咳嗽、吞咽及神志逐渐恢复，自主潮气量可达到原水平并维持4~5分钟时，即可拔管，观察到血压、心率无问题，气道通畅，能简单回答问题，即可送回病房。

三、麻醉注意事项

（一）肌肉松弛药的使用

此类手术一般时间短暂，无需长效肌肉松弛药，故以滴注氯琥珀胆碱较为合适。给药原则先快后慢，一般总量不超过300~400mL（浓度为0.1%）。若手术时间长，可选中效肌肉松弛药阿屈寇林，因此类肌肉松弛药有拮抗剂；若手术时间更长，可用泮库溴铵。

（二）合适的麻醉深度

由于咽、喉反射比较活跃，麻醉不能过浅，但因手术时间短，术毕要求速醒，麻醉过深又延长复苏时间，故以吸入麻醉较为理想，麻醉深浅可以控制，如氟醚类麻醉药。氧化亚氮可配合应用，麻醉效果较理想，麻醉结束后患者即可醒来。

（三）呼吸控制

因为术中使用肌肉松弛药，患者自主呼吸消失，需要控制呼吸。

（1）潮气量：10mL/kg（范围为8~12mL/kg）。

（2）呼吸频率10~12次/分。

（3）吸与呼之比为1：（1.5~2）。

（4）吸入的氧浓度以50%为好，患者呼吸功能差可提高吸入的氧浓度，短时间吸纯氧问题不大。

（5）CO_2分压：应控制在4.67kPa（35mmHg）左右。如低于3.99kPa

（30mmHg），应调整控制呼吸参数；如上升，应积极处理，先排除气道阻塞（插管扭曲或位置不当、痰或血液积存气管、呼吸机故障或脱管等），再调整控制呼吸参数；若CO_2分压已上升，而自主呼吸未恢复，应考虑是否有麻醉药残留抑制或肌肉松弛药有问题。

（四）注意血压和心率的变化

支撑喉镜架起时，镜片挤压下咽部很容易刺激迷走神经，使血压上升、心率减慢。如变化严重，可停止手术，及时给予阿托品。为避免上述情况发生，在麻醉的诱导时可向下咽、喉腔喷2％丁卡因。

（五）气道与气管插管防护

应用激光应采用阻燃的气管插管，如无此类插管，可用盐水沾湿的棉片保护，避免插管燃烧造成呼吸道烧伤。

第四节　暴露声门

一、术前准备

待麻醉平稳后，乙醇消毒，无菌巾包头，注意避免眼角膜擦伤，放置牙托，选择合适喉镜，调整灯光、显微镜、监视器等辅助设备。

二、放置喉镜

根据个人习惯，左手、右手持镜均可，但应正确持镜。首先用手指轻轻分开上下牙齿，如果分开有一定阻力，说明肌松不够，可要求麻醉师补给肌肉松弛药。然后将喉镜放入口内，寻找麻醉插管，将喉镜置于插管管腔之上，沿管滑行。看到会厌后，沿会厌下方进入喉腔。以上操作不应有任何阻力，如有阻力一方面应考虑肌肉松弛问题，另外常见原因是以上门齿为支点向上撬着进镜，而不

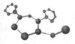

是沿管腔轻轻滑行。

三、暴露喉腔

喉镜进入喉腔后，边继续进镜边尝试着向上抬镜暴露声门，操作时应避免以上门齿为支点向上撬镜。随时检查喉镜进入的深度，看到披裂或声门裂即可暂停进镜，避免进镜过深超过声带。

此时在助手帮助下安装好支撑架加力支撑，暴露喉腔，检查镜前端位置，如镜前端已抵住前联合，声带被过度拉长，说明喉镜位置过深，应将喉镜稍微抽出。如喉镜中不能完全暴露声带或可以看到假声带，说明喉镜过浅，应松开支撑架将喉镜推进，喉镜前端的最佳位置应该在喉室内。

第五节　基本手术技巧

一、显微切除术

20世纪70年代以来，喉显微器械发展非常迅速。国内外各医疗器械公司推出的各种型号的刀、钳、剪、剥离子等非常精细，刀、剪的叶片，长度仅2.5mm，宽度1mm，为显微切除提供了必要工具。声带上微小病变或带蒂的病变，可选用平头三角形喉钳、翘头喉钳与声带缘平行从基底咬除或用刀、剪从基底部切除病变，这种操作在显微镜下可以做得非常精细，手术创伤不会大于蒂的范围，对术后发声质量影响不大。然而对广基病变，这种切除方法会造成部分黏膜上皮和浅固有层基质的缺失，对术后高质量发声会有一定影响。

在"冷器械"应用的同时期，一些专家将激光、微波、射频、等离子等科技成果引入喉显微手术中，从而开辟了喉显微外科手术的又一个新领域——"热切除术"。上述设备不仅能提供准确、精细的手术切除功能和有效的止血功能，而且为医生提供稳定操作系统（用脚控制激光切割），使医生能在高放大倍数的手术野中准确稳定地完成手术。特别对声带的恶性肿瘤治疗，激光显示出"冷器械"无法比拟的优越性。然而由于激光的热传导作用可引起周围正常组织的损伤，而"热切除"的烧灼伤的愈合过程也远远长于一般撕裂伤，所以对于声带的良性病变，专家们更主张应用"冷器械"的显微切除术。

二、微瓣技术

研究表明，声带黏膜与黏膜下浅固有层内的无细胞成分的基质，在发声中起着重要作用，所以在手术中应尽量保留黏膜上皮和浅固有层，因此精细的微瓣技术受到了重视。

（一）外侧微瓣

外侧微瓣切除技术是指用刀、剪、剥离子等显微器械，在声带外侧接近喉室处，沿声带前后切开黏膜，在浅固有层内分离，暴露病变的周围和基底部，将病变切除，术后将黏膜复位，保留完整的声带表皮黏膜。这一技术的应用是由于临床所见声带的良性病变大部分都发生在这个层面以上。恢复后的声带黏膜不像微瓣切除后恢复的黏膜那样僵硬，无论主观感觉的声音质量，还是经频闪喉镜所看到的形态变化都显示出极好的结果。这一技术是嗓音显微手术中的经典技术，主要应用在声带表面上比较大的、边界不清楚的良性病变或声带瘢痕组织切除。

（二）内侧微瓣

由于大部分的声带良性病变都发生在声带内侧缘，这一客观事实引起一些专家的注意。切除声带内侧病变时，若应用外侧微瓣技术，需要在浅固有层中经过较长的距离，势必加重对层内基质的扰动或损伤。为了最大限度减少对浅固有层的扰动和黏膜上皮的缺失，Courey等专家提出"内侧微瓣"的概念，用镰状刀或剪刀在声带内侧病变表面做一个大于病变的切口，应用直角形微瓣剥离子或剪刀从切口进入黏膜下，从内向外分离黏膜瓣，然后再分离病变下部的黏膜瓣，最后用剪刀切除病变及多余的黏膜。

Courey总结应用内侧微瓣技术的适应证为：

（1）累及声带内侧的、小的、局限的病变；

（2）病变表面黏膜上皮萎缩或过剩；

（3）病变容易从声韧带分离。这个手术技巧的关键是黏膜的分离，手术操

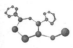

作有一定难度。

（三）微瓣切除

微瓣切除技术是在显微镜下用显微刀、剪沿声带病变的周围切开黏膜，病变周围的安全界线以在显微镜下肉眼看到为准，分离黏膜下层，将整块病变切除。多用于恶性病变或声带癌前病变及早期声带癌的诊断和治疗。由于病变性质和诊断的需要，病变黏膜需整块切除，这是目前早期声带癌的确诊和治疗的有效方法。应用微瓣切除技术将病变切除既起到治疗作用，又可以获得足够的标本供连续切片分析，以获得准确的病理诊断和评估病变的恶性程度，为治疗提供确切依据。当然微瓣切除后，在浅固有层缺失的表面上再生的上皮往往比较僵硬，这是微瓣切除技术术后患者声音稍有嘶哑和长时间发声容易疲劳的原因。

三、黏膜下注射技术

声带黏膜下注射技术与微瓣技术是嗓音显微手术的两项基本技术。此项技术最早出现在18世纪末，Hajek和Reinke在实验室研究当时因传染病造成的喉肌塞的发病机制时，将染料注入声带内，发现声带黏膜下是具有松散结缔组织的腔隙，将其命名为"Reinke间隙"。此后很多学者作了大量研究，进一步确定这个间隙中的组织成分及在发声学中的重要作用，Hirano将其称为"浅固有层"，并测量间隙的平均厚度为0.3mm。

这为黏膜下注射提供了解剖基础，也为注射针头斜面长度设计提供了科学依据。1978年Kambic首先报道在这层内注入生理盐水，上皮黏膜很容易被剥脱。随着声带癌前病变和早期癌得到临床重视，微瓣切除技术广泛开展，浅固有层内注水的作用也引起注意。将含有肾上腺素的生理盐水注入浅固有层，在显微手术中显示出以下作用。

（1）鉴别病变侵袭层次：黏膜下注水后病变随黏膜肿胀浮起，说明病变局限在浅固有层以上，手术只需将黏膜连同浅固有层一并切除；如果局部病变不能随黏膜肿胀而浮起，而病变周围黏膜却能因注水浮起，形成所谓的"炸面饼圈"现象，说明病变已侵及声韧带或更深层组织，此时良性病变切除应注意不要损伤声韧带，恶性病变需将病变连同部分声韧带或部分深层肌肉一并切除。

（2）增加病变与中固有层（韧带层）的距离，使手术不易损伤声韧带。特别在应用激光时，注入的盐水可以吸收激光热能，避免热传导作用引起的损伤。

（3）肾上腺素的止血作用使手术视野清楚，手术更加精细。

（4）由于黏膜肿胀，使病变黏膜与正常黏膜的分界更为清晰，切缘更安全。

具体操作方法：应用25#纵隔针头刺入声带表面黏膜（针头斜面适当磨短），将混有肾上腺素的生理盐水注入声带黏膜下。

向声带黏膜下或肌层注入自体血、脂肪、胶原蛋白等生物材料或吸收性明胶海绵等合成材料，用以恢复声门的关闭状况，达到改善发声质量的目的。这种技术已不属于嗓音显微手术的范畴，而是嗓音外科学的另一个新领域——注射性喉成形术。

四、黏膜剥脱技术

黏膜剥脱技术是在显微镜应用以前的一种比较粗糙的、古老的喉内技术。最早Lore将猫的声带黏膜和2例Reinke水肿患者的声带黏膜撕脱，他认为声带上皮被撕脱后不会引起明显不利的后果，从此一些医生将这一"剥脱技术"作为Reinke水肿的常规治疗方法。这是一种不在显微镜下，应用喉钳将声带水肿黏膜撕脱切除的比较粗糙的喉内技术。这一技术的最初目的是去除多余病变，建立一个整齐的声带缘，改善发声质量。由于近年研究确定了声带黏膜与黏膜下基质在发声中的重要作用，学者们更加重视保留一定的黏膜上皮和浅固有层的精细的微瓣切除技术。目前，对于声带水肿的患者，推崇应用微瓣切除技术。具体方法是，用剪刀沿声带表面外侧切开水肿黏膜，尽量保留前联合黏膜；暴露水肿的浅固有层，通过吸引、绞扎、挤压、旋切等方法切除过多的基质，保留声带内侧黏膜和部分浅固有层。有学者观察应用上述方法处理的病例，声音恢复时间和发声质量都远远优于剥脱方法。剥脱技术虽然在没有显微镜的条件下仍然可以应用，但将逐渐被微瓣技术所代替。

五、表皮剥皮技术

表皮剥皮技术是一项非常古老的喉内处理方法。1859年Stoerk首次报道在喉镜下应用硝酸银腐蚀剂治疗喉部病变，实际上就是将病变从表层逐渐腐蚀的一种表皮剥脱技术，此项技术促进了喉镜技术迅速在西方各大城市中的广泛开展。国内常用的，在间接或直接喉镜下，将鸦胆子油涂抹喉部治疗喉乳头状瘤，就是这种古老剥脱方法的应用。然而真正意义上的表皮剥脱是近年扫描激光在临床上应用以后才得以实现的。它与黏膜剥脱和微瓣切除不同的是，用扫描激光将表皮增生的多层鳞状细胞逐层切除，而不损伤基膜下的浅固有层，用以治疗发生在表皮层的轻微病变，并保证术后高质量的发声。有学者经过临床观察，表皮剥皮手术后的恢复时间及发声质量都明显好于微瓣切除技术。在离体的黏膜试验和临床实践中摸索出的扫描激光工作条件为：激光功率9~10W，作用时间0.05~0.1秒，可根据角化层的厚薄，调节工作条件。激光可直接作用于上皮细胞，角化层较厚者，激光通过热传导切除上皮细胞。此项技术主要应用于声带上比较轻微的癌前病变。

六、声带剥脱技术

此项技术是应用刀、剪，激光或微波等切割工具沿声带外侧将声带全部切除，必要时杓状软骨可以一并切除，国内有报道可以将一侧软骨连同声带切除，切割工具以激光效果最好，切口整齐，止血效果好，由于激光种类较多，各种器械的工作条件可参考有关说明。

第六节　手术并发症的预防和处理

一、心脏并发症及处理

由于手术中喉镜压迫咽部，刺激迷走神经，引起心率减慢，如不及时处理可发生心搏骤停，此症状常发生在喉镜置入咽喉部挑起会厌时。

预防措施：加强心电监护，操作轻柔，在麻醉插管时下咽部可给予少许丁卡因局部麻醉。如没有心电监护，置喉镜时，麻醉师应触摸患者脉搏，及时了解脉搏搏动情况。如术中出现脉搏减慢应及时给予阿托品并暂停手术。

二、咽部并发症及处理

（一）牙齿脱落

由于喉镜后端对门齿的压迫，特别是门齿松动时，有可能造成患者门齿脱落。

预防措施：佩戴牙套或用口腔科的打样膏保护门齿；放置喉镜时，严格按操作规程，严禁用门齿做支点。

（二）咽、舌腭弓黏膜损伤

咽、舌腭弓黏膜损伤多是喉镜压迫所致，是手术中不可避免的常见损伤。

预防措施：加强规范操作，尽量减轻咽部黏膜损伤。

（三）舌麻木或味觉异常

一侧舌肌麻木，多由于喉镜压迫时间过长，严重可有舌肌萎缩，此并发症不多见。味觉异常偶有发生。

预防措施：手术时间不能过长，一般在10～20分钟完成。对于颈部粗短、喉腔暴露阻力过大者，或手术在短时间内不能完成者，术中可多次暂时放松支撑架，减轻喉镜对舌根的压迫。

三、喉部并发症及处理

（一）喉痉挛

常发生在麻醉苏醒后，特别是声带病变比较严重，术中声带表面损伤比较大的患者，容易发生。由于拔除气管内插管时，患者苏醒不完全，分泌物刺激喉部引起。

预防措施：麻醉要复苏充分，在麻醉开始插管前，在声门上喷少许丁卡因是可取的。在拔出插管前要彻底吸出咽部分泌物。

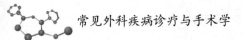

（二）声带粘连、瘢痕、喉蹼形成

多由于术中损伤中固有层。

预防措施：一般来说，损伤浅固有层以上的组织不会出现上述并发症。声带良性病变一般都发生在浅固有层以上层次，所以声带良性病变的切除不应有此类并发症。但当病变侵及前联合时，术中应尽量减少对前联合黏膜的损伤。如病变已侵犯中固有层，上述并发症不可避免。如双侧声带有比较广泛的恶性病变，应考虑放射治疗或改用其他方法。

第四章　耳内镜外科手术概述

第一节　耳内镜手术原则

虽然30年前就开始有人用内镜来探查术后的乳突腔，但还是有一些问题让这项技术没有在耳科手术中广泛地开展起来。一个原因是世界上的许多耳科大师都认为耳内镜只是一个辅助性的工具，应用范围很局限，因而都觉得没有学习的必要，也不认为使用耳内镜对患者和医师有多大好处。相反，笔者在美国数年的执业期间，从1993年开始用内镜完成中耳手术，现在已经取代了显微镜的地位。在这个过程中，内镜让笔者重新认识了胆脂瘤在颞骨的病理过程及手术干预的机制。只有经历显微镜和耳内镜两种手术径路的磨砺之后，耳科医师才能发现由于显微镜的特点和局限性，对认识和处理胆脂瘤所带来的影响。

一、耳道入路的优势

（一）胆脂瘤切除路径

后天性胆脂瘤多数都是鼓膜内陷发展形成的，首先在鼓室窦、面隐窝、下鼓室和上鼓室等区域形成囊袋，一部分囊袋继续扩张进入乳突。然而大多数耳后径路的胆脂瘤手术复发在鼓室或鼓室周边暴露困难的腔隙里，而少有在乳突腔复发。因此，从理论上讲，胆脂瘤的切除应该经耳道从鼓膜、鼓室开始，一步一步向后追踪到囊底。但是由于显微镜直视角的特点，目前主流的胆脂瘤切除都是经耳后包含乳突的切除，难以经耳道完成。显微镜下的视野受到耳道最窄处的限制。这种限制使得耳科医师改从后面的平行于耳道的乳突腔获得通向上鼓室、面

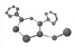

隐窝以及下鼓室的锁孔径路。相反，耳内镜可以越过相对狭窄的耳道，让医师看到鼓室四周的各个角落，甚至0°耳内镜也可以提供广角的视野。

内镜提供的术野是锥形的，锥顶在耳道，只要耳道能容许内镜和器械通过即可操作。而显微镜的术野是倒圆锥形，口大底小，因此需要磨除更多外侧的骨质来显露深部隐蔽的腔隙。所以，经耳道完成中耳胆脂瘤手术是耳内镜手术最大的优势和主要工作。内镜提供了一个更自然和直接的径路探寻分离中耳腔内的胆脂瘤。例如，内镜下只需10分钟完成耳道翻瓣便可在鼓室后壁观察面隐窝，而在显微镜下则要先做乳突切开，然后在面神经和鼓索神经之间才能磨出一个锁孔型的视野观察面隐窝。显微镜对下鼓室和鼓室窦的暴露就更为有限了，需要完成的乳突磨骨范围和难度却更大。耳内镜则可以通过微创的耳道径路为医师提供鼓室各个角落的全景视野，完成病变的全切，无需耳后的切口和磨骨。

二、内镜耳道入路对中耳解剖、功能和疾病的理解

颞骨的中耳腔在功能、形态和解剖上由截然不同的两部分组成，如果采用乳突径路是不容易体会到的：一个是位于后上的乳突和上鼓室，另一个则是位于前下的鼓室腔，二者的解剖分隔是上鼓室隔。上鼓室隔有后上和前下两部分，后上部由锤骨外侧皱襞和锤砧外侧皱襞组成，将外侧上鼓室与中鼓室分隔开；前下部是鼓膜张肌皱襞，将上鼓室与中鼓室和咽鼓管隔开。

绝大多数入耳的中鼓室和上鼓室的通道只有两个，而且主要是前鼓峡，是砧镫关节和鼓膜张肌腱之间的空隙。另一个是后鼓峡，砧镫关节后方的空隙，这个通道有较大的个体差异。上述这些解剖结构，包括鼓膜张肌皱襞和上鼓室外侧皱襞，在显微镜下都难以观察清楚。在这么多年的耳显微手术历史中，也鲜有人提及。经乳突的耳显微手术是先开放后面的乳突腔，继而切除骨质连通鼓室腔，当到达鼓室腔时，鼓室腔和乳突腔已经连成一体，不会注意上述的解剖结构。然而经耳道径路的内镜手术，可以常规检查上述解剖结构。

如前所述，中耳腔被上鼓室隔所划分的两个解剖区域在功能和形态学上是截然不同的。位于前下方的中下鼓室被覆的主要是假复层纤毛上皮，富含黏液分泌细胞，主司黏液清除功能。而位于后上的上鼓室和乳突腔被覆的主要是单层立方上皮，其黏膜下基质少，利于黏膜下血管的气体交换，主司气体交换功能。形态和功能的差别还体现在两个部分的外表，前下的中鼓室表面光滑，而后上的乳突

气房则呈多孔的蜂房状。这种差别在胚胎发育过程中已有表现。中上鼓室的分隔和狭窄的鼓峡通道成为孤立性上鼓室胆脂瘤最可能的原因。另一个支持经耳道入路处理常见的上鼓室胆脂瘤的证据是外耳道与上鼓室的平面关系。另一个说明上鼓室胆脂瘤适合内镜经耳道径路地证据是在颞骨冠状位CT上，经外耳道长轴向内所做的延长线，更多地指向了上鼓室，而不是中鼓室。唯一挡在这条线上的结构只有盾板，这是外耳道尽头的天然路障，切除盾板，则上鼓室结构尽收眼底。

如前所述，耳内镜手术最大的优势在于内镜的广角视野，其他优点包括以下几方面。

（1）视野可以越过手术器械。而在显微镜下，手术器械甚至术者的手均可能造成遮挡。

（2）显微镜手术中为避免操作手的遮挡，通常将靶目标放在视轴的右侧，而内镜下的视轴与内镜是平行的，因此更容易观察面隐窝和鼓室天盖等结构。

（3）内镜下需要观察放大影像只需要向内靠近目标即可，无需重新对焦。

三、安全问题

耳内镜手术有两个需要关注的安全问题。

（一）镜头散热问题

氙灯的照明更亮，发热也更多。耳道腔并不大，低输出功率的常规灯源也能满足照明，氙灯不是必需的。经常用防雾剂擦洗镜头，也有助于降低温度。内镜发热快，降温也快。

（二）镜头的直接损伤

如果使用大口径内镜，如4mm内镜，本身就可以预防镜头超过鼓环而造成损伤。笔者推荐初学者采用4mm耳内镜，在技巧成熟之后再换成3mm内镜，就能更加从容地用内镜完成整个中耳手术。

四、内镜胆脂瘤手术

类似于传统显微镜下的胆脂瘤手术分型，内镜下的胆脂瘤手术也分为3种径路。

（1）经耳道完成的局限性胆脂瘤手术。

（2）内镜开放式胆脂瘤手术。

（3）扩大耳道径路手术。尽管术前的高分辨CT和耳内镜检查有助于选择术式，最终的手术选择还是根据术中的实际情况来确定的。因此，要跟患者讲清楚术前的手术计划有变化的可能。

（一）内镜经耳道局限性胆脂瘤手术

显微镜下要暴露上鼓室，尤其是暴露前上鼓室是比较困难的。而在内镜下医师可以清楚地观察到内陷囊袋的发展，从中鼓室开始，内陷包绕听骨及其周围的韧带和皱襞。这样清晰的视野也有助于将囊壁完整切除并保留原有的听骨链，而不是分别从上鼓室、面隐窝等不同途径分块切除。

手术技巧：在后壁翻起一个宽的鼓耳道瓣，用刮匙或磨钻削除后上方的盾板以满足直视下操作，即可轻松地剥离切除内陷袋。尽量保留原有听骨链，骨性缺损用耳屏软骨–软骨膜复合物修复即可。

（二）内镜开放式胆脂瘤手术

传统的开放式手术通过乳突轮廓化，让病变充分显露，被认为是中耳胆脂瘤最后的术式。但随之而来的是一个需要终身维护的大腔。有时候还会有术腔纤维化、耳道口狭窄等并发症，听骨链重建也未必能二期完成。耳内镜手术通过耳道完成胆脂瘤切除，不需要开放未受累的气房。

耳内镜手术的径路和重建技术具有更高的可预见性，其术腔也更利于听骨和鼓膜重建，保留了健康的乳突气房和皮质。术后得到两个分隔的腔：一个是重建的缩小的鼓室腔，负责传导声波，因为胆脂瘤患者多数咽鼓管功能不良，正好匹配一个小的鼓室腔；另一个是扩大的上鼓室以及鼓窦和乳突，一同与外耳道连通。

这种术式曾经由丹麦的Tos教授在1982年介绍过。然而许多医师都在想是不是应该封闭开放的上鼓室，因为传统的乳突开放手术时常由于软骨段的切口造成耳道狭窄。为了避免耳道的瘢痕狭窄，只能设计更宽大的耳道口成形术，切除更多的软组织和皮肤。如前所述的内镜开放术式，与传统开放手术不同，基本不会伤及软骨段外耳道，也很少发生耳道的瘢痕狭窄。上鼓室腔比较浅和小，更有机会得到一个清洁无病的耳道。

手术技巧：翻起一个宽蒂的耳道后壁皮瓣；经耳道行上鼓室切开暴露砧骨和锤骨头，根据病变范围再进一步地扩大至整个上鼓室并向后到鼓窦缺损和内陷的鼓膜用软骨膜修复，鼓室填充吸收性明胶海绵后将软骨膜上缘直接搭在面神经水平段表面。耳道和上鼓室腔也用吸收性明胶海绵填塞。术后就形成前下的封闭的传声的小鼓室腔，以及后上的与耳道一体的开放的上鼓室和鼓窦。

（三）内镜扩大耳道径路至中耳和岩尖

虽然耳内镜可以提供比显微镜更宽阔的中耳视野，还是会遇到有些耳道限制了内镜的使用和视角。在处理病变之前最好先解决这些对耳内镜操作的限制，以求获得安全良好的术野，能够暴露好累及前鼓室，咽鼓管及岩尖的病变。

手术技巧：在评估病变范围之后，就要考虑是否需要扩大耳道径路。而通常病变累及前鼓室或咽鼓管，或者明显向下鼓室延伸的都需要扩大耳道径路：扩大耳道就要熟悉相邻的重要结构，才能保证安全。鼓环是外耳道和中耳的分界线，个体差异较多。所以在扩大耳道的时候，需要警惕鼓环四周的所有重要结构。向后要考虑到面神经和前置的乙状窦，向下要注意高位的颈静脉球，向前是颞颌关节窝，即使打开也影响不大，但会构成前方的视野限制。

内镜扩大耳道径路与Sheehy外植鼓室成形术相似，耳道的皮肤与鼓膜上皮层一并取出，保留血管蒂，然后掀起鼓环和鼓膜纤维层，刮除或磨除耳道的悬骨，扩大视野暴露病变。处理完病变和听骨链之后，外植法修补穿孔，复位剩余的鼓膜瓣和耳道皮肤瓣，再用吸收性明胶海绵填塞固定。

五、治疗原则

临床上胆脂瘤的情况是千变万化的，大小、位置及咽鼓管功能状态，中耳黏膜的状态，患者年龄，都是医师在制订手术方案时需要了解的。只有综合考虑才有可能获得良好的手术效果，还能预防术后内陷囊袋的复发。

术前详细的耳内镜检查非常重要，比显微镜所能提供的信息要多很多。通过对咽鼓管和鼓峡的检查可以了解到疾病是直接由咽鼓管功能障碍导致的中耳广泛负压，还是张肌皱襞封堵鼓峡引起的局部问题，中鼓室和鼓室其余部分正常。该区别对术后预防内陷袋复发，以及决定是否要让上鼓室和乳突与耳道连通都是关键性的。

CT扫描也是术前必需的检查，可以明确病变范围和提示可能的并发症。最新的CT技术带来两大好处：一个是高分辨率呈现细微的解剖结构，如鼓膜张肌腱和镫骨；另一个是可以按医师要求任意方向重建剖面图。

决定手术方案的因素主要有3个。

（1）耳道的宽窄和走向。

（2）造成空间限制的部位。

（3）胆脂瘤累及乳突腔的范围。

一般人会认为耳道太窄难以操作，而实际上大多数病例都可以翻起鼓膜耳道瓣经耳道完成手术，不需要扩大耳道。如果耳道的大小、形状和走向限制了内镜对病变的暴露，则需要采用扩展耳道径路。上述的胆脂瘤患者在迪拜美国医院只占20%。是否要将上鼓室、乳突开放取决于通气障碍发生的层面。如果是鼓峡堵塞造成的上鼓室乳突部分通气障碍，可以通过手术重建；若是咽鼓管功能障碍导致的广泛负压和黏膜病变，则最佳选择是让上鼓室和乳突开放于耳道。这一点与传统显微镜手术中的乳突开放或填塞理论是完全不同的。

第二节　中耳内镜解剖

中耳的空间非常狭小，某些区域用显微镜无法窥及。中耳解剖的复杂性促使有经验的耳外科医师研究出不同的技术来探查手术显微镜不能看到的区域。尽管手术显微镜能提供术中照明和放大解剖结构，但也有明显的限制，医师只能直视前方而不能看到（视野）周围的结构，显微镜的直线视野导致中耳手术中出现盲区。这些限制可由内镜的辅助而克服，因为内镜可以"看到周围角落"。

近年来内镜技术的发展使这一工具得到新的应用：中耳内镜外科学。在20世纪90年代，内镜检查法作为诊断工具用于耳科学，从未越过鼓膜。近期由于中耳手术中内镜检查法的发展，能够空前、极其详细地观察中耳活体解剖。用如此大的放大倍数探查隐藏的陷窝，如鼓室窦、上鼓室前间隙和前鼓室间隙，使用传统显微镜入路几乎不可能。基于6年的耳内镜外科经验，我们相信大多数无法进入的间隙可以很容易在内镜手术中窥及，一些新的或修正的解剖概念需要被引入。

除了更宽敞、更清晰的中耳解剖镜像，内镜检查能帮助我们更好地理解中耳生理和通气通道，而一旦这些结构受损则导致疾病发生。

根据各亚区与中鼓室的关系，可以把中耳分成几个解剖亚区：中鼓室是使用耳内镜或显微镜经外耳道可观察的部分，其后方为后鼓室，上方为上鼓室，前方为前鼓室，下方为下鼓室。这些区域详细的内镜解剖将在下文说明和讨论。

一、后鼓室

后鼓室结构复杂，包括位于鼓室腔后部的数个不同腔隙。后鼓室被岬下脚的骨嵴分为上后鼓室和下后鼓室。

后鼓室上部又可细分出4个腔隙：两个位于面神经乳突段及锥隆起的前内侧，两个位于其后外侧，锥隆起是后鼓室的支点。从锥隆起伸出两个骨性结构：鼓索嵴横行向外达鼓索隆起，分隔上方的面隐窝和下方的外侧鼓室窦；岬小桥横向内达鼓岬，分隔下方的鼓室窦和上方的后鼓室窦。

（一）鼓室窦

鼓室窦位于锥隆起、镫骨肌和面神经的内侧，后半规管和前庭的外侧。上界为岬小桥，下界为自茎突隆起伸向圆窗龛后缘的突出骨嵴，即岬下脚。鼓室窦的大小形状变异较大。Medikelm首先描述了鼓室窦，但只提到锥隆起前方的部分。Steinbrugge后来研究了鼓室窦的深度，首次描述了鼓室窦向后的扩展：向后扩展的深鼓室窦位于锥隆起和面神经内侧。在观察了鼓室窦深度变化后，他指出这种鼓室窦在疾病中的重要性。Donaldson等在20世纪70年代也研究了鼓室窦的形态及变化，其描述了面神经垂直段内后侧的鼓室窦，并观察到当鼓室窦太大时用显微镜和现有器械无法清除其内的病变。

近期，本书的作者研究了经耳内镜鼓室窦解剖和经耳内镜达到鼓室窦入路的可行性。将鼓室窦的形态按术中发现分类，并观察了岬小桥的变化。

术者的特定位置有助于内镜下后鼓室的研究。耳内镜入路中术者站于术耳的对侧：耳内镜从对侧以45°角进入外耳道，即可观察到鼓室窦和岬小桥的内侧。

鼓室窦按形状分为4种类型。

（1）经典型：鼓室窦位于岬小桥和岬下脚之间的面神经与锥隆起内侧。

（2）汇合型：岬小桥不完整，鼓室窦汇入后鼓室窦。

（3）分隔型：从面神经乳突段伸向鼓岬的骨嵴，将鼓室窦分为上下两部分。

（4）受限型：颈静脉球高位，限制了鼓室窦向下扩展。

一些解剖学研究关注鼓室窦的深度，这是非常重要的细节。因为鼓室窦越深，彻底清除鼓室窦胆脂瘤就越困难，鼓室窦非常深时就格外困难。因此耳外科医师术前了解鼓室窦扩展非常有用。将鼓室窦按深度分为以下3型。

A型：小鼓室窦，鼓室窦的深度为面神经乳突段的内界。这种情况鼓室窦较小，不向面神经的内、后扩张。

B型：深鼓室窦，鼓室窦内界位于面神经内侧，不向面神经后方扩张。

C型：后延深鼓室窦，鼓室窦边界位于面神经内后方。鼓室窦非常深，乳突气化好。

根据既往经验，经耳道内镜入路适用于A型和B型鼓室窦，C型鼓室窦用耳内镜不可能完全探及，特别是乳突气化良好时，这种情况有必要行面后入路。

（二）岬小桥

内镜入路进入鼓室窦使得岬小桥也暴露良好。如上所述，岬小桥是锥隆起至鼓岬的骨嵴，分隔鼓室窦与上方的后鼓室窦，可辨识出岬小桥的3种变异。

（1）经典型：此型岬小桥完整，骨嵴从锥隆起达鼓岬，代表鼓室窦上界，与后鼓室窦分隔。

（2）不完全岬小桥：此种鼓室窦与后鼓室窦汇合。

（3）交通岬小桥：此型岬小桥像一座骨性小桥，桥下鼓室窦与后鼓室窦相通。

当岬小桥呈桥状时，术中内镜评估此区意义重大，因为胆脂瘤可能残留于骨性桥下。

（三）岬下脚

内镜入路达鼓室窦时岬下脚也暴露良好。岬下脚是圆窗龛后唇伸至茎突隆起的骨嵴，分隔鼓室窦与下鼓室窦，详述于后。

岬下脚可有可无。岬下脚存在时分隔鼓室窦与下后鼓室窦，岬下脚不存在时鼓室窦与下后鼓室融合。桥状岬下脚少见，当其存在时鼓室窦与下后鼓室桥下相通。

（四）锥隆起与锥下间隙

笔者在内镜中耳手术中注意到了鼓室窦与后鼓室窦及锥隆起之间的密切且变异较大的关系。后鼓室气化可以不确定的方式扩展入锥隆起下方的隐窝。该解剖结构命名为锥下间隙。该间隙的外界为锥隆起的内侧面，内侧界为外侧壁，下方为岬小桥，后上界为面神经骨管。它可能直接与鼓室窦或后鼓室窦相通，取决于岬小桥的位置。此间隙的特征（特别是深度）变异很大，可以因锥隆起内侧壁充分发育而完全不存在，也可以呈非常深的锥下间隙。当锥隆起的内侧面完整形成，则锥下间隙大，由鼓室窦和后鼓室窦围成（锥隆起具有独立外形）；当锥隆起内侧面部分形成（锥隆起的部分形态），锥下间隙则狭窄，有些则很深，用内镜不能探及其后部。部分锥隆起内侧骨壁不存在，与后鼓室内侧壁完全融合。这时锥下间隙则不存在（与锥隆起融合）。

锥下间隙越深手术残留胆脂瘤的风险越大。因此，对此解剖间隙的充分认识有助于减少术中胆脂瘤残留的风险。

（五）后鼓室下部

有学者研究了后鼓室下部的解剖，但此区域在文献中被严重忽略了。可能是因为常规显微镜手术中此区域不易达到。事实上，Proctor在颞骨解剖研究中已经辨识了此区域几乎所有的结构。他描述了一个较恒定的结构：岬支柱（来自拉丁语），一个连接耳蜗基底转至鼓室颈静脉壁的骨嵴，与圆窗龛前柱连接。因为Proctor认为岬支柱支持着鼓室下动脉，并在中耳发育中包裹着此动脉。本书作者证实了此结构的存在，及与圆窗龛前柱的关系，并辨识了两种变异：嵴型和桥型。笔者决定重命名岬支柱为岬末脚。理由如下：首先笔者认为鼓室下动脉不可能总是位于这骨性结构中，特别是桥型时，因为它有时非常细小。而且，希望可以辨识出后鼓室与下鼓室间清楚的边界。因此，选用岬末脚，这一解剖结构可表现为不同的形态。

Garcia等关注茎突隆起和鼓室腔下壁（分隔颈静脉球与鼓室腔）的解剖。他

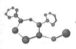

们指出茎突隆起从颈静脉壁与乳突壁之间交界处发出，根据茎突隆起和颈静脉球发育程度，二者与鼓室窦和圆窗龛建立重要关系，改变耳部后鼓室的解剖。

Proctor也明确了一个骨性结构代表后鼓室底，称为腔室区。尽管腔室区的内壁（Proctor所指的是fustis）即一条主要形成圆窗龛底的光滑骨柱，在我们的一些病例中很容易辨认，但这一区域的其他部分似乎难以辨认。事实上手术中我们注意到有些患者在鼓室窦的下方还有一个窦，在后上的岬下脚和前下的岬末脚之间形成边界清楚的间隙。后外界为茎突隆起，后内界为听囊，向前内开放于圆窗龛，称之为下鼓室窦。Savic和Djeric在1987年研究下鼓室解剖时已经辨识了此结构，他们命名这个位于下鼓室与鼓室后壁之间的窦为鼓室下窦。笔者选择重命名此窦为下鼓室窦，以明确其是属于后鼓室的空间。Savic和Djeric所用的鼓室下窦易产生误解。

二、上鼓室隔和Prussak间隙

上鼓室隔由3个锤骨韧带皱襞（前、外、后），砧骨后韧带皱襞和两个单纯皱襞（鼓膜张肌皱襞和锤砧外侧皱襞）以及锤骨和砧骨一起组成。Palva及其同事们研究上鼓室通气通路时描述了鼓室隔的解剖。他们观察到咽鼓管的通气直接到达中下鼓室，再通过鼓峡到达上鼓室。0°和45°镜可放大该位于砧镫关节和匙突及鼓膜张肌腱之间的间隙（Proctor前鼓峡）。从后方切开上鼓室后，45°镜可放大锥隆起和砧骨短突之间的间隙（Proctor后鼓峡）。

中鼓室直接确保了外侧上鼓室下部的通气。更内侧或更靠近颅侧是外侧上鼓室上部，其下界为锤砧外侧皱襞。这一解剖区域（详述于后）及内侧上鼓室称作上鼓室上部或上单位。上鼓室上部与中鼓室经其下方的鼓峡相通，向后通向鼓窦入口。

上鼓室下单位是以Prussak间隙为代表的较小空腔。解剖和生理上都与上单位被锤骨外侧韧带皱襞的拱顶所分隔。大多数上鼓室下单位经中鼓室后份通气。所以，上鼓室两个单位各有其独立的通气道。

鼓膜张肌皱襞在上鼓室隔中的位置重要（详述于后）其阻止了属于前鼓室的管上隐窝和上方的前上鼓室的通气。鼓膜张肌皱襞完整时前上鼓室唯一的通气通道是鼓峡。根据Palva的研究，鼓膜张肌皱襞仅在25%的病例中不完整，提供了从管上隐窝到达上鼓室（前上鼓室）的额外通气路径。

鼓膜张肌皱襞解剖变异大：大多数患者鼓膜张肌皱襞上拱，从鼓膜张肌半管延伸向外至前鼓室外侧面，向后附着于匙突和鼓膜张肌腱，向前延伸至颧弓根骨质，构成上鼓室的底部。如果鼓膜张肌皱襞向上嵌入横嵴，鼓膜张肌皱襞的平面的方向几乎垂直，如果向前嵌入咽鼓管天盖，其方向则呈水平。

鼓膜张肌皱襞通常呈45°角，常见的附着部位在管上鼓室天盖的中央部。笔者还观察到鼓膜张肌皱襞外周较厚，而中央部通常薄弱透明易于切开。

因为鼓膜张肌皱襞的角度，其下方的管上隐窝可大可小。鼓膜张肌皱襞的外侧部与鼓索神经最前部关系密切，此处鼓索神经平行于鼓膜张肌向前进入岩鼓裂。鼓膜张肌皱襞因其解剖特点在中耳生理中非常重要，可使前上鼓室与前鼓室之间的通气完全隔绝。在鼓峡阻塞所致的病理性通气不良的中耳手术中，基本原则是切开鼓膜张肌皱襞中部，以便创建一个前鼓室与上鼓室前间隙的额外通气通道。

中、上鼓室间通气的生理学概念在经耳道内镜中耳手术中至关重要。通过建立宽大的鼓峡通道和经鼓膜张肌皱襞的辅助通道，恢复上鼓室上下单位一致性通气是手术的基础。手术必须确保上鼓室所有部分气流通畅。

三、面神经

内镜入路有助于理解面神经从膝状神经节到第二膝的鼓室段解剖特征，有助于观察面神经鼓室段在鼓室腔的走行及其与上鼓室间隙和中耳结构关系。

内镜下观察面神经鼓室段的位置及与匙突的关系，可辨认出这段面神经不同方向的两个部分。将其命名如下：

（1）匙突前段，为鼓室段面神经位于匙突骨后界前上的部分。

（2）匙突后段，为鼓室段面神经位于匙突骨后界以后的部分。

（一）面神经鼓室段匙突前段

膝状神经节位于上鼓室前间隙底，恰好在匙突的前上方，水平走行平行于鼓膜张肌半管。锤骨头和砧骨须去除，以直接显露整个面神经鼓室段，尤其是切除锤骨可使匙突段和膝状神经节区良好显露。匙突代表着辨认膝状神经节的标志。有些病例中膝状神经节覆盖着上鼓室前间隙气房的骨质，磨开匙突正前上方上鼓室前间隙的气房，膝状神经节完全暴露。

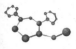

（二）面神经鼓室段匙突后段

去除砧骨锤骨头后，内镜经耳道可直接达到面神经鼓室后段，此区域外侧直接暴露于术者视野前方。

不需要去除听骨链而能暴露面神经的唯一部位是匙突后段的最后方，与第二膝和锥隆起紧接的部位。此段即为上鼓室后间隙的底。相对于鼓膜张肌半管的走行方向稍斜，于前庭窗和镫骨上方从前方的匙突下降至后方的锥隆起，即第二膝处。

匙突后段平行于外半规管，后者为内镜进入鼓窦入口的标志。

四、上鼓室

上鼓室是中鼓室上方颞骨气化的部分。很多学者研究了上鼓室腔的解剖。从解剖学的观点看，可将上鼓室分为两个分界清楚的间隙：较大的后间隙（PES）和较小的前间隙（AES）。根据齿突和鼓膜张肌皱襞的构造，AES和PES的分界可以仅是齿突，也可以是匙突水平的一个冠状平面。砧骨体、砧骨短脚及锤骨头占据上鼓室后间隙的大部。

（一）上鼓室后间隙

外侧上鼓室后部较狭窄，被锤砧外侧皱襞进一步分为两个部分，它们相互分隔上下排列：外侧上鼓室上部和外侧上鼓室下部。外侧上鼓室下部的上界为锤砧外侧皱襞，位于内侧的砧骨体和短突与外侧的盾板内侧面之间。外侧上鼓室下部位置较低，与鼓室隔相连，并与下方的中鼓室相通。中鼓室为外侧上鼓室下部提供通气。

外侧上鼓室上部更靠内侧，其下界为锤砧外侧皱襞。外侧上鼓室上部及内侧上鼓室合称为所谓上鼓室上部或上单位。外侧上鼓室上部通过下方的鼓峡与中鼓室相通，向后开放于鼓窦入口，它的上界是鼓室盖，下界为面神经第二段（鼓室段），外侧界为上鼓室外侧骨壁。整个上鼓室上部通过鼓峡通气。上鼓室后间隙容纳锤砧关节。

（二）上鼓室前间隙

上鼓室前间隙（AES）吸引耳科医师的注意，是因为它与周围结构的关系和常被胆脂瘤累及。AES被颧弓根局限于前方（颧弓根为一块分隔颈内动脉周围气房的厚骨板）。AES上方为鼓室盖（分隔硬脑膜），外侧为鼓骨和鼓索神经，内侧为分隔膝状窝的骨板，膝状神经节位于此窝中。鼓膜张肌皱襞分隔其下方的管上隐窝。

鲜有报道AES的大小形状的变异。Onal等发现胚胎学上AES有两种形状。Ⅰ型AES（83%）包括两个由鼓膜张肌皱襞分隔开的腔隙，鼓膜张肌皱襞是胚胎内侧囊向前发育与前囊向后发育相遇而形成张肌皱襞。位于鼓膜张肌皱襞上方的腔隙可称为锤骨前间隙，鼓膜张肌皱襞下方的腔隙则称为管上隐窝。Ⅱ型AES（17%）包括一个单一的腔，发育自前囊，位于齿突之前，与前方的咽鼓管连续。Ⅰ型AES患者鼓膜张肌皱襞附着于上鼓室前方的厚骨嵴并将AES分为两个腔。

（三）鼓膜张肌皱襞

鼓膜张肌皱襞解剖变异很大：大多数患者鼓膜张肌皱襞上拱，从鼓膜张肌半管向外延伸至前鼓室外侧面，向后附着于匙突和鼓膜张肌腱，向前延伸至颧弓根骨质，成为上鼓室底部。

由于鼓膜张肌皱襞的角度，其下方的管上隐窝可大可小。鼓膜张肌皱襞的外侧部与鼓索最前部关系密切，此处鼓索平行于鼓膜张肌向前进入岩鼓裂。鼓索皱襞向外嵌入锤前韧带皱襞。

鼓膜张肌皱襞位置重要，因其阻止与管上隐窝的交通，管上隐窝属于前鼓室，上方为上鼓室前间隙。鼓膜张肌皱襞完整时，AES唯一的通气通道是经鼓峡。根据Palva的研究，鼓膜张肌皱襞不完整仅为25%，使来自咽鼓管额外的通气路径直达上鼓室（前上鼓室）。

（四）横嵴

横嵴或cog是大多数情况下前后上鼓室的分界。

Cog是一个来自颅骨鼓室盖的骨性骨隔，垂直指向匙突，位于锤骨头前方。

House首先描述了cog。这个骨嵴位于锤骨头前方，是胚胎前囊和内侧囊融合板的遗留物。

横嵴有不同形状，与周围结构（膝状神经节、鼓膜张肌皱襞和管上隐窝）关系也不同，横嵴可以是倾斜走行，前上附着于鼓室盖最前部，向后下指向匙突。有些患者横嵴完整，鼓膜张肌皱襞呈垂直位附着于横嵴，这时的横嵴是上鼓室前间隙和咽鼓管上隐窝的分界。还有些患者横嵴完整，而鼓膜张肌皱襞水平走向附着于管盖和鼓膜张肌半管，于是横嵴与鼓膜张肌皱襞没有直接关系，而是将上鼓室前间隙与上鼓室后间隙分隔开。还有患者横嵴不完整或退化，与上鼓室前间隙的天盖紧连。

笔者在解剖中观察面神经与横嵴的关系，注意到当横嵴完整时，是内镜入路中定位膝状神经节的恒定标志，可以据此判断膝状神经节的位置。

横嵴不完整或退化时不能视为膝状神经节的可靠标志，因为它不能清楚地指向膝状神经节，对于面神经来说横嵴位置太靠前外侧。

五、前鼓室

前鼓室是在中耳之前，AES之下和下鼓室之上的中耳气化部分。匙突和鼓膜张肌皱襞及鼓膜张肌半管为前鼓室的上界，后界通常认为是鼓岬。前鼓室在中耳手术中不如其他间隙重要，因为中耳慢性疾病很少累及此间隙，然而，有些重要结构位于其中。前鼓室分为两个部分：上方的咽鼓管上隐窝和下方的咽鼓管口。

咽鼓管上隐窝是一个大小不等的独立区域，与鼓膜张肌皱襞的走向有关。鼓膜张肌皱襞越是垂直，咽鼓管上隐窝越大。有些人鼓膜张肌皱襞呈水平位附着于鼓膜张肌半管，咽鼓管上隐窝就不存在了。

咽鼓管鼓室部起于前鼓室，通常直径11~12mm。有不同形状：正方形（35%），三角形（20%），不规则形（45%）。咽鼓管开口的内侧和上方有颈内动脉走行。表面骨质可较厚也可气化成气房（前鼓室气房）。这种变异很重要，因为在某些病例膨大的颈内动脉可能是裸露的。45°镜下可见咽鼓管口，解剖发育良好时还可直接观察到咽鼓管峡部。

六、下鼓室

下鼓室是鼓室腔位于颞骨鼓部与岩部交接处鼓膜以下的部分。通常形状为不规则骨沟状，自后方的岬末脚朝向前方的咽鼓管口走行。下鼓室的底连接下鼓室的内外壁并分隔鼓室腔与颈静脉球。由于底壁骨性隐窝的出现，下鼓室下壁的深度变异较大。平均深度小于1mm，最大可深达5mm。48.2%的病例底壁较低，在鼓室腔的空腔中稍微凸起或凹陷。常见到棘、薄片、小梁和气房等微小解剖细节。

25.3%的病例颈静脉球不同程度地突入鼓室腔，抬高鼓室腔底以至于下鼓室腔明显变小或消失。

73.4%的病例下鼓室前壁是由其入咽鼓管口的岩部骨质形成。底壁厚约2.5mm（最薄1.5mm，最厚5.5mm）。通常气化明显（65%），有些则紧实（35%）。气房开向下鼓室，常可扩展至通向颞骨岩突的管下气房系统。26.6%的病例前壁由位于咽鼓管鼓室口水平的颈内动脉骨管形成。这些病例中骨壁可见棘、薄片，有时是气房等多余的骨质。22.4%的病例在内外下壁交接处的下鼓室前部可见骨腔或下鼓室前窦，下鼓室前窦形状为椭圆形中空，可深达2mm。

第三节　中耳内镜手术的影像学

对于局限于中耳腔及其周边区域的胆脂瘤的暴露和清除而言，耳内镜下经耳道入路是一种可行且安全的微创技术。经改良的胆脂瘤清除技术，即内镜下清除面隐窝、鼓室窦、上鼓室前隐窝和咽鼓管区域的隐匿性胆脂瘤病变组织，是耳内镜外科（EES）公认的技术优势之一。由于外科技术的选择取决于疾病程度，术前耳镜检查和影像学发现在制订最佳手术方案中具有决定性作用。本章的目的是综述有助于耳内镜手术医师制订手术计划的所有影像学考量，特别是CT和弥散加权MRI成像在胆脂瘤诊疗中的使用价值。

一、术前CT评估及其对手术计划制订的影响

颞骨高分辨率CT在耳科疾病诊断，尤其是胆脂瘤的诊断中具有重要作用。术前CT扫描可以清晰地显示中耳和乳突的解剖结构，并精确评估胆脂瘤在鼓室

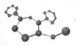

窦和面隐窝内的侵犯情况。此外，CT扫描具有良好的空间分辨率，可以抑制骨结构和空气信号，更好地显示小的软组织团块，对上鼓室胆脂瘤的诊断是一种非常有用的工具。然而，一般在耳部有炎症的患者才会行颞骨CT扫描，而在CT图像上中耳和乳突区表现为浑浊影的病例中有20%～70%的患者其实很难将胆脂瘤与炎性组织、肉芽组织，纤维化组织或者黏蛋白分泌物等相鉴别。某些时候不可能单独应用CT来诊断或排除胆脂瘤，或预测疾病的侵犯程度。这就是为什么对于这些患者而言，CT仅有很小用处或根本无用的主要原因。Aoki曾报道，在24例术前CT扫描显示上鼓室、鼓窦和乳突气房有阴影的患者中，仅6例需要经乳突入路鼓窦切开来完全切除胆脂瘤。而其余18例患者均可以在硬质耳内镜下采取经耳道入路上鼓室切开将胆脂瘤完全切除。病例：患者经CT扫描诊断为内陷袋胆脂瘤，并经全耳内镜下手术切除。这些患者内陷袋中包裹着一个小的胆脂瘤，并且呈现"干耳"状态。同时也不需要其他的影像学检查来指导手术计划制订和患者咨询。相反，另外一例患者，冠位CT扫描证明该病例有可能在耳内镜下经耳道入路切除胆脂瘤病变，而轴位CT显示乳突区有相对较大的浑浊影，术中发现乳突区的浑浊影其实是该患者胆脂瘤伴有的轻微炎症表现，其全部病灶最终都在全耳内镜下切除。在中耳和乳突区呈现部分或完全浑浊影的病例中，当胆脂瘤不能与炎症反应性改变的软组织区分，而其实它又可能经耳内镜手术完全切除时，磁共振（MRI）扫描可以提供病变范围的重要信息，并可用于指导制订一个微创的耳内镜经耳道入路手术计划。

（一）外耳道

外耳道（EAC）的大小是耳内镜手术的一个基本考量，可通过轴位和冠位CT对其进行影像学评估。但是适合进行耳内镜手术的外耳道大小的最小值并不太容易确定，因为外耳道形态大小是否合适还需要进行临床评估。术前对外耳道进行耳内镜检查可以更好地评估其不规则或迂曲程度，以此来确定其是否适合行内镜入路。耳外科医师应该把握好所有内镜下外耳道操作的机会，以此来增加狭窄外耳道患者手术视野的暴露并不断提高手术技术。

（二）鼓室窦

鼓室窦的深度存在很大变异，而鼓室窦越深，越难完全切除胆脂瘤。鼓室窦的临床和影像学分型有助于术前手术计划的制订和手术入路的选择（例如选用耳内镜或显微镜）。高分辨率螺旋CT断层影像可以为我们提供鼓室窦深度的评估和分型。

A型：小鼓室窦。面神经垂直段的内侧缘与鼓室窦底在同一水平。在这种患者中，鼓室窦较小，没有向面神经的内侧和后方扩展。

B型：较深的鼓室窦。鼓室窦的内侧界位于面神经垂直段的内侧，但并未向面神经后方扩展。

C型：向面神经后方扩展得较深的鼓室窦。鼓室窦的内侧界位于面神经垂直段的内侧和后方。这类患者的鼓室窦大而深，同时乳突气化良好。

以笔者的经验，经耳道内镜入路适合于A型和B型鼓室窦患者。C型鼓室窦患者经耳内镜入路很难完全暴露整个窦腔，尤其是合并气化良好的乳突气房时。对于这类患者，如果鼓室窦存在病变组织，在耳内镜联合显微镜下行面后入路鼓室切开探查是较好的选择。

（三）鼓窦及乳突受累

一些学者认为胆脂瘤病变只要不向后超过外半规管平面，就可以在耳内镜下切除。虽然乳突受累一般被认为是全耳内镜手术径路的禁忌证，但随着手术设备、诊断学和外科技术的不断发展，这些禁忌也在慢慢被打破：在胆脂瘤侵及乳突区的病例中，部分医师认为应该从耳内镜回归显微镜，以保证乳突区胆脂瘤的完全切除。但在经过严格挑选的病例，如硬化型乳突、鼓窦或鼓窦周围区域胆脂瘤侵及的病例，全耳内镜径路下也可完全切除病变。

硬化型乳突的存在是耳内镜下开放式鼓室成形术开展的重要前提条件。我们不推荐在拥有良好气化的乳突病例中实施耳内镜下开放式鼓室成形术。在没有进行重建的前提下，乳突气房将可能因乳突腔与中耳腔的隔离而出现通气阻塞。

基于上述原因，在术前通过CT评估鼓窦和鼓窦周围区域胆脂瘤是否侵及，可为手术医师研究全耳内镜径路的可行性提供帮助，同时对于患者咨询服务也是非常重要的：鼓窦和鼓窦周围区域的受累不仅影响入路的选择，也可影响到手术技术的选择，如完壁式或开放式。当鼓窦和鼓窦周围区域胆脂瘤侵及时，在影像学图像中呈现等密度信号，并且有明显的骨质侵蚀或乳突气房的受累。

（四）硬脑膜平面的评估

在颅中窝硬脑膜低位的大部分病例中，通过经典的开放式鼓室成形术进入鼓窦腔时会较为困难。术中为了完整切除病变，甚至需要将硬脑膜向上移位来获得鼓窦、鼓窦周围区域及上鼓室的良好视野。相反，同样的病例中使用耳内镜则可以更好地暴露上鼓室前上区域，而无需硬脑膜移位。

术前CT的硬脑膜平面图像还可以评估鼓室盖是否存在骨质缺损，而鼓室盖存在骨质缺损是耳内镜径路的手术禁忌证，因为缺损区的修复需要双手操作技术。

（五）鼓室亚区的受累

胆脂瘤的侵犯范围可以通过术前颞骨CT来评估，根据胆脂瘤的侵犯范围，将其分为以下5种类型。

A型：胆脂瘤侵及上鼓室外侧部的后部（胆脂瘤位于砧锤关节外侧面与上鼓室外侧壁之间）。

B型：胆脂瘤侵及上鼓室内侧部的后部（胆脂前鼓室或下鼓室）。

C型：胆脂瘤侵及上鼓室前部（胆脂瘤位于锤骨头的前方，侵及上鼓室前间隙）。

D型：胆脂瘤侵及鼓窦。

E型：胆脂瘤侵及其他鼓室区域（后鼓室、前鼓室或下鼓室）。

鼓室亚区的受累情况对于术中能否保留听骨链有较大影响。

基于最近的一项研究结果，B型胆脂瘤术中最有可能切除听骨链，主要原因：尽管可以使用45°耳内镜，但听骨链内侧区域的视野暴露仍然较为困难，尤其在砧锤关节的内侧。该型患者术中应切除听骨链以便完全清除胆脂瘤。另一方面，基于我们的初步研究结果，上鼓室前部或外侧部受累似乎不能作为术中切除听骨链的指征，事实上，在A型和C型这种单个亚区受累或少量几个亚区联合受累的病例中，也不需要切除听骨链。另外联合受累亚区的数量与能否保留听骨链呈负相关，即受累亚区越多，听骨链越不容易保留，这主要与病变的进展使得中耳腔广泛受累有关。基于同样的原因，笔者会将听骨链的切除与患者其他亚区（E型）的受累联系起来，认为这是原发获得性胆脂瘤的自然病程。这里的自然病程是指胆脂瘤在侵犯中鼓室或后鼓室之前趋向于先侵占整个上鼓室。

（六）上鼓室的大小

上鼓室的测量应选择砧锤轴的平行线来测得最大前后径，并做此线的垂直线来测得最大横径，同时选择最靠下层的断层来显示齿突的全貌。较小的上鼓室间隙会影响术中听骨链保留的可能性。尤其是当较小的上鼓室前间隙（AES）受累时，听骨链的切除就成为必然。同样，砧锤关节和鼓室盖之间的间隙较小且被胆脂瘤侵及时，将严重影响到手术操作，此时应该考虑切除听骨链，这一点应在术前得到预测。

当上鼓室间隙相对较小时，尽管术中通过清理鼓峡、切除张肌皱襞可以改善通气功能，但是上鼓室和乳突腔的通气引流仍然较差。在这种病例中，可以考虑切除砧骨和锤骨头，从而获得一个较大的、能保证上鼓室充分通气引流的上鼓室前隐窝。这些细节可在术前CT中通过测量上鼓室骨壁与锤骨头及砧骨体之间的距离来评估。

当CT扫描显示患者上鼓室可能存在通气障碍综合征并伴有上鼓室胆脂瘤浸润时，可能与上鼓室存在一个完整的鼓膜张肌皱襞及鼓峡闭锁有关。在这种病例中，胆脂瘤可以沿着张肌皱襞的方向浸润发展，并在CT影像上呈现一个位于上、中鼓室之间的"隔幕"形态，而咽鼓管的功能是正常的。

二、术后CT影像

在耳内镜完壁式鼓室成形手术结束时，需保留中耳和外耳道的腔隙。当然，乳突骨也保持不动，而解剖结构的最大改变是上鼓室外侧壁切开。一般而言，相对经典的完壁式鼓室成形术，耳内镜下完壁式鼓室成形术有更多的限制。另外，在大部分病例的CT图像中，特别是冠状位断层中可以清晰地看到软骨移植物。

耳内镜开放式鼓室成形手术结束时，在外耳道的最内侧会重建一个小的开放腔。由于术中切除了外耳道后壁和上壁，该术式被认为是一种开放式技术，但是耳内镜开放技术并不要求做耳道成形，术中外耳道外侧部的大部分都在原有位置得以保留。而术中重建的小乳突腔将上皮化，乳突的其他区域由于已经硬化，将如同术前一样被保留。

三、MRI弥散加权序列的应用

现代MRI技术越来越多地应用到胆脂瘤术前评估和术后随访中，因此避免了二次探查手术。使用MRI的快速自旋回波序列（TSE），也称为非平面回波序列（non-EPI）弥散加权（DW）MRI，可将胆脂瘤与中耳、乳突的黏膜反应或其他组织相鉴别。非平面回波弥散加权MRI和半傅里叶采集单次快速自旋回波（HASTE）序列技术在文献中已得到广泛描述，现代MRI序列在胆脂瘤的临床诊断和病变范围的确定等方面要优于CT扫描。Dhepnorrarat等人发现冠位和轴位TSE断层的联合应用可以精确定位胆脂瘤。此外，单独应用non-EPIDWMRI进行中耳胆脂瘤的检查是可行的，可以发现最小直径为2mm的胆脂瘤。同时，研究还发现，应用TSE/HASTEDW序列检查发现的胆脂瘤大小和术中证实的胆脂瘤大小高度一致，误差在1mm内。

对于CT诊断失败的病例，MRI是一个非常有用的工具，具体表现在明确胆脂瘤侵犯范围和选择最佳手术方案。然而，有文献报道，在可自行排出角化物碎片的胆脂瘤或内陷袋病例中，HASTEDWMRI序列并不能产生扩散限制信号。这种结果并不意外，这是由DWMRI水分子受限运动的物理基础所决定的。在临床诊断为"干性胆脂瘤"的病例中，HASTE序列影像中胆脂瘤不显像的特点反而可以提示我们，耳内镜下经耳道入路切除胆脂瘤可能是更好的选择。然而，所有的影像学检查都有其局限性，结果解读时均应慎重而为。例如外耳道耵聍或耳垂后方的皮脂腺囊肿都有可能在影像图像中被误认为是胆脂瘤。

由于费用受限的原因，大部分耳鼻咽喉科医师都更喜欢在胆脂瘤术前术后进行CT检查，而非MRI。而MRI的技术优势，必将会带来胆脂瘤术前评估和术后随访等诊疗方面的改变和突破。在大部分病例中，尤其对于儿童患者，由于可以使放射线暴露最小化，CT可以也应该被non-EPI技术所替代，当然，当患者需要各种术前、术后影像学检查时，还应考虑经济成本和手术延误的后果。

尽管现代影像学和手术技术都很先进，但胆脂瘤的诊断和手术仍然具有挑战性。耳科医师从术前临床检查结果中得到的可靠信息越多，手术计划的制订就越完善。当耳科医师可以灵活地选择合适的外科技术，并将其与临床和影像学发现有机结合起来，手术的效果将显著提高。

没有任何一种单一的影像学技术可以作为胆脂瘤手术的终极技术，其中CT

扫描对于局灶性病变患者的术前咨询已经足够。当乳突区有局灶性或完全性的浑浊影时，CT难以确定是否存在胆脂瘤及其侵犯范围，而MRI却能胜任，并可以辅助制订最佳的外科手术径路。另外，熟练掌握阅片技能是最大化术前影像学价值的必备要求。强烈建议在术后一年进行non-EPIDWMRI随访观察，以排除残留的病变并避免复发。

第四节　手术设备

　　耳内镜手术这一新技术的开展推动了内镜设备及显微器材的设计，使之能够满足手术过程中的特殊要求。而先进的设备也促进了耳内镜手术的发展。这些新设计的特殊设备扩大了手术适应证，完善了手术技巧，同时也可以更好地控制疾病，帮助外科医师在手术过程中进入之前无法到达或很难到达的深处解剖位置，例如鼓窦、面隐窝、上鼓室前隐窝。

　　耳内镜手术的手术室应该配备先进的设备。外科医师在长时间操作装有摄像头的内镜时，应当保持一个舒适的位置。经特殊设计的，并且最好带有扶手的外科座椅，可以为外科医师提供适当的手和后背的支撑。

　　磁力驱动的显微镜是手术设备的基本部分。该显微镜配备有内置的高清摄像头或者可拆卸的高清摄像头，可在手术中进行同步摄像，实时显示和记录手术过程。连续的视频显示可以让麻醉师、洗手护士和其他观摩者看到手术实施过程，视频记录也可达到教学目的。

　　本节主要描述和讨论耳内镜手术的设备,包含手术室布局及必要的常规设备;耳显微外科的标准器械;耳内镜手术的特殊设备和器材;耳科手术新技术的应用。

一、手术室布局和一般器材

（一）手术室布局

　　患者以常规耳科手术体位，仰卧于手术台。显微镜摆放在无菌区域准备就

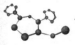

绪，如有需要，可随时替换耳内镜。耳内镜摆放在主刀医师正前方，显示屏摆放在和主刀医师眼睛同一水平位置。由于主刀医师不会向下看耳内镜的目镜而是直接看显示屏，因此为了保证一个舒适的工作姿势，这些设备摆放在主刀医师舒适的方向很有必要的。总而言之，手术室包含了多种仪器，包括头顶上方的设备，这些设备为复杂且长时间的手术过程提供了良好的手术环境。

（二）显微镜

显微镜对于大部分耳科手术是必不可少的，它是融合了可视化、连接性、数据管理为一体的装置。即使计划以单纯耳内镜完成的手术，显微镜也应该以无菌的、准备就绪的状态放在手术区域备用。显微镜应当视觉清晰、操作灵活，并且应让高清摄像头和高清屏幕连接，使显示效果达到最佳。按照人体工程学设计的手柄和灵活的电磁离合器在手术室提供了很大的灵活性，让显微镜和耳内镜之间的转换在手术过程中变得很容易。

（三）多平面翻转的手术床

多平面翻转的手术床可以使患者保持理想体位，并且可以在切换耳内镜和显微镜的时候旋转患者位置，而不用改变显微镜或者外科医师的位置。

二、耳显微外科标准器械

除了进入软组织需要的手术刀、镊子、单极和双极电凝等标准器械之外，还需要以下耳科器械。

（1）乳突自撑牵开器。

（2）磨骨器械：微型钻头，直柄和弯柄的微电机手柄；不同型号的钨钢切割头和金刚砂磨头。

（3）冲洗和吸引装置。

（4）软组织解剖器、大号和小号的剪刀、有齿和无齿镊、骨膜剥离器。

总之，需要耳科医学常用的全套显微手术器械，包括以下器械。

（1）显微杯状钳和鳄鱼钳，直和弯的精细显微手术剪，不同角度和长度的显微钩、针、剥离子，不同大小和形状的刀，如圆头刀、Plester纵切刀、不同曲率的镰状刀，Rosen剥离子，大号和小号的House刮匙等。

（2）不同型号的吸引器和冲洗器。

（3）有调控孔的吸引头。

三、耳内镜手术的内镜和特殊器材

（一）耳内镜

事实证明，耳内镜手术在耳科手术中有着越来越多的优势。内镜和耳外科手术设备的结合，对微创手术的发展做出了巨大贡献。这是因为实施显微镜手术需要广角的入口来获得足够的照明和手术视野，而对比显微镜手术，内镜手术提供了直观的手术视野和目标区域的照明，避免了额外的暴露和磨钻。

内镜已经被证实有许多优于显微镜的优点，包括更广角的视野，有助于看清平行于显微镜轴区域的结构，可看到深处的解剖位置和隐藏结构，如"around corners"，以及能够看到手术器械轴之外的区域。另一方面，内镜手术也存在缺点，包括丧失了对深度的感觉和双眼视觉效果，须单手操作技术，须保证严格无血的视野（因此应小心止血），内镜的镜头易起雾或者被弄脏，医师须经可靠的训练，以及设备费用较高等问题。

（二）硬质内镜

Hopkins硬质镜的设计为内镜提供不同的长度、直径和视野角度。通常用于耳科手术的硬质内镜的直径有2.7mm、3mm和4mm。现在所有的新内镜都是可耐受高温高压消毒的。内镜长度一般是18cm、15cm、14cm、11cm和60cm。越大的直径可显示出质量越好的图像，也可传递更多的光线到手术区域：0°和30°镜头是运用最广泛的，45°镜次之。内镜的镜头角度越大，越难操作并且不容易判断方位，例如70°镜，只在观察隐匿区域时使用，比如有20%的患者其鼓窦非常深在。在光学上现在越来越多的进展都在创造出新一代的直径更小，但视野广、图像质量高的内镜镜头。虽然有不同长度和直径的镜头，但是笔者还是建议使用直径为3mm，长度为15cm，角度为0°和45°的镜头。只有在外耳道宽敞的时候，才使用4mm镜头，0°镜头可提供内镜下操作所有重要步骤的图像，它的光学性质几乎可以完整地暴露大部分手术区域和病变区域。然而，0°镜头的光学性质也限制了它扩大视野范围。内镜末端的镜头在使用前必须用防雾溶液清洗。

事实上，在胆脂瘤手术中，当胆脂瘤在0°镜下被完全切除后，会换30°或45°镜头。伸入有角度的镜头后，顺时针逆时针旋转镜头，所有中耳深处解剖部位都可被观察清楚，所有隐藏的病变都可被探查到并被切除。胆脂瘤的病变切除，只有在角度镜进行完最后的检查之后才能算真正完成。70°镜头有时可用于检查，而大部分时候，30°和（或）45°镜头就足以探查任何残留病变。

（三）器械

常规显微器械通过不断适应和变得更加精细来保证耳内镜手术的实施，包括变得更长，拥有一个或者两个弯的细长轴以及更小的微探尖。

同时，高精设备的主要创新点，例如氙灯、高分辨率的摄像头及屏幕、数字处理器、文件编制系统和镜头冲洗系统，均完善了内镜技术的先进性，并推进了专用内镜设备和显微器械，特别是设计用于满足耳内镜手术独特需求的设备研发。

事实上，耳内镜辅助手术和全耳内镜手术，均需要耳科医师熟悉常用的标准耳显微器械，同时也需要经过特殊改良和新设计的耳内镜手术器械。现在已经有仅用于耳内镜手术的基本器械套装。Thomassin设计了一套特殊的耳内镜手术显微器械，包括了90°向后弯曲的、有齿的杯状抓钳，耳钩，长弯剥离子和双头的末端单曲或左右双曲的器械。10cm长的吸引管须弯曲90°，并且需要0.8mm、1.0mm、1.2mm及1.6mm不同的直径。所有的吸引管都是连接在Fisch转换头上的Luer-lock型。

经典的耳显微外科手术的器械通常含有直的或者稍弯曲的轴，但是由于耳内镜手术中需使用30°或45°的镜头，器械应变成相应的单曲或双曲的轴，或者曲率很大的轴，以辅助到达中耳隐藏的区域，而不需要为暴露视野而磨钻。

由于全耳内镜手术适应证的扩大及需要在有角度镜头下操作一些重要步骤，所以有必要改造器械使之更加适应有角度视野的手术（30°和45°）。笔者现致力于创造出更多适合耳内镜手术的器械，也致力于使现有的手术器械微型化，以此来让它们更好地适应耳内镜手术。显微器械通过弯曲到达隐藏区域，有助于切除病灶角落。但重要的是，需要意识到器械弯曲使医师的操作方向也要变化，如向左、右和向后。弯钳的发明是为了提升手术的可操作性。国际耳内镜外科协作组（IWGEES）在创造高度专业化和特殊设计的耳内镜手术器械方面做了大量的工作。这包括弯手术器械、尖钩、一套弯曲的吸引管、一套弯曲的刮匙和一套10cm长的弯曲杯状抓钳。大多数最新设计的器械使吸引和器械轴合二为一，由此帮助主刀医师单手操作器械而另一只手可持拿耳内镜。圆刀带有一个可吸引的轴就是一个很好的例子。

不同曲度和长度的器械在手术切除胆脂瘤的过程中非常有效。这些器械在解剖隐藏位置手术时发挥了重要作用，例如鼓窦、上鼓室前隐窝和前鼓室。

四、耳外科手术的先进技术

（一）高清数字摄像头

连接镜头上的高清数字摄像头可在一个或者多个屏幕上播放图像。三芯片摄像头是最新的高清数字摄像头，它可形成高质量图像并且可自动调控颜色亮度，白平衡和数字对比度强度。Karl Storz提供的图像系统能在所有数字记录和显示设备上立即把光学信号转化为有改良图像的数字信号。它提供的分辨率和感光度是显示高质量数字图像的必要条件。

（二）氙灯

照明是靠强大的冷光通过180cm长的光纤输送到内镜中去。不同的光源（卤素灯，氙灯，LED）可提供不同亮度的照明。其中氙灯是目前最佳的光源。

（三）高清数字显示屏和数据管理及记录

高清的液晶显示屏在整个内镜手术过程中都在显示被摄图像。显示器应当摆放在正对主刀医师视线的位置。载有高级图像和数据归档的高清数字文档系统，记录了患者图像、视频、音频资料等信息及技术操作的重要阶段。因此保证了在手术台上患者信息的连续记录，也能获取高质量的图像。

（四）数字成像仪

数字成像仪和数字化视频光盘记录可提供一个高分辨率、高数据容量的储存，它们也可提供一个直接的数字化格式。视频彩色打印使大型视频图像呈现出良好的质量，这些打印机可通过电子控制来调节亮度、对比度、图像缩放和

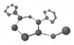

标记。

（五）手握式微型钻头：附件及钻头

微型钻头和不同型号的刮匙被用于多种类型的中耳手术。耳内镜手术的微型钻头是笔式的，紧凑、强劲、轻巧，并且具有高性能。能为主刀医师在狭小空间操作时保证稳定性和可操作性。微型钻头的附件呈锥形，在手术过程中可帮助看清切割钻和金刚砂钻的尖端。

（六）超声骨刀

超声骨刀是Mectron发明用以进行骨质切除的。虽然它无法代替微型钻头，但超声骨刀为现今骨部手术提供了新技术。超声骨刀手柄内配有压电陶瓷盘，可把微振动传送到专门设计用于外科手术的接头，该系统的优势是减少软组织损伤，扩大手术精确度，术中最大限度地看清术野并提供一个无血的操作环境。切割接头能够最大化控制在术中非常细微的移动（μm），它能够切割仅0.3～0.6mm宽的骨头而不会导致骨坏死。多种刀头的选择，使其很容易应用于不同的耳科和耳内镜手术当中。

（七）Vesalius刀[单极（双极）高频电刀]

Vesalius刀[单极（双极）高频电刀]（意大利Telea电子工程公司出品）是一种特殊的单极和双极输出的高频电刀，它能让外科医师用非常准确的方式操作，可保留组织和生物结构。商品名QMR源于特殊的能量方式，是将能量通过高频电场使组织间互相发生作用。这个切割作用不依赖于温度的上升而是通过诱发的共振效应破坏细胞。在切割模式，温度会上升到45℃。凝固作用也同样是通过共振作用来传递能量。认识到这种切割作用不是基于组织的热效应是十分重要的。切割在通常情况下是标准的电/放射手术模式，但这种切割方式是通过破坏分子间连接实现的，因此可使温度不上升。事实上温度达到63℃是非常适合的温度，足够通过蛋白质变性来诱发凝固，可避免细胞的坏死，因此利用Vesalius进行切割和凝固是精确、柔和、无热损伤的。该设备提供了专门用以中耳内镜手术的不同中耳探头，来行耳道鼓膜瓣手术和切除可能需越过听小骨和上鼓室的胆脂瘤。

（八）激光

激光有多种不同的类型（氩，钇铝石榴石，钕和二氧化碳），每一种类型的激光在精确度、穿透性和止血性能上都有各自特定的优势。灵活的二氧化碳激光因其在切除过程中的精确性和无血视野的特点，在耳内镜手术中是非常有用的工具。激光能防止对完整的联动的听骨链造成损伤。这一独特性质可防止在切除胆脂瘤或镫骨手术中听小骨的移位。

五、用于内镜下耳神经外科颅底手术的特殊器械

内镜越来越多地应用于耳神经外科和颅底手术。然而，因为手术区域的限制与较常规耳科手术位置更深，及桥小脑脚和颅底手术其自身的独特性，耳科手术标准器械主要因其长度不够而不适用。因此，多种型号的专业显微器械被改造或设计出来用于内镜下的颅底手术操作。这些被改造或设计的器械包括显微剪、显微器械、吸引管、双极电刀等，它们需要被改造得更长，更细以及带有角度的微探尖。吸引管也需改造为更长和带弯度的系列，特别是Brackmann吸引管能在有角度的视野下，在内耳道或者重要结构周围操作。

神经导航和术中多普勒：随着新内镜手术发展到可到达内耳及岩尖，很有必要用一些特殊的器械来保证正确的解剖方向。在颅底深处操作时，神经导航给外科医师提供了有用的信息，而术中多普勒能在内镜手术进入内耳病变时，帮助探查到颈内动脉的确切位置。

第五章　耳内镜胆脂瘤手术

第一节　中耳胆脂瘤的耳内镜入路：分类和手术适应证

一、概述

中耳胆脂瘤根据其特点可分为3类。

（1）后天原发性中耳胆脂瘤。

（2）后天继发性中耳胆脂瘤。

（3）先天性中耳胆脂瘤。

胆脂瘤的一些组织学研究表明，无论是先天性、后天原发性还是后天继发性胆脂瘤都有相似的组织学基础。胆脂瘤是由包着角化上皮碎屑的角化鳞状上皮（基质）和皮下结缔组织所构成的囊性结构。胆脂瘤的发病机制至今仍未完全明确。近来基于内镜技术的一些研究提出了起源于上鼓室区域的后天原发性胆脂瘤的新的发病机制假说。

（一）后天原发性胆脂瘤

后天原发性胆脂瘤可以分为两个亚型。

1.上鼓室胆脂瘤（最常见的类型）

上鼓室胆脂瘤源于松弛部的进行性内陷到对应的上鼓室区域，发生机制是局限性的上鼓室通气功能障碍，而中鼓室的通气功能和鼓膜紧张部都是正常的。

2.中鼓室胆脂瘤

中鼓室胆脂瘤源于鼓膜紧张部向中鼓室内陷，通常是由咽鼓管功能障碍导致（一些病例整个鼓膜紧张部内陷都非常明显，也可能同时合并有鼓膜松弛部的内陷）；它也可以由继发于中耳炎的瘢痕组织所引起（造成了黏膜皱襞）；这些皱襞阻碍了中鼓室正常通气通道。临床表现为局限性的鼓膜紧张部内陷，特别是在后鼓室和下鼓室区域。

（二）后天继发性胆脂瘤

后天继发性胆脂瘤是在早期中耳炎遗留的鼓膜穿孔的基础上形成的。鼓膜穿孔（多数）是边缘性的，有时可累及鼓环。这种情况使得皮肤更易移行至中耳，逐渐形成了胆脂瘤的基质。

（三）先天性胆脂瘤

先天性胆脂瘤的病因至今仍存在争议，但是上皮残留学说是最被广泛接受的。在完整鼓膜的内侧可见先天性的珍珠白色的肿块，鼓膜具有正常的紧张部和松弛部。患者没有耳漏、鼓膜穿孔或耳部手术史。

二、一般适应证

（一）适应证和禁忌证

1.经耳道入路全内镜手术适应证

（1）侵及鼓室的后天原发性或继发性胆脂瘤（中鼓室及上鼓室区域），未累及鼓窦或乳突气房。

（2）上鼓室胆脂瘤未累及鼓窦或乳突气房。

（3）后鼓室胆脂瘤和（或）前鼓室胆脂瘤，和（或）下鼓室胆脂瘤，未累及鼓窦或乳突气房。

（4）局限性和进行性的鼓膜上鼓室内陷。

（5）局限性的紧张部内陷。

（6）先天性胆脂瘤侵犯上鼓室和中鼓室，未累及鼓窦或乳突气房。

2.禁忌证

（1）乳突胆脂瘤。

（2）外半规管瘘。

（3）硬脑膜瘘或裂隙。

（4）外耳道狭小。

内镜经耳道入路为整个鼓室腔和盲区提供了良好的视野（后鼓室、下鼓室和前鼓室），该技术受限于外耳道的解剖条件（外耳道应足够宽且无狭窄截面）。对于局限在鼓室腔的先天性胆脂瘤，合并局限性紧张部内陷的中鼓室后天原发性胆脂瘤，以及局限在中耳腔的后天继发性胆脂瘤的病例来说，经耳道内镜入路都可作为首选。这些适应证可以通过内镜下经耳道入路微创的操作直达病灶并彻底清除病灶，避免进行乳突切除。

由于咽鼓管通气障碍而造成的中鼓室后天原发性胆脂瘤是经耳道内镜入路的相对禁忌证。

（二）上鼓室胆脂瘤

对于这种类型的胆脂瘤要特别注意，这也是最常见的类型之一（占病例数的14%～25%）。上鼓室胆脂瘤是经耳道内镜入路手术最主要的适应证，因为经耳道入路可以彻底清除胆脂瘤的基质，同时还可还原中耳的生理解剖，从根本上预防了胆脂瘤的远期复发。

1.内镜下经耳道入路的解剖和生理学考量

在病理生理学方面，中耳应该被看作3个独立但又彼此连接的空间。

（1）中鼓室部：包括中鼓室、后鼓室、前鼓室和下鼓室。

（2）上鼓室部：包括上鼓室的前部和后部，及其外侧和内侧的空间。

（3）乳突鼓窦部。

中鼓室部和上鼓室部之间是通过鼓峡连接的（位于前方的匙突和后方的砧骨后韧带之间）。鼓峡是一个独特的解剖空间，它保证了中鼓室部和上鼓室部之间的安全通气通道，使空气从位于前鼓室的咽鼓管可以输送到上鼓室-乳突部。另外，鼓室隔的存在使得上鼓室与中鼓室分开并保持独立的空间。鼓室隔由3个锤骨韧带组成（前、后、外侧），砧骨后皱襞、鼓膜张肌皱襞及连接砧骨和锤骨的砧锤外侧皱襞所组成。

在解剖上，上鼓室隔将上鼓室分为两个腔隙：一个是上部空间（上单位），大而宽，分为前上鼓室和后上鼓室，下界限是锤砧外侧韧带和锤骨外侧韧带；另一个是下部空间（下单位），小而窄，为Prussak间隙。Prussak间隙的外侧是Shrapnell膜，其内侧下方是锤骨颈和锤骨短突；上方是锤骨外侧韧带（自锤骨颈部至盾板之间延续形成Prussak间隙的顶）；前方是锤前韧带，后方开口位于后下方的von Troltsch间隙（主要的通气通道），同时提供了中鼓室与此间隙的交通。

von Troltsch间隙表现为一个缝隙样的形态，它的外侧是鼓膜的紧张部和松弛部，内侧是起源于锤骨颈后方和锤骨上方并向后连接于鼓室后棘的锤骨后韧带此间隙向后方和下方发展，开口于中鼓室的上部，因此Prussak间隙通过此与中鼓室引流交通。

上单位和下单位是分开的，上单位从上方的鼓室顶壁向下至锤砧外侧韧带，形成了临床上非常重要的上鼓室空间。在这个空间内有锤砧关节和上鼓室前、后间隙。锤骨外侧韧带和锤砧外侧韧带为后上鼓室的底部，鼓膜张肌皱襞为前上鼓室的底部。

鼓膜张肌皱襞位于锤骨的前方，多数情况下是一个完整的膜，其内侧附着在鼓膜张肌半管的半部并延续到齿突的前方。使得前上鼓室和位于下方的前鼓室间隙完全分开。

上单位的另一个通气连接通道是通过鼓窦入口和鼓窦，连通乳突气房。鼓窦入口位于砧骨窝的上方，鼓窦在外半规管的后方。

无论是从解剖上还是通气的生理功能上来看，上鼓室间隙（上单位）均是另外两个空间（后方的鼓窦和乳突，以及下方的中鼓室）连接的结构。

上单位是一个包含了听骨链，尤其是锤砧关节及其相关韧带和正常生理黏膜皱褶的一个解剖空间，是其发生通气不良的基础。

当上鼓室隔完整存在时，上单位的主要通气路径是由鼓峡提供的。当有良好的咽鼓管功能时，气体从咽鼓管进入，通过鼓峡到达上鼓室区域，继而从上鼓室区域通过鼓窦入口和鼓窦进入乳突气房。

这些中耳解剖生理规律说明了只有保留良好的鼓峡，才能保证准确有效的中上鼓室间的通气通道。

很多早期的研究，尤其是尸头解剖研究，已经关注了鼓峡的评估。内镜技术

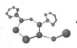

的出现为在病理状态下，尤其是上鼓室胆脂瘤中，研究上鼓室隔和鼓峡的形态学提供了可能。但由于观察角度和鼓峡位置的原因，在显微镜下很难实现对鼓峡的评估。

这些研究表明，上鼓室胆脂瘤的患者存在完整的上鼓室隔，同时伴有鼓峡完全阻塞；从中鼓室到上鼓室的通气途径被完全阻断，导致上鼓室和乳突区域的黏膜的缺氧。在正常生理情况下，这些区域的黏膜供氧在咽鼓管功能正常时是可以保证的。

通气不足导致上鼓室黏膜对空气的进一步吸收，引起上鼓室负压，这可能是鼓膜松弛部完全内陷到上鼓室外侧，逐渐形成上鼓室胆脂瘤的致病基础。

这些情况表明可能存在局限性上鼓室通气障碍综合征，它是在咽鼓管功能正常的患者中，由于上鼓室隔完整而鼓峡完全或部分的阻塞（先天性、炎症皱襞或肉芽组织），导致了在中鼓室通气正常时，上单位仍出现局限性通气障碍。

下单位的选择性通气障碍也可以解释继发于von Trolhsch间隙后方的完全阻塞，引起的下单位（Prussak间隙）通气障碍，其仅局限在Prussak间隙，并不向上单位进展。只在少数病例中，鼓膜松弛部的内陷会导致Prussak间隙胆脂瘤的形成。

另一个重要的生理概念是关于乳突的气压缓冲。根据鼓膜的顺应性原理，Cinamon和Sade提出中耳和乳突腔可以提供一种调节（缓冲）中耳腔内所发生的生理性气压变化的机制。

乳突骨提供压力变化的缓冲是基于其体量及气化程度：在小乳突时，中耳更容易受到气压变化的影响，但是可以通过鼓膜内陷、鼓膜不张以及鼓室内积液衍生出缓冲能力。

一些学者研究了中耳气体调节缓冲机制和此区域胆脂瘤的形成（分泌性中耳炎和胆脂瘤）之间的相关性有关的跨黏膜的气体交换。

乳突骨的气化不良与咽鼓管功能障碍和由于中耳负压而导致的中耳慢性炎症疾病相关。乳突的黏膜（尤其是在鼓窦和鼓窦周围）是调节气体交换和维持中耳稳态的基础。可以看到，乳突切除术后取代鼓窦和乳突正常黏膜的再生肉芽组织，在功能上尚不足以维持乳突内的稳态。因此，可能的话应尽量保留乳突气房及其黏膜，以通过气体交换来维持中耳的稳态及通气。

三、经耳道入路上鼓室胆脂瘤切除的目标

（一）内镜下经耳道入路手术的主要目标

（1）直达病变，利于全切胆脂瘤（保留了乳突通道，而通过磨除乳突气房及其黏膜只是为了间接地暴露鼓室）。

（2）通过清除可能造成鼓峡这一重要解剖区域阻塞的病变组织和黏膜褶皱来恢复上单位的通气；通过去除张肌皱襞建立第二通气途径模式，该第二通气途径可以建立前上鼓室和前鼓室之间的直接交通。

（3）保留乳突黏膜和经黏膜的气体交换而不改变中耳的正常稳态。

（二）完全经耳道入路手术的局限性

当胆脂瘤位于中耳的两个解剖区域（中鼓室和上鼓室）而不延伸到乳突和鼓窦的情况下，完全经耳道入路是可行的。鼓窦是此入路上的解剖界限。

通过完全经耳道入路处理延伸到鼓窦内的胆脂瘤是不可取的，应采用传统的显微镜入路。

有一种例外的情况，在乳突气化不良时完全经耳道入路进行开放的手术，通过去除外耳道后壁骨质可以暴露至鼓窦。

四、后天原发性胆脂瘤的全内镜下入路的手术适应证

后天原发性胆脂瘤的全内镜下入路的手术适应证包括：①上鼓室（上单位）胆脂瘤未侵犯乳突气房；②Prussak间隙（下单位）胆脂瘤；③持续加重的局限性和进展性上鼓室内陷囊袋；④局限性上鼓室通气不良综合征（任何阶段）；⑤上鼓室胆脂瘤侵犯鼓窦及其周围气房，伴乳突气化不良；⑥中鼓室胆脂瘤未侵及乳突。

（一）完全经耳道入路的禁忌证

1.绝对禁忌证

（1）胆脂瘤侵犯至鼓窦及乳突。

（2）乳突区域的病变（迷路瘘、硬膜的瘘或裂缺）。

2.相对禁忌证

（1）外耳道的闭锁、狭窄或骨疣。

（2）凝血异常；高龄或者患者全身状况差。

（二）胆脂瘤术前的分期

目前鼓窦–乳突胆脂瘤的手术治疗方式是有争议的。关于此类胆脂瘤的经典观念是基于使用显微镜，是否去除外耳道后壁来进行开放或闭合式鼓室成形术来分类的。

若干因素可能会影响手术结果，但最重要的是耳外科医师的经验和手术技巧，以及他们对每种手术入路的经验和信心。虽然有很多关于此问题的论著，但是所得出的结果并不具有科学性的意义，因为这些研究大多未涉及胆脂瘤的分类或分期。胆脂瘤的分类或分期是非常重要的，尤其是在上鼓室胆脂瘤中，胆脂瘤基质的类型、其病变范围以及患者的年龄是影响预后的重要因素，由此也影响所采用手术入路的类型和复发率。

因此，只有在对胆脂瘤进行详细分期后选择适当的手术入路，才能在某种特定的手术入路方面获得有统计学意义的结果。一些文献中涉及了胆脂瘤的术前分期，但目前这些分期系统并未被耳科医师采用。

由于这些原因，笔者建议使用上鼓室胆脂瘤的临床分期，此分期根据其病理状态选择规范化的处理方式。根据笔者常规使用内镜和显微镜（开放式和闭合式）6年以上的经验，需要根据胆脂瘤的病变范围来建立分期系统以指导外科入路的分类。

（三）术前临床检查

术前临床和影像学检查是胆脂瘤分期和选择适当的手术治疗的基础。

1.评估确定胆脂瘤的类型

（1）先天性胆脂瘤。

（2）后天原发性胆脂瘤。

（3）后天继发性胆脂瘤。

2.要制订手术方案

通常进行以下术前检查。

（1）术前用耳内镜评估外耳道的状态、听骨链以及中耳胆脂瘤的病变范围。

（2）高分辨率CT以评估胆脂瘤在乳突中的侵犯情况、乳突的解剖（气化或硬化），上鼓室的大小、后鼓室的深度。

（3）在某些情况下，需要进行弥散加权MRI的检查，既可以明确侵及乳突的胆脂瘤分期，还可以将胆脂瘤组织和炎性组织进行鉴别诊断。

（4）听力学检查以评估患者听力情况，预测是否存在局限性通气障碍综合征，因此咽鼓管功能检查至关重要。

许多测试都可用于测量咽鼓管（ET）的通气功能。最常用的是压力反应试验、压力平衡试验、九步通气放气试验和咽鼓管声测法，其中前三项是压力测试，需使用鼓室导抗法进行。

①压力反应试验测试当中耳压力增加时咽鼓管被动开放的压力。

②压力平衡试验测量对中耳施加正压和负压时，咽鼓管开放以平衡鼓室压力的能力，该方法的前提是存在鼓膜（TM）穿孔，才可对中耳直接施加压力。

③九步通气放气试验是使用鼓室压力计来测试中耳的静息压力。对外耳道施加$-300mmH_2O$的压力以在中耳产生相对超压，鼓室压力计测量对此超压复位的能力。使用正压重复此过程。在生理功能正常的中耳和外耳道中，患者吞咽3次后，压力应可回到静息水平。

④咽鼓管声测法使用声音来测量咽鼓管的功能，在鼻孔处放置一个持续的声源，同时利用麦克风在外耳道记录传出的声压级。

测试开始时，在鼻孔中给予持续的声音信号。嘱患者吞咽（喝水），当咽鼓管开放时，可以测试到增加的声音强度，这个过程测试了咽鼓管主动通气的功能。在术前应该进行以上测试中的任意一种，以评估咽鼓管的相关状态。当上鼓室局限性通气障碍综合征存在时，可表现为正常的咽鼓管功能合并上鼓室胆脂瘤。

（四）随访

全内镜下耳外科手术可能成为耳外科领域发展的新前沿。笔者所在中心，根据6年多来积累的初步和探索性的经验，以及病理分期和术中发现情况，随访方案按照以下两种不同的方式进行。

（1）术后1年进行二期手术。

（2）术后1年行CT或MRI。

（3）在下列情况下，笔者建议在术后1年进行二期手术。

①在这些怀疑局限性通气障碍综合征的上鼓室胆脂瘤病例中，以及在听骨链中断的情况下，二期再行听骨链重建，因为一期手术使上鼓室和中鼓室融合，形成有效的鼓室含气腔，对术后一年再行的听力重建效果有益。

②所有浸润性基质可能残留的胆脂瘤病例，需在1年后再次进行手术以去除复发病变。

③儿童病例的复发率高；与成人相比，发生并发症的可能性也大。

（4）在以下的病例中，第一次手术后1~2年需进行CT的影像学随访。

①整块切除完整胆脂瘤基质的上鼓室胆脂瘤，伴或不伴听骨链中断。

②先天性胆脂瘤。

③后天继发性胆脂瘤。

第二节　耳内镜和显微镜下中耳胆脂瘤手术

一、概述

耳内镜具有众所周知的优点，如：微创直达中耳的入路，保留乳突骨质、上鼓室及乳突黏膜，可直视鼓膜、听骨链、鼓索神经、面神经、圆窗与卵圆窗，可充分暴露后鼓室，包括内侧区域（鼓窦、鼓室下窦、锥下间隙）与外侧区域（面隐窝、外侧鼓室窦）等。但是全耳内镜手术仍存在禁忌证，例如，当胆脂瘤侵犯乳突腔，仅经耳道入路清除病灶是不可能的，需采用耳内镜联合显微镜的方法。此外，外耳道狭窄或外耳道畸形，对全耳内镜手术来说也是主要的解剖障碍。选择联合方法的手术适应证应该具体问题具体分析，很多病例是在术中探查到真实的病变范围，特别是乳突受侵时，才决定采用联合方法。即使一贯倾向使用耳内镜的医师，如果情况需要，也不能将显微镜排除在外。与单一使用显微镜相比，联合技术的应用优点突出：只有个别病例才需要后鼓室切开，而且听骨链保存率可能更高。本章将重点讲述笔者联合应用耳内镜与显微镜技术的经验。以下是两种联合方式。

（一）耳内镜与显微镜联合入路

手术开始由耳内镜经耳道入路清除鼓室及鼓窦的病变，接着在显微镜下行乳突切开术到达并清除鼓窦及乳突气房的病变。

（二）显微镜与耳内镜辅助入路

经典的显微镜手术（完壁式或开放式乳突根治术）进行时或完成后，应用耳内镜检查术腔，来发现并清除残留病变。

（1）完壁式技术。

（2）开放式技术。

二、耳内镜与显微镜联合入路

（一）适应证

上鼓室胆脂瘤（C2a型）向后延伸到乳突，外半规管瘘，乳突天盖的硬脑膜破损需要修补。

联合入路首先是经耳道的耳内镜入路，目的是追踪并去除中耳的病变，向前、上、下确定边界，然后将胆脂瘤推进鼓窦内。下一步是显微镜下经鼓窦磨开乳突，保留外耳道后壁，去除乳突腔病变直至与前面剥离的胆脂瘤囊袋相通。然后全面探查术腔以完整去除胆脂瘤（采用0°和45°内镜检查后鼓室、前鼓室和上鼓室）。

在去除胆脂瘤后，经乳突鼓窦的耳内镜探查为上鼓室前方及鼓膜张肌皱襞上方提供了绝佳视野。耳内镜下去除鼓膜张肌皱襞，可确保上鼓室和前鼓室的沟通。

（二）优点

（1）使用耳内镜可更好地控制病变，且更可能保持外耳道后壁的完整性。

（2）对胆脂瘤的病理生理学机制的研究更容易且理解更透彻。

（3）能尽量保留鼓窦及其周围的黏膜，从而较好地维持术后中耳腔的内环境稳定。

（三）耳内镜手术步骤

（1）消毒患者的乳突区及外耳，将患者的头转向对侧，下颌微伸。术者坐在患耳的前方。

（2）第一步是经耳道耳内镜入路：术者左手持耳内镜，右手持手术器械；座椅左边的扶手要升高至可以支撑左肘来保持术中内镜的稳定。手术器械在内镜的辅助下进入外耳道。

后续所有步骤是在直径3mm、长度15cm的0°内镜下完成的。

①用肾上腺素溶液浸润外耳道：注射外耳道后壁，然后将肾上腺素棉片放置在外耳道并保持5分钟。

②使用大小合适的手术刀和（或）射频手术钩形刀，于外耳道距离鼓环2.5cm处，从3时至9时做皮肤切口。将肾上腺素棉片置于切口及骨壁之间，在棉片的保护下将耳道皮瓣轻轻掀起。皮瓣是用剥离子由两侧至中间，由上至下的顺序掀起。确认鼓环，将皮瓣分离至鼓环并用钩针将鼓环抬起。继续向前分离至鼓膜松弛部，仔细地将鼓膜松弛部从锤骨短突向下分离。将耳道皮瓣贴附于鼓膜脐部并向下推，暴露前鼓室。

（3）皮瓣掀开后，接下来是探查阶段，探查存在的峡部堵塞及鼓膜张肌皱襞。探查时使用长15cm、直径3mm的45°内镜，确认鼓膜张肌皱襞及鼓峡的形态。通过探查后鼓室、前鼓室、上鼓室及下鼓室，可获得对病变范围的实时评估。然后探查听骨链的情况（例如，区分听骨链破坏还是连接中断）和听骨链与胆脂瘤的解剖关系。如果胆脂瘤侵及上鼓室前隐窝和上鼓室外侧，但未侵及上鼓室内侧及锤砧关节的内侧面，则有可能保留听骨链的正常连接，否则有必要在去除胆脂瘤之前取掉听小骨。磨除盾板，处理通常易被病变侵蚀的区域，分离锤骨后韧带。这些步骤可使术者用45°内镜进一步探查听骨链和上鼓室内侧。

（4）上鼓室胆脂瘤向内侵及听骨链的手术入路：采用长15cm，直径3mm的0°内镜。当胆脂瘤侵及砧骨体及锤骨头内侧面时，必须取掉砧骨和锤骨头。取听骨时，内镜下一定要显示砧骨豆状突及中间间隙，用钩针确认砧镫关节，操作时一定要特别轻柔。一旦确认好砧镫关节，用钩针轻柔地将砧骨向一侧牵拉至与砧镫关节分离。之后，可用钩针轻松将锤砧关节分离并用镊子取出砧骨。此操作可使进入面神经区域的通道更宽敞，可暴露面神经鼓室段，耳内镜下可直视后自锥段前至膝状神经节的区域。外半规管亦可直视，其走行于面神经锥段的上方与后方，是从上鼓室至鼓窦清除胆脂瘤时重要的解剖标志。确认锤骨颈，剪掉锤骨头并用镊子取出。此操作使进入上鼓室的通道更宽敞，耳内镜可以从前到后探查到整个上鼓室。这种方式使胆脂瘤可在耳内镜下处理，使用弯头剥离子，可从上鼓室前隐窝的前壁清除胆脂瘤的前界，将胆脂瘤向后推入上鼓室后隐窝及鼓窦；上鼓室的前部有以下解剖标志，即前下方的鼓膜张肌皱襞上表面和鼓膜张肌半管上前方的鼓室前隐窝前壁，上方的颅中窝与横嵴（cog）的脑膜平面。横嵴虽然会有解剖差异，但是在大多数病例中，它上起源于天盖，下降止于匙突，将上鼓室分为前后两部分。将胆脂瘤从前至后，由下至上清除，直至将胆脂瘤从上鼓室的前方推向后方。

这一阶段，解剖标志有面神经鼓室段（代表上鼓室后隐窝的下界）和外半规管（走行于面神经鼓室段的上方与后方）。外半规管的上方与后方是鼓窦。

胆脂瘤被推入鼓窦后，即开始进行显微镜步骤。

（5）上鼓室胆脂瘤向外侧侵及听骨链的手术入路：对于侵及上鼓室外侧的胆脂瘤，伴或不伴上鼓室前隐窝受侵，如果听骨链连接正常，清除时要考虑保留听骨链。这步需要暴露一个较大的上鼓室前隐窝，同时锤骨头与上鼓室前隐窝前壁之间的空间要宽敞。一些患者的上鼓室前隐窝狭窄，由于无法进行手术操作使保留听骨链非常困难。保留听骨链的操作要使用有角度的剥离器械。第一步是从上鼓室前隐窝前壁剥离胆脂瘤，然后轻柔操作，从听骨链外面剥离病变（锤骨头和砧骨体）。操作时的技巧是从前至后。

（四）显微镜下的手术步骤

与传统的乳突根治术类似，术者先行耳后切口，做一颞肌瓣并确认颞筋膜，然后暴露乳突骨皮质，撑开器固定外耳；用电钻磨开乳突，确认典型的解剖标志；轮廓化颅中窝硬脑膜和乙状窦，暴露窦脑膜角；磨薄并保留外耳道后壁，直至鼓窦周围气房、外半规管及砧骨窝能被确认，使胆脂瘤所在的鼓窦得以暴露；仔细清除之前被剥离开的胆脂瘤，避免磨除鼓窦区并尝试保留黏膜的完整性。

（1）将胆脂瘤清除后，用45°内镜探查乳突及整个鼓室是否有胆脂瘤残留，如发现即予以清除。

（2）此外，用45°内镜经乳突入路，鼓膜张肌皱襞的上表面可以直视，并可用钩针将其去除，以开放前鼓室与上鼓室前方的沟通。

（3）必要时，从耳甲腔取软骨加固盾板，用可吸收线缝合耳后切口。

（4）重建阶段是在耳内镜下经外耳道完成。之后评估是否需要进行听骨链重建，确定是一期完成或是12个月后二次探查时实施。

三、耳内镜辅助显微镜入路下的完壁术式

（一）适应证

胆脂瘤侵犯上鼓室（C2a型）和鼓室，并向后侵及乳突，但外耳道后壁完整且盾板无破坏。

根据一些术者经验，以及先前章节所描述的解剖及生理基础，乳突根治可能会影响盾板重建的可能性，特别是在破坏范围大的情况下。而且，乳突根治术需要去除乳突及鼓窦的黏膜，而黏膜是用于气体交换的，对保持中耳良好的功能平衡状态极为重要。乳突根治术后这种平衡状态将不可避免地改变，由于缺乏空气供给及缓冲效果，从而延缓了术后康复。因此，对于盾板破坏范围大的患者和因病变蔓延需行乳突根治术的患者，笔者建议行开放式乳突根治术。

大多数术者仍按标准步骤在显微镜下行鼓室成形术。耳内镜辅助下的显微镜入路包括：首先保留外耳道后壁的经乳突/经耳道的显微镜入路；其次是耳内镜手术步骤，探查显微镜下无法直接到达的后鼓室、上鼓室前方和下鼓室。如果内镜下发现胆脂瘤残留则予以清除。显微镜下保留外耳道后壁使术者无法探查后鼓室外侧及内侧隐窝和上鼓室前隐窝，特别是没有取出听骨时，增加了探查上鼓室前方的难度。基于这些原因，耳内镜的辅助非常有帮助。经乳突入路使用0°和45°内镜，术者能够探查上鼓室前方并保留听骨链完整。

（二）优点

常规显微镜下保留外耳道后壁的手术方式中，经耳道入路使用耳内镜，使所

有的后鼓室隐窝可直接显露，不会有伤及面神经与迷路的风险。这种入路不需要行显微镜下后鼓室切开，显微镜下后鼓室切开仅能探查后鼓室（面隐窝）外侧区域，不能真正评估内侧区域（鼓室窦、后鼓室窦、下鼓室间隙和锥下间隙）。

耳内镜下能直视鼓膜张肌皱襞的上面并将其去除，使用45°内镜将内镜置于乳突并向下倾斜，让术者能探查峡部并评估是否存在潜在的堵塞。

（三）完壁术式中的耳内镜技术

术者坐在患耳的后方，椅子左侧扶手上升以支撑术者的左臂。术者左手持内镜，右手持手术器械。患者体位实质上与传统手术体位相同，患者的头轻微向对侧旋转并拉伸。使用耳内镜前，建议先用生理盐水冲洗乳突腔。建议使用直径4mm，长15cm的内镜。耳内镜必须进入乳突腔，使术者可以评估鼓窦、上鼓室前方及后方的情况。

如果经外耳道置入耳内镜，可探查前鼓室，术者将识别以下结构：咽鼓管口，鼓膜张肌半管，咽鼓管上隐窝（形状与深度会有差异），鼓膜张肌皱襞下面。耳内镜下亦可直视面神经和外半规管，以找出残留的病变。用45°内镜亦可评估咽鼓管口是开放或关闭。耳内镜向上有可能确认鼓膜张肌半管、鼓膜张肌半管上方的咽鼓管上隐窝及鼓膜张肌皱襞的下面。这些结构应仔细探查以发现有无残余病变。

虽然有可能在显微镜下行后鼓室切开，但是因光线所限，术者无法探查被面神经垂直段所遮盖的后鼓室内侧的情况。因此，笔者推荐经耳道入路耳内镜方式进行全面探查。

1.耳内镜下探查后鼓室间隙

在显微镜耳内镜联合方法中，耳内镜的使用是必要的，特别是当胆脂瘤侵及后鼓室时。当胆脂瘤到达此区域时，笔者推荐使用45°内镜，术者的位置如前所述：为了探查后鼓室内侧隐窝，术者必须站在患耳的对侧以直视这些隐窝，此位置可直接显露鼓室窦和下鼓室窦的内侧面，以及完整显露锥隆起。显示器放在患耳的前方，手术台旋转至术者可以良好显露乳突及鼓室的位置；患者的头稍转向健侧，这是到达后鼓室的直接方法。笔者使用直径3mm或4mm，长15cm的45°耳内镜，沿外耳道前壁将耳内镜滑入。例如，采用这种方式来描述左耳内镜下的解剖，术者将会在显示屏左侧发现面神经鼓室段和匙突。

2.手术技巧

使用45°内镜并置入外耳道，首先识别锥隆起，它代表整个后鼓室区域的中心；然后识别面神经鼓室段（在左耳，它将出现在显示器的左侧）和茎突区域（在左耳，它将出现在显示器的右上方）。一旦看到这些解剖标志，就可以定位圆窗龛，茎突隆起–岬下脚（起自茎突，走向圆窗龛后弓）和岬小桥（起自锥隆起，走向鼓岬，靠近镫骨）–后鼓室内侧部分：鼓室窦，在岬下脚上方和岬小桥下方之间。后鼓室窦位于岬小桥的上方。下鼓室窦，位于岬下脚的下方和茎突复合体的内侧。面隐窝位于锥隆起与面神经鼓室段的外侧。

根据胆脂瘤侵及窦底及后鼓室其他区域的范围，以及可能存在的解剖变异，后鼓室胆脂瘤的清除可能充满挑战。

3.侵及面隐窝和后鼓室外侧的胆脂瘤

当胆脂瘤基质位于面神经和锥隆起外侧，侵及后鼓室外侧部分时，这一区域胆脂瘤的清除非常适合在耳内镜下进行。用45°内镜，右手持弯头器械清除胆脂瘤。

当术者调整位置以获得后鼓室外侧的良好视野时，要定位锥隆起与面神经鼓室段，因为面隐窝就位于这些结构的外侧。当镫骨上结构完整及未受累时，必须特别注意镫骨的定位，以避免内镜和器械对听骨链的损伤。将弯头吸引器置入面隐窝，轻柔地从隐窝骨缘去除胆脂瘤基质。当在此平面上清除基质时，移动方向必须从下向上及从内向外。大多数病例中，在此平面上的胆脂瘤清除较容易，无需进一步磨除骨质。

4.侵及后鼓室内侧的胆脂瘤

胆脂瘤基质侵及后鼓室内侧时，由于此区域解剖复杂，胆脂瘤基质可能侵及显微镜下无法看到的深部区域，因此对于术者来说一直存在挑战。这可表现为众多各异的情况。

5.仅侵及鼓室窦的胆脂瘤

这些患者的胆脂瘤基质侵及鼓室窦，其通常位于上方的岬小桥和下方的岬下脚之间。鼓室窦的深度与宽度是有差异的，最重要的是，主要的解剖关系是在鼓室窦内侧面与面神经鼓室段及乳突段之间。显而易见，鼓室窦越深，清除胆脂瘤越困难。

采用直接入路进入鼓室窦，术者必须确认锥隆起，这是鉴别此区域解剖关系的重要标志；术者还要确认面神经鼓室段（左耳是患耳时，其位于屏幕的左侧）；此外，还要探查镫骨及可能存在的解剖变异。

将有角度的吸引器置入鼓室窦，从下至上，由内向外，清除鼓室窦内的胆脂瘤基质。进行此操作时，特别要留意镫骨以避免脱位和骨折。相反，面神经的乳突段有一层厚厚的骨管，将神经与窦本身分隔开；胆脂瘤清除后，接下来是对存在病变残留的后鼓室进行探查。

6.侵及后鼓室深上部的胆脂瘤（鼓室窦、后鼓室窦和锥下间隙）

内镜下探查必须关注后鼓室和岬小桥的特点，因为在这一平面，岬小桥可遮挡住胆脂瘤基质。实际上，胆脂瘤基质可侵及岬小桥下方，向上蔓延至鼓室窦再到后鼓室窦，如果存在锥下间隙，此结构也会受累。以上情况，术者有必要采用直接进入后鼓室的方法，使术者从锥下间隙最深的区域清除胆脂瘤基质。如果存在镫骨上结构，必须考虑保留，可通过下列手术步骤完成：

（1）用显微剪剪断镫骨肌腱；

（2）用显微刮匙去掉锥隆起，以保留位于内侧的镫骨肌。此步骤可显露锥下间隙、鼓室窦底和后鼓室窦。

重点：镫骨肌的轻微损伤会产生干扰操作的出血，通常只要用棉片压迫镫骨区域即可止血，否则，有必要用双极电凝止血。需要注意有可能存在面神经骨管裂开的情况。去除锥隆起后，侵及鼓室窦最深区域的胆脂瘤基质，可用弯头剥离子和吸引器清除，清除时要从下到上由内向外，以避免对听骨链的损伤。如果没有镫骨上结构，手术步骤会更简单，采用的方法与上述方法类似。

7.侵及前鼓室和咽鼓管区域的胆脂瘤

前鼓室是有必要进行耳内镜探查是否存在胆脂瘤的另一区域，在进行显微镜步骤时，它的部分区域是看不到的。这些患者中，术者站在标准位置，将0°或45°内镜置入外耳道。术者必须显露匙突并评估鼓膜张肌半管的位置，匙突相当于耳内镜定向的支点。由于鼓膜张肌半管周气房的解剖变异，如果在此水平发现胆脂瘤上皮，术者将继续使用有角度的剥离子，从上至下清除病变。用显微刮匙或微型钻去除鼓膜张肌半管周气房时，要特别小心，因为此区域与颈内动脉关系密切。另外耳内镜探查咽鼓管上隐窝时要注意，有时候会有残留病变。实际上，咽鼓管上隐窝很深，位于鼓膜张肌半管的上方。

8.显微镜下采用完壁式技术到达鼓膜张肌皱襞区域的方法

在联合显微镜下闭合的鼓室成形术中使用耳内镜的优点之一，是能够显露上鼓室前方和鼓膜张肌皱襞区域。去除鼓膜张肌皱襞的重要性是创建了充足的通气路径，使前鼓室和上鼓室前方相通，这点已多次强调。因此，在采用显微镜手术方式的文献中，一些病例描述了到达鼓膜张肌皱襞区域的方法：所描述的病例中，需要去除大范围骨质以充分暴露此区域。

文献中描述了两种不同的显微镜下去除鼓膜张肌皱襞的方法。①在显微镜下经耳道进行咽鼓管上方的上鼓室切开术，并延伸至鼓膜张肌皱襞区域，这种手术径路可显露鼓膜张肌皱襞。②经乳突入路的方法。行宽大的窦造口以显露锤砧关节，以及行鼓膜前切开术去除骨质延至颧区。这一操作要特别精细，特别是在需要保留听骨链完整时。

因为它需要磨除颅中窝与锤砧关节之间的骨质电钻一直磨到上鼓室前方。有必要暴露锤骨头以显示上鼓室前隐窝。此后，可暴露鼓膜张肌皱襞的上面，用钩针从上面去除鼓膜张肌皱襞。当颅中窝硬脑膜与锤砧关节之间的解剖间隙非常宽大时，前鼓室切开术依然可行。但是当解剖条件不理想时，如锤砧关节离颅中窝脑膜很近，电钻磨除非常困难，很容易损伤听骨链。最后暴露上鼓室前隐窝不充分，不利于显露鼓膜张肌皱襞。

乳突切开术后，将45°内镜置入鼓窦能帮助术者看到鼓膜张肌皱襞的上面，因此可使用合适的钩针将其去除。这一步简化了显微镜下电钻磨骨的操作，否则有必要显露上鼓室前方，同时这一步也降低了听骨链损伤的风险。

四、耳内镜辅助显微镜入路下的开放术式

（一）适应证

（1）上鼓室C2a型胆脂瘤，向后侵及乳突气房。

（2）胆脂瘤合并外耳道后壁破坏、外半规管瘘。

（3）胆脂瘤侵犯上鼓室和乳突，合并盾板广泛破坏，可能无法进行重建手术。

（4）胆脂瘤合并咽鼓管功能障碍。

（二）优点

显微镜下开放式技术将外耳道后壁及整个相关乳突气房一并去除，轮廓化颅中窝和乙状窦。

因为上鼓室融合到乳突腔，最后剩下了小鼓室腔，其中包括整个中鼓室。这种手术是公认的一种"根治疗法"，因为去除了大部分中耳内组织且解剖结构彻底改变。

开放式技术中，耳内镜的应用能帮助术者确认隐匿区域的胆脂瘤基质，如很深的鼓室窦，以及让术者理解胆脂瘤可能的病理生理（例如完整的鼓膜张肌皱襞或峡部堵塞）。

非完壁式技术中亦推荐应用耳内镜，探查前鼓室前方大部分区域。如果发现胆脂瘤残留，用有角度内镜和合适的弯头器械可以帮助术者清除病变。某些病例显示了内镜直接入路与术者术中的位置，如后鼓室耳内镜手术。

使用45°内镜可让术者观察到整个后鼓室，而显微镜下无法直视。

与面神经锥段和乳突段相关的鼓室窦及后鼓室窦，其解剖的特殊性阻碍了在显微镜下对后鼓室内侧的探查。这与后鼓室窦的气化程度密切相关。后鼓室窦或深或浅，病变可越过面神经乳突段向后蔓延。耳内镜方法可单纯用于探查，或者当胆脂瘤基质在后鼓室间隙水平时，亦可进行清除胆脂瘤的操作。

在保留听骨链的病例中，用45°内镜探查上鼓室是非常重要的，因为在显微镜下很难实现。

显微镜技术的缺点在于破坏了乳突和上鼓室，并使这些解剖结构连通外耳道向外敞开。这需要耳道形成术，形成宽大的外耳道，不仅影响美观，还造成了功能障碍，使患者生活质量下降，因为这些患者需要定期清理术腔并且不能进行水上运动。

第三节 全耳内镜下治疗上鼓室严重内陷和胆脂瘤

一、外科解剖和生理

后天性上鼓室胆脂瘤发病机制尚不清楚。迄今为止，有许多假说，最主流的学说有内陷学说、增殖学说、移行学说、化生学说。国际上有大量文献详述并试图去证实这些假说。2000年，Sudhoff和Tosm进一步结合内陷和增殖学说来解释上鼓室胆脂瘤的发病机制。他们首次描述了上鼓室内陷的分型。

0型：没有内陷。

1型：轻微内陷，Shrapnell膜（鼓膜松弛部）和锤骨颈之间仍有空隙。

2型：内陷至锤骨颈并可能粘连。

3型：内陷至盾板内侧并伴部分骨质破坏。

4型：内陷至盾板内侧并伴严重的骨质破坏，可见锤骨头和砧骨体。

同时，他们还依据临床表现和免疫组织化学检查结果，提出了上鼓室胆脂瘤的可能发病机制，并将胆脂瘤的病理过程分为4个阶段。

（1）内陷袋阶段。

（2）内陷袋增殖阶段，此阶段又被细分为锥形成和锥融合阶段。

（3）上鼓室胆脂瘤扩张阶段。

（4）骨质破坏阶段。

内陷学说是以中耳长期慢性的通气障碍和炎症为基础。中耳通气功能与中耳解剖结构和生理过程密切相关。虽然咽鼓管是影响气体交换和压力动态平衡的关键结构，但另外因素的作用也不容忽视。Sade和Ar报道，乳突含气腔容积可能充当气体"储蓄"或"缓冲"的作用，乳突内的气体容积越大，补偿中耳压力变化的能力越大。另外，已证实乳突黏膜对中耳气体交换的作用，黏膜气体交换与乳突气化程度有关。已明确了传统的显微镜下闭合式乳突切除术能影响到中耳生理性气体交换。

　　上鼓室通气通道在上鼓室内陷袋形成中起根本作用。上鼓室各腔隙通过砧骨后韧带内侧部分和鼓膜张肌腱之间构成的大鼓峡进行通气。Palva等发现通气通道从咽鼓管直接通向中鼓室和下鼓室间隙，上鼓室反而是在上述直接通气通道之外，仅通过鼓峡通气。

　　上鼓室的下单元的小腔隙，称Prussak间隙，其顶部为锤外侧韧带皱襞，将其与上鼓室上单元从解剖学和生理学上隔开。在大多数情况下，上鼓室下单元与中鼓室通过后袋通气。因此，上鼓室的两个气体交换通道互相独立。创建一个大的鼓峡和一个辅助的鼓膜张肌皱襞通道，恢复上、下两个单元的联合通气通道是手术基本原则，以期确保上鼓室各部分通气。

　　鼓膜张肌皱襞至关重要，它阻断了咽鼓管上隐窝、中鼓室区域以及上鼓室前部顶部间的通气。当鼓膜张肌皱襞完整的，鼓峡是上鼓室前间隙唯一的通气通道。鼓膜张肌皱襞解剖变异非常大：绝大多数患者的鼓膜张肌皱襞呈上凹状，从鼓膜张肌半管向外延伸至前鼓室外侧，后方附着于匙突和鼓膜张肌腱，向前延伸至颧骨根，成为上鼓室的底。当鼓膜张肌皱襞附于横嵴时，其方向几乎是垂直的。然而，如果皱襞附着在鼓膜张肌半管管壁上，则其方向接近水平。

　　上鼓室通气可因各种解剖变异和鼓峡阻塞而受阻。笔者将引起上鼓室通气阻塞的鼓膜张肌皱襞和鼓峡解剖变异分成3个类型。

　　A型：鼓膜张肌皱襞完整伴鼓峡阻塞。

　　B型：上鼓室垂直阻塞伴鼓峡阻塞，垂直方向组成的黏膜皱襞分隔了上鼓室前间隙和上鼓室后间隙，伴或不伴有完整的鼓膜张肌皱襞。

　　C型：上鼓室间隙完全上皮化致鼓峡阻塞、鼓窦完全阻塞、鼓膜张肌皱襞区域上皮化，将中鼓室与上鼓室和乳突腔分隔开来。依据病理组织、鼓膜张肌皱襞、鼓峡和听骨的情况选择不同类型的鼓室成形术。

　　鼓峡是保留上鼓室通气通道的基础。鼓膜张肌皱襞是鼓峡的辅助通气通路，这有助于上鼓室上部间隙通气。如果手术恢复鼓峡功能失败时，内镜手术中需开放鼓膜张肌皱襞，尽管这样处理仍然不足以弥补上鼓室通气。

　　笔者以前的文章中将上鼓室内陷袋划分成4个解剖-生理学类型。

　　①孤立性Prussak间隙内陷袋：因孤立性von Troltsch囊通气障碍导致，伴有正常的鼓峡。此内陷袋有自限性，通常不会通过上鼓室间隙扩展。

　　②上鼓室前部内陷袋：上鼓室前部进行性局限性通气障碍，与完整的鼓膜张

肌皱襞和鼓峡–上鼓室前部通气通道异常有关（例如，存在垂直皱襞；上鼓室前部腔发育不良，引起听骨链和上鼓室壁间通气障碍）。

③上鼓室后部内陷袋：非常罕见。因伴有垂直皱襞的鼓峡阻塞致局限性和进行性的上鼓室后部通气障碍（B型通气阻塞）。鼓膜张肌皱襞通常不完整。

④完全的上鼓室内陷袋：此为常见的类型，特点是因伴有完整的鼓膜张肌皱襞的鼓峡阻塞，即A型通气阻塞，导致上鼓室前部和上鼓室后部各腔隙的进行性内陷。这种类型的上鼓室腔完全与中鼓室腔分隔。

此种内陷袋的分类，有助于术者依据通气障碍类型制订正确手术方案。

二、历史

上鼓室前间隙一直是胆脂瘤外科手术中的关键点，上鼓室前间隙不容易进入，因术者的视觉盲区可致病变残留。闭合式技术使术者难以观察上鼓室前间隙，使胆脂瘤残留概率较高。完全去除病变需直接显露上鼓室前间隙。

上鼓室间隙的手术，不管使用何种技术，有两个基本目标：切除病变和恢复通气通路。基于此点，就容易理解切除鼓膜张肌皱襞同时恢复鼓峡的重要性。显微镜下切除鼓膜张肌皱襞非常困难，因为经耳道的操作轴和残留的鼓膜张肌皱襞隐藏在锤骨颈后，所以闭合式技术难以观察鼓膜张肌皱襞。因此，Morimitsu等推荐"前鼓室切除术"，这些学者切除从上鼓室外侧壁到颧弓的骨质，这种方法的操作轴在前面与外耳道轴平行。骨质切除后，使削磨锤骨头前方和去除鼓膜张肌皱襞成为可能。Palva等建议胆脂瘤手术中，上鼓室切除延伸至咽鼓管上隐窝，切除鼓膜张肌皱襞形成一个大的新的上鼓室通气通道。当听骨链完整时，建议切除锤骨颈向外翻起锤骨柄，这种入路可显露和切除鼓膜张肌皱襞。

笔者的经验是耳内镜下经耳道入路是容易到达鼓膜张肌皱襞的。可用直径3mm的45°内镜置入前鼓室区域检查鼓膜张肌皱襞区域，该位置可良好地探查鼓膜张肌皱襞前缘。然后在内镜显示下用带角度的器械切除鼓膜张肌皱襞。在某些情况中，上鼓室前部切除后，内镜置入上鼓室前部区域并向下旋转，可显露鼓膜张肌皱襞上面。

三、常规手术评估

（一）适应证和禁忌证

1.适应证

（1）耳内镜下见自净性上鼓室内陷袋，反复间歇性恶化（Tos2、3型）。

（2）45°耳内镜下无法观察的非自净性上鼓室内陷袋（Tos4型）。

（3）胆脂瘤累及上鼓室间隙，伴或不伴有侵犯中鼓室、下鼓室和后鼓室间隙，但未累及鼓窦或乳突腔。

2.禁忌证

（1）身体状况差。

（2）外耳畸形。

（3）外耳道狭窄。

（4）胆脂瘤累及鼓窦和乳突腔。

（5）鼓室天盖缺损。

（6）外半规管瘘（相对禁忌证）。

（二）优越性

（1）更好地观察上鼓室前间隙，如果病变累及上鼓室前部时可保留听骨链。

（2）可评估上鼓室隔和鼓峡。

（3）通过鼓峡和开放的鼓膜张肌皱襞，恢复前鼓室间隙到上鼓室和乳突腔的生理性通气通路。

（4）无耳后切口的微创入路。保留乳突腔和黏膜对中耳的动态平衡是非常重要的。

（三）并发症

和显微镜入路并发症相似，和病变累及的解剖结构有关。

（四）术前评估

耳内镜下经耳道入路的目标是保留乳突骨和乳突黏膜（对中耳气压的动态平衡重要），切除鼓室和上鼓室胆脂瘤，通过开放鼓峡和鼓膜张肌皱襞恢复上鼓室和乳突的通气。

病变累及范围是决定手术计划的基础：如果胆脂瘤累及鼓窦或乳突腔，是全耳内镜下手术禁忌证。术前分期是这类手术的基础。中耳CT扫描有利于评估胆脂瘤侵犯范围，但有时胆脂瘤和炎症组织在乳突腔无法分辨。因此，弥散加权MRI有利于胆脂瘤的准确分期。

笔者认为胆脂瘤的准确分期对随访评估和长期疗效也很重要，可应用于每一种方式的胆脂瘤手术入路：内镜下、显微镜下或联合模式下。

四、上鼓室胆脂瘤分期

上鼓室胆脂瘤分期见表5-1。在本节仅讨论胆脂瘤分期C1a和C1b的外科手术步骤。胆脂瘤分期C2a和C2b是全耳内镜手术的禁忌证。

表5-1　上鼓室胆脂瘤分期

类别	分期/分类
主要部位	上鼓室外侧（伴上鼓室前部）
	上鼓室内侧
毗邻部位	中鼓室
	前鼓室
	下鼓室后鼓室
	鼓窦
	乳突

类别	分期/分类
侵犯范围	C1：上鼓室局限性胆脂瘤 C1a：仅累及上鼓室外侧的胆脂瘤 C1b：累及上鼓室内侧的胆脂瘤 C2：侵犯一个或多个亚部位的胆脂瘤 C2a：侵犯至后方鼓窦和乳突的胆脂瘤 C2b：侵犯至下方中鼓室、前鼓室和下鼓室区域的胆脂瘤 C2c：侵犯至后方及下方的胆脂瘤 C3：累及后鼓室间隙的胆脂瘤（鼓室窦/下鼓室窦；锥下间隙）和（或）侵犯面神经 C4：累及内耳或岩尖的胆脂瘤 C4a：以上任一分期胆脂瘤，伴累及颅中窝硬脑膜 C4b：浸润性破坏耳囊和（或）迷路和（或）前庭和（或）耳蜗 C4c：浸润性破坏岩尖，伴或不伴累及颈内动脉和（或）内耳侵犯
病变特性	S1：囊袋样的胆脂瘤 S2：浸润性基质的胆脂瘤
患者特征	A：成人 B：小儿（＜14岁）

五、手术步骤

（一）切口和翻起耳道鼓膜瓣

（1）从3时至9时沿顺时针方向做切口，距鼓环1.5～2cm使用分子共振显微刀。

关键点：控制性低血压和使用朝向患侧的仰卧垂头体位在这类手术中是非常重要的。

（2）可用浸有肾上腺素溶液的棉片剥离。用显微剥离器械掀起皮瓣，用棉片在外耳道骨面剥离，向前翻起皮瓣直到识别鼓环。第一步在耳内镜下经耳道手术是非常重要的，因为外耳道皮肤出血会影响耳内镜的操作。

（3）在鼓环内侧剥离，从锤骨后侧皱襞分离皮瓣。精确地从上到下剥离松弛部内陷袋或胆脂瘤。

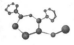
关键点：推荐用锐利的剥离器械，如显微刀或显微针。

（4）向前剥离到锤骨短突，可见前方鼓环，剥离鼓膜瓣并移至下方，显露前鼓室间隙。从锤骨剥离耳道鼓膜瓣到脐部。如有必要可用显微剪从脐部离断鼓膜瓣，将整个鼓膜瓣移至下方。此时可见前鼓室间隙和咽鼓管，显露中鼓室黏膜。

（二）中耳黏膜和评估通通路

此时可评估鼓峡和鼓膜张肌皱襞情况。在病变局限于上鼓室的病例，通过耳内镜容易评估上鼓室隔的情况。

在到达中耳的手术入路中，笔者将介绍置入中耳腔的内镜。需要用直径3mm，长度15cm的内镜评估上鼓室隔，如此可以检查鼓峡和鼓膜张肌皱襞区域，观察上鼓室隔上单元。这种经耳道外侧入路可良好地显露鼓峡，内镜检查鼓峡可用直径3mm的0°和45°内镜，进入鼓室腔，如此可以向后显露砧骨后韧带内侧部分和向前显露鼓膜张肌之间大鼓峡的全貌。0°内镜可放大观察砧镫关节和附着有鼓膜张肌的匙突间的间隙（Proctor前鼓峡）；辅助用45°内镜可放大观察上鼓室后部切除术后的锥隆起和砧骨短突之间间隙（Proctor后鼓峡）。使用直径3mm的45°内镜有两种入路检查鼓膜张肌皱襞区域。

（1）下入路：内镜置入前鼓室区域，识别咽鼓管和咽鼓管上隐窝，此位置可以良好显露鼓膜张肌皱襞下缘。

（2）上入路：为了观察鼓膜张肌皱襞上缘，需广泛切开上鼓室前部，显露上鼓室前间隙，这样可良好地观察鼓膜张肌皱襞上缘。

（三）局限性上鼓室内陷袋

用45°内镜评估内陷袋的深度。用弯剥离器械从盾板上分离内陷袋上缘，使用显微钻经耳道行上鼓室切除直到内镜下见到上鼓室各腔隙。此时将内陷袋的顶和内侧部分从骨面分离，内陷袋向下剥离，这样可显露听骨链和锤砧关节。此时内陷袋附着在锤骨短突，尽可能"整体"切除。

关键点：笔者推荐削磨盾板时由外向内方向削薄骨壁。当盾板足够薄时，便于用刮匙从底向上刮除骨质，这样不会因用钻损伤听骨链。当从上鼓室内侧剥离内陷袋时，特别注意锤砧关节，这里通常有内陷袋黏附，使用锐利的弯剥离器械有利于操作。

（四）胆脂瘤仅侵犯上鼓室（C1期）

将松弛部和紧张部向下剥离时需注意，此步骤中，从鼓膜分离胆脂瘤囊袋，并向下剥离到锤骨柄上。此时评估听骨链，并特别注意观察是否有破坏。如病变未累及听骨链，细致地进行常规外科操作，切勿损伤听骨链。

关键点①：笔者推荐首次用此入路和操作不熟练时，先分离砧镫关节，可防止镫骨意外损伤。如砧骨在手术中保留，在此步骤后需将砧骨复位在镫骨上。

关键点②：削磨盾板时也可用超声骨刀，它可减少组织周围热损伤，更好地保护组织的特性。

由外向内方向磨薄盾板骨壁，当盾板足够薄时，用刮匙刮除，避免手术钻损伤听骨链。

1.仅累及上鼓室外侧的胆脂瘤（C1a）

胆脂瘤囊袋邻近锤砧关节外侧部分，胆脂瘤累及上鼓室前部但未累及听骨链内侧。如果听骨链完整，可以保留。在削磨盾板后，从上鼓室前部仔细剥离胆脂瘤囊袋。用45°内镜从鼓室天盖剥离胆脂瘤最顶部。用弯剥离器械向下剥离胆脂瘤囊袋的最顶部和后部，然后完整切除胆脂瘤囊袋。必须用45°内镜检查以确保胆脂瘤组织被彻底切除。

关键点：胆脂瘤基质的特性非常重要。笔者推荐在胆脂瘤囊袋病例中用Hartman钳，非常轻柔地操作避免破坏胆脂瘤囊袋，这样才可完整切除胆脂瘤囊袋。在一些浸润性基质的胆脂瘤（S2），单极（双极）高频刀有利于从锤砧关节上分离胆脂瘤。使用Vesalius刀，易于将胆脂瘤上皮从听骨链骨质表面剥离。

2.累及上鼓室内侧的胆脂瘤（C1b）

向内侧侵犯附着在听骨链内侧的胆脂瘤的处理。在这些病例中，由于被病变侵犯，即使听骨链完整仍必须切除砧骨。去除锤骨头后，显露上鼓室内侧面和鼓膜张肌皱襞上侧面，向外和向下移位残余锤骨后，可评估上鼓室情况。从面神经区域（鼓室段）、外半规管（鼓室段面神经之上可识别）、上鼓室后部剥离胆脂瘤后部。从上到下和从前向后方向剥离，这样尽可能完整切除胆脂瘤囊袋。最后需用45°内镜检查，确保所有的胆脂瘤组织被彻底切除。

（五）耳内镜下恢复通气功能和鼓室成形术

在手术切除鼓室腔的病变组织后，需要尽可能恢复中耳的生理功能和通气引流途径。在胆脂瘤切除术后，术者应谨记以下的问题：鼓峡是否开放？咽鼓管到上鼓室的通气情况如何？这些问题将引导术者决策是否应保留听骨链，以及最终选择的鼓室成形术的术式。

1.1型鼓室成形术

1型鼓室成形术病例中听骨链连接正常。当有鼓峡阻塞伴听骨链正常，在砧镫关节和匙突剥离病变组织，从鼓峡处仔细地切除病变，在不破坏听骨链情况下恢复鼓峡的通气。当鼓膜张肌皱襞完整时，将其切除可形成一个从前鼓室到上鼓室前间隙的直接通气通道。在罕见病例中可见垂直皱襞延伸到听骨链内侧，这时用长钩针切除该皱襞，恢复上鼓室前部和上鼓室后部之间的通气。

在1型鼓室成形术中，当内陷袋易于从上鼓室间隙内剥离时，不必行广泛的上鼓室切开，可保留残余的盾板。在这些病例中，可用软骨片移植物重建盾板。当内陷袋嵌入上鼓室上部腔隙，无法在内镜下完全直视，则需要用显微钻切除部分盾板骨质，即广泛的上鼓室切除，直到内陷袋可以完全切除。依盾板缺损情况重建：小的缺损用耳屏软骨移植物重建，大的缺损用乳突骨皮质骨片重建。

2.2型鼓室成形术

2型鼓室成形术适用于A型上鼓室通气障碍伴听骨链破坏的患者，或B型上鼓室通气障碍不伴有听骨链破坏，或B型上鼓室通气障碍伴砧骨破坏，砧镫关节中断且阻塞鼓峡的患者。在这些病例中将病变组织从鼓峡区域内切除。如鼓膜张肌皱襞完整和垂直皱襞存在时均需要切除。通过切除砧骨，进行加高镫骨的听骨链成形术（重塑砧骨置于镫骨头上重建听骨链），以及切除锤骨头后形成一个新的鼓峡，以创建一个宽敞的通气良好的上鼓室腔隙。B型上鼓室通气障碍伴听骨链连接正常的病例中，可行2型鼓室成形术，切除砧骨可更好地显露垂直皱襞，这样术者就能切除垂直皱襞，恢复上鼓室通气。盾板重建在2型鼓室成形术中和1型相同。

3.3型鼓室成形术

3型鼓室成形术适用于上鼓室各腔隙和鼓窦内广泛的上皮化，伴乳突腔气化不良的病例。在这些病例中，完全隔断上鼓室和其他鼓室腔的联系，可在鼓窦填塞颞肌筋膜。这种手术方式可使中耳建立良好的通气，但不含乳突和上鼓室。上鼓室和鼓窦被磨除，并向外耳道开放。在3型鼓室成形术中，颞肌筋膜刚好置于鼓膜张肌皱襞上，因此不必切除鼓膜张肌皱襞。

4.二期的鼓室成形术

当胆脂瘤范围非常广泛，胆脂瘤基质为浸润性的，或累及卵圆窗和（或）后鼓室各腔隙，或者在手术操作中鼓室黏膜损伤严重时，笔者推荐在术后1年时进行二期探查的鼓室成形术及听骨链重建术。在这些病例中，鼓室腔内没有听骨链，可以保持良好通气，有助于鼓室黏膜恢复健康的功能状态。

（六）鼓峡手术

切除内陷袋后，用45°内镜观察鼓峡。在有听骨链存在的鼓峡阻塞病例中，需要清除该处的炎症组织。在45°内镜和带角度的显微器械（如显微针、弯剥离器械、Zini显微器械）配合使用下，清除鼓峡的病变是可行的。为了避免内陷袋复发和盾板重建失败，上述的操作是手术中的基本步骤。

1.炎症组织

通常是肉芽肿组织。在这些病例中，吸引管有助于切除鼓峡上部的黏液囊肿，这些黏液囊月中通常局限在上鼓室后内侧。有时肉芽组织可附于砧骨体和锤骨头的内侧，这种情况下单极（双极）高频刀（Vesalius刀）常常有助于将病变组织从听骨链表面剥除。

2.黏膜皱襞

可能是先天性的，通常透明伴有血管分支，无炎症表现。通常呈网状位于砧镫关节、锤骨或匙突间，从而引起鼓峡的阻塞。用显微钩针可以很容易打开这些黏膜皱襞。

3.鼓峡异常情况

锤骨和砧镫关节的位置可缩减鼓峡的空间，限制通气功能。研究发现常见的异常情况包括锤骨向砧镫关节内移和听骨链间疤痕组织。在这些病例中，截除部分锤骨柄或移除砧骨，随后行听骨链重建术，一个宽敞的、新的鼓峡可以恢复良好的鼓峡通气。

（七）鼓膜张肌皱襞手术

如前所述，内镜下入路可观察和评估鼓膜张肌皱襞。目前已发现有几种鼓膜张肌皱襞变异。

1.水平的鼓膜张肌皱襞

通常起源于咽鼓管顶盖从前向后走行到匙突和鼓膜张肌腱：内侧嵌入鼓膜张肌半管顶内侧。在这些病例中咽鼓管上隐窝缺如，上鼓室前部较宽敞，锤骨头和上鼓室前壁间距离较大。耳镜下用45°内镜经前鼓室间隙入路容易到达水平的鼓膜张肌皱襞，用弯针可以很容易地打开鼓膜张肌皱襞。

2.倾斜的鼓膜张肌皱襞

咽鼓管上隐窝将倾斜的鼓膜张肌皱襞从鼓膜张肌半管分隔出，鼓膜张肌皱襞的角度决定咽鼓管上隐窝的大小。在这些病例中鼓膜张肌皱襞从匙突和鼓膜张肌肌腱到齿突，上鼓室前部通常较小，如同锤骨头到上鼓室前壁的距离。在这种情况下通过下入路到达鼓膜张肌皱襞较困难，而上入路更容易些。上入路意味着广泛磨除盾板直到良好地显露上鼓室前部和锤骨头。当鼓膜张肌皱襞上部可见时，可用带角度的针划开。

3.垂直的皱襞

较罕见，可能和"前囊"异常的胚胎学发育有关。在这种情况下，垂直皱襞向下附着在匙突和鼓膜张肌腱；向上止于鼓室天盖，走行在锤骨内侧。垂直皱襞分隔上鼓室前部和上鼓室后部；上鼓室前部直接从前鼓室和咽鼓管通气。在听骨链完整的情况下手术切除垂直皱襞很困难，需将锤砧关节脱位，前移锤骨，切除皱襞后在砧骨体上复位锤骨。

（八）上鼓室解剖特点

在上鼓室通气中，上鼓室的形状是一个重要特征。如果上鼓室发育不良，鼓室天盖和锤砧关节距离小，即使有良好功能的鼓峡也可能通气困难。即使切除了鼓膜张肌皱襞，在锤骨头和上鼓室前壁距离减小的病例中仍可出现上鼓室前部通气困难。在所有上述情况中，为了形成一个较大的、能通过鼓峡通气的上鼓室腔隙，推荐切除锤骨头和砧骨（鼓室成形术2型）。

（九）二期探查的鼓室成形

术中已行1型或2型鼓室成形术的患者，最好在术后1年接受二期探查手术。在浸润性基质的胆脂瘤（S2）和儿童病例中，由于这些病例中胆脂瘤更具有侵袭性，二期探查手术是必需的。

在保留听骨链病例的二期探查手术中，评估鼓峡和切除疤痕组织对改善通气功能十分重要。在鼓峡功能不良的病例中，通过鼓膜张肌皱襞这个辅助通道不足以弥补通气功能。

第四节　全内镜下后鼓室胆脂瘤的处理

一、手术解剖

后鼓室位于中耳后部，含有许多重要的解剖结构。其中鼓室窦最为重要，是一个呈向后气化的腔隙样结构，其内侧为中耳内侧壁，外侧为锥隆起，其后外侧为神经面神经锥段及乳突段；前方为鼓岬的上部；上界为岬小桥，岬小桥将鼓室窦与后鼓室窦；后鼓室窦是后鼓室上部的一个骨龛，其是否存在取决于岬小桥存在与否和鼓室窦的气化程度及卵圆窗隔开；下界为岬下脚，岬下脚将鼓室窦与下后鼓室及圆窗隔开。根据鼓室窦的深度，同时考虑其向后方延伸程度及与面神经乳突段的位置关系，可以将鼓室窦分为3种类型。

面神经锥段和乳突段的外后方是两个解剖上的骨龛：面隐窝与外侧鼓室窦。这两者起自锥隆起后方，被鼓索嵴分隔开，其位于面神经走行切面的外侧，解剖位置恒定，因而比鼓室窦与后鼓室窦更容易探及。

锥隆起是一个呈底部在后，顶部在前的三角形骨质结构，内含镫骨肌腱，水平走向，位于面神经锥段前外侧。在后鼓室中部锥隆起下方可看到锥下间隙，其外界为锥隆起内侧面，内界为后鼓室内侧骨壁，后界为面神经乳突段。锥下间隙存在多种形态，主要不同在于其深度，最浅可以因锥隆起内侧与后鼓室内侧壁完全骨化而完全缺如，最深可达面神经下方。根据岬小桥的位置与走向，锥下间隙可被鼓室窦或外侧鼓室窦所包含。

下后鼓室是一个后方的腔隙，其含有下鼓室窦，后界为茎突复合体与面神经乳突段，前界为圆窗及其前柱、后柱和窗龛，鼓岬下后部，上界为岬下脚，下界为颈静脉球与岬末脚。岬末脚是一个具有多种形态的骨嵴，起自茎突隆起下方，与圆窗前缘下方相连。

下鼓室窦识别起来很困难，其后界为莲突部和乳突段面神经，内界为耳囊。在有些个体中，下鼓室窦后方的气房在茎突复合体内侧非常明显，形成一个深的腔隙，残余胆脂瘤可存在于此。

二、优点

直接且微创的手术入路，避免去除乳突骨质和黏膜；能够直视后鼓室及听骨链、鼓索神经、面神经、圆窗、卵圆窗等周围结构；充分显露后鼓室内侧（鼓室窦、下鼓室窦、锥下间隙）及外侧（面隐窝、外侧鼓室窦）区域。

三、适应证与禁忌证

（一）适应证

中耳胆脂瘤或鼓膜紧张部内陷累及后鼓室区域。

（二）禁忌证

（1）外耳道狭窄。
（2）外耳道畸形。

四、手术步骤

（1）术前使用0°耳内镜用2%甲哌卡因与肾上腺素的混合液局部浸润外耳道3分钟。外耳道切口距纤维鼓环外侧0.5～1 cm（4时至1时方向），可以借助单极（双极）高频刀（Vesalius刀）、可调节的二氧化碳激光或手术刀。

（2）用肾上腺素（混合50%生理盐水）小棉球将耳道鼓膜皮瓣从骨壁上剥离下来。将皮瓣向内侧剥离，环绕着切口将皮肤前推直到看见纤维鼓环。用弯头剥离器剥离皮瓣，小心使用器械在外耳道骨壁上剥离。

关键点：切开外耳道皮肤后会有大量出血，用肾上腺素小棉球置于出血点1分钟可控制出血。

（3）使用显微镊挑起纤维鼓环，能够很好地暴露中耳腔。剥离鼓膜松弛部时，要非常小心以避免损伤鼓膜。从锤骨外侧突与锤骨前韧带上分离鼓膜时，手术操作一定要非常轻柔。使用显微镊能够很好地从下端翻起鼓膜瓣，从而暴露前鼓室区域。皮瓣固定于鼓膜脐部，从前向下翻起，可以很好地暴露中鼓室及后鼓室区域。

关键点：在胆脂瘤累及下鼓室窦、部分累及下鼓室的情况下，切断鼓膜脐部韧带，耳道鼓膜皮瓣可以整体移动。这样处理可以更大范围地暴露整个鼓室，从而更容易进入后鼓室。

（4）在0°耳内镜下暴露鼓室，辨识砧镫关节（以及听骨链连接的解剖情况）、面神经锥段、锥隆起，从而正确估计胆脂瘤范围及其与周围结构的关系。

（5）评估胆脂瘤的整个范围及累及区域（鼓室窦、后鼓室窦、锥下间隙、下鼓室窦），耳内镜入路有两种方法。

①经典入路：如同显微镜手术入路一样，术者整个手术过程中站或坐于患耳侧。因耳内镜下小范围的操作难以探查后鼓室深在区域，故该入路适用于A型鼓室窦（累及后方的范围较局限）胆脂瘤的清除。

②后鼓室直接入路：该入路下能够直视鼓室窦内侧壁及其向后方延伸范围、下鼓室窦和后鼓室窦，能够更充分地暴露岬小桥、锥下间隙、岬下脚与岬末脚。该入路适用于有深在后鼓室腔隙（B或C型鼓室窦、深在下鼓室窦、锥下间隙、岬小桥上间隙）时胆脂瘤的清除，与外侧区域的探查。为了达到这种暴露，术者需站在患耳对侧使用45°耳内镜；病床需向术者倾斜30°便于光线及手术器械进入外耳道。该位置能够提供中耳后方腔隙解剖结构的正面视角，整个中耳解剖结构的水平反转图像（镜像）该入路操作刚开始非常困难，难以直观地实现。笔者建议术者须经充分训练后再采用该位置。清除鼓室窦底部胆脂瘤基质应使用弯头剥离器，从内向外自下而上进行。

关键点如下：

a.进行该步骤时，要特别注意评估岬小桥的形态，注意辨别可能存在的岬小桥下间隙，因为其中可能有侵入的胆脂瘤基质。在耳内镜下使用弯头吸引器进行

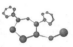

剥离。辨认岬小桥的解剖标志是锥隆起：用吸引器去除锥隆起上面的胆脂瘤基质，直到能够识别出岬小桥这个骨嵴。鼓室窦存在胆脂瘤时，应当用显微刮匙或钻去除岬小桥桥状结构。

去除岬小桥时，要特别小心以避免损伤镫骨，在有些病例中岬小桥与镫骨关系密切。使用耳内镜时，术者要维持正确的解剖距离。该步骤能够充分地暴露岬小桥下间隙，恰当地去除胆脂瘤基质。

b.在此类手术中，很可能会发现一个深的下鼓室窦间隙，其部分被茎突隆起覆盖使用显微刮匙或显微钻能够清除茎突隆起水平的骨质，很好地暴露下鼓室窦后方及其内侧面。刮除部分茎突隆起时需要特别小心，避免损伤位于茎突隆起后内侧的面神经乳突段。

c.探查圆窗龛与岬末脚时要特别小心，在有些病例中可能会发现一个气化良好的腔隙，涉及岬末脚下方的耳蜗下通道，胆脂瘤会侵入此腔隙。要探查该部位的胆脂瘤，需要去除岬末脚，显露耳蜗下通道，精确识别胆脂瘤基质。在有些病例中，鼓室下动脉进入岬末脚与其走向平行，去除岬末脚骨质会损伤鼓室下动脉导致大量出血。建议用刮匙暴露，如果可能尽量保留血管结构或将其电凝灼烧。这种情况非常罕见，大多数情况下岬末脚中不会出现重要的血管结构。

d.鼓室窦与后鼓室窦会有很大的含气腔隙延伸至锥隆起下面，进入锥下间隙，胆脂瘤常能侵入其深部。即便使用耳内镜，去除此处胆脂瘤依然非常困难，需要切开镫骨肌腱及去除部分锥隆起骨质，特别要注意保护面神经锥段。弯头吸引器在去除胆脂瘤时非常有效。

（6）直接入路进入鼓室窦去除胆脂瘤，需要使用特殊角度剥离器械，从下向上，由后向前进行操作。如果听骨链正常，要特别小心以避免意外操作损伤听骨链。当胆脂瘤呈分页状时，用镊子轻柔地操作可以不破坏胆脂瘤囊袋而轻易将其去除。鼓室间隙中最深处隐蔽的胆脂瘤可采用弯头吸引器处理。当胆脂瘤累及镫骨肌腱及镫骨时，用单极（双极）高频刀能够有效去除胆脂瘤基质而保留周围骨质。

（7）当胆脂瘤累及面隐窝并进入后鼓室外侧时，在45°耳内镜下很容易直接观察到。在有些病例中，为了获得最佳视野，必须用刮匙刮除外耳道后壁骨质。用弯头剥离器从面隐窝中去除胆脂瘤很有效，具体手术技术在前文已详细描述。

（8）手术操作完成后，在耳内镜下探查整个后鼓室间隙、下鼓室、咽鼓管、上鼓室间隙、鼓窦入口，以排除远处胆脂瘤的存在。

（9）如果听骨链不连续，在同样手术步骤过程中，将砧骨重塑置入锤骨与镫骨之间，重建连续的听骨链。

（10）鼓膜成形术有两种不同的方法。采用颞肌筋膜移植物或采用软骨移植物。

采用颞肌筋膜移植物从耳后做一长1.5cm切口，暴露颞肌筋膜，获取小块筋膜，适当修建压薄，行内置法鼓膜成形术。

采用软骨移植物从耳屏后方做一小切口，暴露软骨及软骨膜，获取小块软骨，适当修剪压薄，修复鼓膜。软骨移植物内置于纤维鼓环下。

（11）鼓膜成形术完成后，用可吸收材料填塞外耳道，外部辅料覆盖耳郭。

第五节　耳内镜下累及鼓窦的胆脂瘤切除术

传统入路的显微镜下开放式鼓室成形术，是一种公认的上鼓室乳突胆脂瘤的根治方法，但这种入路开放的术腔将影响患者术后生活质量，给患者带来不便或不适。接受开放术式的患者需避免风和水进入外耳道，因此不能参与水上运动等；除非同时行外耳道成形术，否则术腔会因通风换气功能差而常伴持续性分泌物产生；此外，为避免感染，需定期清理术腔。造成这样的原因在于，在开放式鼓室成形术中，术者须将上鼓室、鼓室腔和乳突融合成一个大的术腔。

一、经耳道内镜下"开放"术式

此术式，术者旨在能经耳道入路，以胆脂瘤病变为中心，由鼓室腔向鼓窦扩展切净胆脂瘤。术者可通过磨削鼓窦区和骨性外耳道后壁，暴露乳突鼓窦。经耳道入路的优势在于，仅磨除能满足彻底切除胆脂瘤所需空间的骨质，形成一个能自净的、空间不大的鼓窦–上鼓室–鼓室腔，避免外耳道成形手术。

当需要重建外耳道后壁时，仅需磨除鼓窦和鼓窦周围区域的外侧骨壁，而保留鼓窦内侧壁的黏膜。否则，为避免鼓窦黏膜对外耳道皮肤完成术腔上皮化的影响，这些黏膜通常需被切除。

二、适应证

硬化型乳突的患者，上鼓室胆脂瘤向后侵及鼓窦和（或）鼓窦周围气房，伴或不伴颅中窝低垂。

三、禁忌证

胆脂瘤侵及气化良好的乳突气房。

四、手术步骤

（一）具体操作步骤

（1）建议使用长3mm的0°耳内镜，如外耳道宽敞，使用4mm耳内镜可获得更明亮的术野。

（2）肾上腺素溶液棉片置于鼓膜和外耳道5分钟，局麻药联合肾上腺素注射外耳道后上区。

（3）圆刀或单极（双极）高频刀或激光刀，于外耳道2时至7时方向，距纤维鼓环处行切口。

（4）向下掀起耳道鼓膜瓣，从锤骨柄剥离，棉片置于皮瓣和骨性外耳道下方之间，保持术野清洁无血，便于外耳道皮肤分离。

（5）在后份确定纤维鼓环，用显微耳钩将鼓环和鼓膜黏膜的粘连切开进入鼓室腔。

（6）分离锤后韧带，皮瓣由后向前，由上向下从锤骨短突和锤骨柄上分离。

（7）皮瓣按此法从听小骨和锤前韧带上分离，下翻置于外耳道，这样能广泛暴露前鼓室、咽鼓管、上鼓室和鼓膜张肌区域。

（8）一旦耳道鼓膜瓣准备就绪，就需要仔细评估听骨链的完整性和胆脂瘤所累及的隐蔽隐窝和听骨链的范围。

（9）如胆脂瘤在上鼓室外侧，向内向后侵及鼓窦区，需尝试保留听骨链。

如胆脂瘤在听骨链内侧，累及锤砧关节内侧面，就必须移除听骨链以便能彻底清除胆脂瘤基质。

（10）听骨链被破坏，去除砧骨，以便内镜达到重要的解剖标志（面神经锥段和外半规管），有助于术者进行经耳道入路开放手术的操作。

（11）去除砧骨后，切除锤骨头，以达到整个上鼓室内侧部分。

（12）去除听骨链后，术者须注意镫骨板上结构：用弯剥离子清除面神经表面的胆脂瘤，直至暴露面神经锥段，向前达匙突，向后达外半规管。

（二）关键点

胆脂瘤深面的面神经骨管可能有裂隙，笔者建议使用带弯斜角的剥离子，避免使用尖锐工具造成面神经损伤。

（1）去除面神经表面的胆脂瘤可用生理盐水棉片在面神经表面轻拭，去除下方面神经表面的胆脂瘤。

（2）明确定位面神经锥段和外半规管后，就可广泛磨除上鼓室和外耳道后壁。

（3）用锐利的切割钻由前向后，由下向上，磨除骨质。此操作需在持续冲水的状态下完成。

（4）术者左手握内镜，右手持钻磨骨，需要注意的解剖标志是作为上界的鼓室天盖和鼓窦。

（5）此区域紧邻外半规管后上，在磨骨初始可用45°镜探及。磨钻过程中，面神经鼓室段和外半规管隆突位于术者前方，可于内镜下安全可控地磨骨。

（6）外半规管隆突暴露内镜下，磨除盾板和外耳道骨性后壁，形成鼓窦鼓室的融合腔。

（7）最后，鼓窦胆脂瘤在弯器械和45°镜下，可行根治性切除。

（8）去除胆脂瘤后，再次检查术腔以避免残留病变，并评估所形成的术腔情况。

五、重建要点

内镜入路下，根据切除胆脂瘤后术腔状况，可有两种重建方式。

（一）内镜下开放术腔

重建的目的是建立两个独立的腔隙，一个是上鼓室鼓窦腔，通向外耳道。另一个为小腔，在鼓膜上方，上鼓室鼓窦腔外，被耳屏软骨或颞筋膜从上鼓室隔离出来的中鼓室腔隙。

这种重建方法对这种术式的大多数病例都适用。此外，也适用于咽鼓管功能差或有鼓室炎症的病例，或上鼓室鼓窦有浸润性胆脂瘤基质生长的，或所有新形成上鼓室鼓窦腔，不适合做上鼓室外侧壁重建的病例采用。这些病例中鼓窦和上鼓室黏膜需要去除，以避免黏膜在愈合过程中对术腔上皮化的干扰。

（二）内镜下开放重建术腔

对一些病例，需重建骨性外耳道后壁和被磨除的盾板，以恢复其生理性解剖结构（中鼓室腔下份和上鼓室鼓窦腔上份融合，与外耳道隔开）。

此过程需要重建一个连接上鼓室鼓窦腔和中鼓室腔的通气通路。此外，在鼓膜张肌皱襞层面，还需要在前鼓室和前上鼓室间形成一个通道，以及需要形成一个新的峡部，使中鼓室和后上鼓室之间能有宽敞的交通。

重建上鼓室外侧壁和外耳道外侧壁，适用于如下的患者：通过中鼓室黏膜状态正常评估咽鼓管功能良好的；或者胆脂瘤伴局限性通气障碍综合征的；或广泛的上鼓室胆脂瘤，胆脂瘤包裹在囊袋内易于摘除的；或者形成的上鼓室鼓窦腔非过于宽大而难以重建的病例。

重建外耳道外侧骨质缺损和盾板的材料，使用乳突皮质骨或耳屏软骨瓣。

行耳后小切口，切开皮肤及皮下组织，暴露乳突，用微钻获取一块乳突皮质骨。加工取下的骨块，使之和重建的缺损部位大小相匹配。

取下的骨块可有两种放置方法。单块式骨瓣重建。骨块加工后，盖住缺损部位，鼓窦内用吸收性明胶海绵支撑骨瓣，运用纤维蛋白胶黏合骨瓣和周围骨结构。

栅栏式骨瓣重建。两个或更多骨瓣加工后，以拼图的形式盖住缺损部位。鼓窦和后上鼓室用颞肌填塞支撑骨瓣，将颞筋膜覆盖于重建骨瓣上，并置于鼓膜深面。

第六章　中耳和乳突手术

第一节　鼓膜切开置管术

中耳是一个含气的空腔，该空腔通过咽鼓管保持其内的压力与外界大气压相平衡。咽鼓管功能障碍是大多数中耳和乳突疾病的原因所在。通过鼓膜切开或鼓膜切开置管，使中耳获得短暂或持续的通气，可以逆转或预防某些急性或慢性中耳疾病。

恢复正常的中耳通气功能对于儿童患者尤为重要。儿童容易罹患中耳疾病，咽鼓管功能障碍能继发分泌性中耳炎和反复发作的急性中耳炎。但是，儿童鼓膜切开置管的适应证至今仍有很多争议。对于分泌性中耳炎的儿童，有些医师建议预防用抗生素，有些建议多疗程使用抗生素，有些则只建议观察。这些治疗也是有争议的，因为在儿童发育时期治疗不及时将面临语言发育延迟的风险。

美国儿科学会、美国家庭医师学会和美国耳鼻咽喉头颈外科学会的专家组成的一个小组委员会于1994年发布了《分泌性中耳炎临床实践指南》，并于2004年进行了修订，但是直到现在，鼓膜切开或鼓膜切开置管治疗分泌性中耳炎的适应证仍没有明确的规定。该临床实践指南指出：确诊为分泌性中耳炎的患儿不需要抗生素和排出液体，但是医师们应努力识别有言语、语言和学习障碍风险的患儿，并进行合适的干预。没有上述风险的患儿可以从诊断或发病之日起观察3个月，如果怀疑有听力下降、语言迟缓、学习障碍等问题，应该对患儿进行听力测试。如果没有发现上述问题，患儿可以在3～6个月后复查。一旦有手术适应证出现，鼓膜切开置管应是首选的治疗。对于需要再次手术的患儿，可考虑行腺样体切除术。该指南还指出，抗组胺药和减充血剂对分泌性中耳炎是无效的。另外，抗菌药和糖皮质激素对分泌性中耳炎没有长期疗效，不建议作为常规治疗。

一、激光鼓膜切开术

激光可直接在耳科临床中使用。有学者提出，激光鼓膜切开术是使中耳通风换气的安全方法，但是激光鼓膜切开术是否鼓膜置管的有效替代尚不清楚；Koopman等进行了一项随机研究，比较激光鼓膜切开和鼓膜置管治疗儿童的分泌性中耳炎，结果提示激光切口的平均愈合时间为2.4周，鼓膜置管则为4个月。激光鼓膜切开术的成功率为40%，鼓膜置管则为78%，没有证据表明激光鼓膜切开术治疗咽鼓管功能障碍有临床优势，因此我们仍在使用鼓膜切开术为中耳通风换气。

有些临床机构认为应该排出中耳液体或改善中耳通气。影响上述治疗的因素包括：患者的年龄、病变的性质、咽鼓管持续功能障碍的可能性和鼓膜的性状。行单纯鼓膜切开还是鼓膜切开置管取决于临床情况。在本章中，将总结中耳通气和引流的常见适应证。

二、接种

对口服抗生素的耐药激发了对预防急性中耳炎的方法的需求。预防接种可能增加人群对中耳炎相关细菌的免疫力，由此产生一个问题，免疫接种是否能减少鼓膜切开和置管的需求。肺炎球菌联合菌苗是一种用于24个月以内儿童的七价肺炎球菌结合疫苗。接种过肺炎球菌联合疫苗的儿童中耳中检出非肺炎链球菌的可能性要低2倍，但这些儿童感染流感嗜血杆菌的可能性要高3倍，不过这些菌株很少产生β-内酰胺酶。

从中耳渗出液中分离出的最常见的微生物是肺炎链球菌和卡他莫拉菌，常规培养方法阳性率可达25%。有证据表明，即使细菌培养阴性，分泌性中耳炎仍与长期细菌感染有关。

生物膜的形成是分泌性中耳炎对抗生素治疗耐药的可能原因。生物膜是一种由细胞外基质包裹的细菌团，其细胞外基质能有效保护细菌不被抗生素穿透。

三、病例选择

由于咽鼓管功能障碍和中耳病理的不同，鼓膜穿刺、鼓膜切开、鼓膜切开置管的选择需要因人而异。鼓膜切开置管是基于对患者中耳问题的预期需求而做的选择。听力下降是中耳需要通风的次要和主要症状，其他临床表现可能因分泌性中耳炎的类型不同有相应的表现，如儿童和成人分泌性中耳炎、急性中耳炎、颅面畸形、气压损伤、中耳炎和脓毒症和慢性咽鼓管功能障碍等。

（一）分泌性中耳炎

1.儿童

分泌性中耳炎是最常见和最有争议的疾病，因为关系到是否行鼓膜切开置管。儿童咽鼓管发育的不完善和对病理性微生物的高暴露导致了这个年龄段的分泌性中耳炎的高发病率。

家长可能会注意到患儿拉耳朵，大一点的儿童可能会诉说耳朵不适。托儿所和学校的听力测试和鼓室压力测试会发现听力下降和鼓膜活动异常。儿科或耳鼻喉科医师的检查能判断是否有鼓膜、中耳或内耳的问题。耳科检查多可见鼓膜模糊、浑浊或琥珀色。鼓气耳镜是判断鼓膜活动差最有帮助的设备。平坦型鼓室压图也支持分泌性中耳炎的诊断。但是，我们主要依靠体检判断，对于诊断来说，辅助检查并不是必需的。听力图主要用来判断听力损失的类型和程度（传导性、感音神经性或混合性）。

中耳炎在学龄前儿童中的发病率可高达40%～70%，但是无论是否使用抗生素，分泌性中耳炎多在发病3个月内缓解。文献中有几个治疗分泌性中耳炎的方案，一个方案包括3个疗程的抗菌治疗，每次10天，每月1次。另一个治疗方案是长期、小剂量预防性使用抗生素。双侧中耳炎伴听力损失、药物治疗无效的儿童建议行鼓膜置管。小于6个月的患儿很难判断其听力阈值。其他判断听力损失的方法包括家长观察患儿的行为，如坐在离电视近的位置、要求听大点声音、在学校表现差、注意力不集中或语言发育慢。小于3岁的儿童，如果发现一侧耳朵患病，另一侧正常或听力损失很轻，应谨慎选择继续观察。

2.成人

分泌性中耳炎既可以发生在儿童，也可以发生在成人身上。童年时有反复感染病史的患者，成年后的咽鼓管功能可能始终处于临界状态。这些人往往在乘坐飞机后，或者更多的是在上呼吸道感染之后，难以获得中耳的有效通气，他们往往抱怨单耳或双耳有堵塞感，有时有爆裂感和听力下降。查体可见鼓膜内陷、模

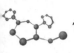

糊或琥珀色。鼓气耳镜（特别是在显微镜辅助下）能看到中耳的液面。音叉试验可以证实为传导性听力损失。如果患者近期听力下降是传导性的，但是不确定是否有中耳积液，可以行诊断性鼓膜切开帮助诊断。

有近期单侧或双侧中耳浆液渗出的患者需进行头颈部的详细检查。为了更全面的治疗，医师必须明确渗出的原因。近期出现中侧或双侧中耳浆液渗出也可能由鼻咽部疾病造成的咽鼓管功能障碍导致（如显著的腺样体增生、鼻咽部肿物比如鼻咽癌或淋巴瘤等都可以堵塞咽鼓管咽口，引起浆液渗出）。颞下窝或岩尖肿物也可能压迫咽鼓管。中耳的液体也可能由鼻腔鼻窦过敏性鼻炎造成。特别强调的是，一定要注意鼻咽部：简单的鼻咽镜检查是不够的，必须行可弯曲的纤维内镜或硬性鼻咽镜检查。

如果鼓膜检查能看到气泡或气液平面，可以尝试Valsalva动作或中耳吹气法。这些检查可以在鼻腔黏膜局部使用羟甲唑啉收缩血管后进行，如果中耳能通过上述动作通风，建议观察，辅助使用口服减充血剂、短期鼻用血管收缩药喷雾或鼻内激素喷剂。但是，如果中耳不能通风，可以行单纯鼓膜切开术。初次出现分泌性中耳炎的患者不需要行鼓膜置管。对于有长期或慢性咽鼓管功能障碍的患者，可能需要行鼓膜置管。

（二）急性中耳炎

尽管成人和青少年会出现急性中耳炎，但是急性中耳炎是最常见于儿童的疾病。其典型症状包括：听力下降、单侧耳痛、发热等，全身使用抗生素对改善炎症有效，但是一般需要24～72小时缓解症状。单纯鼓膜切开术能迅速缓解中耳脓肿导致的鼓膜膨隆，而不需要鼓膜置管。

儿童咽鼓管功能障碍的另一个表现是反复发作的急性中耳炎。这种情况下，患儿一般对抗生素反应较敏感，浆液性渗出能随后吸收，可选择每天使用预防剂量的抗生素；对于仍有反复发作的急性中耳炎的患儿，以及这种炎症成为患儿或家属的负担甚至影响患儿的学习能力、学校出勤率和身体健康，建议行鼓膜置管。

（三）有并发症的急性中耳炎

急性中耳炎很常见，但这种感染的并发症较少见。其并发症包括乳突炎、脑膜炎、脑脓肿和脑瘫。对于出现并发症的急性患者，建议除了全身使用抗生素外，还要行鼓膜切开置管，以改善中耳通风、促进减压和毒素引流，以免影响面神经。

（四）颅面畸形

很多颅面畸形会影响咽鼓管功能。扁平的颅骨使咽鼓管沿水平面走行，容易妨碍咽鼓管功能，例如21-三体综合征患者的咽鼓管功能都比较差，一般需要鼓膜置管。同样，因腭裂或肿瘤手术影响软腭功能的患者也容易患中耳疾病，因为他们的咽鼓管开口功能较差。有这些畸形的患者需早期行咽鼓管功能筛查。

（五）气压创伤

除了一氧化碳中毒，因为其他疾病接受高压氧治疗的患者容易有咽鼓管功能障碍。高压氧治疗过程中，有耳痛或听力下降的患者需要看耳科医师。这些患者的典型表现是创伤愈合一般需要2～3周。对这种"中耳挤压伤"的治疗包括：口服或局部用减充血剂，减慢氧气舱内气压上升的速度。如果耳痛或听力下降持续出现，需要行鼓膜置管。

（六）脓毒症和中耳炎

对于不明原因发热的住院患者，耳和鼻窦往往是潜在的感染源。如果MRI或CT发现头部或颞骨有液体信号，需要为患者会诊。一旦确定有渗出或明显的炎症，应行鼓膜穿刺放液或鼓膜切开和细菌培养。

（七）慢性咽鼓管功能障碍

长期有咽鼓管功能障碍的患者的鼓膜往往萎缩、内陷、松弛、活动幅度过大，鼓膜内陷易于向后到鼓室窦，向上到上鼓室形成囊袋。鼓膜则包裹在听骨链上，形成自然的Ⅱ型或Ⅲ型鼓室成形。

四、术前计划

（一）分泌性中耳炎

儿童患者术前需向儿父母告知鼓膜置管术的适应证、手术步骤和术后处理。除非患儿年龄较大或已成年，一般应在口服药物全身麻醉后，为患儿手术。术前最好有听力图。但是，年龄太小的孩子可能难以行听力测试。急性中耳炎需要鼓膜置管的患儿，其处理与分泌性中耳炎类似。

外耳道非常狭小的患儿需要特殊的置管，有时只能用带小内边的鼓膜通气管（鼓膜切开管）。如果术前考虑到需要小的通气管，应事先与手术室联系，检查存货单。成年人的鼓膜置管可在门诊局部麻醉下进行。手术器械和技术将在本章中介绍。

（二）急性中耳炎

急性中耳炎的患者，无论是成年人还是儿童，鼓膜切开术都能缓解其明显的疼痛，对于这种炎性鼓膜，表面麻醉剂没有明显的效果。当然，成年人能更好地配合鼓膜切开术，儿童则配合较差，有时有必要让护士用被单裹住儿童以制动。

鼓膜切开术也可以作为中耳炎的诊断性治疗，其主要适应证是：持续急性中耳炎、抗生素治疗无效的儿童，或者有免疫缺陷、需要明确致病菌以做相应治疗的患者。对于急性中耳炎、抗生素治疗无效的患者，鼓膜切开能迅速缓解其胀满感、压力感、疼痛和听力下降。如果明确致病菌是关键问题，则用Sen-turia曲管做诊断性鼓膜穿刺。在必须明确中耳渗出液致病菌的临床机构，适当的治疗计划很有必要。与患者的医师以及微生物实验室进行充分的沟通，能加快处理标本。

出现并发症的急性中耳炎患者（如面瘫、乳突炎、脑膜炎等）需要行影像学检测以排除其他颅内并发症。除了CT和MRI，如果怀疑颅内脓肿，则需要请神经科会诊，静脉使用抗生素和密切监护病情。如果同时有乳突炎，则应行乳突切开、鼓膜切开置管。

（三）置管的选择

鼓膜切开置管是通过鼓膜切口放置通气管，给中耳通风。鉴于中耳病理不同，可行短期或长期置管。根据患者的临床体征、病史和预期需要，医师可确定置管的时间。鼓膜置管的设计和材料不同，可通风的时间也可在几周到不定期之间。有新发中耳炎、中耳积液的成年人可能需要置管几周到3个月不等，其适应证是有持续分泌性中耳炎，鼓膜穿刺无效的成年患者。除此之外，近期行耳部手术、中耳和咽鼓管功能未恢复、中耳通气差的患者也需要短期置管通气。这种置管是一个直的聚乙烯管，内侧凸边被去除，管子尖部倾斜变尖，利于插入。

有内侧凸边的通气管可以较长时间放置于鼓膜和中耳内。Tytan管可以保持中耳通气4~6个月。如果需要放置更长时间，可使用内外都有凸边的通气管。Lindstrom等报道了儿童患者长期使用Armstrong通气管的效果，其排出时间的中位数和平均数分别是16.5个月和15.5个月。遗留穿孔率是1.32%。其中有12.2%的患者置管时间超过2年。我们更推荐使用Armstrong通气管。

如果中耳通风时间要求无定期延长，有另外一些置管可以选择。Per-Lee管，有软的硅橡胶柄和一个大的可弯曲的中耳凸缘，经鼓膜放入后，可持续很长时间。Goode T型管也能提供长时间通风。医师和患者都必须了解，通气管排出后可能遗留鼓膜穿孔。

五、手术技术

（一）鼓膜穿刺

当认定中耳炎的病因是感染时，可行鼓膜穿刺术。清理外耳道的耵聍和角化物，同时合并有外耳道炎、伴有浆液性渗出时，需要用小吸引器和（或）卷棉子清理渗出。如果怀疑外耳道有细菌或真菌菌落，需要用95%乙醇冲洗外耳道。外耳道清理干净、干燥后，可以行鼓膜穿刺。对于能配合的患者，可以在鼓膜表面用苯酚做表面麻醉，在鼓膜前或后下象限做穿刺。

（二）儿童患者

儿童患者做鼓膜置管一般需要全身麻醉。口服全身麻醉药后，手术显微镜定位，检查患耳，用耳镜、卷棉子、吸引器或鳄负钳清理外耳道耵聍，我们倾向于在鼓膜前或前上象限置管，因为鼓膜上皮的移行方式，这些部位置管能持续较长时间。鼓膜切开后，用5F吸引器吸出中耳液体，如分泌物黏稠，可能需使用7F

吸引器。如果分泌物难以清除，需要在后下象限切开鼓膜，以便中耳更好地通风。清理完中耳液体后，可看到鼓膜切开的大小，如果切口不够大，可用鼓膜切开刀扩大切口，放置内外均有凸缘的鼓膜置管。置管后，确认通气管的位置和方向正确。避免将通气管放置于鼓环或紧贴着锤骨，前者易导致边缘性穿孔，后者易引起波动性耳鸣，中耳有黏液、过多浆液或脓性液体，可用抗生素-激素滴耳液。另外，如果有出血，可以使用滴耳液，以免通气管堵塞。

（二）成人患者

绝大多数青少年和成年人能耐受局部麻醉下鼓膜切开置管。事先需向患者告知鼓膜置管的适应证和可能的风险：需要签署术前知情同意书。准备好相应器械（包括卷棉子、表面麻醉药苯酚、鼓膜切开刀、吸引器、鳄鱼钳），必要时准备尖针，用来调整置管方向。

显微镜下清理外耳道。最理想的置管位置是前半部分。有时候用于外耳道骨壁隆起，前半部鼓膜难以暴露，可以在后下象限置管，鼓膜表面放置表面麻醉剂（卷棉子），切开鼓膜，吸出中耳内液体，置入通气管，调整合适位置。

有些情况下，由于患者对耳部操作耐受差或耳道狭窄，单用表面麻醉剂不够，在征得患者同意的前提下，可以使用加有1：100 000肾上腺素的1%的利多卡因（昔罗卡因）行外耳道浸润麻醉。表面仍使用苯酚麻醉鼓膜，减少出血。患者可能出现患侧的舌部麻木，需事先告知。

需要不限期中耳通风的患者通常需要在手术室置管，在手术显微镜下操作。首选T形管，因为放置方便，脱管后不易遗留穿孔。Per-Lee管能长期通风，但是凸缘较大，需要修剪后使用。在鼓膜前部切开，用鳄龟钳折叠Per-Lee管的凸缘后，放入中耳。有可时需要用尖针或拉钩把凸缘挤入鼓膜内侧。但是羟基磷灰石管需要较长时间手术，将下半鼓膜外耳道皮瓣上翻，在骨性鼓环上磨出一条沟，才能放置通气管。而且容易出现通气管堵塞、中耳通风无效等问题。一旦通气管柄与鼓环不合适，需要手术钻头取出通气管。

六、术后处理

分泌性中耳炎的成年患者一般在门诊行鼓膜切开和鼓膜切开置管。患者可能有耳部渗出，可在外耳道口放置棉球，干耳后，即可取出棉球。

所有患者，无论成年人还是儿童，均需保持外耳干燥。沐浴或游泳时，尽量避免耳部接触水。洗澡时，可将外耳用凡士林棉球堵塞。患者可以游泳，但需尽量避免接触水，建议使用耳塞（如硅塑酯，一种可塑性的耳塞），效果更好。

化脓性中耳炎鼓膜置管的患者和置管后有黏液渗出或出血的患者，需要用抗生素滴耳液，以免渗出物浓缩或出血堵塞通气管。建议使用喹诺酮类抗生素滴耳液，每日2次，每次4～5滴。儿童患者一般需要在几周后复查，确认通气管的位置和通畅性。成年患者根据耳部疾病不同，需要每4～6个月复查一次。

术后，无治疗的患儿大概有20%发生鼓膜置管流脓。有研究对比了术后局部使用环丙沙星/氢化可的松和新霉素/多黏菌素B/氢化可的松和不使用药物治疗的效果，发现用药组的患者，患耳流脓的明显少于不用药组。鉴于滴耳液的预防作用，建议使用喹诺酮类抗生素滴耳液，因为其没有耳毒性。喹诺酮类抗生素的抗菌谱较广，是治疗鼓膜置管流脓的选择，其他可能引起中耳炎和流脓的因素有在幼儿园接触别的儿童和接触二手烟。

保持引流持续通畅除了使用滴耳液之外，用显微镜检查鼓膜置管后有脓性引流液的患者还要做细菌培养和药敏试验，有息肉样组织提示异物反应或管内、管周有角化物碎片，用含激素的滴耳液可以有效逆转上述反应，但持续肉芽组织或息肉样物形成，则需要活检和取出通气管。CT可用来除外中耳胆脂瘤。

有时，鼓膜置管外缘出现肉芽组织，表现为耳部流血和局部感染。其治疗包括用吸引器或杯状咬钳去除息肉，用卷棉子沾硝酸银液烧灼肉芽样组织，局部用滴耳液1周。

七、并发症

鼓膜切开和（或）鼓膜切开置管一般很少有并发症。然而，任何手术操作都可能有并发症。医师必须确定观察到的病变是否源于鼓膜切开或置管或两者兼而有之。上述适应证包括内陷袋置管、中耳渗出置管、气压创伤置管、传导性耳聋伴中耳问题的置管。如果鼓膜浑浊、不透明或动度差，可行诊断性鼓膜切开。但是，必须注意排除中耳的先天性或移位性血管合并积液。特别值得注意的是，高位的颈静脉球或颈动脉移位可能看起来很像蓝色或肉色液体，要详细检查鼓膜以排除这些异常疾病。同样，血管性肿物也容易和急性中耳炎混淆。

鼓膜切开和置管过程中，需要注意勿损伤外耳道壁，特别是外耳道前壁的皮

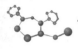

肤较薄，容易擦伤或破裂、一旦发生损伤，可用肾上腺素棉球压迫5分钟，局部使用滴耳液5天。

鼓膜切口过大也会产生并发症，如通气管易脱到中耳腔，如果能从置管处取出通气管，可以将管取出。在完整的鼓膜后方辨认通气管并不能指引取管。有时通气管落入下鼓室，很难暴露，除非掀起大的鼓膜外耳道皮瓣。如果看不到通气管，最好不要盲目寻找，需要告知患者及其家属其并发症以及潜在但很少见的风险（包括慢性中耳炎，或者头部活动时有物体移动感）。这些情况很罕见，如果患者有症状，可以手术干预。术前影像对计划手术很有帮助。

如果在严重萎缩的鼓膜上用大的吸引器，可能出现大的鼓膜缺损。一旦出现这种情况，有两种处理方案。一种是在鼓膜内侧放置明胶海绵，并用纸片修补缺损，并在后半部或后下象限鼓膜置管。另外一种是在缺损一侧置管，另一侧用纸片修补缺损。

有些患者的外耳道非常狭小，常见于21-三体综合征的患儿抗生素如果外耳道很窄，有必要用更小的通气管。如果需要用斜头的Grommet管，建议用更小的通气管。这种小号通气管一般用于3个月以下的患儿或外耳道非常窄的患者。某些罕见情况下，外耳道过于窄小，则只能使用直通气管。

通气管不能置于鼓膜后上象限，以免损伤听骨链。如果外耳道过于窄小，只有该象限能暴露，必须小心放置较短的Tytan管。

鼓膜通气管容易堵塞，对于出现堵塞的患者，应注意护理，特别是使用羟基磷灰石通气管的患者。正是由于这个原因，我们不再使用羟基磷灰石通气管。3F吸引器的直径刚好和这个通气管的内径匹配，经常可以吸出干燥的黏液栓。不然，需要用直针或弯针撼动黏液栓，才能吸出。有时黏液栓可能被推到中耳腔。有黏液渗出、易堵塞的患者可以使用含激素的滴耳液预防堵塞。

鼓管功能差、鼓膜内陷的患者可以行鼓膜置管改善中耳通风。有时，在砧骨和镫骨之间有纤维连接，置管前，可能是自然的Ⅲ型鼓室成形，即鼓膜直接粘连在镫骨上。置管后，鼓膜外移，引起听骨链关节部分移位，气骨导差增加。仔细检查砧镫关节能发现这一问题。尽管很少发生，但是需向患者讲明置管后可能有听力下降的。

除了中耳内有积液和轻度传导性耳聋，患者也可能在置管后没有听力改善的感觉。置管后，有的患者可能主诉空洞的声音或者描述"像在桶中"的声音，需要告知患者这是短时间的问题，第二天听到的声音会趋于正常。

通气管脱出后，可能有长时间鼓膜穿孔。如果仍需要长时间中耳通风，则穿孔起到了置管的作用。但是，长期的鼓膜穿孔可能需要用纸片或常规鼓室成形术修补。

置管后2周内出现耳漏（PTTO）属于早期并发症，发生率为5%～49%。迟发性PTTO发生于术后2周以上，可能由于急性中耳炎相同的致病机制和外源性感染，见于26%的患者。慢性PTTO指耳漏持续8周以上，发生率4%。PTTO的诱因包括：患儿生活在农村、社会经济地位差、反复和其他孩子接触（托儿所）、置管时有黏性或脓性分泌物。3岁以上患儿的引流液的细菌学培养显示以下常见的急性中耳炎细菌：肺炎链球菌、流感嗜血杆菌、卡他莫拉菌和化脓性链球菌。假铜绿单胞杆菌和葡萄球菌的发生率在3岁以上的患儿更多见，而且夏天多见。

第二节　鼓膜成形术

鼓膜成形术又称鼓膜修补术，是通过组织移植技术修复穿孔，恢复鼓膜的完整性，并提高听力的手术。至20世纪50年代，随着手术显微镜的应用，移植技术的提高和各种新型抗生素的问世，鼓膜成形术的技术逐渐成熟，鼓膜穿孔的愈合率得到提高，达93%以上，成为鼓室成形术的重要基础性手术。

鼓膜穿孔大多为慢性化脓性中耳炎的一种临床表现，当炎症处于静止期，耳流脓停止，穿孔未愈合，又由于鼓膜穿孔的存在，中耳更易经咽鼓管再度感染，也增加了经外耳道感染的机会。急性化脓性中耳炎，其中特别是急性坏死性中耳炎所遗留的肾形穿孔可长期不愈。因刺伤、气压伤、颞骨骨折等外伤引起的鼓膜穿孔，如得到恰当治疗，多可自愈；3个月以上不愈合者，方考虑手术干预。在极个别的情况下，因医师在探取外耳道异物时不慎而致的医源性穿孔，常因合并感染而影响愈合。鼓膜切开鼓膜置管后形成的穿孔，只要咽鼓管功能得到恢复，穿孔一般均能自愈。

鼓膜穿孔长期不愈合的原因较多，如穿孔太大，血供不良；咽鼓管功能障

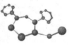

碍；以及局部感染未得到控制，等等。从组织学上看，永久性穿孔是由于穿孔后，鼓膜各层组织生长速度不一致所致。鼓膜穿破后，如果鼓膜外曲鳞状上皮层生长较快，超过了中间纤维层中纤维组织的生长速度，使鳞状上皮越过了穿孔边缘，并与内面黏膜层上皮相连续，故穿孔不能愈合。鼓膜成形术的意义在于切除穿孔内缘的鳞状上皮层，应用适当的移植材料作为支架，帮助鼓膜自我修复，使黏膜层和上皮层各自通过支架而连接，修复穿孔处鼓膜的正常组织结构，从而恢复鼓膜的功能。

一、手术适应证

（1）鼓膜紧张部中央性穿孔，干耳1个月以上；鼓室黏膜潮湿不是手术禁忌证，但鼓室内不得有任何脓性分泌物。

（2）鼓室黏膜色泽正常，无广泛的鳞状上皮化生。

（3）听力测试结果提示听骨链完整，活动好。

（4）咽鼓管功能正常。

（5）颞骨CT扫描示鼓室及乳突正常。

二、手术禁忌证

（一）绝对禁忌证

（1）急性上呼吸道感染期或痊愈不足2周。

（2）真菌性或细菌性外耳道炎。

（3）颞骨CT示上鼓室、乳突有胆脂瘤或肉芽，或鼓膜边缘性穿孔，病灶未彻底清除者。

（4）严重的全身性疾病，如糖尿病，活动性肝炎，重症心、脑、肾、血管及血液疾病而未得到控制者。

（5）已经证实的咽鼓管完全闭锁。

（二）相对禁忌证

（1）咽鼓管功能不良，术中须进一步探查，如咽鼓管病变经处理后其功能不恢复者，方属禁忌。

（2）变应性鼻炎、鼻窦炎，疑合并变应性中耳炎，未经系统治疗者。

（3）年龄非手术禁忌证，但5岁以下小儿为中耳炎的高发年龄，且术后护理困难，建议手术一般在7岁以后进行。身体健康的中、老年人手术是相对安全的。

（4）严重的耳蜗性聋，神经性聋，术后听功能不可能恢复至应用水平者。

（5）患耳过去曾多次手术，中耳广泛粘连，咽鼓管功能障碍，手术效果一般不佳。

三、移植物的准备

自体移植物如颞肌筋膜、软骨膜，软骨软骨膜或乳突骨膜宜在手术开始时切取，以便有足够的时间待其干燥，易于铺放。

（一）颞肌筋膜切取法

术侧耳郭上方以2.5%碘酒加75%乙醇或活力碘消毒。切口浸润麻醉（1%~2%利多卡因）。于耳郭上方发际上1.5~2.0cm处做横行切口，长3~5cm，切开皮肤及皮下组织，暴露颞肌外面的筋膜。在筋膜之一侧先做一切口，切透筋膜即可，勿切开下面的颞肌，然后将扁平剥离子伸入筋膜下方，将筋膜与其下面的颞肌分离，再以无齿镊夹持筋膜，用小剪刀剪下筋膜，注意切取的筋膜面积必须足够供修补使用。创口充分止血后缝合，注意勿留空腔，以免术后形成血肿。加压包扎。筋膜取下后，先将其铺放于术者或助手的拇指与示指间的手背上，或铺于药杯杯底外面，充分展平，如表面留有肌肉纤维，宜用小剪刀修剪去。然后待筋膜自然干燥。有些耳科医师喜将取出的筋膜先用玻片挤压，或用乙醇先做固定，然后再晾干之。对于这些不同的处理方法，术者可根据自己的体会加以选用。有学者认为，置于手背上的筋膜受体温的影响，干燥较快，而且温度适中，是其优点。

（二）乳突骨膜切取法

除鼓膜成形术本身需取耳后切口，而可在切口开始时切取乳突骨膜外，其余均需单独作耳后切口切取之。骨膜较筋膜及软骨膜厚，需修薄后再晾干，方法同上。

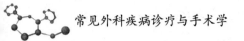
（三）软骨-软骨膜和软骨膜切取法

软骨膜一般取自耳屏，软骨-软骨膜既可取自耳屏，也可取自舟状窝。若手术采用耳内或耳道内切口，宜就近切取耳屏处者，做耳后切口时，则可采用舟状窝者。

切取耳屏软骨-软骨膜时，首先将一干棉球塞于外耳道口内，局部消毒、麻醉后，在耳屏内侧距边缘约2mm内切开皮肤，用小扁平剥离子或眼科剪将软骨和软骨膜两侧与周围的皮肤及皮下组织分离，尽可能地分离至软骨的下端，可以切到至少15mm×10mm大小的移植物，然后继续从其后方的外耳道软骨的内侧面分离并切取软骨膜，形成一个软骨-软骨膜游离瓣，然后缝合切口。将切取下之软骨-软骨膜修剪成环状或栅栏状并剪成适宜的大小和形状待用。

仅仅切取软骨膜时，充分暴露软骨膜后，将软骨膜切开，用小扁平剥离子分离软骨膜，至光滑洁白的耳屏软骨暴露后，用眼科剪剪下所需软骨膜，自然干燥后备用。切口间断缝合。

（四）同种异体中胚层组织或听骨赝复物

组织取出后，先用生理盐水冲洗干净，剪除遗留于上面的肌肉纤维及黏骨膜后，然后浸泡于保存液中，置1℃冰箱中1~2周，或置于低温冰箱（-50℃）中4天，待抗原性破坏后方可使用。使用前宜用生理盐水反复充分清洗。库藏同种异体鼓膜也是一种去活组织，但由于其中的胶原纤维保存完好，故能长期保持鼓膜的外形，移植后作为支架，促进鼓膜穿孔愈合。但由于这种同种异体鼓膜在移植后穿孔率高，加之同种异体组织具有传播疾病的潜在危险，目前已被其他移植物所取代。

四、手术方法

鼓膜成形术的方法主要有内置法、夹层法和外置法3种，术者可根据鼓膜穿孔的大小、位置和外耳道的宽窄、曲直，结合术者的经验，选用不同的方法。烧灼法一般不列入鼓膜成形术内，但由于其方法简便，所需设备简单，可在基层卫生单位应用，本节仍作简单介绍。

（一）内置法

内置法是将移植组织贴补于鼓膜内胟面的移植床上作为支架而使鼓膜穿孔修复的方法。适用于鼓膜小穿孔及中等大的穿孔。在伴有乳突开放术的鼓室成形术中，也可采用内置法修补鼓膜。

1.术前准备

体位，消毒和麻醉同单纯乳突开放术。但消毒时注意先将一消毒棉球塞于外耳道口内，以防消毒液流入鼓室内。待耳郭及耳周消毒完成后，再以浸有75%的乙醇小棉球仔细消毒外耳道皮肤。

2.操作步骤

（1）切取移植组织。

（2）手术显微镜对光校距。

（3）准备移植床。

①用尖针切开并分离距穿孔内缘1～1.5mm宽的上皮层，尽量使切除的上皮保持完整的环形t再以杯状钳咬除之，使穿孔边缘形成新鲜的创面。

②用小刮匙从穿孔处轻轻伸入鼓室，搔刮穿孔周围残余鼓膜的黏膜层上皮，造成新鲜创面。由于鳞状上皮可能沿穿孔边缘长入鼓膜的内侧面，故最好再以鼓室镜观察之，发现鳞状上皮时，须彻底刮除。如穿孔较大，裸露的锤骨柄上常有鳞状上皮生长，呈指套状，此时须同时将该处的鳞状上皮全部分离，刮除鼓膜的黏膜上皮层。

（4）切口。

①小穿孔或位于鼓膜中央的中等大穿孔，外耳道无明显狭窄，手术显微镜下通过调整投射角度能完全看清穿孔各处边缘者，一般无需另做切口。

②位于后上象限或后下象限的鼓膜紧张部中央性穿孔，后方残余鼓膜甚少；或鼓膜次全穿孔者，可做外耳道内切口。

③位于前方中等大的穿孔，外耳道前壁骨质突出，手术显微镜下不易看清穿孔前缘者，则做耳郭后沟切口。待耳郭后沟切口完成，做好蒂在后方的骨膜瓣后，用显微剥离子紧贴外耳道骨壁分离外耳道后壁及下壁皮肤，直达鼓沟，将该处纤维鼓环从鼓沟中分出，连同鼓膜后部一起，形成外耳道皮肤—鼓膜瓣，并将此瓣向前方翻转，则可暴露鼓室。

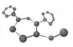

鼓室暴露后，可对听骨链做简单的探查：用细薄的显微剥离子伸入鼓室，轻轻触动锤背柄，观察蜗窗龛处的液体是否随锤骨柄的活动而出现轻微的波动，同时询问患者是否听到触动锤骨柄引起的响声。注意触动锤骨柄时动作一定要非常轻巧。听骨链完整且活动正常者，蜗窗龛处的液体可出现波动，病耳可听到响声。如探查结果示听骨链正常者，则进入下一步骤，否则须开放后鼓室和（或）上鼓室，进一步探查听骨链并作相应处理。

（5）铺放移植物：移植物铺放前，先将明胶海绵碎块浸入抗生素溶液中（注意选用无耳毒性的抗生素或抗菌药物术前1天作药物过敏试验），然后将此明胶海绵碎块充填于鼓室内，使其达到、但不超过鼓膜穿孔平面为度。然后用小剪刀修剪已干燥的移植组织，使其比鼓膜穿孔的面积大1/3左右。如移植组织过于干燥而硬如硬纸片时，可用生理盐水稍稍加湿（不能浸泡！），然后立即铺放于移植床上。铺放时注意将颞肌筋膜近肌肉层的一面朝上，置于残余鼓膜和明胶海绵之间。然后将移植物展平，并使其完全封闭穿孔，注意移植物边缘须超过穿孔内缘2mm以上，以免日后因移植物收缩而形成裂隙，使手术失败。锤背柄裸露在外者，可将移植组织剪一小口，而使其骑跨于锤骨柄上，并将锤骨柄街盖之，以有利于保持鼓膜的锥形。

做耳道内切口者，可先将外耳道皮肤-鼓膜瓣向前下方翻转，从切口处铺放移植组织，然后将皮肤鼓膜瓣复位。亦可先从鼓膜穿孔处从前向后铺放移植物，然后翻转皮肤-鼓膜瓣，将移植物后段展平，再将皮肤—鼓膜瓣复位。在鼓膜后部穿孔，穿孔后方残余鼓膜甚少者，须将移植物后段（2～3mm长）置于外耳道骨壁上，再将皮肤及鼓膜瓣覆盖于其上方。无论采用何种方法铺放移植物，移植组织铺放妥当后，均须仔细检查穿孔是否已完全封闭，其标准如下。

①穿孔周边无任何裂隙。

②移植物有足够的宽度与残余鼓膜重叠。

③可看清穿孔周边的残余鼓膜。

（6）外耳道填塞：用浸有抗生素溶液的明胶海绵碎块填放于残余鼓膜和移植物的外面，前下方穿孔者，须先填塞、压迫该处。外耳道内再以碘仿纱条填塞之。外耳道内切口者，切口不需缝合。

在鼓膜亚全穿孔，紧张部残余鼓膜所剩无几，修复穿孔比较困难，但如做到以下几点，在有经验者，穿孔愈合率亦可达90%以上。

①在几乎仅有纤维鼓环残存处，充分搔刮该处鼓环内缘，将移植物边缘插入该处鼓沟内。

②移植组织后端置于外耳道皮肤—鼓膜瓣下方的外耳道骨壁上。

③移植组织铺放完毕后，在移植物和残存鼓膜的外面放置一块颞肌筋膜，覆盖面超过穿孔，可作为"夹板"，以固定移植物，穿孔愈合后这块筋膜可自行脱落。

3.内置法的优点

（1）可保持残余鼓膜上皮层的完整性，保存了在鼓膜外面行走的血管，使穿孔边缘的供血良好。

（2）鳞状上皮不致遗留于鼓室内或鼓膜与移植物之间，以免形成胆脂瘤。

（3）可确保鼓膜的锥形和正常位置，特别是前下方的锐角。

（4）方法简单易行。

4.缺点

（1）如处置不当，移植物可能与鼓室内壁粘连。

（2）对前下方的暴露欠佳。

（二）夹层法

夹层法是通过分离残余鼓膜的上皮层和其下方的纤维层，将移植组织置于这两层之间而修复鼓膜穿孔的方法，适用于中等大的穿孔。

1.术前准备，体位、消毒和麻醉

同内置法。

2.操作步骤

（1）切口：做改良的山葆耳内切口，如鼓膜穿孔靠近前方，则外耳道后壁的切口可较深（在距鼓环3～4mm处），切口下端可向前延长至4点（右耳）或8点（左耳）。

（2）分离残余鼓膜上皮层，准备移植床：用剥离子将外耳道皮肤向深部分离达鼓环后，用弯针沿鼓环划开鼓膜上皮层，以剥离子将上皮层与其下方的纤维层慢慢分开，注意不使纤维鼓环从鼓沟中脱出，并保持上皮层的完整性。待周边残余鼓膜的上皮层分离后，再向穿孔处分离达穿孔内缘，切除穿孔边缘的上皮。至此，鼓膜上皮层已与纤维层完全分离，可将外耳道皮肤连同鼓膜上皮层向前方

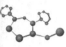

翻转，暴露纤维层。如穿孔外侧残余鼓膜很少，为扩大移植床，可将与该处鼓膜连接的外耳道皮肤从骨壁上分离少许。如锤骨柄裸露，须将其外面的上皮轻轻分离刮除。

（3）铺放移植物：用浸有抗生素溶液的明胶海绵碎块填放于鼓室内，然后将适当大小的移植物覆盖于穿孔及残余鼓膜的纤维层上，必要时移植组织边缘可铺展至相邻的外耳道骨壁上，以保证组织收缩后不致滑落于穿孔内而造成裂隙。仔细检查并校正移植物，使其完全展平，在各处均与穿孔完全弥合后，将鼓膜上皮层及外耳道皮瓣复位，此时移植组织正好夹在残余鼓膜的纤维层与上皮层之间。

（4）外耳道填塞，缝合：外耳道填塞同内置法。脚屏间切迹上方切口予以缝合。

3.夹层法的优点

（1）可保持鼓膜的正常位置和形态。

（2）移植组织居于夹层中，位置固定，不易滑动；血供条件较好，有利于穿孔修复。但技术操作比较复杂，费时多，如上皮层撕破或分离不够完全，鳞状上皮遗留于移植物下方，有继发胆脂瘤的危险。

（三）外置法

外置法是在切除穿孔内缘的上皮后，分离残余鼓膜外面的上皮层，和部分外耳道上皮，然后将移植物铺放于残余鼓膜外面纤维层的方法。本方法与国内20世纪60—70年代沿用的外置法不全相同。

1.术前准备

体位，消毒和麻醉：同内置法。

2.操作步骤

（1）切口：做耳道内切口和耳后切口。

①耳道内切口：由4处切口组成。

a.在9时（右耳）或3时（左耳）做一与外耳道长轴平行的切口（约相当于鼓乳缝处），长约2mm。

b.在1时—2时（右耳）或10时～11时（左耳）处做占切口a相对应的切口（约相当于鼓鳞裂处）。

　　c.在距鼓环和残余鼓膜1~2mm处作蒂在后上方的弧形切口，切口两端与切口a、b的内端相连接；由内而外小心分离该处的残余鼓膜及外耳道皮肤，形成一个蒂在外耳道上方和后上方的含血管的皮蒂。该切口保留了外耳道上方和后上方含血管的皮蒂，上述切口完成后，由内而外小心分离该皮蒂。

　　d.然后在外耳道外1/3处作弧形切口，两端分别与切口a、b的外端相连。

　　②耳郭后沟切口：切口完成后，放置撑开器，暴露乳突骨皮质及外耳道。

　　（2）分离切口：d处之外耳道皮肤及鼓膜表皮层，沿外耳道内切口，由外而内分离骨性外耳道皮肤，达纤维鼓环后，继续分离残余鼓膜的表皮层，直至穿孔边缘。完整取出此外耳道皮瓣，保存备用。注意：分离耳道前壁骨性隆起处皮瓣时，动作宜轻柔，避免将其撕裂；残余鼓膜上的表皮层应完全分离，不留任何残余。

　　（3）磨宽骨性外耳道：用电钻磨去外耳道表层骨质，扩大外耳道，以便满意地容纳鼓膜移植物。磨骨从外方和后方开始，可将外耳道上嵴（Henle嵴）磨去，然后逐渐磨去前壁的骨质。特别注意以下几点。

　　①应完全磨去前壁的骨性隆起，充分暴露鼓沟的前部，此为保持术后鼓膜前下方锐角的关键步骤。

　　②勿损伤前面的颞颌关节。

　　③避免暴露乳突气房。

　　（4）探查鼓室，清除病变组织。

　　（5）铺放移植物：铺放移植物以前，鼓室内先填塞明胶海绵碎块，以不超过锤骨柄平面为度。然后将移植物修剪成1.3cm×1.6cm的卵圆形，其上端剪开一小口。将移植物铺放于残余鼓膜纤维层外面，上端小口两侧游离缘置于锤骨柄之后方，并互相重叠，包绕锤骨柄。注意移植物前缘不得超过鼓沟而贴附于外耳道前壁，以免术后新鼓膜形成前下钝角。

　　（6）外耳道皮瓣复位：取出保存的外耳道皮瓣，将其复位于外耳道壁，并略向内侧移位，使其内缘覆盖于鼓膜移植物之外缘上，两者重叠1~2mm。注意皮瓣不可向内卷曲，以免日后形成上皮小旗。

　　（7）填塞明胶海绵，缝合切口：首先将明胶海绵卷成小烟卷状，紧紧压迫于前下方之鼓沟处，然后填塞海绵碎块，上后方之血管皮蒂处暂不填塞。缝合耳后切口，将血管皮蒂复位，填塞海绵。其外侧填塞短碘仿纱条。

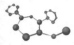

（四）烧灼法

烧灼法是用化学腐蚀剂破坏穿孔边缘的上皮层，以贴附于鼓膜外面的湿棉片（或硅胶片等）作为支架而使穿孔愈合的方法。适用于鼓膜的小穿孔。目前仅用于不愿接受手术治疗的患者。基层卫生单位无手术条件的耳科医师可在严格的无菌操作下实施。

方法：局部消毒后，用2%丁卡因棉片贴敷于穿孔周围5～10分钟后拭干。用极细的卷棉子浸沾30%硝酸银或50%三氯醋酸，先在消毒纸上吸去过多的药液后，再涂擦穿孔边缘，至出现一个0.5～1mm宽的白色圈为度。烧灼后用浸有抗生素溶液的湿棉片贴补于鼓膜外。以后用含抗生素的滴耳液滴耳，每日2次，每次2～3滴。1周后复查。如贴补棉片仍在原位，无继发感染，可继续观察！棉片脱落者，如穿孔边缘出现红色肉芽圈，可再贴补棉片；如出现继发感染，应停止烧灼，并用抗感染治疗。

五、术中注意事项

鼓膜成形术的目的是让患者重新获得一个完整的、形态和位置正常的鼓膜，以恢复听功能。欲达到这一目的，手术中须注意以下几点。

（1）前已述及，中耳炎症吸收后，鼓膜穿孔长期不愈合的原因，是鼓膜外面上皮层中的鳞状上皮越过穿孔边缘向内面的黏膜层生长而与其连接，阻碍了鼓膜各层组织继续生长以修复穿孔之故。因此，彻底切除穿孔内缘的上皮层是手术成功的重要关键之一。初学者往往顾虑将边缘上皮切除后会使穿孔扩大，允其是在残余鼓膜不多时，惧怕切除1～1.5mm宽的残缘后，会影响穿孔愈合。因而术中往往切除不彻底，造成上皮层残留，导致手术失败。

（2）鼓膜上的萎缩性瘢痕仅由上皮层和黏膜层组成，中间缺乏纤维层，术中极易撕破。因此术前估计穿孔面积时，宜将其计入穿孔内。

（3）鼓膜上的钙斑一般并不影响穿孔愈合，因此凡不影响锤骨活动的钙斑，术中均无需切除。

（4）准备移植床的目的在于使移植组织获得良好的血供，有利于穿孔愈合，因此，做好移植床是手术取得成功的重要保证。温习外耳的血液供给可知：外耳道和鼓膜外面的血液是由耳深动脉、颞浅动脉和耳后动脉的分支供给的，这些动脉平行走行于外耳道皮肤之内。因此，外耳道皮肤鼓膜瓣的宽度应和穿孔的大小相宜，如无必要，勿将外耳道皮肤做过多的分离。

（5）穿孔较大，残余鼓膜较少时，将移植物后端铺放于外耳道后壁骨质和皮肤-鼓膜瓣之间，不仅可防止移植物滑落，而且更为重要的是可增加移植物的血供，促进穿孔愈合。

（6）内置法时，无论穿孔大小，鼓室内均须填满明胶海绵碎块，可使移植物紧紧贴附于鼓膜内侧面，否则移植物将发生移位，影响穿孔愈合，或与鼓室内壁发生粘连。但若明胶海绵填充过多，又可能过分挤压移植物，使之从穿孔边缘脱出于外耳道内，影响穿孔愈合，导致手术失败。如穿孔较小，初学者误认为仅需将明胶海绵填塞于与穿孔相对应的鼓室处即可，殊不知这些明胶海绵可以发生移位而坠落于下鼓室内，使填充失去意义。再者，明胶海绵碎块如遗留于移植物与移植床之间，亦会影响愈合。

（7）术中如发现砧骨长脚和镫骨已暴露，为避免它们和移植组织粘连，须在砧骨和镫骨外放置明胶海绵。

（8）鼓膜前方的锐角一定要注意保持，因此，做内置法时，临近鼓膜前方的外耳道皮肤不宜轻易剥离、翻转，以免锐角被结缔组织充填，影响传声功能。

（9）组织黏合剂仅能将移植物暂时黏附于鼓膜上，不能代替移植床的准备，而且，如黏合剂封闭残余鼓膜上的毛细血管，形成粘连或瘢痕，反不利于功能恢复，因此术中一般均不宜使用之。

鼓膜成形术后，血管纹可从鼓膜松弛部或鼓环四周向移植物生长，血供良好者，术后10日～2周移植物变为红色，示手术已获成功。以后移植物逐渐变薄，该处出现半透明的正常鼓膜。如术后2～3周移植物上仍无任何血管纹生长，多预示手术失败，移植物将坏死脱落。如移植物上虽有血管长入，但它与局部残余鼓膜间出现裂隙，此时可轻轻搔刮裂隙的边缘，外面以浸有抗生素溶液的小薄棉片贴敷数日，此裂隙有可能闭合。

六、并发症

（一）中耳感染

术后短期内发生耳流脓，移植组织脱落，常导致手术失败。此种术后中耳感染多因中耳内有潜在的感染源未彻底清除，或真菌性外耳道炎未彻底治愈，或术后合并上呼吸感染等所致，个别可因术中未注意无菌操作引起。因此，术前若做到严格掌握手术适应证和禁忌证，术中注意无菌操作，此种并发症多可避免。

（二）鼓膜位置异常

如外侧愈合，前方钝角形成，鼓膜内陷，甚至发生中耳粘连等，均可导致术后听力不提高，或传导性听力损失加重。因移植组织内侧未予足够固定而发生的鼓膜内陷，而咽鼓管功能正常者，术后数月内一般可恢复正常。如与咽鼓管功能不良有关，经咽鼓管吹张和病因治疗后也可得到改善。中耳粘连多因手术操作粗暴，广泛损伤鼓岬黏膜，或因鼓室黏膜局部病变而行切除，但未用适当方法隔离移植物和鼓室内壁（如用硅胶薄膜及明胶海绵覆盖、固定）而引起。需要提醒的是，鼓室黏膜肥厚多为可逆性病变，无需刮除；如有肉芽或息肉，亦仅切除局部病变即可，鼓岬黏膜宜妥为保存。前角变钝多因局部瘢痕组织形成所致，轻者可试用浸有可的松和糜蛋白酶的棉片放置局部，以减少其厚度；重者及外侧愈合者须再次手术。

（三）耳鸣、感音性聋

耳鸣、感音性聋极少见。术中须注意尽可能不触动或少触动听骨，必须触动听骨时，动作一定要轻巧。术中及术后禁止在局部或全身应用耳毒性药物。

（四）继发性胆脂瘤

用外置法或夹层法者，术中如残余鼓膜上皮未彻底分离，遗留于鼓膜与移植物之间或鼓室内，日后可形成胆脂瘤。

（五）继发性穿孔

继发性穿孔是指鼓膜穿孔已愈合，新鼓膜出现的穿孔。原因如下。
（1）中耳再度发生急性炎症。
（2）变态反应性中耳炎未得到控制。
（3）慢性鼻窦炎等上呼吸道慢性疾病未得到适当治疗。

第三节　听骨链重建术

听骨链重建术是使鼓膜和外淋巴液之间恢复稳定的传声连接，以达到恢复或改善中耳传声系统功能的手术。

虽然听骨链通过其杠杆作用在声能从锤骨柄到达前庭窗时仅可产生约2.5dB的增益，但是，如果听骨链中断而鼓膜完整时，却可引起60dB的听力损失，这是因为只有当鼓膜和听骨链连成一个整体时，或者说只有当鼓膜和镫骨足板之间由听骨链连接起来的时候，鼓膜的有效振动面积和足板的面积比差（$55:3.2mm^2$）方能发挥作用，而从中获得近30dB的增益，由蜗窗膜在传声中的缓冲作用而产生的15dB增益也方能体现（余下的15dB丢失于鼓膜对声压的衰减作用）。所以，听骨链重建术在治疗因化脓性中耳炎、中耳胆脂瘤、外伤性听骨链中断等疾病引起的传导性聋中具有重要的作用。

在受到弱的声刺激时，除了由于砧镫关节的作用而镫骨呈分离运动之外，锤砧关节并无运动，此时可以把锤骨和砧骨大致看成一个整体。因此，从这个意义上看，可以通过用一块听骨赝复物代替原来的锤、砧骨而恢复其功能。不过，如果要恢复听骨链的精细功能，还有待于重建整个传声系统，因为在强声刺激时，各听骨之间均会出现不同的运动。

听骨赝复物的首选材料是自体骨，如砧骨和锤骨。其中自体砧骨在听骨链重建术中已应用多年，术中将砧骨磨制后，可置于锤骨柄和镫骨头之间，也可作为全听骨链赝复物。自体骨在置入体内后，能长期保持其形状、大小及生理特性不变。软骨由于其稳定性不良，在体内留置时间长后容易吸收，可因供血不良而继发软骨炎，使其劲度下降，终致远期效果差。自体骨材料的缺点如下。

（1）患耳可能因骨质破坏而缺少可用的自体骨。

（2）由于术中的磨制工作耗时而延长手术时间。

（3）赝复骨也可能通过电钻的研磨而受损，并可能出现新骨形成等而影响其传音功能。除自体听骨外，目前应用得较多的是人工陶瓷等异质材料。同种异

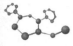

体骨由于具有传播疾病的潜在危险，采集和应用时应慎重。

一、手术适应证

（1）急性或慢性化脓性中耳炎静止期，鼓膜遗留穿孔，或穿孔已愈合；或外伤性听骨链中断。

（2）听力测试结果示传导性聋或混合性聋。

（3）贴片试验示听骨链中断或固定。

（4）蜗窗功能正常。

（5）咽鼓管功能正常。

（6）颞骨CT扫描示听小骨破坏，听骨链中断，或听骨周围有软组织阴影，疑为鼓室硬化或粘连。

（7）先天性听小骨畸形。

二、手术禁忌证

（一）绝对禁忌证

（1）急性上呼吸道感染期或痊愈不足2周。

（2）真菌性或细菌性外耳道炎。

（3）颞骨CT示上鼓室、乳突有胆脂瘤或肉芽，或鼓膜边缘性穿孔，病灶未彻底清除者。

（4）严重的全身性疾病，如糖尿病，活动性肝炎，重症心、脑、肾、血管及血液疾病而未得到控制者。

（5）已经证实的咽鼓管完全闭锁。

（二）相对禁忌证

（1）咽鼓管功能不良，术中须进一步探查，如咽鼓管病变经处理后其功能不恢复者，方属禁忌。

（2）变应性鼻炎、鼻窦炎、疑合并变应性中耳炎，未经系统治疗者。

（3）年龄非手术禁忌证，但5岁以下小儿为中耳炎的高发年龄，且术后护理困难，建议手术一般在7岁以后进行。身体健康的中、老年人手术是相对安全的。

（4）严重的耳蜗性聋，神经性聋，术后听功能不可能恢复至应用水平者。

（5）患耳过去曾多次手术，中耳广泛粘连，咽鼓管功能障碍，手术效果一般不佳。

三、手术方法

（一）切口

做山葆耳内切口，如有鼓膜穿孔，又位于鼓膜前部，则外耳道后壁的弧形切口可靠近鼓环些，距鼓环3~4mm。

（二）分离外耳道皮肤鼓膜瓣

先用较大的剥离子分离皮肤切口、皮下组织及骨膜，然后可用直角半圆形刀作为剥离子，或用微型扁平剥离子紧贴外耳道骨壁分离外耳道皮瓣，注意保持皮瓣的完整性，达鼓沟及鼓切迹处分出鼓膜后部的纤维鼓环，进入鼓室。将皮肤鼓膜瓣向前方翻转，暴露鼓室及上鼓室外侧骨壁。

（三）暴露鼓室及听骨链，清除病变组织

如果砧镫关节及镫骨暴露不良，须先凿（磨）去外耳道后上部分骨壁，充分暴露砧镫关节、镫骨、锥隆起、蜗窗龛及锤骨柄，如锤骨柄附近的鼓膜完整，不必将锤骨柄从鼓膜内分离。需要暴露砧骨体及锤骨头时，凿（磨）去部分上鼓室外侧骨壁，开放上鼓室。待3个听小骨及上、中、后鼓室均已暴露后，即仔细检查鼓室中的病变，细致、细心而认真地清除病变组织，包括听小骨上的鳞状上皮、胆脂瘤包囊、肉芽以及可能清除的粘连组织和硬化灶等。清理镫骨及其周围病变时要注意用左手执器械固定好镫骨，以免引起镫骨足板脱位，甚至骨片脱落于前庭池内。此外，还要避免损伤面神经及正常的鼓室黏膜。

（四）探查并准备重建听骨链

1.听骨链常见的病变可分为5种类型

（1）锤骨及镫骨完整，砧骨病损。

（2）镫骨上结构和砧骨缺损，锤骨存在或缺损。

（3）镫骨完整、活动，锤骨和砧骨缺损。

（4）听骨全部损毁，足板固定。

（5）镫骨完整、活动，锤骨头和（或）砧骨体固定。

2.术中须根据不同的病变类型进行重建

（1）锤骨及镫骨完整，砧骨缺损：砧骨的病损以长脚缺损、砧、镫骨连接中断最常见。外伤引起的砧镫关节脱位可加以复位，或将一自体骨片置于砧骨长脚和镫骨头之间，并用组织黏合剂黏合，外用明胶海绵固定之。由胆脂瘤引起的破坏，须无条件地将残余砧骨全部取出弃之；在镫骨头和锤骨柄之间用库藏同种异体材料赝复物或自体乳突骨皮质连接之。在同种异体听小骨中，用得比较多的是砧骨。用这些作为修复材料时，对其形状的雕刻和连接方式因锤骨柄与镫骨头之间的距离不等和术者的经验不同而异。但无论采用何种连接方式，在和镫骨头连接的一端，均须用电钻磨出一比镫骨头略大的小窝，将其戴在镫骨头上，与锤骨柄连接的部位则可磨出一小沟槽，以便与锤骨柄形成稳固的连接。用陶瓷听骨赝复物时，应选用部分听骨链赝复物（PORP），该赝复物一端有一圆形而扁平的头部，头部之一侧的上面有一沟槽，可容纳锤骨柄，其余部分与鼓膜相连接，赝复物的另一端有一凹，可容纳镫骨头。安放赝复物时，可将锤骨柄轻轻向前转动，此时即可用一小钩将头部沟槽置于锤骨柄之下方。锤骨与镫骨头之间的距离为：前后为3~4mm，内外约2mm。如因锤骨柄明显内移，复位无效，锤骨柄与镫骨头之间无法连接，则可将部分听骨赝复物直接置于鼓膜和镫骨头之间。用同种异体骨或自体骨时，与镫骨头连接处须磨出一小窝，与鼓膜接触面要磨平整。因陶瓷材料上已具备小窝及平滑而有沟槽的鼓膜接触面，无需加工。

（2）镫骨上结构和砧骨缺损，锤骨存在或缺损，足板活动：此时须在锤骨和镫骨足板之间建立声压传输装置。所选用的移植物种类及对其雕刻形状与锤骨柄存在与否、锤骨柄至镫骨足板间的距离等有关。如前庭窗较宽，鼓室较浅，锤骨柄存在，可将库藏砧骨短脚磨平后固定于足板上，砧骨体上的关节凹面正好置于靠近锤骨头附近的锤骨柄上，砧骨长脚则加以切除。如鼓室较深，则将砧骨长脚末端磨平面固定于足板中央，在砧骨体与短脚间磨一沟槽，镶嵌于锤骨柄后方。锤骨已损毁，则在鼓膜与足板间放置T形移植物，或陶瓷全听骨链赝复物（TORP）。Jahnke（1985）主张足板上先铺放一层软骨膜然后再安放骨移植物，以防足板穿孔。

（3）镫骨完整、活动，锤、砧骨缺损：遇此情况，可在镫骨头上放置陶瓷部分听骨赝复物，或将库藏听小骨、自体乳突骨皮质小柱等磨小窝，戴于镫骨头上使镫骨加高，另一端与鼓膜连接。使镫骨头直接与鼓膜连接的Wilstein鼓室成形术第Ⅲ型，由于其新鼓室太浅，鼓膜与鼓岬或面神经管之间容易发生粘连，目前已被其他方法取代。

（4）听骨全毁，足板固定：此时鼓室黏膜大多有明显病变，如广泛的上皮化生，肉芽形成，粘连等。如有条件，可于病灶清除后作鼓膜成形术，待次期切除足板或足板开窗，前庭窗上覆盖颞肌筋膜或软骨膜，然后在前庭窗和鼓膜间放置全听骨赝复物。

（5）镫骨完整、活动，锤骨头和（或）砧骨体固定：多见于先天畸形，鼓室硬化，外伤后粘连，粘连性中耳炎，因慢性化脓性中耳炎后锤骨和（或）砧骨与上鼓室前壁或上、后壁之间有新骨形成而致固定者亦不罕见。遇此类病变时，可在清除听骨周围病灶后，将锤砧关节、砧镫关节脱位，取出砧骨。在鼓膜张肌肌腱附着处上方剪断锤骨颈，取出锤骨头。然后将自体砧骨或生物陶瓷部分听骨赝复物连接于镫骨头和锤骨柄之间。

（6）听骨赝复物的放置方法：听骨赝复物宜于手术结束时放置，因为任何听骨重建材料均甚细小，极易黏附于组织上而随之移动，使位置不易固定。故术时宜先做好放置移植材料的一切准备工作，包括设计、修剪、钻磨材料，试放于移植位置，认为满意后再取出放置一旁备用。然后向鼓室内填放浸有抗生素溶液的明胶海绵碎块。如同期做鼓膜成形术，则铺放好鼓膜移植材料，固定鼓膜前半部及下部后，再将后上部鼓膜移植物和（或）鼓膜向前翻转，暴露镫骨或足板以及锤骨柄（存在时），再放置听骨赝复物，重建听骨链，周围用明胶海绵碎块固定后，将翻转的鼓膜移植物和（或）鼓膜轻轻复位，此时注意勿使听骨赝复物移位。

四、术中注意事项

（1）在鼓膜和镫骨足板之间重建稳固的传声装置是手术成功的关键之一，移植材料上的小窝需略大于镫骨头，方能稳固地戴于镫骨头上，不致移位、滑脱及日后与鼓室壁粘连等。镫骨上结构破坏时，高柱需安放于足板中央，不与周围骨壁接触，因此，周围用明胶海绵碎块妥为固定。术后患者宜取术耳朝上的卧位，静卧10天左右。

（2）为了保证鼓膜有足够的振动面积，新的听骨最好与鼓膜脐部连接。因此，如果锤骨柄存在，宜尽量利用之，将听骨移植物的一端与其连接。

（3）移植物与鼓膜连接时，为防止鼓膜局部穿破，移植物脱出，宜于两者之间放置软骨片。我们将软骨片改为2小片颞肌筋膜，效果亦好。

（4）彻底清除病灶是鼓室成形术的先决条件，耳科医师在重建听骨链时宜牢记并严格遵循这一原则。

（5）术中可因赝复物太长或用力过猛，而致镫骨上结构骨折，底版或镫骨脱位，环状韧带撕裂而并发外淋巴瘘，感音神经性聋等。为避免这些并发症的发生，术中应选择大小形状合适的赝复物，将其固定好，动作应轻柔，勿施暴力。

第四节　改良乳突根治、鼓室成形术

一、适应证

（1）胆脂瘤型中耳炎。
（2）对侧耳听力极差或已行乳突根治术，欲保留此耳听力。
（3）咽鼓管功能良好。
（4）可长期随诊复查。

二、禁忌证

（1）全身情况差，不能耐受手术。
（2）急性上呼吸道感染期。
（3）重度感音神经性耳聋。
（4）咽鼓管功能不良。
（5）鼓室内病变不能保证彻底清除。

（6）圆窗和卵圆窗闭锁，全鼓室黏膜上皮化，鼓膜无任何残边。

（7）术后佩戴耳道助听器仍达不到实用听力。

（8）妇女月经期。

三、手术步骤

（1）耳界沟切口或耳后切口。耳界沟切口可一次完成耳甲腔成形术，以预防术后耳道口狭窄，保持术后的引流、术腔通气、促进术腔上皮化。耳后切口暴露术野大，但对于乳突腔较大的患者要另行耳道口切口伴耳甲腔成形术，预防外耳道口狭窄。

（2）切开皮肤、皮下组织及骨膜，暴露乳突骨皮质及外耳道后壁和上壁，达鼓切迹和鼓环，向上向前显露颞线，找到外耳道前上棘。

（3）自筛区入路磨除乳突骨皮质和气房，寻找并开放鼓窦。

（4）沿鼓窦开放上鼓室，找到砧骨短脚。

（5）在砧骨平面外侧逐步向后向下切除乳突，行乳突腔轮廓化。如砧骨短脚缺如，继续向前开放上鼓室，找到匙突、面神经水平段、前庭窗等结构。乳突轮廓化范围：向前至外耳道后壁、面神经垂直段，向后达乙状窦，向上达乳突天盖，后上达窦脑膜角，向下至乳突尖。术中注意：保留外耳道后壁并尽量磨薄，保持面神经骨管的完整性，保护乙状窦。对于乳突尖气化好、清除气房后术腔明显低于外耳道底壁者，取骨粉或组织填充乳突尖，便于术后引流。

（6）继续向前开放上鼓室，暴露上鼓室前壁、上壁，同时修薄后鼓室外侧壁。

（7）断桥后，逐步去除外耳道后壁及上壁骨质，清除中鼓室病变。

（8）游离砧骨长脚断端或分离砧镫关节，分离锤砧关节，取出砧骨，分离锤骨头周围病变组织，剪断锤骨上韧带，将病变或缺损的锤骨头取出。

（9）确定匙突、面神经水平段及外半规管隆突，磨低外耳道后壁，去除后鼓室外侧壁及后下壁骨质，削低面神经嵴，此时注意使外耳道底壁与乳突尖能够平滑过渡，便于术后引流。

（10）将外耳道皮瓣从前上方剪断，做成蒂在下方的皮瓣，修剪皮下组织，切除外耳道软骨，然后向下方翻转，覆盖于乳突腔内、面神经嵴上。耳后切口者，在耳界沟处行外耳道口半环形切口，并从12时处向耳轮脚与耳屏间延长，再做外耳道皮瓣。

（11）耳甲腔成形从耳内切口的外耳道切口处，将耳甲腔软骨与两面的软骨膜分离，切除1块半月形的软骨，在耳甲腔皮肤游离缘作横行切口，形成2～3个小皮瓣，贴附于乳突腔内。

（12）用取好晾干的颞肌筋膜修补鼓膜。

（13）将筋膜向前翻起，鼓室前下方填红霉素明胶海绵或可吸收止血纱布。

（14）植入人工听骨，进行听骨链重建。如镫骨结构完整，则在镫骨头上植入部分听骨链赝复物（PORP）；如镫骨头、前后足弓缺损，则在镫骨底板上植入全听骨链赝复物（TORP）。亦可用同种异体听骨经过改形后连接镫骨与鼓膜或镫骨底板与鼓膜。

（15）在人工听骨与筋膜之间垫以带骨衣软骨，复位颞肌筋膜及外耳道皮片，覆盖面神经嵴。筋膜外侧覆以红霉素明胶海绵或可吸收止血纱布，再以碘仿纱条填塞，固定皮瓣，达外耳道口。

（16）切口以丝线间断缝合，无菌敷料包扎切口。

四、注意事项

（1）乳突腔、鼓窦入口及上鼓室病变清除要彻底，防止复发。

（2）尽量不损伤中鼓室及下鼓室结构，便于行鼓室成形，听骨链重建。

（3）尽量保证镫骨或镫骨底板的完整性。

（4）避免损伤面神经、半规管，防止面瘫及外淋巴漏。

（5）尽量保留鼓室黏膜。

五、并发症

（1）出血、感染术中严格无菌操作，彻底止血，术后应用抗生素，避免损伤乙状窦、颈静脉球。

（2）耳聋或严重的听力损失术中避免震动镫骨，损伤内耳。

（3）面瘫清除病变及磨低面神经嵴时注意面神经走行位置，如术后即刻出现周围性面瘫应马上行面神经减压术。

（4）脑脊液漏乳突轮廓化向上达乳突天盖时，注意不要损伤硬脑膜，如有损伤，术中应及时用肌肉填塞、修补。

（5）外淋巴漏乳突轮廓化时注意不要损伤外半规管隆凸，外半规管表面的胆脂瘤上皮要小心剥除。

（6）术后耳内长期流脓术中乳突轮廓化不彻底，病灶未彻底清除。术中注意磨低面神经嵴，防止上鼓室及鼓窦引流不畅。

第五节　完壁式乳突根治术

一、适应证

（1）经正规保守治疗仍持续流脓、耳痛、耳道流血的慢性中耳炎。

（2）中耳乳突胆脂瘤，特别是病变累及上鼓室、鼓窦、乳突，而中、下鼓室无不可逆性病变。

（3）局部侵犯听骨链和上鼓室的中耳肿瘤。

（4）顽固性中耳溢液药物治疗无效。

二、禁忌证

（1）病灶侵犯咽鼓管、迷路内侧间隙。

（2）病灶侵犯外耳道后壁并广泛破坏。

（3）严重的天盖低位以及乙状窦前移所致的缩窄型乳突。

（4）坏死性骨炎及不可逆性病灶。

（5）大范围硬脑膜缺损易引起脑脊液耳漏或脑疝。

（6）咽鼓管功能不良。

（7）患者全身情况差，不能耐受手术。

三、手术步骤

（一）切口

局麻或全麻后，耳后切口，距耳郭后缘0.5~1.0cm，从耳郭附着处上端至乳突尖部做弧形切口，切口直达骨面。分离暴露乳突外侧壁，剥离外耳道皮瓣至上鼓室外侧壁，将皮瓣推向前下方。

（二）开放鼓窦

经乳突筛区进路，用电钻沿骨性外耳道后壁和颞线开始磨除乳突骨质并暴露鼓窦。注意磨出乳突气房的范围要宽，避免在一个狭窄的术野操作。

对局限于上鼓室和鼓窦的病变，可行上鼓室入路。将外耳道皮肤和骨膜剥离到相当于上鼓室外侧壁处，用钝头弯探针紧靠鼓切迹下方探入上鼓室，了解上鼓室外侧壁的范围，用电钻自鼓切迹缘逐步向上、向前、向后，由内向外磨或凿除上鼓室外侧壁骨质，使上鼓室完全开放。而后在探针探查下，经鼓窦入口磨或凿除鼓窦外侧乳突皮质及气房。完全敞开鼓窦后，可见砧骨短突、砧骨窝和水平半规管隆凸。此入路不需要轮廓化乙状窦，仅在从颧弓根到窦脑膜角的范围内进行手术。

（三）显露砧骨及乳突轮廓化

在鼓窦外侧适当向后扩大术野，然后沿鼓窦向前上开放上鼓室，显露砧骨短脚，并将在砧骨平面外侧逐步向后、向下切除乳突至乙状窦前壁和乳突尖，行乳突轮廓化，显露乙状窦、颅中窝脑板、二腹肌嵴、水平半规管及砧骨短脚。

（四）削薄外耳道后壁

逐步由后向前，由外向内削薄外耳道后壁，仅保留纸样菲薄骨壁，这样可增加从面隐窝对后下鼓室和鼓室窦的视野，尤其是之后对圆窗龛的视野。

（五）开放上鼓室

沿颞线向颧弓根方向磨薄上鼓室外侧壁，暴露锤砧关节。根据病变情况，决定是否取出砧骨。而后扩大前后鼓峡，沟通上、中鼓室的通道，并清除该部位的病变。

（六）开放面神经隐窝

沿砧骨窝、鼓索神经及面神经垂直段之间的三角区用0.5mm的金刚钻磨除面神经隐窝周围骨质进入后鼓室，显露锥隆起、圆窗及卵圆窗，彻底清除乳突腔、上鼓室、中鼓室和面隐窝的病变。

注：除经面隐窝径路探查后鼓室外，还有经砧骨窝径路后鼓室探查术.其具体方法是：先从外耳道分离砧镫关节；用直角钩分离锤砧关节，将砧骨向乳突方向旋转取出；从砧骨窝开始，去除鼓索神经和面神经之间的楔形骨质；辨认面神经水平段，在直视下，面神经锥曲段位于视野下方，神经表面要留有一层薄薄的骨衣；面神经轮廓化，去除砧骨窝下方的骨质，以便暴露中鼓室后部和下鼓室，必要时可切断鼓索神经使下鼓室暴露得更好。

（七）清除病灶

对乳突腔内病变，应采用由后向前的方式清除。为保证无胆脂瘤上皮遗留，应完整切除胆脂瘤基质。若胆脂瘤病变已累及到锤骨头，整个锤骨应一并切除。此时将暴露咽鼓管上隐窝，并有助于同时从外耳道后方及外耳道清除病变组织。无论采用何种径路，甚至是传统的乳突根治术式，最不易窥及的区域为后鼓室隐窝、锥隆起下方及鼓室窦，此部分位于卵圆窗及圆窗之间及后方，易于容纳胆脂瘤上皮，尤其是穿孔位于锤骨后韧带的下方时。若镫骨上结构及镫骨肌已缺损，可用金刚钻磨除锥隆起及邻近骨质，以帮助彻底清除病变组织。

（八）鼓室成形

可以从外耳道进路掀开鼓环，根据听骨链的情况行鼓室成形术，包括听骨链重建，如听骨链搭桥、改良Ⅱ型或人工听骨植入术及鼓膜修补等。

（九）关闭术腔

乳突腔放置引流管引流。

四、注意事项

（1）乳突切除时做成碟形术腔有较好的视野，有助于预防损伤重要结构，不要用钻头钻成一个深井样术腔。

（2）要将骨性外耳道口处向后的弧形段去除彻底，只保留较为平直的外耳道骨性段，这样才能充分保证术野和手术过程中对外耳道后壁的观察。

（3）术中见到鼓窦病变后不要急于清除，以免在显微镜下迷失层次而向前、向内损伤面神经锥段、垂直段或外、后半规管。

（4）去除上鼓室外侧壁时宜先保留砧骨外上鼓室外侧壁骨板，削薄后用小金刚钻去除此骨板，从而防止钻头损伤砧骨及产生的剧烈振动经镫骨损伤内耳。

（5）注意上鼓室盾板有无缺损，如缺损较多宜重建骨壁或改行开放式手术，否则易导致术后鼓膜松弛部粘连或内陷而再次形成胆脂瘤囊袋。

（6）窦脑膜角的气房必须切除以便确定位于外半规管中后部的前半规管和后半规管会合处共脚。

（7）小心轮廓化面神经和鼓索神经，为避免热灼伤，应用金刚钻头进行操作并用较多的水冲洗。面神经水平段常有先天性裸露或经病变破坏后裸露，术中清理病变时要防止过度牵拉或钩针损伤面神经。

（8）术中磨至接近外半规管时，注意勿损伤砧骨，该部位面神经管骨壁较薄，神经位置较表浅，注意勿损伤神经。在清理外半规管表面的胆脂瘤时，要用水冲洗，直到确定外半规管是完整的。

（9）扩大开放区域前界时要注意保护鼓索神经。

（10）在显露面隐窝各界时要注意均匀磨除骨质至菲薄，防止在局部形成深的凹陷。

（11）开放后鼓室时不能用力压，否则容易导致钻头滑入后鼓室而损伤镫骨。

五、并发症

（一）面瘫

面神经损伤所致，面神经鞘膜损伤可引起面神经膨出，继发面神经水肿，处理时将面神经暴露处近心端和远端的骨管开放5～6mm，切开鞘膜以减少神经因肿胀而受压的程度。

（二）眩晕

半规管损伤所致，在对受炎症侵蚀或硬化的乳突操作时，有可能发生半规管损伤，此时要立即用骨蜡封住开窗处，然后用颞肌筋膜覆盖半规管。

（三）感音神经性耳聋、耳鸣

可由半规管损伤、耳蜗损伤、开放后鼓室时损伤镫骨以及站头磨除砧骨周围骨质时产生的振动传至内耳等导致。

（四）胆脂瘤复发

上鼓室开放不足，重新形成鳞状上皮内陷袋；炎症、胆脂瘤未彻底清除等。

（五）出血

1.乙状窦损伤

被磨破后立即出血，可用棉片压住出血处数分钟直到出血停止，如果裂口较大，用4-0的线缝合，亦可用肌肉瓣修补，填塞物应与周围组织缝合，以免漂流造成栓塞。

2.颈静脉球出血

出血可能来自覆盖颈静脉球的气房和骨髓，用骨蜡封住气房和骨髓，然后用棉片。

第六节　中耳畸形的听骨链重建术

一、适应证

（1）鼓膜完整却呈现先天性传导性耳聋者（多为双耳听力对称）。

（2）因轻微外伤导致传导性耳聋而鼓膜完整者。

（3）颞骨CT明确存在听骨链畸形且呈现传导性耳聋者。

二、禁忌证

（1）圆窗严重畸形或未发育者。

（2）咽鼓管发育畸形或不通畅者。

（3）全身情况太差无法耐受手术者。

三、手术步骤

（1）行经耳轮脚前的耳内切口，向前方掀起外耳道皮瓣及鼓膜，显示鼓室内结构，此过程要尽力做到保持外耳道皮瓣和鼓膜完整，适当凿除上鼓室外侧壁和外耳道后上壁，直至暴露镫骨上结构。

（2）探查听骨链：主要探查镫骨活动情况和镫骨上结构发育情况，可以轻触锤骨观察听骨链活动情况。注意砧骨形态，砧镫关节是否未连接或假连接，镫骨前后足弓和镫骨底板发育情况。

（3）根据听骨链畸形方式，选择重建材料和重建术式。

①如果镫骨结构正常且活动良好，仅存在砧骨畸形，可切除砧骨和锤骨头，将自体听骨或人工听骨修剪后连接于镫骨头和鼓膜之间，人工听骨同鼓膜之间最好垫衬软骨片，防止术后继发鼓膜穿孔。

②如果链骨上结构畸形或镫骨固定，可行镫骨底板钻孔或镫骨底板切除术，人工听骨外侧固定于砧骨长脚或锤骨柄上，活塞周围使用自体脂肪围绕，防

止术后出现外淋巴漏。

③如卵圆窗发育畸形无法辨认，可考虑行内耳开窗术，植入材料和方法基本同镫骨底板钻孔术。

④如探查发现圆窗未发育则难以重建听力。

（4）复位鼓膜及外耳道皮瓣，局麻手术患者可以直接使用音叉粗测听力是否提高或Rinne试验是否由阴性转为阳性，确定手术效果。

四、注意事项

（1）保持外耳道皮瓣及鼓膜完整，人工听骨和鼓膜之间最好垫衬软骨片，防止继发穿孔。

（2）重建之听骨链连续性及活动性良好，避免虚接或固定。

（3）术腔积血尽量吸除干净，防止术后形成粘连。

（4）避免损伤咽鼓管周围黏膜，导致术后咽鼓管功能下降，影响手术效果。

（5）因镫骨底板固定而行镫骨底板钻孔或切除术时，软组织覆盖确实，防止术后出现外淋巴漏。

（6）术中注意仔细辨识中耳腔各解剖结构，当畸形严重无重建基础时不要勉强手术，防止出现不必要的并发症。

五、并发症

（一）面瘫

仔细辨识解剖结构，如面神经发育畸形，则有可能损伤面神经。

（二）神经性耳聋

镫骨底板钻孔或镫骨切除时损伤膜迷路，导致内外淋巴液混合，出现神经性耳聋。操作中注意勿钻孔太深，人工听骨修剪至长度合适以防过长而深入内耳。

（三）脑脊液漏

内耳与蛛网膜下腔畸形交通可导致术中切除镫骨或内耳开窗时出现脑脊液

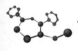

漏，应确实封堵，若术中封堵方法不对，术后可发生持续性脑脊液耳漏或耳鼻漏。

（四）鼓膜穿孔

原因之一为掀开鼓膜或将鼓膜从锤骨柄剥离时动作粗暴，导致鼓膜穿孔且没有及时发现；人工听骨直接顶在鼓膜上亦可能造成继发穿孔。术中精细操作，注意保护鼓膜，在人工听骨和鼓膜之间放置软骨片可以避免鼓膜穿孔。

第七章　鼻内镜外科手术技术

第一节　手术器械及手术室设置

一、手术器械

在实验室进行的鼻内镜下鼻窦解剖需要基本手术器械。当进行更复杂的手术操作，或给患者施行手术时，根据手术方式、术者的个人习惯和偏好，在基本器械的基础上可能需要其他器械。除一根30°鼻内镜外，本书中大部分解剖操作所需的基本手术器械如下。

显微电动吸切器（切割吸引器）配备4mm直刀头和（或）60°刀头对于解剖操作会非常有帮助。

（1）3.5mm直筛窦钳（A）。

（2）3.5mm直黏膜咬切钳（B）。

（3）3.5mm上翘筛窦钳（C）。

（4）3.5mm上翘黏膜咬切钳（D）。

（5）刮匙（E）。

（6）窦口探针（F）。

（7）4mm弯曲吸引器头（G）。

（8）标准口径直吸引器头（H）。

（9）360°蝶窦锥或咬钳（I）。

（10）360°反向咬骨钳（J）。

对于较复杂的手术操作而言，70°鼻内镜可以帮助更好地观察额窦、上颌窦、蝶窦的外侧及上部隐窝。各种尺寸的刮匙可以帮助去除较厚的骨质，尤其是额窦及蝶窦开口周围的骨质。对于仔细去除泪囊、颅底、视神经、颈动脉等重要结构周围骨质，切割钻或磨钻是必需的。鼻内镜使用的钻头需有15°的角度，当需要磨除前上部，如额窦的骨质时，更大角度的钻头，如40°、50°或60°钻头，可能使用更加方便，但是并不是必不可少的。有时在额窦区域使用直钻头或15°钻头或刮匙操作受限时，可进行前上鼻中隔切除术，将钻头自对侧鼻腔置入。同样的，对于复杂的颅底手术，可能需广泛磨除颅底骨质，双侧鼻腔、四手操作、合适部位的鼻中隔切除术，可改善术区显露以及方便鼻内镜、手术器械的放置。

二、患者体位及术前准备

需使用透明敷料覆盖并保护患者的眼睛，并方便术者在术中视诊及触诊患者双眼，及时发现急性眶内血肿、急性眼眶凸出等。患者除额部、眼、鼻和上唇外，其他部位均被无菌巾覆盖，口及气管插管除计划有经口的手术操作步骤外，一般需要使用无菌巾覆盖。

术者在手术操作中，需舒适地坐或立于患者。一侧，右利手的术者一般位于患者右侧。如果术者选择坐着操作，可以用一个梅奥支架（垫一个衬垫）将持镜手臂的肘部固定在患者头部舒适的高度。视频塔和任何手术中成像的设备都应放置在桌子的顶端，面对着术者。术者的颈部应保持在舒服自然的位置，没有明显的伸展及弯曲，避免对脊椎长时间的压力引起颈部疼痛。

基本的鼻窦手术，患者的头部枕圆环形枕，稍向术者倾斜；颅底手术患者的头部需用钉子固定，在使患者头部向术者倾斜的基础上，便于依据手术径路伸展或屈曲患者头部（例如寰枕关节）。对于偏前方的手术径路，如颅前窝径路，将头部伸展15°更加方便操作；而对于经斜坡或上颈椎的颅后窝的手术径路，头部稍屈曲更加方便操作；对于垂体、海绵窦手术径路，头部无需伸展或屈曲。头部向术者倾斜有助于术者更加舒适地操作，不管是在整个手术中，还是遇到严重出血时，都使患者位于约15°反头低足高体位，可减少鼻内镜下鼻窦手术的术中出血及改善术区的显露。

持内镜及手术器械的方法，依据术者习惯鼻内镜及摄像头的长度和类型、解剖区域而不同，通常由术者决定何种拿持器械的方式更加适合他们的双手。

　　在本书中描述的大多数解剖操作中，通常只需要30°鼻内镜，使用0°鼻内镜也可以，但是它对于鼻腔外侧壁的结构显示可能不佳，比如上颌窦自然口、上颌窦、眶上筛窦气房等。鼻内镜的长轴方向指向患者的枕部。从手术最初直到通过上颌窦开放术辨认出眶底内侧壁为止，应将下鼻甲的上缘一直保持在视野范围内，使术者可沿蝶窦自然口的轨迹指向鼻后孔及鼻咽上部。鼻内镜放置于患者鼻中隔角并轻轻向上方牵引患者鼻翼，手术器械在鼻内镜下方置入鼻腔。

　　如果需探查上颌窦、额窦、蝶窦的上侧或外侧隐窝，需70°鼻内镜，30°或70°鼻内镜经鼻前庭的底部置入鼻腔，镜头斜面向上（像处理额窦口时），或向内（像做鼻中隔矫正时）。在这类操作中，其他手术器械可以在鼻内镜的上方置入鼻腔内。在鼻腔内置入带角度的手术器械或鼻内镜，尤其是解剖额窦，是非常有挑战性的，需要在实验室在尸头上多加练习，熟练掌握相关操作方法后，才能在手术室中应用。

　　手术室的布局会依手术团队的习惯而变化，标准的布局中两位均为右利手的术者均在患者右侧，共用一个视频监视器，或使用两个视频监视器。左利手的术者可位于患者左侧。在一些复杂的颅底手术中，需要在重要的神经血管附近磨除骨质或分离组织，由一名术者固定内镜位置，或利用特殊设计的内镜固定器，可以使主刀者双手同时进行手术操作，同时加长的内镜较标准长度的内镜更有助于避免持镜的双手阻挡其他术者操作，或碰撞镜头、摄像机、光源。术者可一手持显微电动吸切器或手术器械，另一手持吸引器，由手术助手持镜，在良好的沟通下，配合主刀的移动，助手的另一手可依据手术需要再持一个额外的吸引器或其他手术器械。每台手术都是独一无二的，需要手术团队进行充分的术前计划，术中充分利用内镜及合适的手术器械，获得更好的术区显露及更方便的器械操作。

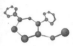

第二节　鼻窦及颅底CT解剖

颅底及相关血管神经孔道包括前颅底、中颅底、后颅底，以及毗邻的颅窝，由筛骨、额骨、蝶骨、颞骨、枕骨构成，在内镜下进行相应复杂解剖区域的手术操作要求术者熟练掌握重要神经血管孔道在颅骨中的走行，以及与鼻窦、眶的毗邻关系。

目前认为CT检查是鼻窦、颅底及眼眶区域手术术前标准的影像学检查，它可以显示重要的骨性结构，避免术中引起眼眶及颅内并发症，并协助评估鼻窦、颅底病变的范围和严重性。在进行内镜鼻窦、眼眶或颅底手术前，了解相关区域的CT解剖是关键的术前准备环节。在部分病例中，磁共振（MR）检查也是必需的。

大多数正常鼻窦的解剖变异与鼻窦炎性疾病的相关性较差，但对手术计划的制订和手术操作的安全有重要意义。对CT的全面回顾会发现脑脊液漏的解剖危险因素，如颅底陡峭、筛骨凹不对称或深嗅沟。既往曾行手术或病变范围广泛也可能导致骨质的不完整，增加损伤重要结构的风险，例如动脉，包括颈内动脉或筛前动脉，部分或完全显露。过度气化也会导致这些血管及其他结构（如视神经）易受到损伤。了解这些重要解剖结构之间的毗邻关系，可以指导鼻窦解剖安全完成。

第三节　鼻内镜鼻腔检查

重点解剖标识：下鼻甲及中鼻甲、鼻中隔、鼻后孔弓、咽鼓管咽口、鼻泪管凸。

在开始检查鼻腔时，需将30°鼻内镜沿着下鼻甲和中鼻甲的交界处、靠近鼻中隔处，自前向后置入鼻腔内，斜面朝向鼻腔外侧。鼻后孔附近结构（如鼻咽后壁、咽鼓管咽口、咽鼓管圆枕、鼻后孔弓、鼻中隔后部、中鼻甲及下鼻甲后端）在进行鼻内镜鼻窦手术前需例行检查，这样可以建立气道的前后维度，为血液引流入鼻咽部建立通道，方便手术器械及内镜置入。轻柔地将中鼻甲向鼻腔内侧、鼻中隔方向移位后可以清楚地看到前窦口鼻道复合体（筛泡、钩突、周围隐窝以及上颌窦、额窦、筛窦气房引流道）。

给患者施行手术时，止血、及时清除积血及恰当充分的鼻腔显露是必不可少的，因此需局部使用血管收缩药保持黏膜减充血状态，在行鼻窦手术操作前，需先行处理堵塞鼻道的肥大的鼻甲、偏曲的鼻中隔、鼻中隔骨嵴等，以更好地显露鼻窦术区，同时也可改善患者的通气，鼻中隔上部偏曲虽然不是所有患者均有临床症状，但是在行蝶窦手术时可能会妨碍筛窦气房的显露，因此，为患者安全考虑，也可先行纠正其偏曲。

单独通过对侧鼻腔置入鼻咽部的吸引器可用来持续吸出鼻咽部的积血和碎骨片，如果患者有双侧鼻息肉，可先行切除双侧鼻息肉，以重建鼻腔前后维度，同时有利于自对侧持续吸出鼻咽部积血及碎骨片，可在中鼻甲尾端及毗邻的蝶腭孔区域注射肾上腺素或烧灼电凝以控制出血。

吸引-冲洗也是必要的，带吸引器的单极或双极有助于处理术中不连续的出血血管，但是需避免过度烧灼电凝止血，以最大限度减少局部的结痂和延迟愈合。

第四节　下鼻甲成形术及黏膜下下鼻甲切除术

在鼻内镜下鼻腔显露欠佳，或患者因下鼻甲肥大而有明显鼻塞的临床症状时，可行鼻内镜下下鼻甲成形术、黏膜下下鼻甲骨切除术，通常下鼻甲骨增大可引起下鼻甲肥大，临床表现为鼻塞，药物治疗效果欠佳。

在30°鼻内镜下，使用显微电动吸切器楔形切除下鼻甲于鼻腔外侧壁附着处的软组织，之后使用镰状刀、外科手术刀或剪刀做切口，剥离下鼻甲内侧及外侧黏膜瓣，移除部分鼻甲骨质，从前向后并且尽量向下鼻甲尾端逐渐移除，以保证下鼻甲向鼻腔外侧、下鼻道内充分移动。如果下鼻甲有"卷曲"区域，需改变其位置以使缩小的鼻甲能够有最佳的定位并尽量减少继发性上颌窦炎的发生，应注意在骨折外移下鼻甲时避免其附着在鼻腔外侧壁，靠近上颌窦自然口。

为了获取更多的空间，可去除下鼻道外侧黏膜瓣多余的黏膜，如有下鼻甲尾端软组织肥厚或呈桑葚状的患者，可使用显微电动吸切器去除增生的软组织，使用电凝止血。将下鼻甲内侧及外侧黏膜瓣从前至后全长完整覆盖下鼻甲，可减少术后由骨质显露引起的迟发性鼻痂形成（骨炎）或表面的去上皮化，最终使下鼻甲向鼻腔外侧壁、下鼻道内移动。

第五节　鼻中隔成形术

重要解剖标志：筛骨垂直板、前鼻嵴、鼻中隔软骨、鼻缝点。

明显的鼻中隔骨嵴或鼻中隔偏曲可能妨碍鼻内镜进入，或可能影响气道通畅性。对于此类患者，建议对其行鼻中隔成形术。下文提到的鼻内镜手术技术有多种优势，包括：更好地显示鼻中隔前部和鼻腔，能够行局部黏膜、软骨膜下鼻中隔切除术，便于鼻窦手术中更好地显露鼻窦。

将30°鼻内镜置入鼻腔后，视野向鼻中隔中上部，在同侧鼻中隔黏膜做L形或T形切口。切口垂直部分位于鼻中隔偏曲部位的前部以便于鼻中隔软骨或筛骨垂直板切除。需注意术中应保留1条约10mm的鼻中隔软骨部支架以减少术后鼻背塌陷的发生。切口水平部分位于与垂直切口垂直的鼻底和鼻中隔相连部位或稍高位置，可以根据鼻中隔偏曲位置进行选择。

切口应做在鼻中隔偏曲的同侧，因为鼻中隔骨崤处黏膜常常会有破损。经过该切口，基底位于后上部的黏软骨膜瓣被掀起。为防止出现术后鼻中隔穿孔，必须保证黏软骨膜瓣是从黏软骨膜下被掀起的。用Cottle elevator鼻中隔刀垂直地切除所需保留鼻中隔软骨条后方的鼻中隔软骨以形成黏软骨膜下平面，同时保证对侧黏软骨膜的完整性。将黏软骨膜瓣从鼻中隔软骨或筛骨垂直板上向上掀起，随后从上颌骨鼻突开始条状切除鼻中隔骨崤或鼻中隔偏曲部分。

通常需要条状切除鼻缝点冠状面后方的偏曲的筛骨垂直板，以减压鼻中隔尾部偏曲并且防止软骨回弹。为防止术后鼻梁塌陷和鞍鼻畸形，鼻中隔背部和尾端的软骨支撑通常需保留。以鼻内镜透照在鼻外可见鼻缝点后上一个透亮的区域，术中去除这里的骨质或软骨是安全的，不会造成鼻梁塌陷。从鼻缝点前端透照显示的透亮区域提示术者此处的软骨非常接近鼻背支撑，有即将损伤鼻背支撑的风险。

上述过程完成后，将黏软骨膜回复到正常位置。可缝合鼻中隔垂直切口，也可不缝合切口，除非鼻中隔黏膜瓣影响观察或器械的进入，或者对侧相应部位有鼻中隔黏膜穿孔。缝合时可使用可吸收缝合线。鼻中隔黏膜间积血可从水平切口引流出来，从而降低了术后鼻中隔血肿的风险。

一般不需要鼻腔填塞，除非鼻中隔切口被完全缝合，在这种情况下需要鼻腔填塞以减少术后鼻中隔血肿的风险。为术后固定鼻中隔软骨及减少术后鼻腔粘连的风险，可以使用鼻中隔夹板，并且鼻中隔夹板已被证实可以改善术后黏膜状态。

在鼻中隔前部偏曲的病例中，需要在头灯辅助下做半切透的切口。在偏曲同侧掀起鼻中隔黏软骨膜瓣，需要保留与对侧黏软骨膜未分离的前部软骨条，在这条保留的软骨后方做软骨切口，然后分离对侧黏软骨膜。确定前鼻崤后，将偏曲的前部鼻中隔从鼻崤分离。同侧的鼻中隔凹陷需要以手术刀在鼻中隔软骨面沿水平方向划痕减压。之后，可将鼻内镜插入黏膜切口间进行之后的鼻内镜操作。

第六节　中鼻甲成形术

重要解剖标志：中鼻甲前端连接处、中鼻甲后端连接处或尾部、中鼻甲垂直板、中鼻甲基板。

中鼻甲增大可能是由于中鼻甲病理性肥大或泡状中甲导致的。这些病例在做鼻内镜手术时需先行中鼻甲缩小术或中鼻甲成形术以更好地显示鼻腔或开放进入鼻窦的径路，以解除反复复发的急性或慢性鼻窦炎患者窦口鼻道复合体的堵塞，并且能改善鼻腔通气口。尽管鼻源性头痛的诊断有争议，如果怀疑是由于肥大的中甲及其毗邻结构引发的头痛，这种情况需要做中鼻甲成形术。

可以仅保守地切除中鼻甲头端，这样不影响鼻腔通气、嗅觉或前筛和额窦的引流。可以使用咬切钳或吸切器自中鼻甲前端向中鼻甲尾端切除中甲。中鼻甲的尾端可以以吸切器或电凝处理。

需要注意的是要锐利地切除中鼻甲头端，避免嗅裂旁中甲垂直板的骨折和黏膜撕脱。如果没有做到锐性切除，或者没有正确使用吸切器，吸切器的震动可能在不经意间损伤中甲垂直板，以致术后出现中甲不稳定或飘动。这可能导致术后出现中鼻甲移位造成上颌窦、筛窦和（或）额窦的堵塞。如果中鼻甲垂直板已损伤，可以用可吸收的生物材料或不可吸收的材料填塞筛窦，以避免中鼻甲移位。或者用可吸收线将中鼻甲和鼻中隔缝合。中鼻甲内侧面和中鼻甲与鼻腔外侧壁相延续的黏膜应保持完整，避免术后嗅裂和额窦引流口瘢痕粘连。

在泡状中甲的病例中，需切除中鼻甲外侧面并注意避免中鼻甲垂直板骨折，也可以使用吸切器。在含气的中鼻甲头端做垂直切口切开黏膜和骨板，将泡状中甲的内外侧分开，将中甲外侧壁以咬切钳或吸切器切除，保持与鼻中隔相对的中甲内侧壁和垂直板完整。

第七节　钩突切除术与中鼻道开窗术

重要解剖标志：钩突下缘附着处、眶内侧板、窦口开放术水平、移行和垂直切缘、后囟区域和下鼻甲后1/3。

用带角度的探针确认钩突、半月裂和筛漏斗的位置。将钩突用探针向内侧骨折，用反咬钳切除钩突，从而显露筛漏斗外侧壁（眶内侧壁）和上颌窦自然开口。有经验的手术医师可使用动力系统行钩突切除术，同时要注意不要损伤纸样板，并保留筛漏斗外侧壁的黏膜。

或者可以使用镰状刀或边缘锐利的剥离子自下鼻甲上方钩突上缘附着处切开钩突，然后用直咬切钳切除钩突。但是，不推荐新手医师使用这个方法，因为可能导致无意中损伤纸样板。

钩突尾端或后下剩余部分可能遮挡上颌窦自然开口，所以必须确定并切除钩突尾端使得上颌窦自然开口显露。在此过程中可以使用反咬钳也可以使用吸切器，但不要损伤钩突下端所附着的下鼻甲骨板。另外，如果不需要开放额隐窝，钩突上方大部分应予以保留。如不保留可用上翘咬切钳或吸切器切除。

钩突完全切除后，术者能清楚地辨认上颌窦自然开口。上颌窦自然开口上缘是眶底内侧壁（MOF）与纸样板结合处的标识（也就是眶底与眶内侧壁的结合处）。使用弯吸引器向纸样板下外方上颌窦自然开口试探可进入上颌窦内。

对于局限于窦口鼻道复合体前部的病变，行钩突切除术显露上颌窦自然开口后行局限的开窗术即可。但是，如果鼻窦病变比较重，在行筛窦开放术前需通过扩大中鼻道窦口开放术来确定MOF。如果术者经验比较丰富，眶底内侧壁的确认就不必看清上颌窦自然开口上缘，避免进行不必要的窦口开放。在严重鼻窦病变（如变应性真菌性鼻窦炎和鼻息肉等）的患者中，或者在再手术病例中，需行扩大中鼻道开窗术。这时需要切除后囟，行扩大开窗术后，术者可确认眶底内侧壁，也就是窦口开放术后上部水平骨缘。因眶底内侧壁是低于颅底水平的，这样可以帮助术者在一个正确的前后方向的安全线内开放筛窦气房，一直到蝶窦。

如果窦口鼻道复合体的解剖结构消失，或者术中寻找上颌窦开口困难，可以尝试从后囟（位于下鼻甲后1/3上方）进入上颌窦。此进路能保证术者的操作与眶底板保持一定的安全距离，因为下一步操作需要在上颌窦自然开口后方向上扩大窦口。术者必须注意眶底板内侧高于外侧。

经后囟开放上颌窦时，必须注意需同时贯穿鼻腔侧和上颌窦内侧黏膜。如果不注意这点会导致上颌窦内黏膜被掀起以致上颌窦囊肿形成，或黏液囊肿形成。在开放上颌窦时可以使用一个弯曲的带利刃的额窦刮匙，然后可倒退向上颌窦自然口方向行中鼻道开窗术。术后的窦口需合并上颌窦自然口以减少术后黏液循环流动的风险。

后囟切除后创造出一个扩大的开放窦口。在向后切除后囟扩大窦口时，要注意不要切得过多以致窦口垂直切缘与上颌窦后壁冠状面平齐，这样可以避免损伤腭大神经（在腭骨垂直部腭大神经管内自上而下走行），腭大神经位于上颌窦内侧壁和后壁相连处。

可沿着眶底内侧壁反向经后囟开放上颌窦窦口，直到鼻泪管凸后方。在这个位置，眶底内侧板在前方位置更低，且十分接近下鼻甲在鼻腔外侧壁的附着点。

必须保证眶底内侧壁在视野内，且在整个鼻内镜手术过程中需经常以它为参考。如果没有认清中鼻道开窗术上缘（如眶底内侧壁）可能导致术者在无意中向颅底方向操作过深。要注意随时查看显示器保证没有无意中转动了内镜摄像头。要注意内镜监视器的上方与解剖结构的上方方向相一致。在开窗过程中操作应始终在矢状位偏向内侧（与鼻中隔方向平行），开放上颌窦口的上边缘时应沿前后方向朝向眶尖进行操作。

术者应该确认上颌窦后壁和开窗术后侧垂直骨缘。通过开放后的上颌窦口观察上颌窦后壁，其代表冠状面上蝶窦前壁的大致位置（或者后筛后壁的位置），大约距鼻小柱7cm，邻近鼻中隔后方。

如果需要的话，术者可以使用带角度的鼻内镜和器械通过开放后的上颌窦口看见或者接近上颌窦下壁、外侧壁和上颌窦内的隐窝。

第八节　前筛开放术

重要解剖标志：窦口开放术水平切缘、眶底内侧壁（MOF）、纸样板（眶内侧壁）。

前组筛房位于开放的上颌窦口上缘和纸样板内侧。筛泡是前部最下筛房，邻近并且位于开放的上颌窦口上缘上内侧。从颅底和纸样板之间筛泡中下部进入筛泡，在此之前需完成筛泡前壁和下壁的切除。筛泡外侧壁是纸样板开放的上颌窦口上缘和眶底内侧壁，它的后壁是位于冠状位方向的中鼻甲基板，可能在中鼻甲基板和筛泡后壁还存在一个筛后隐窝。筛泡前壁可能深达颅底，或者与颅底之间隔几个泡上气房。如使用吸切器行前筛开放术，需注意应使吸切器开口朝向垂直方向或者背离纸样板方向，直到外侧界得以显露确认。

在病变严重或变形的鼻腔内，术者需行下部筛房术以便先行确认纸样板下部和纸样板与眶底内侧壁相延续的连接处。在这个位置，术者在切除任何筛房之前必须先按压眼球，通过观察眶壁的活动，可以确定骨壁裂开或眶骨膜显露，这样可以确认筛窦切除的外侧界限。安全行筛窦切除术的关键点是尽早确认纸样板。

术者应注意纸样板在冠状位上与中鼻道窦口开放术后下缘也即下鼻甲在鼻腔外侧壁的附着点的相对位置是多变的（Herzallah分类）。在Ⅰ型中，在此型中，纸样板与此冠状位平面的距离在2mm以内；在Ⅱ型中纸样板在此冠状位平面内侧超过2mm，所以此型在筛窦开放术时更易发生纸样板损伤；在Ⅲ型中，纸样板位于此冠状面外侧超过2mm（如变应性真菌性鼻窦炎引起的鼻窦扩张）。在Ⅲ型病例手术时，术者需更多地向外侧切除筛房以确保纸样板内侧的筛房全部被清除。然而，因为很多病例伴有纸样板骨质缺损或侵蚀而导致的眶骨膜显露，从而增加了眶内损伤的风险。

有一个很好的练习方法，即在解剖室中，骨折或去除一小部分筛骨纸样板，来观察按压眼球时眶骨膜的运动。

纸样板代表前筛开放术的外侧界。钳子的尖端，或者吸切器套管的开口，

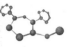

应该一直背离眶区以避免无意中穿透到眶内。一旦术中在器械尖端周围看到纸样板，开放筛房可以转变为去除眶区周围的残余分隔，并且一定要保持器械尖端在视野内。

第九节　后筛开放术

重要解剖标志：上颌窦口开放术移行切缘、距鼻小柱5cm后方中鼻甲基板、眶底内侧壁后缘到鼻中隔的水平线、筛顶（筛凹）。

可以通过中鼻甲基板安全进入后组筛房。内镜下，经中鼻甲基板进路的安全区域位于从眶底内侧壁后缘到鼻中隔的假想水平线的中1/3。通过这个解剖标志，术者通常会进入后筛最下筛房，此筛房邻近中鼻道开窗术移行切缘（也就是窦口开放术水平部和垂直部的连接处）。后组筛窦最下筛房的底壁很容易确认，位于眶底内侧壁后缘或稍下方和开放后的上颌窦口移行切缘内侧。术者在向上进入后筛时，应首先切除位于中鼻道开窗术后移行切缘后内侧的后筛最下筛房，沿眶内侧壁向后朝向蝶窦前壁操作。此步骤在开放后筛上部气房之前。

沿中鼻甲内侧前后轴进行操作时，术者切除部分中鼻甲基板后能达到上鼻甲和蝶筛隐窝。这时可以经过后筛看到中鼻甲和上鼻甲之间的空间（上鼻道），这与从鼻中隔侧看到的中鼻甲和上鼻甲之间的空间是一个位置。这个空间是后筛气房的引流通道。

对于教学来说，尤其是在手术实验室，中鼻甲和上鼻甲之间的空间（上鼻道）可以使用探针或解剖器械在鼻中隔和中鼻甲内侧面之间的鼻腔确认，解剖器械的顶端触及的鼻道就是中鼻甲和上鼻甲之间的隐窝，同时也是后筛的引流通道。这时可以经此通道探入后筛。需注意的是在一些再次手术或者鼻息肉病例中很难确认上鼻甲。在这些病例中，眶底内侧壁后缘就是确定蝶窦口的重要解剖标识，它邻近鼻中隔后部。不过，在不复杂的病例中，上鼻甲确认后很容易辨认蝶窦口，比如在经鼻蝶垂体瘤切除术时。

术者需切除沿纸样板斜坡向外下方延伸至上颌窦后方的后组筛房。这能确保易遗漏部位的病变得以清除，有助于正确确认纸样板后端，并且能为开放蝶窦提供更好的进路间。上颌窦后筛房也称为Herzallah气房，与其不同，Haller气房则是前组筛窦沿上颌窦顶壁向眶下延伸的气房。一旦后筛的外侧壁（眶壁）和内侧壁（鼻甲）得以确认，术者可以进行上部后筛和前筛开放术，包括切除泡上气房，然后完成整个筛窦开放术。在需行蝶窦开放术的严重病例中，应先行蝶窦开放术，确认蝶窦顶壁和外侧壁后再行上部筛窦开放术。这样沿蝶窦顶壁平面和外侧壁来确认后筛顶壁和眶后内侧壁更安全。这种径路在解剖结构异常的再次手术中尤其重要。

第十节　蝶窦切除术

重要解剖标志：上鼻甲尾部和基板，邻近的鼻中隔区域，距离鼻小柱约7cm。从MOF后部到鼻中隔后部的水平线、鼻后孔弓、蝶窦顶壁和侧壁、蝶窦中隔。

在内镜下找到上鼻甲，蝶窦口即位于上鼻甲尾部的上内侧，紧邻鼻中隔。蝶窦口位于鼻后孔弓上缘1.5~2cm处，距离鼻小柱约7cm。蝶窦自然口在冠状平面大致处于蝶窦前壁平面的中1/3，蝶窦底在直视下是不可见的，因为蝶窦的底明显低于蝶窦开口平面。蝶窦的气化程度不同，可以外展到达翼突、蝶骨大翼，形成蝶窦外侧隐窝。

经鼻腔蝶窦切除术，可以不用经中鼻道开窗、筛窦切除，而直接通过中鼻甲内侧的蝶筛隐窝进行。如果术中发现中鼻甲前端肥大，可以切除部分中鼻甲前部，抑或用骨膜剥离子将中鼻甲向外侧移位，即可显露上鼻甲。

可以用圆头探针或骨膜剥离子在鼻中隔与中鼻甲尾部之间稍上部区域轻压即可进入蝶窦窦口区域，该区域位于上鼻甲尾部内侧约1cm。

从中线经蝶窦自然口进入蝶窦可以避开一些重要的结构，比如位于外侧的颈内动脉（ICA）。如果经过筛窦切除，盲目进入蝶窦，损伤颈内动脉的危险增加。经中线进入蝶窦可以扩大自然口，重建蝶窦内的黏膜引流，也可以避免蝶窦

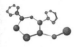

经后筛引流的问题。

如果蝶窦气化良好，蝶窦的后壁可以距鼻小柱8cm。打开蝶窦前壁即可显露蝶窦后壁，即斜坡。蝶窦自然口向内下扩大是安全的。而通过切除上鼻甲的后（下1/3）和基板（介于后筛和蝶窦之间）可以将蝶窦自然口向外侧扩大。如果向外侧扩大蝶窦自然口，切除的上鼻甲部分应保持在最初的MOF水平以下。Kerrison咬骨钳、蘑菇钳或显微电动吸切器都可以用来切开蝶窦前壁，但需要确定切除部分的后面是空腔，否则有可能损伤颈内动脉。要注意保护上鼻甲垂直部的上，紧邻筛板的部分。损伤这部分的嗅上皮可以引起永久性的嗅觉减退或失嗅。

如果蝶筛隐窝存在解剖变异，可能不易显露上鼻甲，此时可以利用MOF来确定蝶窦。具体方法为在距离鼻小柱约7cm处，MOF水平的后方紧邻鼻中隔的区域寻找蝶窦入口。使用MOF作为参照物，通常蝶窦自然口位于MOF水平线的中1/3。一旦蝶窦与后筛之间的间隔去除，可以发现蝶窦腔的大部分都位于MOF线以下，而大部分后筛气房都在MOF线以上。

也可以将上颌窦中鼻道开窗口的自然曲线作为解剖标志，而蝶窦位于其后方。如果以此为标志寻找并进入蝶窦，多进入的是蝶窦下部。此处的骨质较厚，可能需要使用骨刮匙或骨钻。

第十一节　额窦切开术

重要解剖标志：钩突上端附着处、中鼻甲垂直部、上颌窦自然口区域的垂直线平行于鼻泪管和泪囊突起、筛前动脉泡、上气房和鼻丘气房、额窦后壁。

额隐窝向前紧邻鼻丘气房或额漏斗气房的后内壁，向后紧邻最上泡上气房的前内壁，外侧紧邻眶纸板的上部，内侧紧邻中鼻甲垂直部。额漏斗（额窦下部的管状结构）和额窦口位于额隐窝的前外侧，因此额漏斗位于鼻丘或额漏斗气房的上部。因此，也可以说额隐窝位于两列气房群之间。位于前方的气房群包括钩突、鼻丘和（或）额漏斗气房；位于后部的气房群包括筛泡及筛泡上气房。但是实际上额漏斗的大部分位于钩突、鼻丘和额漏斗气房的平面。额漏斗、额窦口与额隐窝一起组成了额窦的引流通道。

位于额窦引流通道的解剖变异可以由于阻塞导致额窦病变。额气房被分为四型（通常称为额隐窝气房、额漏斗气房或Kuhn气房）。

（1）Ⅰ型额气房指单个气房位于鼻丘气房上部。

（2）Ⅱ型额气房指2个或以上的气房位于鼻丘气房上部，但均低于额漏斗水平。

（3）Ⅲ型额气房指至少有一个气房突入额窦内。

（4）Ⅳ型额气房指额窦内独立的气房。

在最近国际上关于额窦气房分型中，Ⅰ型与Ⅱ型额气房是指鼻丘上气房，Ⅲ型额气房称为鼻丘上额气房。另一方面与额隐窝相关的后方气房群包括：筛泡上气房（气房位于筛泡上，但是尚未进入额窦）；筛泡上额气房（气房起源于筛泡上，并气化进入额窦后部）；眶上筛房（前筛气房向周围气化，通过筛前动脉的前方或后方越过眶顶部）。位于额窦中隔的气房可以将额窦引流通道向外侧推挤。

另外，额窦因为气化程度的变异非常大，即使是同一个患者的左右两侧也可能气化不同。而气化不良或过度气化均有可能同时存在。同样，从出生到成年，额窦处于不断气化的过程。

额漏斗的冠状平面可以通过画一条线来确定。这条线位于从上颌窦开窗术的前界（如上颌窦自然口区域或钩突、筛泡的前面）到与中鼻甲交界处的后方5~10mm处的上方。正如前面提到的，其对应于钩突、鼻丘、额漏斗气房平面。如果手术过程中进路靠后，位于筛泡和泡上气房平面，有可能会远离额漏斗气房后壁。这种情况可能会导致颅底损伤。在内镜下正确进入额隐窝和额漏斗的方法是用一个圆头探针在筛泡前方邻近中鼻甲垂直部并于钩突附着点上方稍微偏后的区域向外上方探查。探针的头可以稍微朝向外侧眶顶的方向，可以避免损伤位于筛板外侧的颅底区域。在使用探针时应动作尽量轻柔，且探针的方向不要向两侧移动，否则极易损伤筛板外侧板或筛凹。

探查额窦口时，应注意筛前动脉位于向前距中鼻甲前端附着处平均20mm（17~25mm），距额漏斗后界10mm。筛泡上气房与鼻丘气房或额气房的分隔，从前向后使用带角度的探针轻轻去除。要注意避免在筛前动脉平面上损伤前

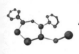

颅底。

　　Draf I 型额窦切开术是将额隐窝周围气房完全清除后，即可以清楚地显露额窦口。手术不对最上筛泡气房与鼻丘气房进行操作。Draf II a型额窦切开术则需要将所有的这些气房的顶壁清除方能完全显露额窦。行此型手术的患者的额窦开口被这些气房完全遮盖，因此要进入额窦就必须将这些气房清除（又称为剥蛋壳术）。Draf II a型额窦切除术还需要使用刮匙将额窦开口前缘及额嘴处的骨质刮除部分以扩大额窦引流通道。

　　使用开口向上的筛钳或长颈钳仔细清除额窦引流通道周围的骨片。与筛窦、上颌窦和蝶窦手术一样，应尽量保护额隐窝和额漏斗周围的黏膜，从而有利于愈合。黏膜的保留可以避免纤维化、骨质增生，以及继发性的额窦口狭窄或封闭，使用Tru-cut钳或带角度的显微电动吸切器，可以有效地保护黏膜不受损伤。

第八章　喉癌

第一节　概述

一、概述

喉癌是头颈部常见恶性肿瘤。好发于男性，40～60岁年龄段高发，96%～98%为鳞状细胞癌，其他病理类型少见。根据2012年全球肿瘤统计资料，喉癌发病率在发达地区男性为5.1/10万，女性为0.6/10万，欠发达地区男性为3.5/10万，女性为0.4/10万；我国2009年肿瘤发病率统计数据表明，中国城市地区男性发病率为1.89/10万，女性为0.17/10万，农村地区男性发病率为1.22/10万，女性为0.08/10万。喉癌发病率虽然不高，但致残率较高，因此喉癌的诊治仍应予以特别的关注。

二、病因

烟草是最被公认的并可以避免的喉癌发生的危险因素，不同的文献表明90%～95%的喉癌患者存在吸烟史。喉癌的发病风险随吸烟量的增大而增长，随戒烟的时间延长而下降。其他因素如手卷烟和黑烟也增加了烟草的致癌潜能。因此，烟草在喉癌发生中起到了启动子的作用。法国的一项研究表明，每日吸烟超过1盒的人发生喉癌的概率要比非吸烟者高13倍，而每日饮酒超过1.5L的人发生头颈肿瘤的概率要比正常人高34倍。额外的吸烟风险还与开始吸烟的年龄及持续时间有关。乙醇也是喉癌独立的危险因素及相关因素，乙醇及烟草的协同作用增加了患喉癌的风险。

拉丁美洲产的一种含有大量酚类的茶饮料，如每日摄入量超过1.5L，则罹患喉癌的风险增加。其他与喉癌有关的危险因素包括石棉、镍化合物和石蜡油，一项意大利的研究表明玻璃丝增加了喉癌的致死率。在一些研究中咽喉反流被认为与喉癌有关。

第二节　喉的应用解剖

喉的详细解剖本文不作赘述，这里主要介绍与手术相关的应用解剖及喉的淋巴系统。

一、喉腔的解剖

喉腔是由喉支架围成管状空腔，上经过喉入口与咽腔相通，下通过环状软骨与气管相连，以声带为界，可将喉腔分为声门上区、声门区及声门下区三个部分。

（一）声门上区

位于声带上缘以上，其上口呈三角形，由会厌游离缘，两侧的杓会厌襞以及位于此襞内的楔状软骨、小角软骨及杓状软骨间切迹围成。声门上区前壁为会厌软骨，两侧壁为杓会厌襞，后壁为杓状软骨上部及小角软骨。声门上区还可分为两个亚区：上喉区和上喉区以外的声门上区。前者包括舌骨上会厌、两侧杓会厌襞和杓状软骨，后者包括舌骨下会厌喉面、室带及喉室。

（二）声门区

包括两侧声带、声门、前联合和后联合。

（三）声门下区

为声带下缘以下至环状软骨下缘以上的喉腔，前界为环甲间隙，后界为环状软骨板。

二、淋巴系统

喉内淋巴管在声门上较粗，为0.03～0.4mm，且多层分布；声带淋巴管细而稀，为0.01～0.04mm，呈单层。一些实验资料证明，喉内淋巴管分浅层与深层，浅层淋巴管在全喉相通，深层淋巴管则有间隔，左右喉不相通，声门上与声门不相通，这由于喉的胚胎发育来自两个原基，声门上来自咽颊原基，声门来自气管支气管原基，同样左右半喉各自发展而在中线融合。这一解剖特点决定喉内肿瘤在生长的一定时期内局限于一个分隔；也为部分喉手术提供解剖基础。声门下环状软骨部的血管和淋巴管为全周性交通，因此，声门下喉癌发展后易于呈全周性生长。喉淋巴引流汇流至喉外，以声带为界有两条通路：声带以上的淋巴管经杓会皱襞和梨状窝，穿甲舌膜至颈内静脉淋巴结上组；声带以下的淋巴管从声门下到气管前淋巴结和气管食管沟淋巴结到颈内静脉淋巴结中下组。

第三节　病理学

喉部恶性肿瘤主要为来源于上皮细胞的鳞状细胞癌，占90%以上，以高、中分化为主。其他恶性肿瘤较为少见，如腺癌、肉瘤样癌、疣状癌、淋巴瘤、小涎腺恶性肿瘤等。

一、鳞状细胞癌

（一）原位癌

原位癌既可以是独立的病变，也可以位于浸润性癌的周边部，大约75%的浸润性鳞状细胞癌与原位癌相关，大体为黏膜增厚似斑或有糜烂表浅溃疡。镜下：不典型增生细胞累及全层；异型性显著，细胞失去极向，可见病理性核分裂，但基底膜保持完好。乳头状原位癌是原位癌的一种，可形成有纤维血管间质的乳头

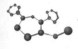

状结构，上皮层呈原位癌改变。

（二）浸润癌

临床所见喉癌以浸润癌为主，肿瘤突破基底膜向深层浸润，镜下可见形成不规则形或条索状癌巢。按照肿瘤生长方式可分为：浸润生长为主和外突生长为主。根据肿瘤的形态分为溃疡型、结节型、菜花型和包块型。声门上喉癌多呈菜花型和深溃疡型，声门癌以浅溃疡型和结节型为主。

二、特殊形态鳞状细胞癌

（一）乳头状鳞状细胞癌

呈外生性生长，伴有局部原位癌。活检必须在多个部位取材，并肯定局部浸润的情况下做出此诊断。可依据细胞的异型性，与疣状癌相鉴别。

（二）疣状癌

肿物呈束状、症状、乳头状生长，瘤细胞分化好，无明显异型，表面过度角化或角化不全、角化不良，肿瘤底部瘤细胞团块增大，呈杆状，膨胀性生长，全部钉突几乎在同一方向、同一水平呈"推进式"压迫性生长，此为疣状癌特有的生长方式。此外，间质中可见显著炎症细胞浸润，预后较好。

（三）基底细胞样鳞状细胞癌

一种高度恶性肿瘤。由小而密集的细胞巢组成，呈原位癌或浸润癌，细胞核富含染色质，可见小的囊腔、坏死，并呈显著的透明变性，细胞巢周围呈栅栏状排列，这些特点都预示着肿瘤向腺样结构分化。

（四）肉瘤样癌

多位于声门上区，有鳞状细胞癌（并常呈原位癌或早期浸润癌）和多形性肉瘤样成分，并为病变的主体。

三、其他恶性肿瘤

（一）小细胞癌

小细胞癌又称燕麦细胞癌，约占喉肿瘤的0.5%，常见于60～70岁的重度吸烟者。镜下见细胞小，排列成索状、带状，可见荚形团、假菊形团。免疫组化染色，NF、NSE嗜铬粒、突角素等可呈阳性，预后差。

（二）类癌

类癌起源于喉黏膜或小涎腺的神经内分泌细胞。大体：菜花状或表面黏膜完整的结节状，切面灰白，细颗粒状。镜下：瘤细胞排列成小梁状、腺管状或略呈巢状，间质少，瘤细胞大小较一致，多边形，胞质丰富，淡嗜酸，核较小，核膜较厚，核仁不明显。免疫组化嗜铬粒、突角素、NSE可阳性。

（三）腺样囊性癌

腺样囊性癌来源于小涎腺的多能干细胞，占喉部恶性肿瘤的0.7%左右。大体：表面黏膜完整或有浅表溃疡，呈浸润性生长。镜下：瘤细胞似基底细胞排列成多样结构，瘤组织可见圆形或椭圆的囊腔，呈筛孔状，其间有蓝色或粉染的黏液，此为筛状形，有时形成小导管及小条索状，导管为两三层细胞形成管内充有红染黏液，此为管状形，排列成实性上皮团块，其中央细胞可变性、坏死，形成囊腔，称未分化型。腺样囊性癌容易局部复发，血行转移，易侵犯神经，但局部淋巴结转移少见。患者生存期较长，即使局部复发和肺转移后，能带瘤生存较长时间。小涎腺尚可发生其他涎腺型肿瘤，例如，恶性混合瘤、黏液表皮样癌、腺泡细胞癌，但均罕见。

（四）淋巴瘤、横纹肌肉瘤、血管肉瘤、脂肪肉瘤等

也可见于喉部，但均少见。

第四节　临床表现与诊断

一、临床表现

喉癌的临床症状有：声音嘶哑、咽部不适、咽部异物感、咽部疼痛、颈部肿块、痰中带血、呼吸困难等。声门型喉癌以持续性的、进行性加重的声音嘶哑为主要症状，早期即可出现声嘶，晚期可出现呼吸困难。早期声门上型喉癌可无明显特殊症状，表现为咽部不适、异物感等慢性咽炎症状，有些患者以侧颈部肿块（转移淋巴结）为首发症状；后期可因局部炎症、侵犯声门区等出现咽部疼痛、声音嘶哑等；晚期患者可有呼吸困难、咯血、外耳道疼痛等，外耳道疼痛是因肿瘤侵犯下咽导致的耳咽反射所致。声门下型喉癌多以声音嘶哑、呼吸困难为首发症状，早期可有咳嗽等非特异性症状，但因该部位肿瘤不易被发现，因此确诊时多为晚期。

早期喉癌无特异性体征，颈部淋巴结转移可在侧颈中上部触及无痛性质硬肿块，肿瘤侵出喉外可导致喉的横径增宽、喉摩擦音消失和颈前肿块等。

间接喉镜检查是重要的筛查手段，可以观察喉内的状况，包括病变的外观、范围、喉内结构及声带运动情况等。良性病变多呈黏膜增厚、表面黏膜光滑的结节等，声带运动多正常；恶性肿瘤多表现为溃疡型或菜花样肿物，可见声带运动受限或固定。

颈部的查体应作为喉癌查体常规。声门上喉癌的同侧侧颈部淋巴结转移率在60%以上，对侧淋巴结转移率在20%左右转移部位以颈内静脉链的中上部为主，表现为圆形或椭圆形质硬肿块，外侵时活动度受影响，伴有坏死感染时会有疼痛。

二、诊断

电子喉镜检查是常用的门诊检查方法，通过反复观看电子喉镜的录像可以发现原先忽略的微小病变。在充分的表面麻醉下，可方便地进行门诊患者的内镜下活检。随着经鼻食管镜（TNE）检查的普及及门诊纤维支气管镜的应用，是否仍然需要对住院患者进行肿瘤范围评估？由于病理学依据有限，目前倾向于门诊处理。我们相信，对于晚期肿瘤患者，仍然需要传统的检查评价。在手术过程中，可以通过触诊区分声带固定和杓状软骨固定，从而有助于疾病的分期。喉探针可用来探查喉室的受累程度。显微镜可以用来评价声门下受累程度，并且可以更好地观察前联合。手术显微镜也可以提供更好的可视检查，获取不同位置的适当活检标本对于制订治疗计划是非常重要的。

影像学检查在喉癌治疗中是最为重要的检查方法，其能够为选择合适的治疗方法提供帮助。评价喉癌影像的关键因素包括肿瘤体积、软骨受累程度、通过声门上–声门–声门下边界扩展程度、会厌前间隙、声门旁间隙及咽部的浸润程度、局部淋巴结的受累情况等。磁共振成像比CT成像在显示软骨受累情况时具有更高的敏感性，但其假阳性率也较高。薄层CT扫描及三维重建技术在显示特异性上较冠状位MRI有优势。CT和MRI是诊断的有益补充，在术前制订治疗计划时应谨慎应用。这些检查应在术中内镜检查及活检前进行。最后，胸部的放射检查有助于发现转移或第二原发肿瘤。普遍认为在胸部影像学检查中CT要优于单纯的胸部X线片，但有些文献并不支持这一观点。最近，正电子发射体层摄影（PET）开始应用于喉癌的影像学诊断，但在此技术广泛应用之前仍需要积累更多的经验。

目前仍强调需要活检来明确诊断。许多良性疾病的大体表现，例如真菌性喉炎、肉瘤、喉结核或Wegener肉芽肿等与恶性肿瘤相似。活检是必需的，为保证诊断的正确性需要充足的组织量。小的可疑病变应该完整切除，包含一个有限的正常喉黏膜下组织的界限，从而为评价浸润深度提供参照。术中冰冻切片通常被用来避免由于标本不足而需要重复内镜检查的病例。在做出治疗决定之前首先应对患者进行相关的指导，使其了解病情。

第五节 类型及分期

一、喉癌的类型

喉癌按其原发部位的解剖分为声门上、声门和声门下3种类型。另外有一种特别类型，肿瘤生长贯穿声门，侵及声门上下，不易看出原发部位，有学者将其列为贯声门型，但大多学者认为这一类型肿瘤原发自喉室，早期不易发现，应归为声门上型。

在我国，声门上型喉癌以北方地区居多，以高-中分化鳞状细胞癌为主，淋巴结转移率高，预后相对较差。声门型喉癌是目前最常见的类型，以高分化鳞癌为主，早期较少发生淋巴结转移，预后较好；声门下型喉癌的发病率低，一般分期晚，预后差。

二、喉癌的分期

疾病的分期非常重要，可以将患者进行标准化分类，并且与已建立的组别进行对比分析。TNM分期对于最终治疗决定是必需的，对于肿瘤机构登记患者而言，TNM分期是非常重要的。喉癌的分期见表8-1。

表8-1 喉癌TNM分期

声门上型	
T_1	肿瘤局限于声门上的一个亚区，声带活动正常
T_2	肿瘤侵犯声门上一个以上邻近的亚区、侵犯声门区或声门上区以外（如舌根、会厌谷、梨状窝内壁黏膜），无喉固定
T_3	肿瘤局限于喉内，声带固定和（或）侵犯下列任何一个部位：环后区、会厌前间隙
T_4	肿瘤侵犯穿过甲状软骨和（或）侵犯颈部软组织，甲状腺和（或）食管

声门型	
T_1	肿瘤局限于声带（可以侵及前联合或后联合），声带活动正常
T_{1a}	肿瘤局限于一侧声带
T_{1b}	肿瘤侵犯两侧声带
T_2	肿瘤侵犯声门上区和（或）声门下区，和（或）声带活动受限
T_3	肿瘤局限于喉内，伴有声带固定
T_4	肿瘤侵犯穿过甲状软骨和（或）侵犯喉外组织（如气管、颈部软组织、包括甲状腺或食管）
声门下型	
T_1	肿瘤局限于声门下区
T_2	肿瘤侵犯声带，声带活动正常或受限
T_3	肿瘤限于喉内伴有声带固定
T_4	肿瘤侵犯环状软骨或甲状软骨和（或）喉外组织（如气管、颈部软组织、甲状腺或食管）
区域淋巴结（N）	
N_X	区域淋巴结无法评估 NO 无区域淋巴结转移
N_1	同侧单个淋巴结转移，最大径≤3cm
N_2	同侧单个淋巴结转移，最大径＞3cm，但≤6cm；或同侧多个淋巴结转移，最大径均≤6cm；或双侧或对侧淋巴结转移，最大径均≤6cm
N_{2a}	同侧单个淋巴结转移，最大径均＞3cm，但≤6cm
N_{2b}	同侧多个淋巴结转移，最大径均≤6cm
N_{2c}	双侧或对侧淋巴结转移，最大径均≤6cm
N_3	转移淋巴结最大径＞6cm
远处转移（M）	
M_X	远处转移无法评估
M_0	无远处转移
M_1	有远处转移

第六节 治疗

喉是人体重要的器官之一，喉癌的治疗应关注2个方面。

（1）提高肿瘤的治愈率。

（2）提高喉功能的保留率。

喉功能包括3个方面。

（1）呼吸功能。

（2）语言功能。

（3）吞咽保护功能。

喉癌的治疗主要有开放性外科手术治疗、内镜下手术治疗和放射治疗。放射治疗不破坏喉结构，对喉功能保护好，但肿瘤的治愈率低，远期放疗不良反应也会影响患者的生活质量。对于部分早期病变，放疗的疗效与手术治疗相当，可以作为首选治疗方法之一。手术治疗对喉结构均有不同程度的破坏，影响喉功能：如声带切除和喉垂直部分切除术，破坏了声门结构，会导致声音嘶哑、声门狭窄、呼吸不畅等；喉声门上水平部分切除术因切除了会厌，吞咽保护功能受到影响，出现吞咽误吸等。因此，外科手术治疗在切除肿瘤的同时，还应考虑喉功能的保护。

声门上型喉癌和晚期声门癌的颈淋巴结转移率高，因此需同期行颈部治疗。

一、喉癌的外科治疗

喉癌原发性的手术治疗方案见表8-2。

表8-2　喉癌原发灶手术治疗方案

部位	T	肿瘤侵犯范围	治疗方案
声门上型	T_1	肿瘤侵犯舌骨上会厌或舌骨下会厌或室带	喉声门上水平部分切除；激光治疗
		室带或杓状软骨	喉垂直部分切除
	T_2	会厌及室带	喉声门上水平部分切除
		室带肿瘤侵及声门区，声带活动	喉垂直（扩大垂直）部分切除
		肿瘤侵及声门上一个亚区以上，已侵及声门区或声门上区以外，如舌根、会厌谷、梨状窝内壁黏膜，声带活动	喉声门上水平垂直部分切除；以上手术+口咽或下咽局部切除；喉环上部分切除（肿瘤尚在喉内）
	T_3	声门上肿瘤侵及声门区，声带固定	喉声门上水平垂直部分切除；喉环上部分切除；喉次全切除术；喉全切除术
		肿瘤侵及会厌前间隙及声门区	喉声门上水平部分切除
		声门上肿瘤侵及舌根及声门区，声带固定	喉声门上水平垂直部分切除+舌根部分切除；喉次全切除术；喉全切除术
		肿瘤侵及环后区	喉全切除术+下咽部分切除术
	T_4	肿瘤侵及甲状软骨，甲状腺，颈部软组织或食管	喉全切除术+相应器官扩大手术
声门型	T_{1a}	一侧声带表浅肿瘤	激光治疗；喉裂开；声带切除
	T_{1b}	双侧声带肿瘤，前联合受侵，声带活动正常	激光治疗；喉额侧部分切除；喉声门水平部分切除术；喉环上部分切除
	T_2	声带肿瘤，侵及声门上或声门下	喉垂直部分切除；声门水平喉部分切除术；喉环上部分切除
	T_3	一侧声带肿瘤，杓状软骨固定	喉扩大垂直部分切除；喉声门水平部分切除术；喉环上部分切除
	T_4	肿瘤侵犯甲状软骨、颈部软组织、咽部、气管或甲状腺	喉全切除术+相应器官扩大手术；喉次全切除术
声门下型	T_{1-2}	声门下肿瘤，声带活动或受限	喉部分切除术
	T_{3-4}	声带固定或已有喉外侵犯	喉全切除术+相应器官扩大手术

（一）声门型喉癌的治疗

早期声门型喉癌的治疗方案有多种，各有优势。原位癌（Tis）虽然肿瘤表浅，但放疗效果不好，可首选内镜下手术。

声门癌T_1病变可以选择单纯根治性放疗、内镜下激光手术切除或开放性喉裂开声带切除术。根治性放疗的优势在于可保护喉发音质量，发音质量可恢复至患病前，但前联合受侵的病变疗效会受影响，同时远期放疗不良反应会影响患者生活质量，如咽喉干痛、咽部不适、咽喉溃疡不愈等；内镜下激光手术的创伤小，通常无需气管切开，患者恢复快，但由于手术视野的限制，前联合不易显露，对于需要切除室带才能切除声带肿瘤的，喉内的创伤大于开放性手术。对于前联合受侵、肿瘤呈浸润生长的患者，开放性手术的治愈率更好，恢复期一般为1周。一侧声带病变累及对侧声带或双侧声带病变者（T_{1b}），可行环状软骨上部分喉切除–环舌骨会厌吻合术（SCPL–CHEP）。

声门癌T_2病变的单纯放疗效果较手术治疗差，有显著性差异，应以手术治疗为主。外科手术通常采取喉垂直部分切除术，内镜下激光手术在视野显露充分的情况下，可以达到与开放性手术相当的切除范围，有术后恢复快的优势，但不能进行同期喉缺损的修复。前联合受侵的病变存在内镜不能充分暴露手术视野的问题，应慎重选择。

声门癌T_3病变以开放性手术为主，放疗作为术前、术后辅助治疗或姑息性治疗手段。手术方式以喉扩大垂直部分切除术、喉近全切除术和喉全切除术为主。喉扩大垂直部分切除术后，一般需要同期行喉缺损修复。

声门癌T_4病变通常需行喉全切除，必要时扩大切除喉外组织，一般均可达到肿瘤根治的目标。少数患者通过术前放疗后再行喉部分切除，可以保留喉功能。对喉外组织侵犯较重者，术后可以给予辅助放疗。

声门癌累及声门上区者，同期应行侧颈部探查或清扫术。

1.内镜下手术——激光治疗

主要采用CO_2激光，由于组织能够完全迅速地吸收CO_2激光能量，并于数毫秒内产生蒸发，所以可以快速达到气化、切割、凝固的作用。CO_2激光对 < 0.5mm 血管的止血作用好，术后水肿轻，避免了气管切开，符合现代"微创"外科原则，越来越受到重视，但适应证仍需明确。

手术切除组织包括声带黏膜、声韧带和部分声带肌肉。

2.喉裂开声带切除术

喉裂开声带切除术，顾名思义为喉裂开切除一侧声带及癌灶，是一种治疗早期喉癌的经典手术方法。肿瘤至前联合时，需切除前联合和相对应的甲状软骨；累及前联合时，需切除至对侧声带前端（约2mm）；累及声带突者，需切除声带突至后联合；病灶较大者，需切除喉室、部分声门下和相应的深部肌肉。

手术适应证：声门型喉癌T_{1a}。

3.喉环状软骨上部分切除–环舌骨会厌吻合术（SCPL-CHEP）

SCPL-CHEP手术切除范围包括甲状软骨、环状软骨上的声门下、会厌根和双侧声带、喉室及室带，可切除一侧的杓状软骨，但必须保留至少一侧运动功能正常的环杓结构（即杓状软骨、环杓关节、环杓侧肌、环杓后肌、喉上神经和喉返神经），保留环状软骨的结构完整性。

手术适应证：声门癌侵及双侧声带（T_{1b}）；声门癌侵及对侧声带、室带、声门下等（T_2）；原发室带、喉室的声门上型喉癌，侵及对侧室带、喉室，可向声门区生长，但会厌未受侵犯（T_2）；病变范围同上，伴有一侧声带固定（T_3）。

4.喉垂直部分切除术

切除范围为一侧声带、喉室、室带及部分声门下区。如肿瘤接近或侵及前联合，需扩大切除前联合及相应的甲状软骨；如肿瘤侵及声门旁间隙至甲状软骨骨膜，需扩大切除甲状软骨板的前2/3。

手术适应证：

（1）肿瘤位于一侧的声门型T_2病变，侵及范围在声带、喉室、室带，声门下侵犯不超过1.0cm；

（2）声门上室带或喉室肿瘤，包括T_1病变及向下侵及声门区的T_2病变；

（3）肿瘤侵及声门旁间隙导致声带固定的T_3病变。

喉垂直部分切除术后，一侧半喉结构的缺损影响术后的发音质量，放疗后手术创面的外露，特别是软骨面的外露，易发生组织坏死，通常需要修复。修复的方法有单蒂带状肌瓣、双蒂带状肌瓣、舌骨带状肌瓣等。

（二）声门上型喉癌的治疗

早期声门上型喉癌同早期声门癌一样，可以选择单纯根治性放疗、内镜下激光或开放性手术切除。由于手术不破坏声门区，一般不影响发声质量，在吞咽保护功能恢复后，对患者生活质量的影响小于根治性放疗，因此，倾向外科手术。声门上型喉癌的手术需进行颈部清扫，因此，开放性手术和内镜下手术各有利弊。T_1病变可行声门上水平部分切除术，手术切缘应在5mm以上。T_2病变以声门上水平部分切除术为主，如肿瘤累及单侧声门区，应行声门上水平垂直部分切除术；如肿瘤累及双侧声门区，可行环状软骨上部分喉切除-环舌骨（舌根）吻合术（SCPL-CHP）。老年患者在会厌切除后，吞咽保护功能的恢复差，由此导致长期误吸，并会引起严重肺炎及心脑血管意外的发生，因此可选择单纯放疗。

声门上型喉癌T_3病变以开放性手术为主，放疗作为术前、术后辅助治疗或姑息性治疗手段。会厌前间隙受侵者，仍可行声门上水平部分切除术，需切除舌骨，必要时可以切除部分舌根组织；声门旁间隙受侵致声带固定者，部分患者可行声门上水平垂直部分切除术，累及环后区者，需行喉全切除术。老年患者（≥70岁）的喉功能恢复差，不易克服术后呛咳，可选择喉近全切除术或全切除术。

声门上型喉癌T_4病变以喉全切除术为主，对声门上甲状软骨部分受侵者，如能保证足够安全界，可行喉部分切除，术后放疗；也可行术前放疗，如肿瘤显著缩小，选择喉部分切除术。放疗后的组织愈合能力降低，应注意避免手术并发症。

声门上型喉癌的颈部淋巴结转移率高，可发生于原发灶早期病变，因此需同期行侧颈部淋巴结清扫，必要时行双颈清扫，后面将详细阐述。

1.喉声门上水平部分切除术

常规声门上水平部分切除术要求切除会厌（包括会厌舌面黏膜）、会厌前间隙、杓会皱襞（杓状软骨及其黏膜保留）及室带。为手术进入方便及保证会厌前间隙的完整切除，需要切除舌骨及甲状软骨板上半部。当肿瘤侵及会厌谷及少许舌根，可以扩大切除部分舌根；当肿瘤累及梨状窝内侧壁，可切除部分梨状窝；当肿瘤侵及会厌前间隙，手术必须切除舌骨。

手术适应证：

（1）T_1：会厌、室带病变，包括会厌舌面。

（2）T_2：原发于会厌、室带的病变，肿瘤可以累及会厌谷、舌根黏膜、梨状窝内侧壁和一侧杓会厌皱襞而杓状软骨活动正常，但肿瘤未侵及喉室、声门区。

（3）T_3：侵及会厌前间隙和（或）甲状软骨上半部分局灶破坏。

2.喉声门上水平垂直部分切除术

喉声门上水平垂直部分切除是在水平切除声门上喉组织的基础上再垂直切除患侧声带和杓状软骨。手术切除范围为3/4的喉结构，主要包括会厌、会厌前间隙、杓会厌皱襞、室带及患侧声带和杓状软骨。因杓状软骨切除后声门区开放，需要对缺损区进行修复，以保证吞咽保护功能的恢复和改善发声质量。舌骨带状肌瓣简便易行，修复效果好，为最常使用的修复方法，该修复方法为中国医学科学院肿瘤医院首创。

手术适应证：声门上型喉癌向下侵及一侧声门区，杓状软骨运动正常（T_2），或杓状软骨固定（T_3）。同时有梨状窝或会厌前间隙侵犯，仍可用这一手术方式。

3.喉环状软骨上部分切除–环舌骨（舌根）吻合术（SCPL–CHP）

手术切除范围包括甲状软骨、会厌、会厌前间隙及双侧室带、喉室、声带和环状软骨上的声门下区。一侧的杓状软骨受侵，需切除患侧的杓状软骨及相应的环杓侧肌和环甲肌；会厌前间隙受侵者，需切除舌骨做环状软骨舌根吻合术；会厌谷受侵，则需切除舌骨及部分舌根，做环状软骨舌根吻合术。

手术适应证：

（1）声门上型喉癌T_2病变侵及声门区或（和）声门下区，包括前联合及对侧声带、室带，未侵及舌根和环状软骨；

（2）上述病变侵及会厌前间隙（T_3）；

（3）上述病变有单侧声带固定（T_3）；

（4）上述病变侵犯甲状软骨（无甲状软骨外组织侵犯）（T_4）。

4.喉全切除术

无上述喉部分切除适应证者，均需全喉切除。全喉切除后，咽腔开放，需缝合咽腔，恢复食管，多采用Y字缝合。气管残端与胸骨上窝皮肤缝合造瘘恢复

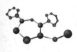

气道。

（三）声门下型喉癌的治疗

早期声门下型喉癌可选择喉垂直部分切除术、CHEP或THEP，但声门下型喉癌早期不易被发现，发现时多数为晚期，一般需喉全切除术。

（四）颈部治疗

颈部淋巴结复发是导致喉癌治疗失败的主要原因之一，因此喉癌的颈部治疗非常重要。声门上型喉癌因颈部淋巴结转移率高，N+者常规行同侧颈淋巴结清扫术，对侧颈部N+者，需行双侧颈清扫；对侧颈部化者，如原发灶过中线，可直接行侧颈清扫术，如未过中线，可选择分区清扫，行Ⅱ、Ⅲ区清扫，或术中取Ⅱ、Ⅲ区可疑转移淋巴结做冰冻病理检查，如有转移，行侧颈清扫术。声门型喉癌未累及声门上区者（T_1），侧颈部淋巴结转移率低，不需对N0患者常规做颈清扫术，但应常规行喉前淋巴结清扫；对累及声门上区者（T_2以上），可参照声门上癌的处理原则。声门下型喉癌的颈淋巴结清扫要包括Ⅵ区。

喉癌颈部淋巴结转移的部位主要在Ⅱ和Ⅲ区，其次Ⅳ区，Ⅰ和Ⅴ区转移很少。因此，N1以下者，清扫范围包括Ⅱ、Ⅲ、Ⅳ区，即侧颈清扫术。N2、N3患者的清扫范围需包括Ⅴ区。传统颈淋巴结清扫术需切除胸锁乳突肌、颈内静脉、副神经等组织，近20年的观察证实，手术需扩大切除粘连及受侵的组织，正常神经、血管、肌肉等组织均可以保留，但要彻底清除清扫范围内的淋巴结和脂肪组织。

（五）术后并发症

1.创口感染

喉手术为Ⅱ类伤口，需应用抗生素，同时伤口需充分引流。先期气管切开和大剂量放疗的患者更需加以重视，因为创口感染会导致咽瘘。

2.咽瘘和喉瘘

主要见于喉全切除术者，大多发生在术后1周左右。咽瘘的发生原因有很多，主要在于手术缝合和伤口内死腔，放疗可降低组织愈合能力，会增加咽瘘的发生。

3.误吸

表现为进食呛咳。在喉结构破坏后，特别是会厌和杓状软骨的缺失，喉的吞咽保护功能受影响，吞咽时出现食物进入呼吸道，引发呛咳。主要见于喉声门上水平部分切除术、声门上水平垂直部分切除术、环状软骨上部分切除术的患者。但绝大多数可以经过进食训练，恢复经口进食。以中国医学科学院肿瘤医院头颈部外科治疗的患者为观察研究对象，我们发现只有少数患者会因呛咳不能耐受，需要做喉全切除术。

4.喉狭窄

多见于声门区受侵的患者。手术后喉的前后径缩短、瘢痕粘连、修复的组织过大、双侧杓状软骨固定等，均可造成喉狭窄，发生喉狭窄的患者通气量不足，不能撤除气管套管。

5.肺部感染

较少见，多由误吸造成，主要为年老体弱者，应加强气道护理。

6.气管造瘘口狭窄

喉全切除术后造瘘口应切除一块2～2.5cm的圆形皮肤，将气管拉开缝合，可以避免狭窄。

（二）放射治疗

1.单纯放射治疗原则

（1）T_1N0/T_2N0M0可首选根治性放射治疗。

（2）低分化癌或未分化癌可首选放射治疗。

2.计划性术前放射治疗或放、化疗综合治疗的指征

（1）病变广泛，无根治性手术适应证，通过术前放疗或放、化疗综合治疗，可能达到根治性手术指征者（主要为T_4N0或N+）。

（2）符合术前放射治疗或放、化疗综合治疗临床研究计划入组条件者。

3.术后放射治疗的指征

（1）手术后切缘不净、残存或外科安全界不够。

（2）T_4患者。

（3）有周围神经或血管或淋巴管受侵。

（4）广泛性的淋巴结转移或淋巴结包膜外受侵。

（5）治疗前行气管切开者。

4.放射治疗的相对禁忌证

（1）肿瘤组织或周围组织明显水肿。

（2）肿瘤或周围组织有广泛坏死或严重感染者。

（3）肿瘤阻塞气道，有明显的吸气性呼吸困难者。

第九章　听觉植入

第一节　耳蜗植入

耳蜗植入技术对于先天性或获得性重度至极重度感音神经性听力障碍（SNHL）下降患者的治疗来说是一种根本性改变。

耳蜗植入中，通过植入电极进入耳蜗，蜗神经被电刺激而非声刺激。建立一种不同声音感知。因此，耳蜗植入患者必须学习聆听并理解新的声音，而且需要与言语治疗师一起进行深度康复，最好是在家中与训练搭档一起进行。很多耳蜗植入的患者直到数月甚至数年才能达到最佳听觉表现。

一、耳蜗植入适应人群

通常包括3类候选者：①语后聋的儿童和成年人；②语前聋的儿童；③早期语前聋和围语言期聋的成人和青少年。

（1）语后聋患者伴有获得性听力下降就是很好的耳蜗植入候选者，只要其蜗神经完整并且耳蜗适合进行手术。

（2）先天性（语前）听力障碍的婴儿通常是很好的耳蜗植入候选者，植入后语言发育非常好。这些患者的植入效果取决于植入年龄、听力障碍病因、其他残疾及认知状态等因素。对这类患者来说早期植入非常重要，因为他们的听觉通路和伴随的言语——语言发育将依赖于耳蜗植入体接受的输入信号。目前，最佳植入年龄为6~10个月龄。

（3）早期听力障碍的成人和青少年也是可能的耳蜗植入候选者，尽管这类患者的植入效果差异很大。植入效果与早期听觉通路发育程度和伴随的言语-语

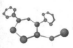

言发育水平相关。在幼年时长时间有良好的听力水平或佩戴助听器对残余听力进行长时间刺激的患者效果更加理想。因此有必要对这种候选患者进行细致的甄选，需要考虑患者言语可懂度评分（SIR）、语言发育、教育类型、读唇技能等。言语治疗师在这一决定过程中具有至关重要的作用。

二、听力障碍的病因

患者的先天性或获得性感音神经性听力障碍（SNHL）的病因会影响病情评估和植入时机。

成年人中最常见的病因是老年性耳聋、耳硬化、梅尼埃病、常染色体显性中等或迟发性耳聋，以及中耳、乳突感染或手术导致的听力下降。其他一些不常见但广为人知的重度听力损失或急性耳聋的病因包括细菌性脑膜炎、自身免疫性内耳疾病及颅底病变，后者包括耳囊骨折。

儿童的先天性听力损失最常见的原因是遗传性耳聋，其中超过60%是常染色体隐性遗传，大约30%是综合征性耳聋。另外一些导致儿童听力损失的主要原因包括先天性或获得性巨细胞病毒感染、内耳畸形、蜗神经发育不良或未发育以及细菌性脑膜炎。

有些适应证的选择需要不同的检查和决定程序以及不同的手术技术。

本章仅讨论成年人标准的耳蜗植入。

三、目前耳蜗植入的适应证

以下罗列的适应证并非有严格的限制，而是很多植入团队目前使用的标准。每位患者都需要接受个体化评估，而且其治疗方案基于多方面的因素，听力评估就是其中之一。

（一）基本的听力学适应证

（1）重度或极重度双侧SNHL：应用常规助听器无效或效果甚微。

（2）成人语后聋：助听状态下自由声场言语测听结果在65～75B声压级得分≤50%。

（3）先天性耳聋的儿童或语前聋的（年幼）儿童。

①听觉脑干反应（ABR）测试无反应或反应阈值高于80dB。

②佩戴助听器至少3个月后，助听状态下自由声场测试仅有60dB以上有反应或根本无反应（高达100～120dB刺激值）。

（4）早期发现的成人或青少年耳聋：助听状态下自由声场测试在65～75dB声压级（SPL）得分≤50%，结合言语可懂度和读唇能力评估。

（二）耳蜗植入的禁忌证

1.禁忌证

（1）适当的检查证实蜗神经未发育。

（2）耳蜗发育不良，Michel畸形。

（3）中枢性耳聋。

2.相对禁忌证

（1）蜗神经发育不良。

（2）磁共振证实双侧耳蜗骨化，并且不能通过打开的方法进入耳蜗。

（3）精神性疾病。

患者的一般情况和心理状态能够耐受择期手术。患者必须能够参与言语-语言治疗。在围植入期，社会支持系统很重要。

（三）特殊适应证、不同的检查评估和特殊的手术技术

1.声电联合刺激技术

2.岩骨次全切合并耳蜗植入技术

（1）慢性中耳炎/胆脂瘤。

（2）有乳突根治腔。

（3）耳蜗骨化或管腔闭塞。

（4）内耳畸形。

（5）迷路骨折。

（6）解剖条件不利。

（7）再次手术。

3.耳蜗骨化的手术技术

（1）脑膜炎。

（2）耳硬化症。

（3）中耳乳突炎/迷路炎。

（4）外伤。

4.有选择的颅底病变的技术

四、手术步骤

术前需要理发、摆好合适的体位以便乳突切除并进行面神经监测。

（一）皮肤切口

耳蜗植入术可选择不同的皮肤切口，主要取决于手术医师的偏好。大多数皮肤切口的原理是预防电极线受挤压并为植入体提供足够的覆盖。要保证不能对皮下接收–刺激器外侧的皮肤产生压力点（被卡在言语处理器和接收–刺激器之间），因此在耳郭后能有足够的空间是非常重要的。基于此，接收–刺激器不应该被放置得太靠前。皮肤切口最好位于接收–刺激器的位置前下方，而不是越过它，便于通过皮肤和颞肌的覆盖最大限度地保护接收–刺激器。

当患者之前有手术史时，应尽量采用原切口（瘢痕），因为邻近的几个手术切口形成的皮肤岛的血管形成可能会出现问题，如皮肤坏死和由此产生的缺陷。

4种常见的皮肤切口如下。

（1）正常耳后切口：有既往手术史时，最好用同样的正常耳后切口。需要做新的手术切口时，可选择植入体公司提供的模板，以保证切口线恰好位于言语处理器的后方。

（2）宽C形耳后切口：宽C形耳后切口特别适用于乳突气化良好而需要较多的颞骨钻磨或需要更广泛手术视野的病例，比如在岩骨次全切手术中。然而，这种切口的使用会在接收—刺激器的位置之上造成伤口和瘢痕，因此并不是一种理想的切口。

（3）Lazy-s形切口：在成人病例中使用Lazy-S形切口可适当地覆盖植入体，并且能够为磨出植入体骨床提供较好的通道。在儿童中使用这种切口时应小心避开乳突尖，因为面神经在乳突尖处的位置更靠外侧。

（4）最小入径切口：使用最小入径切口时，在植入体导入或进入中耳腔和耳蜗时都需要用力牵拉皮肤，从而会导致更多的皮肤瘢痕问题。在最小入径耳蜗植入术中，有时会用到两个切口：一个切口为了进入乳突和中耳，另一个为了放置接收刺激器。这种两切口手术增加了皮瓣相关问题和感染的额外风险。

（二）肌骨膜层

术中做一个在术后足以覆盖植入体和电极的肌骨膜瓣或骨膜瓣是非常有必要的。有些手术医师会做一个与皮肤切口相关的交替瓣，以获得最好的植入体覆盖和保护。需要注意的是，不要在颞肌下、颞肌中、骨膜瓣和皮下做太大的囊袋，因为这样可以避免血肿充满囊袋和感染的风险。

（三）乳突切除和后鼓室切开

在乳突没有病理改变的情况下，可以行有限的乳突切除术。皮质骨的内部边缘可以保留以固定电极。暴露面神经鼓室部水平段、砧骨短脚、外半规管，有时还需要暴露二腹肌嵴等结构，对于定位面神经乳突部垂直段很有帮助。

这些标志同时也是后鼓室切开必备的基本结构。鼓索神经可以暴露得更多，直到暴露弦嵴，可切除弦嵴以获得更好的通道。然后切开后鼓室，其形状似三角形。扩大后鼓室可提高耳蜗和圆窗龛的能见度，并增加操作空间，同时还可增加显微镜的照明。

一些手术医师喜欢磨开后鼓室前先定位面神经。没有经验的耳蜗植入手术医师在刚开始后鼓室切开时，往往向内侧磨得不充分（面神经就会轮廓化不足）：在磨前方和外侧的骨质时注意不要损伤鼓环，因为鼓环就在鼓索神经的外侧。可以保留拱柱以保护砧骨短突，且如果耳蜗电极固定于后鼓室切开之内时，有助于更好地固定耳蜗电极。

正常的解剖变异使圆窗龛通过后鼓室或多或少可见，即使是下鼓室气化向上延伸也会遮盖圆窗龛的真实位置。

（四）暴露圆窗

圆窗通常只能在一个受限制的角度看得到，因其上方被悬骨遮挡，而下方被骨性突起遮盖，这两个骨性突起形成了圆窗龛。术中会经常遇到遮盖圆窗龛的黏膜形成假性圆窗膜。

上方和下方的骨性突起需要被磨除以便暴露整个圆窗。尤其是圆窗龛上方的骨性悬挂需要被磨除以便在正确的轴线到达鼓阶进行植入，这将从后上朝向前下

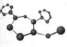

位置。

真正的圆窗颜色为深灰色，假膜则有些发白。在耳蜗纤维化或骨化的情况下，圆窗也可见泛白。

（五）磨出接收器骨床

对于有些耳蜗植入体来说，需要磨出骨床以容纳接收-刺激器；使用供应商提供的植入体模板。其他的只需要一个肌骨膜瓣形成的囊袋放置植入体或用螺丝固定植入体。

对于颅骨皮质较薄的儿童或成人，磨出植入体骨床、磨除骨床的大部分外层骨皮质，形成一个可以向内推动的骨岛。这使得即使在浅皮质骨也可磨出适合植入体固定的骨床。

（六）固定植入体

我们推荐对植入体进行固定；因为今后患者需要进行MRI检查，而对植入体的固定是MRI检查的必需要求。

在植入体骨床的上下各钻两个小的骨通道，用不可吸收缝线将植入体系紧、固定。儿童的颅骨较薄，无法钻出骨通道，但必须紧密缝合植入体表面的颞肌。必须注意不要把固定线缝在脆弱的电极上，否则会导致电极损坏。

必须避免对硬脑膜或导静脉的损伤，因为这样会导致骨膜下甚至硬膜下血肿。

有些植入体可通过磨出从植入体骨床至乳突腔的通道让电极通过来固定。这样在固定植入体的同时也保护了电极最脆弱的部分，后者就在出接收-刺激器处。

游离皮肤和颞肌使接收—刺激器有容纳的空间，但这样有可能导致血肿，以及之后的感染风险。基于这一原因，皮肤和肌肉应该被分离得尽可能少，大小最好不超过一个紧密的"口袋"，术后24～48小时必须加压包扎绷带。

在电极植入耳蜗前，将植入体放入接收器囊袋或骨床并固定。

（七）耳蜗开窗

电极植入耳蜗通常在最宽并最容易进入的鼓阶内。鼓阶植入径路可通过圆窗进行，入口处扩大或不扩大皆可，或者通过在圆窗下方另外的骨性耳蜗开窗植入。

圆窗径路提供了安全并容易地进入鼓阶的通道，耳蜗上磨骨量最少，残余听力保留机会更多，并且术后前庭主诉最少。

用小钩针打开圆窗膜，损伤尽可能少。钩针的方向应从前向下。必须注意不要打开圆窗上部区域，因为基底膜就在圆窗的后方。

窗嵴，在圆窗内边缘的下方，也被称作"钩"区，形成到鼓阶最狭窄的解剖点。此处会在电极植入过程中形成一个锐利的障碍，有可能损伤电极。在有些患者中，需要打开更多以获得进入鼓阶的适当通道（"边缘耳蜗开窗"）。

有些外科医师偏好耳蜗另外开窗，或在有些病例解剖异常导致圆窗径路不能插入电极时就需要行耳蜗开窗。耳蜗开窗的位置在圆窗的下方，也通向鼓阶。耳蜗开窗可用小钻速钻磨直至看到耳蜗内膜，然后用小钩针打开内膜进入鼓阶。

（八）电极植入

耳蜗植入术中很重要的一点就是要防止在耳蜗开窗后血和骨粉进入耳蜗。透明质酸溶胶可用来防止这种情况。有些外科医师还使用透明质酸溶胶作为植入过程中的润滑剂。

植入过程中保持电极导入缓慢平稳非常重要，这样可避免内耳损伤，或者虽然植入角度正确导向了鼓阶，但电极植入了错误的位置。

预弯电极，应采用"进极止芯"技术：在植入电极的第一部分后（通常在电极上有标志），后面的部分被轻轻推入时抽芯，而芯保持在个稳定的位置上。植入侧壁电极过程中，可尝试无摩擦植入，电极不发生扭结。中轴电极植入过程中，应轻柔地导入、不扭结电极。

一旦电极推进过程中遇到阻力，需将电极略退后，轻轻旋转以后再继续推进。

尽管声电联合刺激（EAS）中尤其要用到柔手术技术，但这种技术在传统耳蜗植入术中也非常有用，原因如下。

（1）在所有耳蜗植入患者中统一使用柔手术将使之标准化。

（2）这种技术为在传统耳蜗植入术中最适宜保存耳蜗内结构和保留残余听力提供了可能。

（3）术后出现眩晕症状较少。

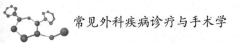

（九）电生理检测

在固定耳蜗电极之前，应进行电生理测试。电极阻抗、镫骨肌反射、神经反射的结果给我们提供了电极功能是否正常、是否在位的信息，也会使我们获得关于阈值水平的数据。

（十）固定植入体

耳蜗开窗处的植入体固定用的是从颞肌取下来的小矩形筋膜。后鼓室切开处的固定也可以使用小块的肌肉。纤维蛋白胶也可以在这两个位置使用。

（十一）关闭切口

随后，肌骨膜瓣和皮肤可分2层或3层关闭。年幼患儿切口关闭可使用皮内可吸收缝合线。

加压绷带包扎保持24～48小时。儿童尤其要注意头部绷带的适宜固定。术后应更加注意植入体和伤口保护，比如戴帽子、包扎方巾或不加压的头部绷带等，对于步态不稳和经常容易摔倒的患儿更应注意。

第二节　耳蜗植入术的并发症与修正手术

据文献报道，耳蜗植入术的并发症发生率为4%～15%。大部分研究把并发症分为严重并发症和一般并发症，就像Cohen等第一次描述的那样。需要再次手术修正的并发症（严重并发症）平均发生率为4%～5%，范围在2.3%～13.3%。

一、严重并发症

（一）定义

严重并发症是指需要移除装置、再次手术探查，出现面神经麻痹或瘫痪，或出现持续不适及功能障碍等其他严重的并发症。

耳蜗植入的严重并发症：

（1）脑膜炎。

（2）脑脊液（CSF）漏。

（3）面神经麻痹或瘫痪。

（4）严重的面神经刺激，需移除装置。

（5）血肿或脓肿需要外科处理。

（6）乳突炎/中耳感染伴肉芽组织。

（7）胆脂瘤。

（8）皮肤坏死和装置暴露。

（9）电极/接收—刺激器脱出。

（10）耳鸣或眩晕，导致装置未使用或再次植入。

（11）电极脱位/错位，需外科处理。

（12）装置故障（参见装置故障部分）。

二、一般并发症

（一）定义

一般并发症无需外科处理，绝大多数可通过自行缓解、药物干预或者听力学处理来解决。

（二）耳蜗植入的一般并发症

（1）鼓索神经损伤（可逆或不可逆）。

（2）暂时性面神经麻痹。

（3）前面部/半侧面部肿胀。

（4）耳后气肿。

（5）一般伤口问题/伤口感染。

（6）中耳炎。

（7）疼痛/头痛。

（8）眩晕。

（9）耳鸣。

（10）鼓膜穿孔。

三、装置故障

装置故障的发生率在0.8%～26.7%不等，但取决于植入中心的规模、随访时间和植入装置的品牌和类型。近十年来，植入失败的发生率总体呈下降趋势。故障的原因主要由于外伤、电极失效或者脑脊液漏。发现装置故障后，取出并重新植入是一种安全和可接受的治疗选择。

装置故障可分为"硬"装置故障和"软"装置故障。

（一）硬装置故障

无听觉输入或外部与内部组件之间电子锁，简而言之：经过验证的故障装置。尽管随着新植入体的诞生，装置故障率多年来已经有所下降，但是最常见的再次植入的原因仍然是硬装置故障。

（二）软装置故障

软装置故障一般被认为是植入体的故障，但无法通过在体测试方法获得任何证据。简而言之：可疑的装置障碍但无证据。

推荐的软装置故障检查包括四项评估。

（1）症状：仔细询问病史，记录确切描述的症状（听觉及非听觉症状）。

（2）医学评估：评估病史、体格检查及影像来判断电极位置；评估中枢神经系统疾病；排除耳蜗内骨化或感染。

（3）听力学评估：判断言语性能和调机，以评估性能下降、未能达到预期的收益，或刺激敏感性的改变。

（4）装置评估：使用设备完整性测试、编程和故障排除来评估硬件的功能。

软装置故障不常见。在诊断之前，必须采取两个步骤。

①制造商和植入团队与患者合作对植入体功能进行彻底评估（如上所述步骤）。

②疑似故障的植入体应被移除、检查，并确认技术故障。通常软设备故障是

一种有效的诊断，最初必须采取保守的方法来解决问题。如果故障被证实，就考虑是硬装置故障。

2.装置故障

（1）硬故障：已证实的装置故障。

①撞击引发的故障。

②密封失效。

（2）电子故障。

①电极问题。

②其他。

③无具体原因。

（3）软障碍：疑似装置故障。

四、儿童与成人的并发症比例

耳蜗植入手术的总体再次手术率估计为5%～8%，然而儿童与成人的比例存在明显差异。成人再次手术率低于5%，而针对儿童的研究显示再次手术率高达13%。原因在于儿童更易感染和外伤，通常更易发生硬装置障碍。另一个故障的原因是儿童更复杂的解剖，尤其是一些先天性畸形的病例或与其耳聋有关的病因（脑膜炎、局部感染）。虽然经常看到这种差异，但在成人和儿童的再植入比例方面，并不是所有的植入中心都存在差异。

五、双侧与单侧植入的并发症比例

虽然关于这方面的报道不多，但总的印象是双侧耳蜗植入的患者并没有出现两倍的并发症风险。此外，前庭的影响和双侧鼓索神经损伤是一个要关注的问题。

六、几种并发症的治疗选择

（一）皮瓣感染/皮下血肿或积液

大多数耳蜗植入中心会在围手术期使用抗生素。术后抗生素治疗可以延长，尤其是在怀疑感染时（充血、肿胀及植入体处疼痛）。当发生皮下血肿和积

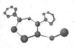

液时，应积极预防感染。如果怀疑铜绿假单胞菌或耐甲氧西林金黄色葡萄球菌（MRSA）感染，应考虑再次入院静脉注射抗生素。这样可能看起来相当激进，但植入体周围感染最终会造成植入体脱出，或难以控制的感染会导致植入体移除。在怀疑有低度感染的情况下，核扫描会有所帮助。植入体周围细菌生物膜的形成也已有描述，而且只能移除植入体。

（二）接收-刺激器或电极脱出

接收-刺激器有时会在术后几年通过皮肤脱出。有很多原因导致装置的脱出。为了避免该情况发生，在皮肤切开、皮瓣处理、缝线选择、接收-刺激器的固定、接收-刺激器的位置，以及有时植入侧别的选择都应该特别小心。手术史、社会史和一般的医疗状况是手术前要注意的重要因素。这些因素都有可能影响伤口愈合。如果先前已经接受过耳科手术，以及有糖尿病、吸烟史，局部的血供就会打折扣；或者，随皮肤病或感染病史不同，这些因素可能影响感染风险。多数情况下，电极脱出可以进行局部处理，但仍宜在全身麻醉下进行手术，因为患者不能在电极的精细处理过程中活动。在处理全程中，应避免切断、损坏或突然拔出电极阵列。另外，重新放置电极常涉及制备装置的覆盖瓣，通常在局部麻醉下是无法完成的。

（三）面神经刺激

术后面神经刺激是耳硬化症和成骨不全较常见的并发症。预弯电极接触端面向耳蜗编程电极会有所帮助。通常在耳蜗上部的电极刺激上方的面神经。逐个关闭这些电极，副作用就会消退。在一些非常严重的情况下，为了不发生面神经刺激而对植入体进行编程是很困难的，甚至有人建议进行再次植入术。

（四）面神经损伤

采用后鼓室切开的手术路径，面神经很好辨认，也容易避免损伤。面神经监测虽然也有很大帮助，但不能取代扎实的解剖知识和实施后鼓室切开的精确训练。在耳蜗畸形的病例中，面神经异常的概率也在增高。精确的影像学检查和判读是制订正确的手术方案所必需的。在这些情况下面神经走形不明确或影响正常的径路，可以考虑行岩骨次全切除术。岩骨次全切除术能提供宽广的视野和可见度，可减少医源性损伤和术后感染的机会。这样如果在电极行程中有开裂，岩骨次全切除就能保护面神经。

如果出现轻度面神经损伤，大剂量泼尼松可以消除肿胀和进一步的损伤，但仍需要几周的时间才能恢复面神经功能。如果有严重损伤或面神经完全离断，应考虑直接吻合或移植。尤为重要的是，切记最好的结果是在损伤后的头几个月内进行面神经移植。6～12个月以后，结果会非常糟糕。

（五）电极放置

有时即使十分轻柔小心地插入电极，插入方向也正确，但插入电极的最后几毫米仍然会不够顺畅，导致电极错位或扭曲；电极位置错误，至下鼓室内、在耳硬化症病灶的双环中、在半规管内，甚至在颈内动脉内。这方面的例子在下面和本章结尾部分进行陈述。在疑难病例或疑似电极位置错误时，在术中可以进行电生理测试、X线摄影或CT扫描。术后还需要进行进一步的诊断评估。错位的电极可立即或稍后重新调整。

（六）脑脊液井喷/脑脊液漏

脑脊液井喷，是脑脊液从内听道通过耳蜗的开口进入鼓室腔，这种情况在术前的影像学检查中就要预估到。多数井喷病例发生在不完全分隔1型（P-1）、共同腔畸形或不完全分隔3型（P-3）中扩大的蜗孔。等待流向减弱（10～15分钟），然后在耳蜗开窗处牢固填塞筋膜、骨膜或肌肉等软组织通常都可以控制脑脊液井喷。而脑脊液漏也可能发生在耳蜗植入过程中，与先前的胆脂瘤、骨折、肿瘤或其他疾病有关。为了避免脑膜炎成为因脑脊液漏造成的直接或晚期并发症，除了适当地密封脑脊液渗漏处，最好的方法就是岩骨次全切除术。腰椎穿刺脑脊液引流会增加脑膜炎的风险，而岩骨次全切除术时则不需要行脑脊液引流。

（七）修正手术/再次植入

在大多数重新植入的病例中，听力通常保持不变，但听力恶化是可能的。再次手术对患者或植入体是有害的，必须符合患者和（或）监护人的期望。明智的做法是保守地对待患者的期望值，因为再次手术的效果是无法预测的，对患者术前咨询的期望也应相应地加以引导。

第三节　儿童耳蜗植入的特殊考虑

耳蜗在儿童中的植入似乎与成人相似，但是解剖差异、乳突生长及儿童的生理特点使得手术有所不同，尤其在年幼儿童中更明显。本节将介绍儿童耳蜗植入中的特殊考虑。

一、面神经位置

面神经由茎乳孔出颞骨，但儿童茎乳孔位置异于成人。因儿童乳突尖尚未发育，其茎乳孔位于偏向骨性外耳道下方，但主要是偏后。为保护面神经，两岁以下儿童的手术切口应向后移，避开未发育的乳突尖。另一种方式是在延长乳突尖之上的切口前，拎起皮肤再切开。

二、儿童面隐窝、圆窗与耳蜗底转的解剖关系

儿童出生时耳蜗及面隐窝大小与成人已无差别，但成人和儿童耳蜗植入确实存在差异。

儿童与成人解剖存在两个主要差异，不仅使手术径路朝向不同，也使耳蜗底转暴露更为困难。第一，外耳道与面神经垂直段及与圆窗垂直的平面夹角更小，导致儿童后鼓室切开和圆窗视野狭小；第二，儿童面隐窝位置更倾斜，耳蜗底转鼓阶及圆窗较成人更难暴露。

三、颞骨发育

儿童出生时迷路与鼓室大小已接近成人，但颞骨的其余部分将随着年龄增长仍会发育。颞骨气化部分将增大，特别是乳突尖会延展，能更好地覆盖保护茎乳孔处面神经。同时，耳道延长，皮质骨与迷路间距增大，至18岁达成人水平颞骨发育中，乳突尖与窦脑膜角间距，特别是与接收–刺激器骨床间距将会增加约3cm或更多，而砧骨窝、面隐窝与圆窗间距保持不变。因此，年幼儿童放置电极

时不应在乳突尾端而应靠上方。

四、骨髓与出血

年幼儿童骨髓易出现持续性出血。用双极电凝很难止血，因为出血来自骨性乳突气房；可用不带冲洗的金刚钻或骨蜡止血。

五、接收–刺激器固定

固定植入体是否需要用缝线系紧可靠的固定取决于切口、肌骨膜瓣关闭、骨床固定、骨与皮肤厚度及患者的健康状态。年幼儿童皮质骨薄，骨床需深至硬脑膜。保留骨床的小片骨岛以控制合适的深度。接收–刺激器放置位置与耳郭间距应该大于正常外处理器大小，年幼儿童也不例外。外处理器压迫植入体表面皮肤会很痛，甚至造成压迫点或皮肤损伤。

六、麻醉技术

12月龄以下幼儿的麻醉风险高于手术本身。因此小儿麻醉师是保证手术安全的重要角色。12月龄以下患儿特定的生理特点加剧了麻醉风险。因此在麻醉诱导、体位、体温控制失血量方面应注意预防。

在麻醉诱导过程中，父母在场非常可取：能明显减轻患儿离开父母后的焦虑，并减少诱导过程中悲伤患儿的数量。诱导时麻醉药的选择、气体麻醉或静脉注射，应以减少术后恶心呕吐和减少术中出血为基础。

因耳蜗植入时长关系，患儿体位摆放需特别注意。儿童的颈部和颈椎都非常灵活，已有患儿颈椎脱位的报道。患儿身下的皱褶或布线会在手术过程中导致皮肤损伤。若行双侧耳蜗植入，则需考虑头部位置的改变。此外，婴幼儿气管较短，随着头部活动易发生意外脱管。因此移动患儿头部时，麻醉师或术者应采取手动以确保气管在位。与成人相同，患儿术中的面神经监护，避免使用长效肌松剂。

婴儿体表面积/体重比较大，且抗寒能力差，易出现低体温。术中减少患儿热量流失非常重要，因此需注意预热手术室、使用温控毯，围手术期监测患儿体温。

由于幼儿循环血容量较小，容易出现心血管问题，因此及时止血最为重

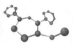

要。当失血量超过其总血容量的10%，例如6月龄婴儿（体重约8kg）失血量达65mL时，患儿将出现低血容量反应。因此，术中需计算失血量，使用的纱布要称重。

七、电生理测试

在切口关闭前进行神经反应测试，这对于儿童的重要性甚于成人，因为初次人工耳蜗调机时，对患儿设置的人工耳蜗水平可以仅低于术前评估所测得神经反应最低水平。

阻抗值和镫骨肌反射也应进行测试。

八、儿童双侧耳蜗植入

最新的欧洲共识报告指出了双侧人工耳蜗植入的适应证和关注点。

目前并无证据表明儿童短间期（间期小于1年）先后植入双侧耳蜗效果与同期双侧耳蜗植入存在差异。然而，同期植入可减少分次手术的累积费用，且不增加手术风险，并可优化听觉体验、让极重度聋儿获得最佳听觉康复。

共识指出"有明确人工耳蜗植入适应证的婴儿或儿童应在确诊耳聋后尽快接受双侧人工耳蜗植入，以获得最佳听觉发育"。病因复杂、渐进性听力下降、单耳/双耳有明显残余听力的患儿，虽不考虑尽快手术，但需根据行为测听明确其植入指征。与单侧植入类似，推荐使用无创手术技术保留耳蜗功能、减少耳蜗损伤，以备将来有可能再次植入。

（一）双侧耳蜗植入术的注意事项

植入体的线圈高度与接收-刺激器的位置直接相关。在双侧植入术中，颅骨上两个线圈的对称性对父母和患儿都很重要。保证对称位置的一种简单方法是画一个第一侧植入体位置的图纸。

双侧植入的另一要点是避免在第一植入侧出现皮下血肿。可在转头更换手术侧前，在肌骨膜层顶端暂时放置引流管。当使用头部绷带时，即应去除该引流管。

（二）双侧耳蜗植入术的特殊步骤

1.标记双侧植入部位

第一侧植入设定接收–刺激器的位置，并最终确定两个外部线圈的对称高度。此过程可用无菌纸和不掉色的记号笔标记。

2.规划和标记好接受–刺激器位置，将无菌纸放在反折耳郭的后边界。在纸上精确标出边缘的曲线。

3.标记双侧植入部位

按反折耳郭后边缘将无菌纸剪好。对齐耳后沟上、下界。此时在无菌纸上描出接收—刺激器位置，然后在线圈位置边缘剪下。

4.标记双侧植入部位

在纸上用记号笔标出接收—刺激器位置，翻转印在对侧耳皮肤上，即可获得对称的植入位置，保持标记纸无菌以用于第二侧手术。

5.在对侧使用标记纸

在第二侧手术开始时，用标记纸来规划第二个植入体的位置，以获得对称定位。

6.双侧植入的位置标记

标记纸以相反的方向放在对侧（反折）耳后。植入体线圈边缘标记在铺巾贴膜上。标记好植入体线圈的对称位置。标记工作即告完成，开始第二侧手术。

7.双侧植入的位置对称

双侧植入体的位置对称，特别是在毛发较少的幼儿中看得更清楚。

8.双侧耳蜗植入的临时引流

同期植入双侧人工耳蜗时，放置临时引流管可减少第一侧手术皮下血肿的机会，引流管在绑头部绷带之前或期间去除。缝合肌骨膜层以后放置引流管，这样在拔引流管过程中对植入体没有任何风险。

9.双侧耳蜗植入的临时引流

简单缝合固定引流管，在用头部绷带加压包扎双耳前拆除。

10.缝合切口

第二侧耳蜗植入和关闭与第一侧相同。幼儿最好采用皮内缝合以避免拆线困难。此外，外观美感可增加家长满意度。第二侧不置引流管。

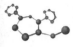

11.头部绷带

拆除引流管的固定缝线，双侧加压包扎。应保持至少24小时，以获得可靠的止血效果。年幼儿童可能会在头顶部出现轻度水肿，但在拆除绷带后即可消退。

12.加压包扎完成后即拔除引流管

应保证包扎在位亦能轻松拔除引流管。

九、儿童耳蜗植入的经验和教训

（1）注意颞骨的小解剖结构。

（2）确保麻醉师有足够的儿童麻醉经验。

（3）在皮肤或透明塑料贴膜上绘出（成人大小）植入体的位置。

（4）双侧耳蜗植入：在无菌纸上复制或标记植入体位置，然后用于对侧标记。

（5）切口避开乳突尖，保护浅表的面神经。

（6）处理皮肤、皮下组织及肌骨膜层时需轻柔，因为这几层对于良好关闭非常重要。

（7）与成人耳蜗植入相比，儿童耳蜗植入时注意朝向圆窗的不同角度。

（8）接收–刺激器的骨床需足够深。颅骨较薄时，可把骨床磨至硬脑膜上。可制作骨岛，避免在幼儿乳突尖固定电极。

（9）保存术中神经反应测试结果，因为这些结果对年幼患儿的开机很有帮助。

（10）双侧耳蜗植入时，放置暂时引流管以避免血肿。

第四节　耳蜗骨化的耳蜗植入

耳蜗纤维化及其继发的部分或全耳蜗骨化可有几个病因。除了细菌性脑膜炎和耳硬化症，还有很多其他病理改变可导致骨化性迷路炎。骨化性迷路炎是对炎症的反应或是炎症结果的耳蜗内新骨形成的一种病理过程。其可能是鼓室源性、脑膜源性或血液源性，并可能由感染、全身（自身免疫）或局部（耳硬化症）疾病、破坏性过程或创伤或缺血等原因导致。

耳蜗内炎症的存在和阶段与听力损失的发生时间有关，而且原发疾病会影响处理的速率和方法。它可能需要紧急的耳蜗植入手术，而蜗内病变的范围将决定手术技术、手术径路和听觉植入体的类型。

此类患者耳蜗植入的效果很难预测，因为每个中心此类病例较少，而且导致耳蜗骨化的原发疾病亦造成中枢性听觉损失或影响周围神经组织。

炎症和骨化过程本身也可对耳蜗内神经组织产生负面影响，损伤剩余的螺旋神经节细胞或减少它们的数量。耳蜗骨化的进程甚至可影响耳蜗内电流的传播。通常，骨化范围越大意味着听力预后更差，有时是因为电极只能部分植入，因此必须与患者或家属沟通；对唇读技巧的帮助可能是术后最可能的效果，尽管有时只能获得信号功能（Ⅰ级）。

一、纤维化与骨化过程

耳蜗内纤维化和骨化似乎是对各种来源刺激的普遍反映，其时程会有不同。耳硬化症可被视为一个单独的、不同的疾病，因为它不仅表现为耳蜗内硬化病变（耳蜗内骨化），而且伴有耳蜗周围海绵化病变。而这些改变在骨化性迷路炎中不存在。

骨化性迷路炎的特定时间顺序是可以区分的。关于耳蜗骨化的病理模式与其部位和扩散方式关系的动物实验和人体研究已经开展，结果表明，圆窗区域、耳蜗导水管附近，而后耳蜗底转鼓阶通常是最先受影响且最严重。而少数病例并不遵循这一病理模式，其表现为仅累及耳蜗中转或顶转的孤立性片状骨化灶，全耳蜗骨化很少见。

耳蜗纤维化和骨化进展的不同阶段在组织病理学文献中已有记载。

耳蜗纤维化和骨化可分为四个阶段。

急性期：耳蜗内组织炎症—急性迷路炎，外淋巴腔充满脓液，纤维物沉积及肉芽织形成。

中期：纤维化开始。成纤维细胞增生和胶原沉积，然后纤维化，亦可见血管再生。

后期：进一步纤维化，开始骨化。新骨继发于纤维化后形成，以类骨质沉积

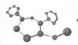

的形式，常始于耳蜗底转鼓阶。紧接着是新生骨化/类骨质矿化和骨重塑，也就是结构紊乱的新生骨吸收和新骨的取代。这一过程可持续6~12个月。

骨化终末期：炎症进程和骨重塑已停止。

动物和人体研究证实，纤维化和骨化的最初迹象在感染后的3天内即有表现。人类耳蜗在3周至2个月内可完全被骨化。因此切需要诊断与治疗干预。耳蜗植入的最佳时机是MRI尚未观察到耳蜗内纤维化，在这段宝贵、短暂的时间窗内可无阻力插入电极并获得最佳的听觉效果。

影响骨化性迷路炎的发生、发展及其范围的因素包括患者的免疫状态、原发病类型或其致病微生物，以及与原发病类型或其致病微生物有关的个体免疫类型的患者因素。这些因素可解释个体间的巨大差异。需要谨记并不是这些病变的每个患者均会发展为感音神经性听力障碍（SNHL），也并不是所有听力下降患者均合并有耳蜗内闭塞。

二、术前评估

（一）快速诊断检查

在细菌性脑膜炎、自身免疫性内耳疾病、骨折和出血中，骨化性迷路炎的进展尤为迅速。因此，所有患者需在诊断明确后尽快进行听力评估（应在几天或最多在10天之内，或超过这个时间也应尽早），重度甚或中度听力下降患者（＞30dB和进行性）都应立即完善MRI检查。如果原发病病程超过一年，这些检查就与下面列出的其他疾病的扩展检查类似。

自身免疫性内耳疾病的耳蜗骨化发展速度可与细菌性脑膜炎一样快，但前者是唯一用糖皮质激素治疗可逆的病变。2~3周内紧急咨询免疫学专家或儿科医师并开始糖皮质激素治疗是必要的。

头部创伤、迷路骨折、出血和细菌性耳蜗炎病例中，听力下降的程度差异非常大，表现为突发的全聋或稳定在一定程度的听力下降及渐进性听力下降。似乎创伤/骨折/感染或出血的程度越重，越容易导致听力下降和骨化，但文献只是提示而非结论性的。尽管目前没有好的听力随访指南，但必须清楚的是，不能放弃听力随访。因此我们建议在1、2、3、6、12个月时对这些患者进行听力学随访。

（二）扩展的诊断检查

在其他病变中，急性和双侧耳蜗完全闭塞很少见，因为原发病的进展需要更长时间。以下病变需要在不那么紧迫的时间框架内进行诊断检查。

（1）持续外淋巴瘘。

（2）慢性中耳炎或耳腔感染。

（3）迷路血供丧失。

（4）耳硬化症。

扩展的诊断检查包括MRI，最重要的是（加权）T_2相，可以提供底转、中转和顶转的鼓阶及前庭阶的结构情况，同时显示耳蜗内是否有淋巴液。CT扫描可额外提供耳蜗管闭塞部分的耳蜗骨化信息，特别是对于化生骨，但其敏感度较低。

在自身免疫性内耳疾病中，纤维化和骨化的部位更广，而在耳硬化中病灶主要位于底转的鼓阶。在骨折或出血病例中，病灶主要取决于病变的部位。

三、听力评估

如同"正常"耳蜗植入候选者一样，耳蜗骨化患者的听力检查也同样重要。但在骨化性迷路炎患者中，如果病情正在进展，听力测试可表现为有限却呈进行性的听力下降。这意味着中度听力下降（>30dB和进行性）需要MRI评估以明确耳蜗内炎症的存在和阶段。

听力评估亦可作为耳蜗内病变进展情况的随访监测手段（脑膜炎后、自身免疫状态、骨折、出血）。两个方面在快速诊断工作中更重要。有报道认为初步评估SNHL（30dB和进行性）在进行影像学检查之后，进一步听力损失和迟发性纤维化/骨化（长达6~12个月）也有报道。因此，所有SNHL患者如与上述疾病（尤其是急性患者）有关，无论有无MRI显示的骨化性迷路炎，当无法行紧急人工耳蜗植入时，仍需在1、2、3、6、12个月行听力学随访以明确是否有后期骨化性迷路炎进展。当然，在对听力下降的进程有疑问时需额外做听力检查。如果随访期间出现感音神经性听力恶化，则需复查MRI以明确耳蜗内病变可能的进展。

四、CT与MRI检查

耳蜗内纤维化和骨化的四个组织病理阶段亦可在影像上体现。

（1）急性期：MRI T_1加权增强相可见迷路炎所致的耳蜗和迷路信号强化，T_2相上未见耳蜗内/迷路内的液体信号缺失。T_1平扫相上，耳蜗和迷路的信号较正常情况高。

（2）中期：纤维化开始，在T_1增强相上可见耳蜗和迷路强化（由炎症及血管生成导致），在T_2相上可见耳蜗和迷路液体信号的缺失（由纤维化引起）。在T_1平扫相上，耳蜗和迷路的信号更高。

（3）后期：进一步的纤维化和骨化的开始在T_1增强像可无或很少显像，但可能会有耳蜗各圈的轻度高信号。T_2相可见耳蜗内/迷路内液体信号的明显缺失。结合MRI和CT影像可鉴别液体缺失是纤维化还是骨化造成的。

（4）骨化终末期：无活动性炎症迹象，T_1增强相无强化，T_2相无液体信号，CT上常可见骨化（但要注意敏感性低），其分级见后述。

骨化的终末期可在原发疾病开始后6~12个月出现，而在慢性进行性感染情况下却并非如此（例如根治腔的慢性感染）。

（一）纤维化和骨化的影像学表现

MRI T_2相在检查迷路内液体缺失方面优于CT扫描。然而，骨化的组织病理学第四期在CT上可见，然而在MRI上却无法将其与纤维化鉴别。

文献报道，化生骨比成骨更难在CT上显示，因前者矿物质含量较少。因此，耳蜗骨化有时是偶然被发现的，这意味着CT无法识别出所有的骨化病灶，敏感性较低。从影像检查直至实施手术这段时间，骨的重塑仍在进行中。影像技术的局限可能也是一个因素。

骨化性迷路炎期间或之后，若纤维组织未向骨化转变，在CT上是不显示的，但结合MRI T_2相的液体信号缺失以及CT上未见骨化可提示（无钙化的）纤维化或无法显示的骨化。因此，在评估此类病变时，CT和MRI是相辅相成的。

耳蜗内新生骨和纤维组织通常在手术中清晰可辨。MRI T_2相可明确前庭阶的通畅度。

根据骨化性迷路炎的组织病理学分期选择最佳成像方式：

（1）急性迷路炎：MRI T_1 相钆增强。

（2）纤维化或骨化：MRI T_2 相显示迷路内液体信号缺失。

（3）耳蜗内骨化：CT扫描，但敏感性有限（62%～95%）。

除了耳蜗，外半规管也可提供关于迷路通畅度的信息，可在耳蜗骨化之前就显示骨化的征象，特别是CT影像，因此可作为一个筛查工具。如果CT上（外半规管或耳蜗内）可见钙化，应额外行MRI检查以明确耳蜗通畅与否。

五、手术方案

MRI和CT影像可显示耳蜗的通畅度、骨化性迷路炎的程度，帮助治疗策略的确定。可以根据适当的影像学资料以及下述的分级和指南来制定手术方案。

（一）骨化分级与手术策略

骨化性迷路炎似乎是对某一特定炎症刺激反应的普遍过程，然而在不同的患者甚至不同的耳蜗中，骨化的部位及程度可有所不同。骨化程度分级能指导制定合适的手术策略以获得最佳听力（表9-1），并使内耳结构的损伤最小化。

表9-1　骨化程度分级及其手术策略、手术径路建议

	CT和MRI上骨化的部位	手术步骤和径路	预期术后听力分级
0级	CT或MRI上无纤维化或骨化	正常耳蜗植入	
Ⅰ级	骨化只局限于圆窗（ⅠA）或不足耳蜗底转鼓阶的一半（ⅠB）	后鼓室或扩大后鼓室径路，磨去圆窗龛和部分耳蜗底转鼓阶	与标准耳蜗植入类似
Ⅱ级	骨化达耳蜗底转鼓阶一半以上；底转的前庭阶至少部分通畅	PT（后鼓室切开）或扩大PT径路的前庭阶植入	前庭阶植入的效果更好（与打开耳蜗底转相比），钻磨造成的损伤较小a。但眩晕和损失残余听力的风险更大

	CT和MRI上骨化的部位	手术步骤和径路	预期术后听力分级
Ⅱ级	骨化达耳蜗底转鼓阶一半以上；底转的前庭阶至少部分通畅	PT（后鼓室切开）或扩大PT径路的前庭阶植入	前庭阶植入的效果更好（与打开耳蜗底转相比），钻磨造成的损伤较小a。但眩晕和损失残余听力的风险更大
Ⅲ级	底转骨化（前庭阶和鼓阶）：底转升部通畅（ⅢA）或不通畅（ⅢB）。中转和顶转通畅	①底转磨开，如果底转升部可进入，可通过岩骨次全切植入正常电极；②底转磨开，中转耳蜗开窗，通过岩骨次全切植入双电极b	比标准耳蜗植入后效果差，因为磨钻范围大，以及炎症和骨化对神经组织的影响
Ⅳ级	耳蜗全骨化	①底转磨开、中转耳蜗开窗磨开，通过岩骨次全切植入双电极或三电极b；②如果未见耳蜗腔，行听觉脑干植入（可直接将径路改为经迷路径路）	比标准耳蜗植入后效果差，因为磨钻范围大，以及炎症和骨化对神经组织的影响 通常，听觉脑干植入的效果比耳蜗磨开后的耳蜗植入差c

1.Ⅰ级

通常最先骨化的位置是圆窗区域，靠近耳蜗导水管入口，为ⅠA级。接下来骨化会累及底转鼓阶前1/3至1/2（ⅠB级）。两种分类均属于Ⅰ级。

2.Ⅱ级

Ⅱ级表现为底转的骨化累及超过一半的鼓阶至全部（Ⅱ级），而底转前庭阶仍然至少部分可进入。Ⅱ级亦可表现为底转鼓阶全骨化，而前庭阶骨化少于底转一半。底转升部、中转、顶转通畅。

3.Ⅲ级

Ⅲ级表现为底转的鼓阶和前庭阶完全骨化。

4.Ⅳ级

Ⅳ级表现为全耳蜗骨化。

（二）自身免疫性内耳疾病

自身免疫性内耳疾病（AIED，原发性/继发/系统性）被证实是唯一及时治疗（14～30天内）可逆转的耳蜗内炎症病变，因此其耳蜗植入和随访流程具有特殊性。

此病表现为数天至数周内突发性双侧听力下降。而特发性突发性听力下降表现为24～48小时内单侧听力下降。如伴有体重下降、葡萄膜炎、角膜炎、关节病、肠炎、皮疹等病史，则提示全身性疾病。

（1）前庭阶植入的蜗管开放范围小于全鼓阶磨开的3/4，但前庭阶植入中基底膜和前庭膜损伤的风险较高。如果底转全部被打开，从解剖学上来说，前庭阶可于底转的前部被打开。

（2）在底转磨开中采用岩骨次全切除（STP）的方法，无论磨开或不磨开中转，其开窗处暴露更佳，电极植入更方便，亦可降低脑膜炎或电极脱出（脱出磨开的耳蜗）的风险，因为植入体可以用腹部脂肪更好地被固定于耳蜗内和乳突腔。这是岩骨次全切径路的两个更深层原因。

（3）听觉脑干植入效果一般比常规人工耳蜗植入差，最理想情况是可以提高唇读技能，但最常见的仅是信号作用。听觉脑干植入的效果也比耳蜗磨开后耳蜗植入的效果差。注意：只能通过中转前庭阶或磨除底转前庭阶进入中转鼓阶。同时，除非磨除部分中转，否则无法进入底转内侧部分。

这些患者需立即至免疫学/儿童免疫学专家处急诊就诊。在进一步的诊断性评估包括鼻内镜（活检），内科评估，血液检查，例如红细胞沉降率（ESR）、抗核抗体（ANA）、抗中性粒细胞胞质抗体（ANCA）、类风湿因子（RF）之后，免疫抑制治疗应尽早开始，如果有效，可作为诊断工具。

对听力阈值和T_1增强MRI显示的迷路强化的随访可反映药物疗效。部分患者对药物治疗无效，另一些患者可能需要更强的免疫抑制药（如甲氨蝶呤、咪唑硫嘌呤）甚或抑制细胞生长的药物（环磷酰胺）进行治疗，但有毒性反应和副作用（如丧失生育能力、脱发、膀胱癌），耳蜗植入有时比这类药物的继续治疗更可取。这一类患者除了听力下降以外，还会出现急性前庭功能下降。

原发性自身免疫性内耳疾病：以持续数天至数周的双侧SNHL为特征，不伴潜在的全身性疾病，对免疫抑制剂反应良好（"泼尼松龙反应性疾病"）。

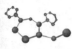

继发性自身免疫性内耳疾病：可继发于Wegener病、Cogan病、类风湿关节炎、系统性红斑狼疮、Sjogren综合征、多发性关节炎、复发性多发性软骨炎、肉瘤病、炎症性肠病（溃疡性结肠炎或克罗恩病）、桥本病、Churg-Strauss综合征或白塞综合征。

六、双侧植入的指征

骨化性迷路炎常累及双侧耳蜗，会失去最佳也可能是唯一电极植入的机会，而且长远来看耳蜗内神经组织将会丧失，而它们是将来接受刺激的靶点。基于上述原因，适当的听力学及影像学随访是必需的。如出现双侧耳蜗闭塞，则建议行双侧耳蜗植入。

自身免疫性内耳疾病是唯一经过糖皮质激素或其他免疫抑制药治疗后可被逆转的疾病。因此其治疗方案较特殊（见前述）。

七、提高认知

双侧细菌性脑膜炎或自身免疫性疾病内耳受累患者的首诊医师通常并不是耳鼻咽喉科医师。因此明智的做法是让医院或附近区域的儿科医师、免疫科医师、神经科医师、监护室医师提高对这种疾病的认知，因为他们能首先观察到这些容易很快失去听力，并处于快速耳蜗闭塞风险的患者。同时，听力师和听力中心也应具备对上述疾病的认知。鉴于听力下降和听力恢复的可能性，这些专业人士应该熟悉紧急管理和咨询的必要性。

八、耳蜗骨化的手术步骤

虽然根据CT影像和MRI进行骨化分级后，可制定相应的手术策略，但在手术过程中，仍采取不同的手术步骤。这些步骤的次序是为了尽可能少地损伤耳蜗和神经结构，以便获得最佳的听力效果。然而，听力结果与不同手术步骤关系的文献报道目前较少。

（一）闭塞耳蜗的推荐手术步骤概述

（1）部分打开耳蜗底转：
①圆窗和底转起始部；

②底转鼓阶的一半。

（2）前庭阶植入。

（3）完全打开耳蜗底转。

（4）完全打开耳蜗底转并中转开窗，双排电极植入：

①顺行植入；

②逆行植入。

（5）完全打开耳蜗底转及中转，双排电极部分植入：

①顺行植入；

②逆行植入。

（6）未见耳蜗腔：有听觉脑干植入指征。

这些开放耳蜗腔的步骤可通过后鼓室径路或扩大后鼓室径路完成（去除拱柱和砧骨，以更好暴露圆窗龛，并更方便操作）。另外，可采用岩骨次全切除术并用脂肪填塞术腔来施行外耳道后壁磨除的开放式径路。

径路的选择取决于个体解剖差异、骨化程度、手术医师的偏好和经验。在耳囊骨折病例中我们更倾向于采用岩骨次全切除联合耳蜗植入径路，因为骨折的纤维修复会有较高的脑膜炎风险。

岩骨次全切径路是一种广泛暴露的手术径路，能更好地显露所有中耳结构，并能辨识另外一些结构如颈内动脉和颈静脉球。同时较高的并发脑膜炎及电极自打开的耳蜗脱出的风险，使得术腔更应采用填塞关闭技术。术中临时变更径路为岩骨次全切径路会有一定困难，最好应在术前考虑、准备。

（二）底转部分开放

在Ⅰ级骨化中底转部分开放是必要的，在圆窗附处打开骨化的耳蜗底转。骨化的颜色为白色而非暗灰色，接近于假膜的颜色。其他的标志为圆窗龛、镫骨、面神经鼓室段、匙突和鼓岬。

在打开的过程中可见白色水晶状的骨质增生，这些骨质必须去除。真正的耳蜗骨质在外观上更显黄色。应朝向前下方，即耳蜗底转方向打开，以免损伤基底膜、前庭阶或蜗轴。

1.打开圆窗及耳蜗底转起始部

对于ⅠA级骨化，采用标准的后鼓室径路行耳蜗植入。磨钻可轻易磨除增生的骨质，但磨除范围局限。其余的蜗内纤维组织可用显微钩针去除，注意不要损伤基底膜，随后按照正常步骤继续手术。

2.打开1/2耳蜗底转

打开ⅠB级骨化耳蜗时所需的操作空间更大，可能需要移除砧骨和拱柱（扩大后鼓室径路）。ⅠB级的骨质磨除范围更大，且可能因噪声和振动损伤内耳；然而，仍然可以打开鼓阶并找到耳蜗腔。非常重要的是应从下方开始磨除骨质以避免损伤前庭阶或蜗轴。

（三）前庭阶植入

当无法打开底转鼓阶且MRI T$_2$相见前庭阶通畅或部分通畅（Ⅱ级）时，磨除圆窗龛后继续向上扩大，可打开前庭阶。商家制造的电极模具或深度计可用来测量前庭阶的深度和通畅度。底转的前庭阶直径略小于鼓阶，但中转和顶转的前庭阶较大。因此，最好使用正常或略细非锥形电极。

前庭阶植入和正常鼓阶植入相比效果基本相同，且在耳蜗内神经结构损伤或电极植入深度方面二者无差异。截至本书成稿时，尚无底转打开和前庭阶植入的比较研究。

因前庭阶位于耳蜗前上部，在部分底转打开（Ⅰ级骨化）时可能会无意中暴露前庭阶。一旦找到管腔，即可向下扩大并找到鼓阶，并于鼓阶处植入电极。鼓阶植入可保留前庭膜，使电极更靠近螺旋神经节细胞，并且不易引起眩晕，这使得鼓阶植入比前庭阶植入更易接受。

相对于有经验的前庭阶植入，耳蜗底转完全打开时，来自噪声和振动的损害以及对内耳的骨性及神经结构的损伤更大。基于这些原因，我们更倾向于在Ⅱ级骨化时采取前庭阶植入。

（四）全底转打开

Ⅲ级骨化需完全打开底转的外侧，于1993年由Cohen和Waltzman首次报道。由骨化的圆窗开始，磨除白色的增生骨质，直至底转升部起始段管腔显露，距离大约10mm。经此路径，建议从下方开始钻磨（使用1mm或更小的磨钻）以保留蜗轴。必须注意不要损伤颈内动脉，其在底转前部呈蓝色/红色结构。可使用显微钩针去除蜗管内纤维组织。为了更好暴露、更安全起见，可采用岩骨次全切的外耳道后壁切除。

Gantz等报道了岩骨次全切径路下的全耳蜗打开，并环绕蜗轴周围磨成一管道，但我们更赞成 Balkany等例使用的底转外侧打开方法。这一径路对耳蜗的损伤更小，且降低了损伤蜗轴或面神经的风险。当底转升部通畅时，电极通常可完全插入。位于打开处的电极近端需用筋膜和纤维蛋白胶固定。因为植入/使用的电极数较少、炎症/骨化或手术造成神经组织损伤，以及骨化形成到手术植入之间的时间延长等原因，底转外侧壁打开的效果接近或略差于正常植入。因为不适、面神经刺激或疼痛，一些（近端）的电极会被关闭，导致有功能电极的数量减少。

对于ⅢB级骨化，底转升部无法打开，这时需要做好双电极植入的准备。若无双电极则仅能在底转打开处植入9~10个电极。这是言语感知所需要的最少电极数量。通过联合中转开孔，用双电极植入体平均能植入17个电极（13~21个）。

（五）耳蜗中转开孔与双电极植入

当打开底转不能在前内侧暴露管腔时，意味着底转升部骨化，若此时前庭阶植入（作为第一选择）无法实现，双电极/分割电极植入（Cochlear或Med-El）可作为下一步选择。

这一类植入体有两个短电极阵列，每个阵列10个电极。在底转外侧打开处尽可能多地植入底部电极阵列。第二个电极通过中转前庭阶植入，用1mm金刚钻在卵圆窗前方2~3mm匙突下方打开耳蜗中转。为了更好地暴露中转开孔处，推荐使用颞骨次全切或扩大后鼓室径路。打开中转会有打开底转前庭阶的风险，因为其在中转更后下方。

手术的第一步是打开底转，确认升部已骨化，然后行中转开窗。接下来，在底转植入第一个电极并固定，然后是中转植入。在耳蜗开窗处两个电极周围均需填塞肌肉或筋膜，用纤维蛋白胶水固定，以增加密封性。

因为更多的电极可被植入于（部分）骨化的耳蜗（底转8~11个电极，中转4~10个电极），因此可获得更显著的听力学结果和言语理解力。因为底转升部有未刺激区域，底部与顶部电极之间在音调上有差异。这个差异可被大脑可塑性纠正。同时，底部电极对于言语识别的贡献比顶部电极更大。

中转的电极可顺行或逆行植入，取决于打开中转的确切位置和骨化或纤维化病灶部位。逆行植入后需要听力师重新编码电极顺序，但在音调上并无差异。

打开中转可暴露前庭阶或鼓阶。Isaacson等提出此操作通常用于打开中转的前庭阶，且经常会严重损伤中阶和前庭膜。蜗轴或骨螺旋板未发现骨折。基于上述原因，双电极植入无法保留残余听力，而且精细的中转植入非常困难；已有报道，应用此技术时电极易误入顶转或底转的前庭阶。Lenard报道通过中转开孔可在中转和顶转植入8～10个电极。

另一个应用该技术（与底转开放行部分植入相反）的理由是骨化部分的耳蜗神经组织会被进一步破坏，而中转未骨化部分的神经组织会保留功能，可以获得更好的听力效果。然而，更长时间的耳聋会导致更差的效果，对于非骨化区域也是如此。

根据经验，无论是底转植入还是底转-中转联合植入，至少需要8～10个电极植入方可获得最佳的听力效果。植入电极越多，效果越好。

（六）耳蜗中转打开与双排电极植入

当中转也存在骨化时，可能需要行全底转和中转打开。风险之一是损伤蜗轴。

当有可能植入14个或15个电极时，我们倾向于采用中转打开以尽可能降低蜗轴损伤的风险。这一过程中，将中转开孔处向后及向前扩大，与已经打开的底转凹槽平行。磨出一个6～7mm的骨床以放置和固定双电极的第二电极，而底转凹槽放置第一电极。

中转打开的风险是损伤蜗轴、面神经水平段甚至迷路段以及颈内动脉。亦有关于耳蜗中转开窗导致术中脑脊液漏的报道，这可通过将小块肌肉填塞于电极周围，并用纤维蛋白胶固定来处理。由于疼痛或面神经刺激，电极可能不得不关闭。

此操作步骤最好通过岩骨次全切径路进行。

（七）无管腔：听觉脑干植入的适应证

需要提醒的是，并不是所有尝试打开耳蜗的操作最终都可成功进行电极植入。一些患者不得不转为听觉脑干植入，原因是无法找到耳蜗管腔。因此，建议这类耳蜗植入困难病例在同一个中心施行，便于其在术中转为听觉脑干植入。

骨化病例耳蜗植入后听觉康复效果通常优于听觉脑干植入，因此尝试打开耳蜗行电极植入是听力恢复的首选。

九、耳蜗骨化手术的风险

（1）在耳蜗开放过程中，易导致蜗轴、螺旋神经节细胞和骨螺旋板的损伤。在全耳蜗开放中，很难避免损伤基底膜、骨螺旋板和前庭膜。然而，这些结构通常已因广泛骨化而失去作用。

（2）损伤颈内动脉：打开耳蜗的一个危险并发症是损伤颈内动脉，后者与底转的前份关系密切。当需要磨到较前方时，建议识别颈内动脉。

（3）电极植入的路径错误。

（4）前庭阶植入后导致眩晕。前庭阶植入时损伤前庭膜、Corti器和基底膜更常见。

（5）因为距离耳蜗内神经组织更远，前庭阶植入时需要更高的电刺激量。

（6）由于磨骨更广泛、解剖标志较少，所以容易损伤面神经。

（7）中转和底转在更广泛的打开过程中，耳蜗的开口较大，所以并发脑膜炎的风险较大。

（8）耳蜗底转和中转打开范围更大，而电极仅放置在磨出的骨槽中，电极脱出的风险更高。

第十章 经皮肾镜碎石取石术

第一节 经皮肾镜碎石取石术的适应证和禁忌证

经皮肾镜碎石取石术（PCNL）的适应证和禁忌证不是一成不变的。术者经验的增加、器械的改进、患者选择及可选治疗方案的变化都会导致适应证随之变化。现将PCNL的手术适应证和禁忌证总结如下。

一、适应证

（一）结石大小和位置

结石大小和位置是影响治疗决策的重要因素之一，与结石清除率、是否需要二次处理及并发症密切相关。目前，所有需要开放手术干预的肾结石，包括完全性和不完全性鹿角形结石、≥20mm的肾结石、有症状的肾盂憩室结石、体外冲击波碎石术（ESWL）难以粉碎及治疗失败的结石、输尿管上段L4以上、梗阻较重或长径＞15mm的输尿管结石或因息肉包裹及输尿管迂曲、ESWL无效或经输尿管镜碎石术失败的输尿管结石都可作为PCNL的手术适应证。

对于鹿角形结石、孤立肾结石或非常大和非常复杂的结石，Al-Kohlany等通过结合结石清除率及术后并发症比较开放手术与PCNL的治疗效果，发现PCNL可作为最初选择或联合治疗的最初选择。

另外，结石的位置也是其治疗效果的重要决定因素。当结石位于下盏时，选择治疗方法尤为重要。Albala等通过随机对照试验发现，在处理下盏结石时，ESWL和PCNL之间的并发症无明显统计学差异，但PCNL的结石清除率明显高于ESWL。对于巨大的输尿管上段结石，PCNL可以作为代替经输尿管镜碎石术或ESWL的选择。Juan等比较PCNL和经输尿管镜碎石术治疗此类结石的效果，PCNL的结石清除率明显高于经输尿管镜碎石术。

（二）结石成分

质硬的结石如胱氨酸结石，或质软的结石如基质结石、尿酸结石、磷酸镁铵结石（鸟粪石）均适合应用PCNL。

结石的化学成分决定了结石的硬度，较为坚硬的结石种类包括胱氨酸结石、磷酸氢钙结石和一水草酸钙结石，这些结石对ESWL有抵抗性。而极软结石亦给ESWL带来两个问题。第一，它们可能是透射线的，使ESWL的定位变得困难，如尿酸结石。第二，尽管基质结石相对少见，但由于其胶状性质和疏松水晶结构而对ESWL有抵抗性。另外，磷酸镁铵结石与尿路感染有关，也与尿路梗阻中微生物的尿素分解有典型的相关性。杀灭细菌、抑制结石生长和控制反复的尿路感染是完全去除该类结石的唯一方法。因此，PCNL被认为是治疗磷酸镁铵结石首选的、也是最好的方法。

（三）解剖学异常

尿路解剖学异常可以伴随尿液排泄系统受阻和结石形成，如马蹄肾、异位肾、融合肾、肾盂憩室、肾结石合并肾盂输尿管连接部梗阻等。肾结石亦可选择PCNL。

Raj等报道通过多通道经皮肾镜碎石取石术处理马蹄肾结石。Matlaga和Mosavi-Bahar等报道了使用标准入路或腹腔镜辅助的经腹穿刺入路进行异位肾和融合肾结石的经皮肾镜碎石取石术。

（四）患者因素

特殊职业，如飞行员、司机、特种部队；肥胖；肾手术史；骨骼异常，如脊柱侧弯或融合；异物；尿路改道手术史，如肠代输尿管、肠代膀胱或肠代输出道，以上均支持经皮肾入路取石法。

1.职业

Zheng等研究了4个腔内泌尿外科中心治疗飞行员肾结石的经验得出，ESWL

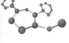

在完全清除结石方面是最差的，并且患者停止工作的时间最长（4.7周）；PCNL的结石清除率最高（100%），且患者停止工作时间短（2.6周）。

2.肥胖

任何介入性手术对体重指数（BMI）超过30kg/m²的患者会有相当大的挑战性。而在多项研究中，综合比较结石清除率、并发症、住院时间和费用等因素，PCNL似乎并不受BMI影响，只是在处理病态肥胖患者时需要对器械和技术上做一些小的改进。PCNL同样可以在局部麻醉下进行操作，从而减小病态肥胖患者俯卧位对心肺功能的影响。

3.肾手术史

肾手术之后的炎症反应和瘢痕形成可能改变肾盂、肾盏的正常解剖结构，理论上会降低ESWL后的结石清除率。开放或腹腔镜肾手术或者有PCNL史的患者，再次行PCNL时有潜在技术上的难度，但是仍有较高的结石清除率和安全性。

4.骨骼异常

对于某些骨骼异常的患者，比如严重的脊柱侧凸或肢体挛缩，ESWL定位及冲击波焦点的有效结合受到限制，所以这些患者可能更适合PCNL。但PCNL同样受到外科异常解剖的限制。

5.异物结石

Troy和Leroy等分别报道了PCNL治疗上尿路异物结石方面（输尿管支架碎片、不可吸收缝线和膨胀气囊碎片）的经验。这些罕见的情况只能通过取出结石和异物来处理，因为这些异物是结石形成的病灶。

6.尿流改道术

10%~12%回肠膀胱术和4%结肠新膀胱术会并发尿路结石，逆行进镜有难度时可考虑PCNL。

（五）孤立肾肾结石

孤立肾包括功能性孤立肾、解剖性孤立肾和移植肾等。孤立肾是肾结石的高危因素，孤立肾合并复杂性肾结石，治疗起来很棘手。尽管文献报道，孤立肾经皮肾镜取石术的手术是安全可行的，其并发症的发生率（感染、大出血）并没有明显增加，但关键问题是如果出现大出血，进行超选择性血管栓塞术，使肾功能下降，尤其是血肌酐升高，需终身透析或肾移植时，患者和家属难以接受，甚至产生严重的医疗纠纷，风险相对较大。

二、绝对禁忌证

（1）未纠正的全身性出血疾病。

（2）严重心脏疾病和肺功能不全，不能耐受手术者。

（3）未纠正的重度糖尿病和高血压患者。

（4）肾结石合并同侧恶性肿瘤，对侧肾功能正常者。

三、相对禁忌证

（一）儿童（年龄＜14岁）肾或输尿管上段结石，ESWL失败者

目前一般认为儿童（年龄＜14岁）上尿路结石形成时间短、结构疏松，且儿童身体组织较薄，经ESWL容易粉碎结石，同时儿童输尿管排石能力较成人强。因此，多数学者认为ESWL可以作为儿童上尿路结石治疗的首选方法，而ESWL治疗失败的儿童患者可以选择PCNL治疗。目前，国内外均没有明确的PCNL治疗儿童肾结石的手术适应证，但是PCNL作为儿童尿路结石的相对适应证包括：

（1）直径＞1.5cm的上尿路结石；

（2）直径＞1cm的肾下盏结石；

（3）解剖畸形合并结石影响尿的引流和结石的排出；

（4）胱氨酸结石、鸟粪石或内科治疗无效的三聚氰胺结石。

（二）妊娠合并肾或输尿管结石，导致上尿路积水或有症状，保守治疗或留置内支架管失败者

妊娠合并结石的患者，保持尿路通畅是治疗的主要目的，但是如行手术必须考虑麻醉、麻醉药或其他药物对胎儿的影响，避免暴露于射线，并需评估手术刺激可能促进宫缩、导致流产的概率等。因此妊娠合并结石患者首选保守治疗，若保守治疗无效，应先推荐单纯留置内支架管引流。虽然有妊娠早期成功行PCNL的报道，但PCNL一般不推荐用于妊娠患者。然而对于肾盂积脓，保守治疗无效，留置内支架管失败的患者，可先进行经皮肾造瘘引流术，定期更换造瘘管，待分娩后再进行二期经皮肾镜取石术。

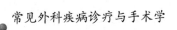

（三）正在接受抗凝治疗的患者

正在服用阿司匹林、华法林等药物进行抗凝治疗的患者，需停药2周，复查凝血功能正常才可以进行手术。在选择PCNL方式之前，应考虑其他的选择，而抗凝治疗的终止可以保证患者较高的安全系数。

（四）血液系统疾病患者

血液系统疾病患者，如遗传性葡萄糖-6-磷酸脱氢酶缺乏症、血小板减少、自身免疫性溶血性疾病等，术前应请血液科医师共同参与制订治疗方案。

（五）心肺功能较差的患者

合并慢阻肺和心功能不全的患者，术前应请心内科、呼吸科、麻醉科等相关科室医师会诊，选择对心肺功能影响较小的麻醉方式和体位，如可以选择硬膜外麻醉或局部麻醉，在仰卧位或侧卧位下进行分期PCNL。

（六）功能性或解剖性孤立肾肾结石合并同侧肾肿瘤者

有术前检查发现功能性或解剖性孤立肾肾结石合并同侧上尿路移行细胞癌进行PCNL的报道。尚未有术前检查发现功能性或解剖性孤立肾肾结石合并肾实质性肿瘤进行PCNL的报道，但均有PCNL术后意外发现肾盂移行细胞癌、肾盂鳞癌、肾实质性肿瘤（如肾透明细胞癌）等的报道。

第二节　经皮肾镜碎石取石术的手术器械

一、手术操作器械

（一）穿刺针

穿刺针由针鞘和针芯两部分组成。目前，还有带显像系统，携带微型光学系统，似微型内窥镜的穿刺针，可在直视下进针进入肾盂，大大提高经皮肾穿刺的安全性。

（二）导丝

导丝按用途分为引导导丝和工作导丝，常用的导丝包括斑马导丝、超滑导丝和J形导丝。

（三）扩张器

常用的扩张器包括筋膜扩张器、球囊扩张器和金属扩张器。扩张器主要用于扩开皮下至肾集合系统这一路径上的组织，为经皮肾镜工作鞘的置入提供空间。实际使用中，筋膜扩张器和金属扩张器通常采用顺次扩张，依靠术者施加的推力，扩开各层组织，直达肾集合系统；球囊扩张器是利用一柱状球囊在未充气状态下沿穿刺导丝置入，充水（气）后扩张，挤压周围组织形成通道。

（四）经皮肾镜

经皮肾镜包括硬性经皮肾镜和软性经皮肾镜。

1.硬性经皮肾镜

硬性经皮肾镜包括标准经皮肾镜和微创经皮肾镜，一般由镜鞘、闭孔器和操作件等组成。可将输尿管硬镜作为微创经皮肾镜使用。

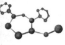

2.软性经皮肾镜

软性经皮肾镜的镜鞘管径较硬性经皮肾镜细，需要通过硬性经皮肾镜的镜鞘或通过扩张器放入肾盂。另外，它还可以观察到硬性经皮肾镜不能到达的肾盂。

（五）取石设备

取石设备主要有取石钳和套石篮。

二、定位设备

（一）超声定位

超声引导是目前国内行PCNL定位的主要方式，具有安全且辐射暴露少的特点，对于孕妇、小儿等特殊患者更为适合。B超定位还能清晰地分辨肾内部结构、各组肾盏和结石的关系及肾周结构，为穿刺通道提供实时立体化构图，有效提高穿刺定位的准确性，并避免周围脏器的损伤。但是其技术要求较高，学习曲线较长，超声设备要求高。

（二）X线定位

X线定位具有技术简单、定位准确、成像清晰等特点。结合造影剂的使用能够较为直观地显示结石和肾集合系统结构的细节。但是该技术只能提供二维图像，不能准确、及时地反映肾实质厚度、穿刺角度及穿刺通道周围组织情况。此外，术中X线对于患者和医师的辐射暴露也不可小觑。

（三）CT定位

近年来，CT设备的改进和成像技术的改善，可以为手术提供整个泌尿系统结构的三维图像。CT定位的精准性较高，在特殊情况下（如脾大、严重的脊柱后凸、极度肥胖、有多次腹部外伤史）可以使用CT引导来获得经皮肾通道。对于同时存在肾周病变（如脓肿或尿性囊肿）的患者，CT不仅可做出诊断，还可对建立集合系统有效引流及放置肾造瘘提供可靠的监视。但是该技术也存在辐射暴露及便携性差等缺点。

三、腔内灌注装置

灌注泵是经皮肾镜手术的重要器械之一，具有扩张腔道、保持视野清晰、冲出血块和碎石等作用。但是在处理较为复杂、手术时间较长的结石或者合并较重感染的结石时，较高的灌注压和灌注流量会导致术中肾盂内压力的升高，从而提高脓毒血症的发生率。

四、腔内碎石器

腔内碎石器是指可配合内镜在人体腔道内进行碎石的一类特殊器械，其开发和使用极大地推动了腔内泌尿外科手术的发展。腔内碎石器主要利用电能、机械能、超声波或激光等不同能量来粉碎结石。

（一）气压弹道碎石器

通过机械能的传导进行碎石，具备能效高的优势，适合较大、较硬的结石。在碎石的过程中不产生热能，对周围组织的损伤较小。但是在碎石过程中，结石容易随着碎石探杆的击打而移动。

（二）超声碎石器

应用压电陶瓷的机械能，通过刚性超声探头的振动进行碎石，同时吸附击碎的结石碎块，加快清石效果。具备较高的碎石、清石效率，但对于质地较硬、体积较大的一水草酸钙结石或胱氨酸结石，单纯超声碎石效率不高，必要时结合气压弹道碎石或激光碎石，能获得更高的碎石、清石效率。

（三）激光碎石器

现今临床应用最多的激光碎石器为钬激光，能有效地粉碎较大、较硬的各种类型结石，同时可处理与结石并存的炎性包裹或炎性狭窄症状。具备很高的碎石效率和相当低的并发症发生率。

五、引流管

广泛使用的引流管包括输尿管导管、输尿管支架管和肾造瘘管。

第三节 经皮肾镜碎石取石术的体位选择

一、俯卧位

俯卧位是目前PCNL采用最多的体位。患者俯卧，头偏向一侧，两臂屈曲放于头部两侧，胸部和下腹部垫方形或条形垫，折腰桥，使患者呈轻度折刀位；也可于腹部垫高使腰背部成低拱形。

（一）优点

（1）提供比较大的可选择穿刺区域及操作空间，穿刺路径较平卧位和侧卧位短且直。

（2）便于通过Brodel乏血管面进入后组肾盏。

（3）能让术者更容易辨清体表标志，避免腹腔脏器的损伤。

（4）由于肾相对固定，有利于穿刺及工作通道的建立。

（二）缺点

（1）术中有从截石位到仰卧位再到俯卧位的改变过程，延长手术时间，增加体位变化时的风险。

（2）由于身体重力压迫胸腹，易引起循环及肺功能障碍，尤其对于肥胖患者和肺功能障碍者，更增加了手术危险性。

（3）由于患者头面部朝下，不利于麻醉观察，同时也不利于在紧急情况下迅速抢救。

二、仰卧位

患者平卧，患侧腰肋部用1 000mL水袋垫高（肥胖者可用3 000mL水袋），使患侧靠近手术床沿，注意显露出腋后线及肩胛下角线，同侧的手臂可悬挂于颈部上方的手术床支架上。

（一）优点

（1）体位舒适，对患者血液循环和呼吸系统影响较少，心肺功能较差者在严密监测下仍可手术。

（2）便于麻醉师观察，术中可方便地进行气管插管改全身麻醉。

（3）操作通道与水平面夹角较小，击碎结石更易冲出。

（4）仰卧位患侧腰部垫高，结肠向前内侧移位，大大减少结肠损伤的可能性。

（5）手术医师可在座位进行手术，减少长时间手术产生的疲劳感。

（二）缺点

（1）手术台妨碍操作。

（2）难以暴露出类似俯卧位手术从肩胛下角线到腋前线的腰部无菌区域，导致穿刺区域缩小、镜体摆动范围受限。

（3）仰卧位时，肾上极更靠内、靠后，深藏在肋骨后方，上盏穿刺困难。

（4）肾较易被穿刺针及筋膜扩张器推动向前内上方移位，导致建立的通道较深，也降低肾镜的活动度。

（5）集合系统塌陷影响视野。

（6）结石清除率低于俯卧位。

三、侧卧位

垫高腰桥，呈健侧卧位，患侧朝上，头及下肢适当放低，以扩大下位肋骨与髂嵴间距离。健侧髋关节和膝关节屈曲，患侧下肢伸直，双下肢间垫以软枕，固定骨盆以免滑动。

（一）优点

（1）患者面部和胸腹部没有受压的风险，手术耐受性较好。

（2）侧卧位与肾脏传统开放手术体位一致，术者对肾及周围脏器的位置有较多直观感受，穿刺角度和深度易于把握。

（3）当遇到术中大出血需要中转开放手术时，不需要改变体位。

（4）由于肋下与髂嵴间距增宽，可使俯卧位肋上穿刺点移至肋下，胸膜上移，腹膜前移，减少胸膜、肠管及腹腔内脏器的损伤。

（5）侧卧位时，肾盂位于最低位置，多数残余的周边结石甚至肾盂结石在重力及灌注水流作用下坠至肾盂低处集中，碎石、清石效率高。

（二）缺点

（1）扩张通道时肾活动度较大，可引起通道建立困难。

（2）操作通道与水平面夹角较大，术中结石不易冲出。

（3）不便于透视操作。

四、斜仰卧位

患侧靠近手术床沿，垫高肩部和臀部，使患者身体稍向对侧倾斜30°～45°，患侧腰肋部悬空。注意固定好患者身体，以防坠床。

（一）优点

（1）结合了仰卧位与俯卧位两种体位的优势，既能像仰卧位手术让患者处于舒适体位、无胸部受压、监护便利，也能像俯卧位手术提供足够的腰部空间用于建立经皮肾通道。

（2）与俯卧位相比，对血流动力学、血气分析的影响更小。

（3）操作通道通常与水平面的夹角为-5°～-20°，有利于结石碎块更快地冲洗出体外。

（4）需要紧急行开放手术时，不需要更换体位。

（二）缺点

（1）仍需先呈截石位，行输尿管逆行插管后调整体位。

（2）肾可能向内下方移位，导致穿刺路径延长及建立的通道较深。

五、仰卧-截石位

常规仰卧位联合截石位。

（1）避免变换体位，术中输尿管逆行插管与经皮肾镜手术在同一体位下进行。

（2）可同时进行输尿管镜操作，术中碎石下移输尿管，可以逆行或顺行与逆行结合处理，顺行放置输尿管支架管失败时即可逆行放置。但患侧肢体上屈，缩短了肋下与髂嵴的距离，缩窄了PCNL的手术空间。

六、斜仰卧-截石位

常规斜卧位联合截石位。

结合了斜仰卧位与截石位两种体位的优势，避免变换体位，可同时进行输尿管镜操作。但斜仰卧-截石位改变了逆行输尿管镜操作的正常角度与方向，增加了手术难度。

目前没有研究证明哪种体位最佳，术者需根据患者的情况，并结合自身经验和技术掌握程度来选择合适的体位。

第四节　经皮肾镜穿刺引导的方法

在开展经皮肾镜手术初期，泌尿外科医师就认识到，建立一个合适的皮肾通道是手术成功的前提。在早期，经皮肾镜手术通道的建立主要依靠放射科医师，而非施行取石手术的泌尿外科医师。这在一定程度上限制了该技术在泌尿外科医师中的普及。这种由放射科医师负责建立通道、泌尿外科医师负责取石的模式，至今仍在部分医院实行。

经皮肾镜取石术中目标肾盏的恰当选择是提高结石清除率和降低并发症发生率的关键。对于不同病例，根据结石大小、位置、形状和肾积水的具体情况，需选择不同的目标肾盏，以达到更好的手术效果。除目标肾盏的选择外，皮肤穿刺点和穿刺方向也是建立合适经皮肾通道的关键。有经验的泌尿外科医师，结合肾脏超声探查、KUB、IVU、CTU等影像资料，在充分了解结石的位置、大小、集合系统解剖结构、肾积水程度等情况下，方可选择、设计和建立合适的经皮肾通

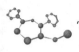

道。穿刺通道的建立原则上以从后组肾盂穹隆部穿刺进入集合系统为宜，这样既可减少出血的概率，又便于肾镜达到集合系统大部分位置。

目前经皮肾镜碎石取石术穿刺引导的传统方法有X线和超声定位两种方法。除此之外，还有腔镜引导下定位，包括输尿管软镜和腹腔镜下引导。不论采用何种方法定位，都是为了实现从肾盂穹隆部穿刺进入集合系统，从而避免损伤位于肾盂漏斗部的血管。

一、X线透视引导下经皮肾穿刺术

X线透视引导下经皮肾穿刺术是最基础的穿刺定位方式，具有操作简单、直观的优点，易于各级医疗单位开展。透视下定位需要一个靶目标，可以是不透X线的结石，也可以是通过逆行置管、逆行造影来显示的肾集合系统。在某些情况下，也可用22G穿刺针刺入肾盂，直接注入造影剂来定位。具体定位方法主要有靶心定位和三角测量定位两种方法。

（1）靶心定位技术：是在患者俯卧位时，先用C形臂机在90°直立位进行标准投影显像。建立右肾穿刺通路时，将C形臂机向患者右侧旋转显像；建立左侧肾穿刺通路时，将C形臂机向患者左侧旋转显像。前后位透视显示集合系统的中-外侧轴，然后C形臂机向外科医师方向旋转20°，使C形臂球管、后组盏的纵轴与相应的无血管的Brodel线成一直线。后组盏可以被液-气双重造影透视检查所识别，然后在皮肤表面定位标记作为穿刺点。当穿刺针的长轴、X线与靶目标在同一直线上时，穿刺针尾部及靶目标重叠成一直线而呈现"牛眼征"的靶心状的特征。如果透视下可以看见针干的纵向部位，证明穿刺针进入的轴心不是20°，则需要调整角度以成直线。保持"牛眼征"靶心不变的角度进针可保持进针的方向，旋转C形臂机到与穿刺肾盂成垂直90°位，可监视穿刺针前进的距离或深度，直到针尖进入肾盂。

（2）三角测量定位技术：是以简单的几何学原理为基础，以双平面透视为指导，一个平面是前后位，另一平面是斜位。患者取俯卧位，前后位投影用来监视穿刺针进针的深度和穿刺针向患者头或脚侧摆动的角度。斜位片提供关于穿刺针进针方向和目标肾盂关系的信息，可以调整穿刺针向患者胸或背侧摆动的角度。

除了上述两种经典方法外，还有报道提出了与靶心定位技术和三角测量技术相结合的一些新方法和新技术。无论采用哪种方法穿刺，通过从穿刺针抽吸出尿液可证明穿刺针成功进入肾脏集合系统，但该方法并不完全可靠。当穿刺针头贴近黏膜时，正对针头的黏膜在抽吸的负压作用下有可能遮盖针孔，像阀门一样阻挡尿液流出，但能顺利向集合系统注入造影剂。此外，经逆行插入的输尿管导管注入冲洗液，可经针鞘流出，也可证明穿刺针成功进入集合系统，但目标肾盏颈严重梗阻时，该方法无效。

二、超声引导下经皮肾穿刺术

超声定位进行肾造瘘的经验最早于1974年由Pedersern报道，目前欧美国家泌尿外科医师进行经皮肾镜手术时仍以X线辅助定位作为主要的定位方式，在我国，超声定位已逐渐成为经皮肾镜穿刺术中通道建立的主流辅助定位方式。

超声波是频率大于20 000Hz的声波，经超声探头发出后向人体组织深部传播，遇到不同声阻抗后会反射出不同强度的声波，反射回的声波作用在探头晶体片上，产生电信号，根据反射回的声波传导方向和穿行时间长短不同，经计算机计算，将电信号转换为图像显示出来。B超下，肾表面纤维囊呈较强回声，所以能够良好地显示肾轮廓。肾实质分为皮质和髓质，在正常影像下肾皮质和肾髓质可以被区分，当出现弥漫性炎症或水肿时，两者界限模糊或消失。正常肾皮质回声强度低，若回声增强表明存在病变。肾髓质锥体的回声强度低于肾皮质，呈现为低回声的卵圆形结构，均匀分布在肾皮质内缘，与肾窦结构回声相邻，经验不足易将肾锥体低回声误认为肾积水。肾锥体低回声与肾皮质交界部位可观察到小的强回声灶，为叶间动脉或弓形动脉回声。肾两锥体之间深入到肾窦的肾皮质结构为肾柱。

肾结石在超声下显示为肾集合系统内的强回声光团，其远侧可见声影，声影的宽度与结石的大小有关。当集合系统扩张时，肾盂或肾盏内结石显示更清楚。结石强回声光团易与肾集合系统血块、肿瘤等相混淆，但后者远侧多无声影。肾附近肠道内气体、肋骨、动脉钙化、肾内引流管、囊肿壁钙化、肾内异物等多表现为强回声光团和远侧声影，需与肾集合系统内结石相鉴别。

肾积水在超声下表现为集合系统无回声区扩大，位于肾中央区的无回声区扩大表明肾盂扩张积水。位于肾实质内的集合系统无回声区扩大并与中央区的无回声区相连，表明肾盂扩张积水，可借此与肾囊肿鉴别。

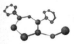

（一）超声定位方法

医师位于患侧，超声设备位于对侧，超声探头可经消毒后直接上无菌手术台，或经无菌套袋，在套袋和探头间以耦合剂密封。超声定位与穿刺应由同一外科医师完成。具体步骤如下：

（1）将探头所扫肾朝向与影像显示方向保持一致，扫描确定肾上、下极和基本轮廓；

（2）对肾进行全面扫描，了解肾结石分布、大小、多少、肾积水状况及肾实质厚度，了解周围脏器与肾位置的关系；

（3）了解上、中、下极后组肾盂的积水、位置与结石分布的关系，并结合术前影像资料选取穿刺位点，设计穿刺路径，并扫描该路径上是否有脏器遮挡，如有应调整穿刺路径，避开可能损伤的脏器；

（4）选择拟穿刺的肾盂、皮肤穿刺点和穿刺方向后，把目标肾盂固定在显示器显示的恰当位置，然后以穿刺针在超声动态监视下进行穿刺；

（5）穿刺针应该由肾盂穹隆部进入，避免经过肾柱部位再进入肾盂，通常选择后组肾盂，穿刺过程中应该经超声探头清楚观察到穿刺针的穿刺路径，并清晰显示针尖刺中目标结石或进入目标肾盂；

（6）确保穿刺针进入目标肾盂后，置入导丝，并经导丝扩张建立经皮肾镜工作通道；

（7）当使用带穿刺架的穿刺探头时，操作者需要调整穿刺探头的位置，使显示器的穿刺线与手术者穿刺的路径吻合。由于穿刺架与穿刺探头之间的角度关系固定不变，所以此时只能通过调整穿刺探头才能调整穿刺方向。

（二）超声引导穿刺的优点

（1）无射线损害，适于长期大量开展而不对操作者健康造成威胁。

（2）可简单实现多切面、多角度扫描，多数情况可良好显示目标肾盂，经验丰富者可精确定位穿刺针行进路径，避免误穿肾柱导致出血。

（3）可显示肾实质厚度、实质内囊肿等信息。

（4）可精确计算拟行穿刺路径的深度。

（5）可了解穿刺路径上是否有周围其他脏器遮挡。

（三）超声引导穿刺的缺点

（1）影像模糊、抽象，学习曲线长。

（2）对肾盂具体情况显示较差，对如肾盂颈长短、宽窄、是否闭锁、各盏间及与肾盂间的角度关系不能给出详细信息，需借助术前相关影像检查设计穿刺路径。

（3）难以监测导丝和筋膜扩张器深度和位置。

（4）术中渗血、渗液或肾内血块，可对超声影像产生影响，增加穿刺难度，判断手术残石困难。

（5）建立多通道时，先前通道位置和鞘会影响超声探头定位。

三、X线和超声联合辅助定位

经皮肾镜碎石取石术中，超声辅助定位与X线辅助定位技术各有优势和一定的局限性。联合两种辅助定位技术，可扬长避短，能更好地完成经皮肾镜术中肾穿刺、经皮肾通道的扩张和建立等操作。

临床应用X线辅助定位具有一定的优势，主要表现在：

（1）通过肾盂造影可直观了解肾盂、肾盂扩张状况、结石部位与肾集合系统的关系，对判断和选择最佳肾穿刺点有帮助；

（2）可通过X线透视实时监控穿刺深度、导丝位置、扩张器等的进入深度，避免和减少扩张过深造成的假道。

X线辅助定位也存在缺陷，除造成操作者射线损伤外，若要利用X线准确判断是否穿刺中后组肾盂，需要多次旋转C形臂构建立体影像来帮助判断，并且X线不能显示肾周脏器，如肝、脾和肠管等，存在穿刺扩张过程中损伤肾周脏器的可能。

超声定位可弥补单用X线辅助定位的缺陷，通过超声定位可在拟穿刺的患者背侧区域扫描，通过连续扫描可以很容易判断后组肾盂位置，并能精确判断穿刺方向、角度和距离，较容易地引导穿刺后组肾盂穹隆部。同时超声影像可显示肾周脏器情况，帮助术者选择合适路径，避免造成肾周脏器损伤。

四、CT引导下经皮肾穿刺术

CT引导下经皮肾通道建立需在介入CT室采用实时CT或CT机X线透视下完成；也可在传统CT室，通过CT室外操作台控制的间歇扫描完成。其主要优点是对肾集合系统和结石位置的关系显示精准，在穿刺过程中通过多次扫描可清楚判断针尖与目标肾盏穹隆部的位置关系，可精确穿刺进入目标位置，同时也可对扩张深度进行精确监控。CT扫描可对不合适的经皮肾通道进行及时准确地判断，还可对术中、术后结石残留情况进行准确评估。其主要缺点是操作复杂、射线损伤大、费用高。

五、输尿管软镜引导下经皮肾穿刺术

在成功置入输尿管软镜后，行双重对比肾盏造影（注入稀释造影剂后再推入2～5mL空气）来显示肾盏系统，选择目标肾盏。患者俯卧位时，穿刺针自动进入后组肾盏。如果结石堵塞盏颈，可先用软镜打出通道。利用X线定位穿刺，可将输尿管软镜置入目标肾盏作为穿刺目标，以X线和软镜直视下观察确定穿刺深度，确保穿刺针自肾盏穹隆顶部进入肾盏。碎石过程中，输尿管鞘可作为引流装置，减轻肾盏内压，同时利于结石碎片排出，还可联合软镜检查碎石，极大减少结石碎片残留的可能，降低并发症，减少经皮肾通道数目，取得更高的手术成功率。

第五节　超声引导经皮肾通道的建立

一、通道建立基本原则

（一）安全原则：基于肾血管解剖

经皮肾通道建立应首要考虑安全问题。肾是一个富血供器官，正常人两侧

肾的血流量占全身血流量的1/5～1/4。一般情况下从肾动脉主干分出肾动脉前后支，进而分为叶间动脉走行于肾柱中，至肾锥体底部两侧分为弓形动脉，沿肾锥体底部走形汇合的过程中继续分出小叶间动脉至肾皮质。理论上，肾任何部位穿刺均会导致血管损伤而出血，但小叶间动脉损伤所致的出血通常可以自行闭合，而损伤弓形动脉以上的血管则可能导致需手术干预的大出血。因此，穿刺过程中避开弓形动脉及其上级血管是穿刺安全的前提。

（二）效率原则：基于肾集合系统的结构及其与结石分布的关系

术中建立经皮肾通道的目的是碎石取石。单通道最大化结石清除是通道建立的最佳目标。一个高效的通道需要有良好的视野和活动度，能顺利到达结石所在位置，同时能兼顾到达尽可能多的肾盏。理论上，工作鞘以垂直于皮肤表面的角度通过腹壁进入肾集合系统能最大化减少通道周围组织对工作鞘的束缚，同时工作鞘向集合系统各个方向能获得最大范围的观察角度，具有最佳的活动度和观察视野；过大角度偏斜进入肾集合系统，会限制工作鞘的活动能力，工作鞘与肾夹角下的集合系统均处于视野的死角内。

二、通道建立的路径——肾盂轴线方向进针

通道建立的路径由穿刺路线所决定。穿刺路线的正确选择是实现安全高效通道建立的关键。

从解剖上来看，超声下肾盂穹隆部即为肾锥体所在位置，肾锥体富含肾集合小管，呈倒三角形，底部与肾皮质接壤，肾皮质内肾小球滤过的原尿经肾锥体内集合小管的逐级浓缩后，经尖部的肾乳头汇集于肾小盏内。从肾盂穹隆部穿刺进针，即穿过肾锥体进入集合系统，针道可能损伤的血管仅包含肾皮质内的小叶间动脉或由小叶间动脉分出的毛细血管，以及走行于肾锥体底部的弓形动脉；越靠近肾锥体底部正中，弓形动脉越细，相对越安全。因此，从肾锥体底部正中进针，再从肾乳头部进入肾小盏是一条较为安全的穿刺路线。但是，作为解剖学上的概念，肾锥体在超声下难以清晰显示，特别是在重度肾积水时，肾盂扩张，肾皮质变薄，更难以辨识。显然，以肾锥体作为超声下穿刺定位的标记是不科学的。在超声下肾集合系统中水的回声与肾实质回声区别明显，肾盂的轮廓清晰可见，以超声下肾盂的图像作为穿刺定位的参考标志是较为理想的选择。

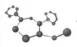

理想状态下，从肾锥体底部正中进针经肾乳头进入肾小盏后，继续向前进针必将经肾小盏的中轴线出盏，进入肾大盏，继而到肾盂。因此，以肾盂轴线，即超声下肾盂穹隆部顶点和肾盂颈口平面中点的连线作为穿刺引导方向，将是最安全的穿刺路径。此外，该方向穿刺建立的经皮肾通道能经肾小盏的颈口顺利进入肾大盏直至肾盂，具有全方位视角，受通道周围组织束缚最小，能同时兼顾效率原则。当然，完全做到肾盂轴线方向穿刺入盏是一种非常理想的状况。但实际工作中，可能因术者自身经验、穿刺技巧或目标肾盂穿刺方向受肋骨影响，抑或受肾盂内结石填充、肾盂因积水变形等因素影响，难以达到理想的状况。一定程度的偏移肾盂轴线，仍可建立相对安全有效的经皮肾通道，但过大角度的偏移，会造成肾盂旁边肾柱内叶间动脉的潜在损伤，即使建立通道，因角度偏移、活动受限、视野局限化，后续的操作效率也将受到影响。

三、通道建立的方法——目标肾盂轴线两步穿刺法

（一）目标肾盂的选择

目标肾盂即PCNL中选定的建立经皮肾通道肾小盏。目标肾盂的选择需结合患者的实际情况，同一患者可选择的穿刺肾盂通常不止一个，不同的术者对同一患者所选定的目标肾盂也常有不同。合适的目标肾盂选择是实现术中高效、安全、彻底清石的前提。目标肾盂的选择与术者自身的经验和肾超声影像掌握熟练程度密切相关，需利用超声对肾进行全面扫描，通过对多个层面的超声影像进行观察和分析，结合术前KUB、IVU或CTU等影像资料，对肾结石大小、分布、与各组肾盂的关系以及各个肾盂积水状况、肾实质厚度等进行实时立体构图，选择最合适的目标肾盂。

选择目标肾盂首先要满足经此建立通道能顺利到达结石所在部位的前提，以便于对复杂结石能通过单通道尽可能多地清除。其次，能尽可能多地观察到各组肾盂，包括肾盂输尿管出口。此外，能兼顾患者体位和术者位置，方便术中操作，能避开肾皮质富血管区和肾周边脏器的影响。综上来看，后组肾盂比较适合作为PCNL中的穿刺肾盂。后组肾盂距离腹腔脏器远，不易被腹腔脏器遮挡；其对应的肾皮质区域位于相对无血管区Brodel线附近，穿刺损伤血管相对较少；在患者俯卧位时，后组肾盂轴线方向正对站立位的术者视野方向，操作姿势符合人

体工程学原理，建立通道后能实现从上向下俯瞰全局，更方便对集合系统的各个部分进行观察。

以中后组肾盂为最适宜选择的目标肾盂位置，中后组肾盂的盏颈轴线方向与体表平面近乎垂直，经此建立通道能在方便实现肾盂轴线方向穿刺的同时，满足通道走行于腹壁内的距离最短，最大可能减少通道周围组织对其的束缚。合适的中后组通道能向上、下观察到绝大多数的上、下组中的各个肾盂，能方便地进入肾盂和输尿管上段，适用于处理肾盂结石、输尿管上段结石、完全或部分鹿角形结石、多发结石及部分情况下的上、下肾盂单发结石。上后肾盂和下后肾盂一般不宜作为首选的目标肾盂建立通道。这是因为上、下盏的开口方向决定肾盂轴线方向穿刺会与体表角度较大，通道经过体壁的距离较长，活动受限。上组肾盂穿刺路径位置高，体表穿刺点受肋骨影响大，且易损伤胸膜；下组肾盂因肾下极活动大，术中易脱鞘，且不易观察肾盂输尿管连接部。若改变体表进针角度和位置，虽可减少体壁束缚的影响，但增加穿刺损伤血管的风险；同时，进入肾盂后前方视野会被肾盂侧壁不同程度遮挡，鞘的视野受限，强行操作会增加盏颈撕裂的风险。但对局限于上、下组肾盂自身盏内的结石，合并盏颈较长、盏颈口相对较小的情况，上、下组肾盂可作为首选穿刺目标肾盂。

（二）穿刺定位

超声下穿刺定位，在选定的目标肾盂基础上包括2点：目标肾盂轴线方向定位和实现目标肾盂方向进针的皮肤穿刺点定位。

目标肾盂轴线方向定位的关键是超声扫描面居于肾盂轴线方向上。超声图像上肾盂影像呈"O"形，不见肾盂出口，说明扫描的方向不是沿目标肾盂轴线方向，而是存在一定角度或方向上的偏差。此时应微调探头位置或方向至目标肾盂的超声影像为开口状，形似倒立的C形，此时超声扫描面经过目标肾盂的盏颈口，更进一步调整使开口处直径最大即为目标肾盂轴线所在的扫描面。

选定轴线所在的扫描面后，再根据超声扫描的角度选定皮肤穿刺点。理论上皮肤穿刺点为肾盂轴线延长线与皮肤表面的交点，但从轴线所在的扫描面上精确找到这一点并不容易，需要丰富的临床经验和对超声扫描角度的熟练把握，尽可能减少偏移。在实际工作中，选择中后组肾盂作为目标肾盂时，皮肤选点容易受12肋位置的影响，但适当偏移理想的皮肤穿刺点，或小角度偏移目标肾盂轴线建立的经皮肾通道仍相对安全。一般情况下，中后组肾盂皮肤穿刺点的位置在横向上位于腋后线左右。纵向上总在第12肋上或第12肋下的狭小区域内。正常肾在腹膜后间隙内有上、下3~5cm的活动度，小角度偏离肾盂轴线方向的穿刺和通道建立，在实际操作过程中可以通过鞘的杠杆作用使肾在一定范围内移动，达到类似轴线方向建立通道的效果，这也是在实际操作中单个鞘几乎可以看到除平行肾盂外所有其他肾盂的原因。

（三）针道把控

针道把控就是在实际穿刺过程中，怎样使穿刺针的超声下影像实时可见。理论上，只要穿刺针位于超声扇扫面内就可以看到穿刺针的超声影像。穿刺针进针位置与超声探头的位置关系一般有两种，一种是从超声探头头端或底端穿刺，另一种是从超声探头的侧面穿刺。从头端或底端穿刺需要保证穿刺针与探头在一条纵轴线上，从侧面穿刺需要注意穿刺针与探头的角度。实际操作中，从头端或底端穿刺只要注意穿刺针和探头纵轴在一条线上就可观察到整个针道；从侧面穿刺，角度不当时也能观察到"针道"，但看到的可能是穿刺针的一部分，而不是整个针道，此时针尖部分可能已穿出超声监控的范围。另外一点，在穿刺前，超声扫描定位到目标肾盂后应尽可能控制住超声探头，避免超声影像下的目标肾盂丢失，同时尽快完成穿刺过程，避免长时间疲劳导致探头移动，超声扇扫面变化，从而加大针道观察难度。针道调整应保持在探头扇扫面内快速调整。

（四）穿刺调整——两步进针

实现目标肾盂轴线方向进针可采用两步进针法辅助完成。第一步，从皮肤穿刺点进针至肾包膜外，此时针走形于皮下和肾周脂肪中，质地疏松，方向可在一定范围内调整，使针尖以合适的角度到达目标肾盂肾皮质外；第二步，根据肾随呼吸移动情况，选择合适时机进针入肾皮质。穿刺针一旦刺入肾皮质，就已被肾实质固定，难以再调整，此时如针道方向不能满足目标肾盂轴线方向前行，应退针至肾皮质外重新进针。如果第一步进针至肾皮质外，通过调整不能找到满意的目标肾盂轴线方向进针，需要将穿刺针退出皮肤外，根据针道情况再选择合适的皮肤穿刺点。

目标肾盂轴线方向是理想的穿刺方向，也是在实际操作中追求的目标方向，是保证穿刺安全和高效的标准。但实际操作中并不总能按这一方向完成操作。受体表穿刺点选择和肾随呼吸移动的影响，实际穿刺方向会存在一定角度的偏移，但因为肾本身存在一定的活动度，这种小角度的偏移不会对实际操作的安全和效率产生很大影响。在重度积水或结石填充目标肾盏的情况下，肾盏的具体结构显示不清，难以确认肾盏轴线，这时仍要有轴线方向穿刺的概念。不论积水严重程度如何，肾内的血管仍存在的，积水的肾盏可能已经变平，此时肾盏轴线虽然很短，其轴线依旧存在，这时仍要注意分辨肾盏穹隆顶点位置；对结石填充的肾盏，结石的纵轴方向就是该肾盏的轴线方向。

（五）成功标准

成功的金标准是看到尿液自针孔中流出。某些特殊类型（如结石完全嵌顿、脓苔）的患者在穿刺过程中无法见到尿液流出，作为辅助判断穿刺针进入集合系统的方法还包括：

（1）超声直接观察到针尖穿透穹隆进入肾盏；

（2）置入导丝可见导丝位于肾盏内，或经肾盏进入肾盂。后面两种辅助判断方法并不是完全可靠，在看不到尿液自针孔中流出或抽吸不到尿液的情况下，这两种方法即使看得很逼真，也不能盲目进行扩张操作。因为超声探头的扇扫面有一定的厚度，某些情况下穿刺针或导丝与目标肾盏贴得很近，会在超声图像下被融合而产生针或导丝进入目标肾盏内的假象，而实际上是穿刺针或导丝紧贴目标肾盏滑过。以导丝确认穿刺针进入目标肾盏的位置，除了进一步辅助证明穿刺成功外，还可以看到穿刺针进入的方向和穿刺针前行空间的情况，为下一步扩张做好铺垫。J形导丝的优势在此类患者中更为突出，利用J形导丝前端弯曲部分的弯曲性，可以更好地感知穿刺目标肾盏的空间感，以便更好地判断穿刺位置。

四、扩张

（一）通道扩张工具

以筋膜扩张器最为常用，由不透X线的聚乙烯制成，从6～24F，以2F递增，12F以上配有Peel-away薄鞘。

Amplatz扩张器质地较筋膜扩张器硬，从10～30F，以2F递增，扩张时需先将一根8F导管套入导丝，操作较复杂，24F以上配有硬质的工作鞘，较相应的扩张器大4F，置入工作鞘时需将通道多扩张2F。

金属同轴扩张器形如拉杆天线，轴心为8F，以4F递增，可扩张至24F或26F，因为是硬性扩张器，若操作不当极易造成集合系统损伤。

高压气囊扩张器的气囊长度为15cm，可短时间内一次性将通道扩张至30~36F，但价格昂贵，且不能将瘢痕组织及较硬的筋膜扩开，具有一定的局限性。

放射状膨胀一步扩张器由带内芯的8F编制装套管、锥形的30F筋膜扩张器及与Amplatz扩张器相似的硬鞘组成，最初被设计用于建立腹腔镜通道，也可用于经皮肾通道的建立。

（二）扩张与工作鞘的置入

扩张器套在导丝上，一般采用J形硬质导丝，由同一手术者操作。术者一手扶导丝，使其保持端直，另一手沿导丝方向捻转扩张器并向前推进，有输尿管导管的情况下可向肾盂注入灌注液，注意感觉扩张器上的阻力变化，同时注意扩张器尾部出水情况。扩张器进入一定深度后，一手边向前推进，另一手短距来回抽动导丝，感受导丝J端与筋膜扩张器尖端接触的触感，若无接触可继续向前推进，若有接触则应减缓推进速度或停止推进。根据导丝J端与筋膜扩张器尖端的可移动距离、扩张肾盂实际空间情况作出综合判断。筋膜扩张由8F开始，以2F递增，根据肾积水情况和术者个人经验，也可采用间隔扩张或一步法扩张。

根据所需通道大小，在扩张最后将所需管径的Peel-away鞘连同扩张器一同旋转推入肾盂内，在探测到扩张器深度合适后，固定扩张器，将Peel-away鞘从扩张器表面旋转滑入肾集合系统，退出扩张器，留置Peel-away鞘即为经皮肾工作通道。一步到位置入工作鞘是最理想的方式，可最大限度减少对肾皮质的损伤。在扩张或置鞘过程不顺利或个人经验不足的情况下，为避免扩张过深可选择"分步法"置鞘，即先扩张到14~16F，置入工作鞘，利用输尿管镜观察鞘所在位置。根据镜下所见，判断鞘位于肾周、肾皮质内或肾集合系统内，然后根据情况，重新插入扩张器，将Peel-away鞘送入集合系统。若需建立更大通道，则在确认小通道成功且无严重损伤的基础上进一步扩大，以达到近似直视下扩张的目的，避免在穿刺路径不理想的情况下盲目扩张造成的严重损伤。

当然，在某些情况下，工作鞘必须分步置入，如结石占据目标肾盏空间，扩张器不能进入足够深度。此时工作鞘难以一步到达理想位置，不能突破黏膜层进入集合系统，此时甚至需借助碎石器械击碎部分结石，获得一定空间后再置入工作鞘。

（三）无透视下扩张深度控制要点

单纯超声引导经皮肾通道扩张对扩张器深度的把握缺乏直观依据，可用来辅助深度判断的方法包括以下3种。

1.落空感

即扩张器突破肾实质进入肾集合系统时阻力的突然减小。经验丰富者适用，但这种感觉很难把握，因为肾实质厚薄不一，体壁的厚度也存在很大差异。特别对于体壁较厚的患者，因扩张器整体所受阻力大，很难感受到突破后的落空感。

2.比划深度

即根据穿刺深度或超声测量皮肤穿刺点到目标肾盏的距离，在扩张器上比划出相同的长度，以此为限进行扩张。该方法可有效避免扩张过深造成的损伤，但扩张器进入肾实质时存在一定阻力，这会推动肾造成一定移位；同时扩张时需要施加较大的力量突破肌层和筋膜层，扩张器上固定深度或标识深度容易因反复滑动、摩擦而受到影响；此外，扩张器进入集合系统后，若进入深度不够，则容易滑出，置鞘也存在困难，而继续扩深又缺乏参照。

3.导丝触感

适用于J形导丝，扩张器沿导丝进行扩张时，导丝位于扩张器的中空腔内，其所受阻力相对较小，且比较恒定，在扩张器进入集合系统后，其尖端靠近J形导丝的弧形段时，通过短距离活塞运动抽动导丝，可感觉到导丝弧段与扩张器尖端触碰的阻力，这说明扩张器已顺利进入集合系统，其尖端已贴近导丝弧段。具体操作中的经验是，在穿刺成功后先以导丝探知穿刺针方向是否安全，穿刺针前行空间如何，在退出穿刺针时大致记下穿刺深度等，做到心中有数。扩张时，根据前面观察到的信息，可快速推进扩张器至穿刺针穿刺的深度，再根据穿刺针前方空间的情况，缓慢推进，并用导丝抽动的触感进一步感知扩张器的深度，以期能到达最合适的深度，实现一步置鞘到位。

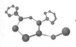

无论使用何种扩张方法，安全可靠的穿刺路径是顺利扩张的前提，穹隆顶部垂直进针后留置的安全导丝在扩张时，可将扩张器引向肾盂出口，既可避免在血管丰富的肾实质部位扩张造成的血管损伤，也可防止一定范围内扩张深度的失当对侧面肾柱的戳伤而造成出血。

（四）通道大小的选择

传统经皮肾通道一般分为两类：微通道，24F以下；大通道，26F以上。多年来，对经皮肾通道大小的研究不断完善，现在包括标准PCNL（24F），Mini-PCNL（16～22F），Super-mini-PCNL（12～14F）等均在临床有广泛应用。研究证实14～16F通道较传统的24～34F通道在通道扩张时会较少撕裂血管，术中出血少，但14～16F通道在处理大结石时会延长手术时间，并发症的发生率相应增高。在一项对22～30F通道的研究中发现，随通道大小增加，术后血红蛋白水平有显著下降，但通道在一定大小范围内扩大，如12～22F以内，扩张引起的失血量变化并不明显。我们的经验是，通道位置是影响通道出血更为显著的因素，不当的穿刺点选择会加大出血发生的概率，即使是小通道也可能出现大的血管损伤；合理的穿刺通道可减少出血概率，在一定范围内（16～24F）扩张均较安全。

通道的选择除考虑到出血并发症外，还受碎石器械、结石负荷、泌尿系统感染等情况的制约。一般情况先建立16～20F通道，可处理绝大多数结石，然后根据情况可扩张至22～26F通道，满足特殊情况下的需要。

第六节　经皮肾镜碎石取石术的基本技巧

1976年，Fernstrom和Johannson从经皮穿刺建立的皮肾通道取石套石成功。近十年来，随着超声碎石、气压弹道碎石、钬激光碎石机、EMS超声联合气压弹道碎石机、双导管超声碎石机（CYBWAND）在临床的应用，经皮肾镜碎石取石术的效率和结石清除率得到明显提高，大大缩短了手术时间，降低了术后并发症的发生率，PCNL已成为肾、输尿管上端复杂性结石的主要手术治疗方法。

PCNL中，需根据术前的X线片，确定结石的位置、大小、质地，选择合适的碎石工具；术中可调整Peel-away鞘的深浅和角度寻找并固定结石，若术中出血或发现感染脓苔致视野模糊，可应用负压吸引器连接肾镜工作通道，反复冲洗，用取石钳取出血凝块或脓苔，保持视野清晰。

一、气压弹道碎石

气压弹道碎石器是仿工业用气锤的作用原理，以压缩气体产生的能量推动弹道内子弹体，子弹体经探杆传导至目标结石，脉冲式击打结石。其优点在于气压弹道碎石器利用机械能碎石，碎石速度快，可击碎多种成分的结石，碎石效率高，安全性好，适合术中视野欠清晰时使用；气压弹道产生的机械能对软组织作用力小，不产热，无热损伤，对黏膜的损伤短暂而轻微，并且可以迅速自行修复；气压弹道碎石器操作简单，价格便宜，易维护，可作为基本常规配置。其缺点是碎石时产生的冲击力较大易使结石移位；且弹道碎石易损伤肾盂黏膜，尤其对于感染性结石，长期炎症刺激肾盂黏膜，使其变薄且脆，若碎石过程中持续紧贴结石和黏膜，容易损伤肾盂黏膜甚至将其击穿，结石被推移至集合系统外，导致尿瘘和大出血。

应用气压弹道碎石过程中，通常用Peel-away鞘前端稍固定结石，从结石一角或边缘短促间断连击碎石。碎石时，探针轻接触结石，掌握击打及退杆的节奏；脉冲式碎石，碎石过程中需有整体观，找到结石的最佳受力点。对于铸型结石，可先从结石一角开始，各个击破，尽量将结石碎成小块，并配合脉冲灌注直接冲洗出较小结石。集合系统空间较大时，碎石过程中结石易移位，难以击碎质硬结石如一水草酸钙结石、胱氨酸结石等。气压弹道探针抵住结石碎石时，若角度偏移且结石移位，易造成集合系统穿孔。气压弹道探针不能弯曲，仅适用于硬质内窥镜操作。

二、钬激光碎石

钬激光是一种脉冲式固体激光，其激活介质是波长为2100nm的钬，通过水作为吸收介质，将结石汽化为细小的碎石粒排出体外，可以高效粉碎各种成分的泌尿系结石，包括一水草酸钙结石和胱氨酸结石。钬激光可以使结石表面和

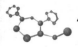

内部含有的水分在瞬间吸能，高度汽化膨胀，造成无数连续的细小爆破，这些爆破产生二次冲击波，从而使结石在双重爆破下由表及里崩解。钬激光的结石粉碎率远高于气压弹道、超声，碎石颗粒细小，多数碎石粒直径<5mm，可直接经16F Peel-away鞘冲洗出体外，适用于微通道PCNL。并且钬激光光纤直径仅0.2～1mm，不影响肾镜进水，有利于保持术中视野清晰。钬激光的组织穿透深度仅0.4mm，能量大部分被水吸收，对软组织损伤小。钬激光根据功率大小具有碎石、凝固及切割等作用，术中可根据需要调整钬激光功率，术中光纤可适当弯曲，能配合软镜使用。

钬激光的缺点在于其碎石过程中产生的热能，需持续灌注散热，操作不当时易损伤内窥镜。术中视野不清时易损伤黏膜，若过多灼烧组织，易造成瘢痕增生。结石体积大时，需使用高功率钬激光碎石，提高碎石效率。钬激光功率越高，碎石效果越好，但是也增加组织热损伤的可能。Zhu Z等使用PCNL治疗肾盂出口结石[（16±2.7）mm]时发现，低功率钬激光碎石手术时间（85±14分钟）明显短于高功率钬激光[（110±16）分钟]和气压弹道碎石[（118±17）分钟]，低功率钬激光碎石清石率（88.9%）高于高功率钬激光（78.9%）。Sun Y等报道，对于较大肾结石，高功率钬激光（70W）碎石效率明显高于低功率钬激光（30W）{[（44±11.5）分钟]：[（69±14.8）分钟]}。

对于钬激光碎石，我们的经验是，使用光纤时，光纤应伸出镜尖5mm以上并固定，以免激光发射时损伤镜体，或碎石粉尘覆盖镜面导致视野不清，影响碎石效果。需在视野清晰时直视下碎石，避免损伤组织，碎石过程中可逆行经输尿管导管向肾盂内注水，同时经肾镜持续低压冲洗，保持视野清晰，同时能降低连续激光碎石产生的热能，减少对组织及镜头的损伤。碎石宜从结石边缘开始，采用"蚕食法"，由浅入深，逐层粉碎结石，尽量使结石碎成粉末状或很小的碎屑，避免由结石中心开始碎石，以免碎成大块结石，使结石移动度增大，增加碎石难度，同时容易移动至其他肾盂，导致结石残留。根据术中情况调整钬激光功率，结石较大较硬时使用大功率，结石较小时降低功率。若术中光纤摆动幅度较大，易损伤黏膜，且结石不易击碎，可套入输尿管导管固定光纤。对于较大结石，尤其质硬的铸型结石，单独使用钬激光碎石，耗时较长，可钬激光多处打孔后联合气压弹道或其他碎石器械碎石，加快碎石速度。Malik Ha等对比钬激光与气压弹道碎石法治疗2.5cm肾结石时发现，钬激光碎石耗时更长{[（125.7±31.1）分钟]：[（98.5±18.7）分钟]}，并发症发生率低。Gu Z等总结60例患者资料，建立24F肾镜通道，采用20.8F肾镜，高能量钬激光联合超声碎石治疗鹿角形肾结石，发现钬激光联合超声碎石方法安全、有效、微创，且清石率高，尤其适合复杂肾结石治疗。

三、超声气压弹道碎石清石系统

国产超声碎石清石系统已上市，因其价廉物美已被临床广泛使用。瑞士EMS公司目前已推出五代超声碎石清石系统。目前已有超声联合气压弹道碎石器，具有超声波能和机械能两种碎石能量，同时配备负压吸附系统，有气压弹道碎石、超声碎石和超声碎石联合气压弹道碎石3种碎石方式。超声碎石利用超声探头所产生的高频振荡，形成超声波，经探杆传导至目标结石。气压弹道碎石、超声碎石及负压吸引一体化，碎石的同时主动清除结石颗粒，缩短手术时间。

Paul K对比20例患者应用EMS超声碎石清石系统和弹道碎石器的手术相关指标的结果显示，弹道碎石的手术时间是EMS超声碎石的2倍，弹道碎石的结石清除效率是每分钟$16.8mm^2$，而EMS超声碎石的结石清除效率为每分钟$39.5mm^2$。Teh等实验证实，使用EMS超声碎石2周后，组织学检查未见明显损伤。Piergiovanni等发现，钬激光在手术当天会导致尿道移行上皮和部分黏膜固有层坏死，而EMS超声碎石则极少影响尿道的超微结构。因此，超声碎石清石系统较其他碎石器更安全。其负压系统能降低肾盂内压力，减少感染扩散，且碎石过程中负压吸引使结石不易移位，不产热，对组织无热损伤。Jiangxing Li等使用标准肾镜配合EMS超声碎石，术中肾盂内压力呈负压状态，有利于减少毒素和致热源的吸收，减少发热症状、菌血症、败血症的发生，减少液体外渗及肾周感染的发生，提高了感染性结石治疗的安全性。

超声碎石清石系统需配合标准通道使用，通道扩张至22F以上，出血风险增加，标准镜体较粗，无法进入较小的肾盂及肾盂颈狭窄者。超声碎石清石系统设备昂贵，超声探杆长时间使用发热易损坏。我们的经验是，进入集合系统后，先使用超声负压吸附，将感染脓苔或血凝块清除，使视野清晰；碎石时遵循先周边后中央的原则，以免大块结石碎成小结石后被冲散，造成结石残留；对于肾盂颈狭窄的肾盂结石，不应强行进镜，以免造成盏颈撕裂，可将探杆放置盏颈口接触结石，将结石粉碎并吸出；对于可见而探杆不能触及的结石，可通过改变手术床的角度使结石移位至可触及的范围，与取石钳配合取石；对肾盂输尿管连接部结石应在最后清理，以免将结石冲入输尿管；对于硬度较高的草酸钙等结石，可先用气压弹道碎石，短时间内将结石击碎，再联合使用弹道碎石与超声碎石两个系统将结石粉碎吸出；对于硬度较低的尿酸结石等，可直接使用超声或弹道、超声联合碎石系统将结石粉碎并清除；术中应注意调节液体灌注速度，始终保持液体灌注量与吸附间的压力平衡，保持视野清晰，同时降低肾盂内压力，避免灌注压力过高对肾功能的影响。

四、双导管超声碎石

美国Cyberwand双导管超声碎石系统由内、外两支导管组成，内导管是超声碎石杆，外管为浮动碎石杆，单一能源产生超声和冲击两种频率，同心结构使外导管能在内导管上自由滑动，通过自由振子的作用力对结石产生较大冲击波，从而迅速击碎结石。双导管超声碎石系统利用自由振子技术将高频超声振动和低频冲击结合，大大提高了碎石效率，且管腔较EMS超声碎石清石系统大，排石空间更大，不易发生结石堵塞，使碎石与取石同步，明显缩短手术时间。Kim等在体外实验研究发现，击碎同样的人造结石，Cyberwand所需时间[（4.8±0.6）秒]明显短于LithoClast Ultra弹道＋超声碎石系统（弹道频率12Hz，超声强度100%）[（8.1±0.6）秒]，清石效率更高，残石少，而且Cyberwand更易操作。双导管超声碎石器的负压吸引作用，适用于感染性结石及肾积脓患者，可直接作用于肾黏膜的结石钙化斑及真菌斑，而不损伤肾盂黏膜。冲击波导管短于超声导管，后者接触软组织无损伤，无热辐射效应，对组织损伤更小，对内窥镜损伤小。高伟等报道，与气压弹道碎石相比，双导管碎石系统可明显减少术中出血。

同EMS超声碎石清石系统一样，双导管超声碎石器需配合标准通道使用，通道扩张至22F以上，出血风险增加，标准镜体较粗，无法进入较小的肾盂及肾盂颈狭窄者。该设备超声探杆长时间使用发热易损坏。合并感染的大块、质硬的结石可先用内导管的低频冲击碎石，再用低功率超声碎石清石，降低肾盂内压力，提高碎石效率。李伟等对138例鹿角形结石病例前瞻性研究发现，与EMS超声碎石相比，双导管超声碎石更高效，碎石时间更短，操作更简单，两者术后出血、感染等并发症无明显差异。

五、碎石的取出

利用逆行导管和灌注泵的脉冲水流往返灌洗，将细小的结石碎块从Peel-away鞘中冲出，较大的用取石钳取出。清除结石应遵循以下原则。

（一）先肾盂结石后肾盂结石

肾盂结石碎块在碎石和冲洗过程中容易移位至肾盂及输尿管上段等压力较低处，为提高清石效率，推荐先清除肾盂结石，后清除肾盂结石。

（二）宁可多期不可过久清石

对于结石负荷较大如铸型结石，碎石后需更长时间清除结石，此时需根据患者术中情况理智应对残石。若患者手术时间长，一般情况差，清石效率不高，需及时停止手术择期清石。

（三）宁可多通道不可大角度

精准两–两穿刺建立PCN通道能有效减少术中及术后并发症的发生，然而碎石取石过程中仍需谨慎，避免过度偏转肾镜及Peel-away鞘引起的盏颈撕裂。对肾盂内碎石或输尿管上段的碎石，尽量将扩张鞘旋转贴近肾盂颈或肾盂输尿管连接部，将碎石局限在小空间，避免结石大幅度移动，配合灌注冲洗取石，提高结石清除率。当盏颈较窄，标准通道扩张鞘无法通过盏颈接近结石时，可采用"鞘中套鞘"的方式，将小号扩张鞘套叠至标准通道扩张鞘内，有助于通过狭窄的肾盂颈，近距离碎石取石，提高结石清除率。

第七节　经皮肾镜碎石取石术后出血的预防与处理

经皮肾镜碎石取石术（PCNL）通常出血较少，每台单通道PCNL血红蛋白平均下降（1.68±1.23）g/dL，PCNL患者围手术期的输血率为1%~11%，个别报道可达34%。PCNL的出血是由手术操作引起的肾动、静脉损伤所致，可发生在术中、术后近期和术后远期的任何时候。

一、经皮肾镜碎石取石术出血的表现和原因

PCNL术中出血多为静脉性出血，可能是新建立通道的少量渗血或损伤肾盂、肾盂黏膜小血管所致，一般不影响手术操作。轻者表现为使用灌洗液冲洗时引出血性液体，停止冲洗时出血停止；重者表现为无论冲洗与否，都经穿刺鞘引出深暗红色血性液体。

（一）术中动脉性出血多较严重的原因

术中动脉性出血多较严重，通常与以下因素有关：

（1）穿刺点选择失当，扩张导致围绕肾盂漏斗部的肾段动脉损伤；

（2）术中操作失当，扩张过深致对侧肾实质损伤，碎石摆动角度过大引起盏颈撕裂，肾盂、肾盂穿透伤等；

（3）多通道或长时间操作；

（4）合并血管疾病（三高）、严重泌尿系感染、肾功能不全、凝血机制障碍等。

（二）出血的表现

PCNL术后近期出血多由术中出血延续而来，对术中未能及时处理的动脉性出血，术后需严密观察，如出现以下表现值得注意：

（1）术后肾造瘘管引流液为鲜红色且进行性加深，或反复堵塞造瘘管；

（2）堵塞或钳夹造瘘管后出现患侧腰部剧烈疼痛；

（3）周期性肾出血（出血间隔5～9天）；

（4）术后膀胱内大量血凝块形成；

（5）血流动力学不稳，血压、血红蛋白、红细胞比积进行性下降，脉搏进行性加快；

（6）拔出肾造瘘管后伤口渗血不止，压塞无效；

（7）拔出肾造瘘管后血尿持续不退，尿中反复出现血凝块。术后近期还可因留置导管刺激，残留结石和继发感染等引起出血，这些出血通常较轻，无需特殊处理。

术后远期出血需注意肾段、叶间血管及其较大分支的损伤，形成假性动脉瘤或动静脉瘘，迟发性破裂引起出血。

二、经皮肾镜碎石取石术出血的处理

轻微出血不影响操作者可继续手术取石。当术中出血导致视野不清而影响操作时，可暂时封闭通道，使用止血药，等待10～20分钟，出血停止可继续手术；如出血未能停止，应及时终止手术，避免视野不清取石效率低，手术失血量多，同时增加其他损伤的可能性。此时，可置入与穿刺鞘相应的肾造瘘管后夹闭30～60分钟，肾内形成血凝块压迫破裂静脉而止血。出血停止1～2周后再行二期经皮肾镜取石术。

动脉出血常表现为颜色鲜红伴血凝块形成，夹闭造瘘管出现腰痛、血尿并血凝块，血流动力学不稳，出血持续或周期性出现，迁延不愈。若考虑穿刺通道动脉性出血，可经造瘘管留置气囊导尿管，气囊注水2～4mL，牵拉并于皮肤穿刺孔处缝合固定，压迫肾皮质通道达到止血目的。对明显可见的动脉性出血可采取镜下激光或电刀烧灼止血，肾动脉血管造影加超选择栓塞止血，必要时开放缝合止血，甚至肾切除。

三、经皮肾镜碎石取石术出血的预防

术前全面评估身体状况，调整血压、血糖，避免出凝血功能的异常等导致的出血，是预防PCNL出血最基本的原则，而正确掌握穿刺和扩张方法是预防术中出血最有效的方法。

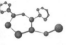

第八节　经皮肾镜碎石取石术后管理

一、术后病情监测

如果采用全身麻醉或连续硬膜外麻醉，麻醉清醒后返回病房，去枕平卧8小时，头偏向一侧，以防呕吐物引起窒息。8小时后取半坐卧位，有利于肾造瘘引流。

术后一般卧床休息6～8天，以防过早活动引起术区出血。如采用局部麻醉或椎旁阻滞麻醉可适当提早进食或下床。

注意造瘘口周围皮肤清洁干燥，观察有无尿液外漏，如有浸湿，应及时更换，以免刺激造瘘处周围皮肤。同时还应保持病床单位的清洁干燥，患者衣裤应经常更换。妥善固定造瘘管、尿管，保持管道引流通畅，防止滑脱、受压，密切观察各引流管的颜色、性质和量，有异常及时处理。出血量多者应绝对卧床休息。

应用24小时内心电监护严密观察患者生命体征变化，动态监测患者血压、呼吸、脉搏及血氧饱和度，并嘱护士做好详细记录。当患者出现进行性血压下降、心率增快、血氧饱和度下降、发热、下腹痛、患侧腰部胀痛、呼吸困难、胸痛时，行血常规、肾功能电解质、降钙素原血气或腹部彩超、胸腹平片、胸腔或心脏彩超、心电图等及时查明原因。

二、术后饮食

患者术后第1天肠蠕动恢复后进流质饮食，如菜汤、肉汤、黑鱼汤等；如进食流质后胃肠道无不适，第2天可进半流质饮食，如稀饭、蒸蛋、米糊等；第3天进食营养丰富、高热量、高蛋白质软食。患者术后忌食牛奶、豆浆等易产气类食物，以免引起胃肠道胀气。可适当摄入水果蔬菜，无糖尿病的患者可多食香蕉和蜂蜜，以促进胃肠道的蠕动。

三、肾造瘘管的管理

由于住院时间缩短、患者疼痛感觉减轻、麻醉用药减少、患者的舒适度增加等方面的优势，无管化PCNL近年来成为热门。部分患者可选择不放置肾造瘘管，但可能发生通道出血、尿液外渗等并发症，因此仅对于无集合系统穿孔、无结石残留、出血较少、无感染的简单结石患者选择性采用。

对于大多数患者，术后常规放置肾造瘘管。肾造瘘管可用于引流尿液及压迫止血，是取石的重要通道，可预防局部水肿、粘连、狭窄。尤其是需要二期取石的患者，需妥善固定，严防脱落，保持通畅。术后根据复查腹部平片结石残留情况及是否二期取石的需要于5～7天拔除，如术后持续血尿或有残留结石则保留管道5～10天，再次复查B超后决定拔管时间。如术后高热、感染、造瘘管或尿管有脓液或尿培养呈阳性，一定要在发热、血常规、尿培养转阴后再拔除或再次手术。肾造瘘管应妥善固定、引流通畅、定时挤压，防止小血块和残余结石堵塞肾造瘘管；必要时，用生理盐水5～10mL小剂量低压冲洗，保持引流通畅。严格记录24小时肾造瘘管引流量，严密观察引流物的颜色、性状。定时更换引流袋。拔管前夹管24～48小时，观察有无腹胀不适；拔管后应健侧卧位，观察敷料，必要时及时更换，保护好皮肤。如造瘘管不慎脱落根据实际情况应及时从原通道置入。

四、留置导尿的管理

术后常规留置导尿管，注意导尿管引流的颜色和保持导尿管的通畅，有凝血块堵塞应及时冲洗疏通或更换导尿管。尿道口每天用0.5%碘仿棉球擦拭2～3次，及时清除尿道外口的分泌物，一般术后4～6天拔除导尿管。

五、常见并发症的处理

（一）血尿

与扩张通道时损伤肾皮质内的血管、扩张过程中筋膜扩张器贯通肾实质、碎石过程中损伤黏膜血管或镜体摆动撕裂盏颈血管等有关，如损伤静脉或小动脉一般在2～3天内逐渐转清。嘱患者多饮水，加强会阴部护理，给予止血抗炎补液

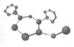

的治疗后，大部分血尿症状可消失。如出现鲜红色血尿应及时处理，同时监测血压、脉搏情况，严密观察肾造瘘管及保留尿管引流液的量、色、性状，观察血红蛋白变化，并做好记录。手术后7～10天易出现继发性出血，主要是感染、假性动脉瘤或炎性肉芽肿所引发。术后积极止血和抗炎可以控制一般出血，对于活动性出血可夹闭造瘘管2小时再开放，多数患者可以止血，仍有活动性出血可再行夹闭4～6小时再开放；对反复出血、夹闭造瘘管后腰部胀痛、血红蛋白进行性下降、血压不稳等情况可行肾动脉栓塞治疗。

（二）全身或肾周感染

应观察体温有无发热，遵医嘱及时查血、尿常规、降钙素原、血尿结石的细菌培养，注意尿液引流的量、色、性状的观察。如术中造瘘后尿液浑浊或考虑感染性结石时，建议留置尿和结石培养，如术后有感染性休克表现，血象高或白细胞、血小板降低，降钙素原异常的症状，建议及时使用广谱抗生素和支持治疗。

（三）尿道刺激症状

尿道刺激症状是留置双J管后常见的并发症，是由双J管刺激膀胱三角区及放置双J管后损伤尿道黏膜引起，拔除双J管后症状多可自行消失。术后第2天起叮嘱患者每日饮水2 000～3 000mL，勤排尿，适当转移注意力，可缓解症状，必要时可加用解痉药。

（四）水、电解质失衡

常由于术中灌注液吸收所致，易引起心脏前负荷加重。年老体弱且手术持续时间长者，术后要注意观察有无血容量增加引起的急性左侧心力衰竭症状，有无电解质紊乱的临床表现，术后及时查血常规、电解质和心衰指数，必要时利尿、强心、纠正水电解质失衡。

（五）肾盂穿孔及邻近脏器损伤

主要由穿刺点选择不当、进针角度或深度不合适及术中动作粗暴等因素引起，应严密观察腹部体征（肠、肝、胆囊、脾等）及有无气促、发绀等气胸体征（肺部或胸膜），如确诊有肾盂穿孔或邻近脏器的损伤，应积极请相关科室诊治。

六、出院管理

（一）专科指导

嘱患者多饮水，养成及时排尿的习惯。患者出院后要定期复查B超或腹部X线平片，必要时进行泌尿系CT平扫或静脉尿路造影检查，3个月内避免重体力劳动和剧烈运动。

（二）饮食指导

有条件的医院最好对每例PCNL患者取出的结石做结石成分分析，如鹿角形结石或多发、复发结石建议行24小时尿石高危因素分析。用于向患者讲解饮食结构与尿路结石形成之间的重要关系，注意饮食调护，多食富含维生素B_6的食物，每日动物蛋白质摄入量不超过100g，减少脂肪和糖的摄入，每日食盐总量不超过5g，少食富含草酸的食物，如菠菜、土豆等，避免饮咖啡、茶和酒。

（三）留置双J管指导

对于留置双J管的患者，应告知患者其常见的不良反应及注意事项。如出现鲜红色尿液或肾区不适应及时就诊；如无不适，术后4~8周来院拔除双J管。

第十一章　机器人肾脏手术

第一节　概述

来源于肾组织的实体性肿瘤中最常见的类型是肾细胞癌，约占肾脏恶性肿瘤的80%～90%，对于局限性肾细胞癌和局部进展性肾癌的首选治疗方案均为手术切除，其中包括根治性肾切除术和保留肾单位的肾部分切除术。同时，手术切除的治疗方案同样适用于具有手术指征的肾盂尿路上皮癌及良性肾脏病变。从1991年Clayman第一次报道腹腔镜肾切除术开始，腹腔镜技术已经被应用于各种类型的肾脏手术，并且在很多临床治疗中心已经成为标准化的微创治疗方式。但是另一方面，对于涉及重建操作的腹腔镜肾脏手术而言，高难度的学习曲线在很大程度上限制了腹腔镜技术的广泛开展，而da Vinci机器人手术系统的出现则弥补了腹腔镜技术在这方面的局限，在缩短复杂手术学习曲线的同时更进一步提高手术的疗效。

在肾脏手术中，达·芬奇机器人手术系统的高清3D视野能够为手术者提供真实的操作空间感，而EndoWrist机器人手术器械的无震颤同步运动能够帮助手术者对肾蒂进行更为精确细致的解剖操作，避免周围组织损伤。在肾部分切除术中，达·芬奇机器人的7个自由度的腕式活动特点，大大降低了关闭肾脏创面的难度，可实现肾脏深层髓质和浅层皮质的"双层关闭"，明显缩短了肾脏缺血时间，降低了术后出血等并发症的发生率。在达·芬奇机器人手术系统的协助下，手术者能更容易地完成高难度的腹腔镜肾脏手术，达到开放手术的水平，在带来微创的同时，保证了手术的安全性和有效性。

第二节　机器人辅助腹腔镜下单纯肾切除术

腹腔镜下肾切除术的手术径路包括经腹腔和经后腹腔两种径路。对于机器人手术，由于套管的布局和体外机械臂的活动范围决定了体内机器人器械的活动范围，机器人辅助腹腔镜手术要求套管间距至少达到8cm，以避免体外机械臂之间的碰撞。因此，对于机器人辅助腹腔镜的肾脏手术，通常选择经腹腔径路，以获得足够的套管布局，体内操作空间要大于盆腔；并且通过选择合适体位，利用重力作用，使腹腔内肠管移动度增加，从而获得更大的操作空间。

同开放手术一样，在进行机器人辅助腹腔镜下单纯性肾切除术之前，需要确认对侧肾功能良好，足以代偿患肾切除后的全部功能。对于严重肾动脉狭窄或肾脏严重损伤导致的肾萎缩，以及严重肾积水导致的无功能肾，可以作为机器人辅助腹腔镜下单纯性肾切除的良好适应证；对于感染引起的脓肾及破坏严重的结核肾，因手术区域可能存在严重粘连，则要求手术者具有较为丰富的腹腔镜操作经验。

一、适应证和禁忌证

（一）适应证

（1）大多数良性疾病所致的肾脏永久性、不可逆性功能丧失，包括慢性反流性及梗阻性肾病，慢性肾盂肾炎，无功能肾引起的腰腹部疼痛及肾血管性高血压。

（2）肾囊性病变严重导致患侧肾功能丧失，肾移植后期高血压，肾实质硬化及症状严重的多囊肾。

（二）禁忌证

（1）既往腹腔手术者由于可能存在腹腔粘连及局部解剖不清，为经腹径路的相对禁忌证。

（2）既往肾脏手术史，如肾部分切除、肾实质切开取石术，为经后腹腔径路的相对禁忌证。

（3）过度肥胖患者，以及近期内肾存在严重感染的患者，如黄色肉芽肿性肾盂肾炎，即使是经验丰富的手术者，也应尽量避免对其施行腹腔镜肾切除术。

二、术前准备

术前应对患侧及健侧肾功能进行评估，包括总肾及分肾功能，常规进行肾功能电解质检测、肾小球滤过率检测、肾动静脉增强CT及静脉肾盂造影检查。术前晚导泻，术前留置胃管及导尿管。

三、机器人专用器械

器械包括机器人专用8mm金属套管、电剪73、Fenestrated双极钳或马里兰双极钳。

四、患者体位和麻醉

取健侧卧位，背倾60°，升高腰桥。摆放体位时，可适当使患者的腹部靠近腹侧床沿以利于手术操作。气管内插管，全身复合麻醉，

五、机器人定泊和套管定位

取脐上2cm腹直肌旁做一长约12mm的切口作为镜头孔，建立气腹，保持气腹压为15mmHg。气腹充分建立后将一根12mm的套管置入腹腔，向上30°。置入机器人镜头。一根8mm机器人专用金属套管置于锁骨中线肋缘下2cm处，另一根8mm机器人专用金属套管置于髂前上棘内上2cm处，一根12mm辅助套管置于下腹部腹直肌旁。所有套管置入在镜头直视下进行，后更换镜头呈向下30°。完成套管布局后，沿镜头孔与目标物连线方向将机器人自患者头侧斜行推至手术床旁进行定泊。

六、手术步骤

（一）游离结肠

沿Toldt线切开侧腹膜，游离降结肠（左侧）或升结肠（右侧），游离结肠并将结肠向内侧牵引，切断隔结肠、脾结肠及脾肾韧带（左侧）或三角韧带、冠状韧带及肝横结肠韧带（右侧），使肾与脾或肝分离，显露Gerota筋膜。

（二）游离肾脏及输尿管

于Gerota筋膜下极，沿腰大肌表面进行分离，在性腺血管深面显露输尿管；适当牵引输尿管维持张力，向上方游离至肾下极及肾门；于肾下极处切开Gerota筋膜，沿肾周脂肪内侧逐步游离肾下极、背侧、腹侧及上极，最后至肾门外脂肪。

（三）游离和结扎肾蒂

于肾下极与腰大肌间隙向上托起肾，显露肾门，维持适当张力，分离肾门脂肪组织，显露肾静脉，并于肾静脉深面钝性分离显露肾动脉。肾动脉保留端2个Hem-o-lok夹及1个钛夹、切除端1个Hem-o-lok夹结扎后离断；肾静脉Hem-o-lok结扎后离断。

（四）切除肾脏

2个Hem-o-lok夹结扎输尿管后予以离断，完整切除肾，置入标本袋中；吸引器吸净肾周血液、尿液，降低气腹压力，检查术野无活动性出血；解除机器人机械臂与套管的连接，移除机械臂；肾周放置引流管，延长腹直肌旁镜头孔套管切口，取出标本，关闭各切口。

七、术后处理

术后常规使用抗生素。术后1～2天拔除胃管，予以流质饮食，并逐步向正常饮食过渡。术后第2天可开始适当起床活动，并拔除尿管。观察引流管引流量及引流液性状，术后第2—3天引流液少于50mL/d时拔除引流管。

第三节 机器人辅助腹腔镜下根治性肾切除术

根治性肾切除术是目前临床治疗局限性肾细胞癌的标准方法之一。早期文献中关于腹腔镜肾癌根治术后发生肿瘤种植性转移的报道，导致腹腔镜技术在治疗肾细胞癌方面曾经存在争议。随着器械的改进以及手术者经验的累积，腹腔镜肾癌根治术的并发症大大减少，并且手术疗效及5年生存率与开放手术相当。Gill认为T_1—$T_2N_0M_0$期肿瘤是腹腔镜肾癌根治术的最佳适应证，并且随着机器人手术系统越来越广泛的临床应用，腹腔镜肾癌根治术的手术适应证也在逐渐扩大。为达到肿瘤根治性治疗效果，避免肿瘤种植转移，机器人辅助腹腔镜下肾癌根治术同样应遵循Robson原则：早期结扎离断肾蒂血管及输尿管；将包括肾上腺、Gerota筋膜及肾周脂肪在内的肾脏一并切除；清扫肾门淋巴结。

此外，随着对肾肿瘤生物学的深入研究以及对保留肾单位术式的远期获益的认识，目前有越来越多的早期病例选择肾部分切除术进行治疗。对于直径小于5cm的早期肾肿瘤，应根据病例的具体情况选择个体化的治疗方式，而不是仅仅在开放肾癌根治术与腹腔镜肾癌根治术之间做出简单的选择。

一、适应证和禁忌证

（一）适应证

（1）与标准腹腔镜手术相似，适用于术前临床分期为T_1—$T_2N_0M_0$的局限肾包膜内的局限性肾癌，无周围明显侵犯及淋巴结转移。临床分期为T_1—T_2，对于T_3的肾癌应该有选择地开展：肾肿瘤大小并不是机器人辅助腹腔镜根治性肾切除术选择与否的唯一标准，根据手术者自身的腹腔镜手术经验，可以选择肿瘤直径更大的手术病例。

（2）对于合并静脉癌栓的肾癌，如癌栓局限于肾静脉内，可视为绝对适应证，如下腔静脉癌栓在肝下水平，现已有较多成功病例报道，可视为相对适应证，有选择地开展。

（二）禁忌证

进展期肾癌，巨大肾肿瘤，下腔静脉癌栓突破肝下水平，腹腔有大手术史、肾周严重感染史、严重心肺功能不全、出血倾向、晚期肿瘤恶液质和广泛脏器转移。

二、术前准备

术前实验室检查包括血尿常规、生化、肾功能、电解质检测、肾小球滤过率、红细胞沉降率、碱性磷酸酶和乳酸脱氢酶。影像学检查包括腹部增强CT或MRI；有条件的单位建议血管三维重建，了解血管及癌栓情况；胸部X线片或胸部CT排除转移病灶；对血清钙或碱性磷酸酶升高以及合并骨痛症状的患者需进行骨扫描检查。术前应行核素动态扫描对患侧及健侧肾功能进行评估，包括总肾及分肾功能，常规进行检测。

术前通常不需要肠道准备，术前1天进无渣流质饮食，术前晚普通灌肠1次。术前留置胃肠减压管及保留导尿管。常规准备普通腹腔镜器械及开放手术器械。

三、机器人专用器械

机器人辅助腹腔镜下根治性肾切除术与单纯肾切除术相同，此处无需赘述。

四、患者体位和麻醉

患者取健侧斜仰卧位（倾斜呈60°～80°），腰桥升高，调整手术床，降低头脚位，暴露腰腹部。麻醉方式为气管插管，静脉复合全身麻醉，常规心电监护、无创动脉血压监测及CO_2分压监测。

五、机器人定泊和套管定位

取脐旁上方2cm腹直肌旁为镜头臂穿刺点A，以体表肾脏投影为中心，距镜头穿刺点8～10cm，分别与两侧取髂嵴上3cm及肋缘下3cm为1和2号器械臂的穿刺点B和C，3个穿刺点形成斜向头侧、以肾脏体表投影与镜头臂穿刺点连线为中

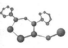

心线的等腰三角形。取A穿刺点斜外下方约5cm处为第一辅助穿刺点D，取B穿刺点斜外下方至少5cm处为第二辅助穿刺点E。各穿刺点需遵循"20-10-5"原则，即镜头穿刺点距目标区10~20cm，器械臂穿刺点距离镜头臂穿刺点要大于8cm，最佳位置为8~10cm，两点间连线，要与水平位置的角度大过15°，但要小于30°，器械臂穿刺点与辅助孔穿刺点距离要大于5cm。

首先于镜头臂穿刺点A处切开皮肤约1cm，两把巾钳提夹皮肤，气腹穿刺针穿刺入腹腔，连接气腹机，冲入CO_2气体，维持气腹压力为14mmHg，再穿刺入12mm套管，立即置入腹腔镜，证实进入腹腔，并排除腹腔脏器的损伤，在镜头监视下，分别于B、C穿刺点穿刺入8mm机器人专用套管，于穿刺点D穿刺入12mm套管，于穿刺点E穿刺入5mm套管。

穿刺完毕后，推出镜头，由一位助指挥巡回护士缓慢推动床旁机械臂系统靠近手术床，最终使镜头穿刺点与肾脏体表投影点连线的延长线与床旁机械臂系统的中心柱、镜头臂重合，镜头臂位于镜头穿刺点套管的正上方时停止移动，固定床旁机械臂系统。

将镜头臂和1号、2号器械臂分别与各自套管连接，镜头（30°朝上）置入镜头臂套管，并与镜头臂固定，在镜头监视下分别置入马里兰双极钳和单极弯剪，并移入手术区，连接电极线，推出镜头，再将镜头（30°朝下）重新置入并固定，调整镜头位置，完成定泊。

六、手术步骤

（一）游离结肠

右肾癌根治术时，沿右结肠旁沟，切开右侧腹膜返折，至结肠肝曲水平，沿肝曲切断肝结肠韧带、肝肾韧带和肝十二肠韧带，游离右侧升结肠及部分十二指肠，推向腹侧，暴露右侧肾区及下腔静脉。左肾癌根治术时，沿左结肠旁沟，切开左侧腹膜返折，至结肠脾曲，沿脾曲切断脾结肠韧带、脾肾韧带，游离左侧降结肠、胰尾，并推向腹侧，暴露左侧肾区。

（二）游离输尿管、性腺血管及肾下极

将结肠推向腹侧后，即可分离出腰大肌，在腰大肌附近脂肪中可游离出输尿

管，如寻找输尿管困难，可观察输尿管的蠕动，或先在下腔静脉或主动脉外侧附近游离出性腺血管，输尿管通常在其外侧深面，如性腺血管影响操作，可以钳夹并切断性腺血管。分离出输尿管后，可钳夹暂不离断，沿输尿管向上分离至肾下极水平，在Gerota筋膜外，于肾下极水平，切断腹膜外脂肪至腰大肌，沿腰大肌向肾脏背侧游离，使肾下极可以托起。

（三）处理肾门血管

右肾癌根治时，于肾下极沿腔静脉水平向上游离至肾门部，即可暴露肾静脉，暂不予离断，肾静脉通常位于肾动脉前方，托起肾下极，在肾静脉后方，寻及肾动脉，于腔静脉水平分离出肾动脉主干，通过辅助孔，予Hem-o-lok钳夹肾动脉主干，近端2个，远端1个，然后切断肾动脉。观察肾静脉，如果肾静脉塌陷明显，可直接分离出肾静脉主干，通过辅助孔，予Hem-o-lok钳夹肾静脉主干，近端2个，远端1个，后切断肾静脉。如果肾静脉塌陷不明显，考虑存在副肾动脉或异位肾动脉的可能，此时不应钳夹肾静脉，需仔细分离出或排除其他可能存在的肾动脉后，再钳夹离断肾静脉。

左肾癌根治时，由肾下极向上紧贴主动脉游离至肾门部，首先暴露肾静脉，由于左侧性腺静脉直接汇入肾静脉，可以先予离断。托起肾下极，在肾静脉后方、主动脉外侧缘分离出肾动脉主干，并予3个Hem-o-lok钳夹后离断，余下操作同右侧。

如肾蒂粘连严重，无法完全游离出肾动、静脉，不必强求，可以在充分游离肾脏后，尽量暴露肾蒂，直接予直线切割器一并离断肾动、静脉。

（四）游离肾脏

处理完肾脏血管以后，托起肾下极，沿Gereta筋膜与腰大肌之间，充分游离肾脏后方、腹侧及背侧至肾上极。解剖上界取决于是否切除同侧肾上腺：位于中下极且直径小于6cm的肾癌可保留同侧肾上腺，其他肾癌应同时切除患侧肾上腺。如保留肾上腺，可于肾上极处切开肾周脂肪囊，注意保留肾上腺中央静脉，沿肾上极游离，至完整切除肾及肿瘤；如需切除肾上腺，应首先钳夹并离断肾上腺中央静脉，右侧直接汇入下腔静脉，左侧汇入左肾静脉，离断血管后，于肾上腺腹侧连同肾脏一并游离，沿肾上极Gerota筋膜外完整切除肾、肿瘤及肾上腺。

（五）切除肾脏

2个Hem-o-lok结扎输尿管后予以离断，完整切除肾，置入标本袋中；吸引器吸净肾周血液、尿液，降低气腹压力，检查术野无活动性出血；解除机器人机械臂与套管的连接，移除机械臂；肾周放置引流管，延长腹直肌旁镜头孔套管切口，取出标本，关闭各切口。

（六）关闭切口

按常规方法缝合切口各层，重新充入CO_2气体，建立气腹，仔细观察创面有无活动性出血。撤除机器人专用器械，将各机械臂与套管分离，由髂嵴上的套管置入多孔引流管，直视下放置于肾窝，撤除各套管，缝合穿刺点。

七、术后处理

记录24小时尿量及引流量，引流量少于50mL/d时，可以拔除引流管常规补液，肛门排气后拔除胃肠减压管，进食半流饮食。术后第二天复查血常规及肾功能。术后早期下床活动。

第四节　机器人辅助腹腔镜下肾部分切除术

保留肾单位的肾部分切除术最初是作为肾切除手术后可能会出现肾衰竭的肾肿瘤患者的一种可选择的手术。许多临床研究表明，开放性的肾部分切除术在肿瘤特异性生存率、无瘤生存率、总体生存率等方面均与根治性肾切除术无明显差别。Lau比较了156例根治性肾切除术患者与164例肾部分切除术患者的15年随访结果，发现肿瘤特异性生存率、总体生存率、早期并发症出现率、局部复发率及远处转移率均无显著差别，唯一存在差别的是根治性肾切除术组发生肾功能不全的危险较大。对于孤立肾、双侧肾癌及对侧肾脏暂时功能正常但同时存在可能影响肾功能疾病的患者进行肾部分切除术已被广泛接受。随着健康体检的普及和彩色B超、CT、MRI等影像学检查方法的广泛应用，越来越多的小肾癌在没有临床症状的情况下被早期发现。对于小于4cm的临床Ⅰ期肾癌患者可以采取肾部分切除术来保留功能性肾单位。

一、适应证和禁忌证

（一）适应证

（1）单侧恶性肾肿瘤，肿瘤直径小于4cm，且肿瘤位于肾脏边缘而非肾门区者。

（2）孤立肾的恶性肾肿瘤。

（3）双侧肾恶性肿瘤且肿瘤直径小于4cm者。

（4）恶性肾肿瘤同时伴有对侧肾功能不全者，或对侧肾可能出现肾功能损害者（如肾动脉狭窄、肾积水、高血压、糖尿病等）。

（5）遗传性肾癌。

（二）禁忌证

（1）肿瘤位置深且靠近肾门者。

（2）多发性肾肿瘤。

（3）伴有肾静脉癌栓者。

（4）肿瘤已发生局部转移或远处转移者。

（5）患侧肾脏有手术史或凝血功能障碍者。

二、术前准备

常规检查同开放手术，完善血沉、乳酸脱氢酶、碱性磷酸酶等与肾癌预后相关的指标检测；进行增强CT检查确定肿瘤位置及大小，评估肿瘤分期；进行肾动静脉增强CT造影检查，了解肾脏血供情况，特别需要了解是否存在多支供血的肾动脉；进行静脉肾盂造影检查，了解肿瘤和集合系统的关系；进行ECT肾小球滤过率检查，了解分侧肾功能；常规术前准备，术前晚导泻，术前留置胃肠减压管及导尿管。

三、机器人专用器械

器械包括机器人专用8mm金属套管、单极电凝弯剪73、单极电凝钩，单窗双极电凝分离钳、双极电凝分离钳、持针器。

四、患者体位和麻醉

经腹腔径路的体位取健侧卧位，背倾60°，升高腰桥；经后腹腔径路的体位取健侧卧位，背倾90°，升高腰桥。摆放体位时，可适当使患者的腹部靠近腹侧床沿以利于手术操作。气管内插管，全身复合麻醉。

五、机器人定泊和套管定位

（一）套管中线布局

该套管布局主要适用于肾脏腹侧肿瘤及部分背侧下极肿瘤的肾部分切除术。患者取背倾60°健侧卧位，升高腰桥。做脐上2cm腹直肌旁长约12mm的横形切口作为镜头孔，建立气腹，保持气腹压至气腹充分建立后将12mm的套管置入腹腔，向上30°置入镜头。一8mm机器人专用金属套管置于腹直肌外侧缘，距离肋缘约3cm。另一8mm机器人专用金属套管置于髂前上棘头侧2cm处。12mm辅助套管置于腹直肌旁下腹部，另一5mm辅助套管置于剑突下腹正中线。所有套管置入在直视下进行，后更换镜头呈向下30°。完成套管布局后，沿镜头孔与目标物连线方向将机器人自患者头侧斜行推至手术床旁进行定泊。

（二）套管旁侧布局

该套管布局主要适用于肾脏背侧上极肿瘤的肾部分切除术。患者取背倾60°健侧卧位，升高腰桥。在锁骨中线和腋前线之间距离肋缘3～4cm距离做长约12mm的横形切口作为镜头孔，建立气腹，保持气腹压为15mmHg。气腹充分建立后将一根12mm的套管置入腹腔，向上30°置入镜头。一根8mm机器人专用套管置于镜头孔头侧，距离肋缘大于3cm；另一根8mm机器人专用套管镜头置于孔尾侧，距离髂嵴大于3cm处。一根12mm辅助套管置于肚脐上，另一根5mm辅助套管置于剑突下腹正中线。所有套管置入在直视下进行，镜头呈向上30°。完成套管布局后，沿镜头孔与目标物连线方向将机器人自患者头侧斜行推至手术床旁进行定泊。

六、手术步骤

（一）游离结肠

沿Toldt线切开侧腹膜，游离降结肠（左侧）或升结肠（右侧），游离结肠并将结肠向内侧牵引，切断膈结肠、脾结肠及脾肾韧带（左侧）或三角韧带、冠状韧带及肝横结肠韧带（右侧），使肾与脾或肝分离，显露Gerota筋膜。

（二）游离肾动、静脉

在肾凹缘处分离显露肾门，也可先在肾下极处找到输尿管，沿输尿管向上游离至肾门；在肾门处打开血管鞘显露肾静脉，在肾静脉的后方钝性分离显露肾动脉。

（三）暴露肿瘤

切开Gerota筋膜，游离肾脏，充分显露肿瘤边界，使用电剪刀沿着肿瘤烧灼一周作为切除边界。

（四）阻断肾动脉

通过10mm辅助套管放入Bulldog血管夹，夹住肾动脉阻断血流。

（五）切除肿瘤

用电剪刀切除肾肿瘤，要求完整切除肿瘤组织同时尽可能保留正常肾组织，切缘距离肿瘤边缘5mm。

（六）关闭肾脏创面

肾实质切口创面可根据大小选择单层缝合或双侧缝合。双侧缝合的内侧缝合可选择2-0可吸收线间断或连续缝合明显的出血点、破损的集合系统外侧缝合可选择1-0可吸收线连续缝合或褥式缝合或间断缝合肾实质缺损创面，缝合完毕后，松开控制肾动脉Bulldog血管夹，检查创面。

（七）最后处理

用吸引器吸净肾周血液、尿液，降低气腹压力，仔细检查手术创面有无渗血；解除机器人机械臂与套管的连接，移除机械臂；肾周放置引流管，延长腹直肌旁镜头孔套管切口取出标本，关闭切口。

七、术后处理

术后常规使用抗生素3～5天。术后1～2天拔除胃管，予以流质饮食，并逐步向正常饮食过渡。观察引流管引流量及引流液性状，术后第2—3天引流液少于50mL/d时拔除引流管。绝对卧床休息1周，2周内避免剧烈活动，以减少肾脏延迟性出血的发生。

第五节　机器人辅助腹腔镜下肾良性肿瘤剜除术

肾脏的良性肿瘤可以来源于肾小管、平滑肌、脂肪、血管及肾包膜等组织，其生长方式基本上没有恶性生长行为，可以因为体检或增大以后出现临床症状如出血及周围压迫而就诊。常见肾脏的良性肿瘤可以来源于肾小管、平滑肌的有血管平滑肌脂肪瘤、嗜酸细胞瘤、腺瘤、肾素瘤、囊性肾病、上皮间质混合性肿瘤等，其中以肾血管平滑肌脂肪瘤最为常见。这类肿瘤通常以保肾手术为主要处理方式。

腹腔镜下肾良性肿瘤切除术的手术径路主要有经腹腔和经后腹腔两种。对于机器人手术而言，机器人辅助腹腔镜手术要求套管间距至少达到8cm，以避免体外机械臂之间的碰撞。因此对于机器人辅助腹腔镜的肾脏手术，通常选择经腹腔径路，以获得足够的套管布局和体内操作空间；并且通过选择侧卧位体位，利用重力作用，使腹腔内肠管移动度增加，从而获得更大的操作空间。

血管平滑肌脂肪瘤因为含有脂肪，在诊断时CT值小于等于10Hu，诊断较为容易。但极少数血管平滑肌脂肪瘤脂肪含量少或肾细胞癌也含有极少脂肪，则需要进行鉴别诊断。可以通过MRI压脂成像技术及是否有钙化灶来鉴别。血管平滑肌脂肪瘤含有脂肪和没有钙化的特征是重要的鉴别诊断依据。这一节以肾血管平滑肌脂肪瘤为例说明肾良性肿瘤切除术。同开放手术一样，在进行机器人辅助腹腔镜下肾良性肿瘤切除术之前，要了解患者全身状况，需要确认双侧肾功能及肾血管分布情况等。

一、适应证和禁忌证

（一）适应证

（1）肾血管平滑肌脂肪瘤大于4cm。

（2）肾血管平滑肌脂肪瘤出血，病情已稳定。

（二）禁忌证

（1）既往腹腔手术者由于可能存在腹腔粘连及局部解剖不清，为经腹径路的相对禁忌证。

（2）既往肾脏手术史，为经后腹腔径路的相对禁忌证。

（3）全身情况差，不能耐受手术，有凝血障碍等。

二、术前准备

术前应对患者全身情况，患侧及健侧肾功能进行评估，包括总肾及分肾功能，常规进行肾功能电解质检测、肾小球滤过率检测、肾动静脉增强CT及静脉肾盂造影检查。

三、患者体位和套管布局

患者体位和术中套管布局与机器人肾部分切除手术相同，此处无需赘述。

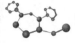

四、手术步骤

（一）游离结肠

沿Toldt线切开侧腹膜，游离降结肠（左侧）或升结肠（右侧），游离结肠并将结肠向内侧牵引，切断膈结肠、脾结肠及脾肾韧带（左侧）或三角韧带、冠状韧带及肝横结肠韧带（右侧）使肾与脾或肝分离，显露Gerota筋膜，右侧显露下腔静脉及左侧主动脉旁。

（二）显露生殖血管、输尿管及腰肌层面

于肾下极Gerota筋膜处，沿腰大肌表面进行分离，在性腺血管深面显露输尿管；适当牵引输尿管维持张力，向上方游离至肾下极及肾门。

（三）游离显露肾动脉

于肾下极与腰大肌间隙向上托起肾脏，显露肾门，维持适当张力，分离肾门脂肪组织，显露肾静脉，并于肾静脉深面钝性分离显露肾动脉，然后打开肾脂肪囊显露肾肿瘤。

（四）无损伤血管夹阻断肾动脉剜除肿瘤

用无损伤血管夹暂时阻断肾动脉并计时，再沿肾表面剜除肿瘤。用3-0倒刺线连续缝合肿瘤基底部创面，2-0倒刺线连续加固缝合肾创沿。重新松开血管夹，开放肾动脉，观察肾创面有无活动出血。将完整切除肾肿瘤，置入标本袋中；吸引器吸净肾周血液，降低气腹压力，检查术野无活动性出血；解除机器人机械臂与套管的连接，移除机械臂；肾周放置引流管，延长腹直肌旁镜头孔套管切口，取出标本，关闭各切口。

五、术后处理

术后常规使用抗生素。术后1～2天患者肠道功能恢复，予以流质饮食，并逐步向正常饮食过渡。术后第2天可开始适当床旁活动，术后第2～3天拔除尿管观察引流管引流量及引流液性状，术后第2～3天引流液少于50mL/d时拔除引流管。

第六节　机器人辅助腹腔镜下肾输尿管全长切除术

上尿路移行细胞癌是位于肾盂及输尿管部位的尿路上皮肿瘤，多见于40～70岁人群，根据其多中心性和同侧易复发的特点，标准术式应为患肾和同侧输尿管的全切及输尿管开口处膀胱袖式切除，以减少膀胱内复发和输尿管残端癌的发生。上尿路移行细胞癌淋巴常转移至主动脉旁淋巴结、下腔静脉旁淋巴结、同侧的髂血管旁淋巴结及盆腔淋巴结；与肾癌相似，肿瘤也可侵入肾静脉、下腔静脉内；血行转移常至肝、肺及骨骼系统。

自从1991年Clayman完成第一例腹腔镜肾输尿管全长切除术，该手术方式已经成为许多微创中心治疗上尿路移行细胞癌的标准化手术方式之一，而目前机器人辅助腹腔镜技术的应用则进一步降低了该术式在淋巴清扫和膀胱袖式切除方面的技术难度，提高了治疗效果。在早期开展的机器人辅助腹腔镜肾输尿管切除＋膀胱袖式切除术的病例中，为了在盆腔深部进行远端输尿管的游离及膀胱袖式切除，往往需要调整患者的术中体位，并撤除机器人设备再重新定泊。随着机器人辅助腹腔镜肾输尿管切除＋膀胱袖式切除术技术经验的积累，目前通过采用合理的套管布局设计，已能够在不需要调整患者术中体位及重新定泊机器人设备的情况下完成手术。

一、适应证和禁忌证

（一）适应证

局限于肾盂及输尿管内的尿路上皮肿瘤。

（二）禁忌证

1.绝对禁忌证

患肾急性期感染，严重腹膜炎，凝血功能障碍及其他无法耐受手术等情况者。

2.相对禁忌证

脓肾,患肾与周围组织器官粘连严重者,既往有腹腔手术史或患肾手术史者。

二、术前准备

常规检查同开放手术,进行静脉肾盂造影检查和增强CT检查确定肿瘤位置及大小,评估肿瘤分期,同时了解对侧肾功能;进行肾动静脉增强CT造影检查,了解肾脏血供情况,特别需要了解是否存在多支供血的肾动脉;常规术前准备,术前晚导泻,术前留置胃肠减压管及导尿管。

三、机器人专用器械

器械包括机器人专用8mm金属套管、电剪刀、Fenestrated双极钳或马里兰双极钳、持针器及机器人中号Hem-o-lok钳。

四、患者体位和麻醉

取仰卧位,患侧垫高30° ~ 45° ,摆放体位时,可适当使患者的腹部靠近腹侧床沿以利于手术操作。气管内插管,全身复合麻醉。

五、机器人定泊和套管定位

取脐上2cm腹直肌旁做一长约12mm的切口作为镜头孔,建立气腹,保持气腹压为15mmHg,气腹充分建立后将一根12mm的套管置入腹腔,向上30° 置入机器人镜头。一根12mm套管置于锁骨中线肋缘下2cm处,一根8mm机器人专用金属套管置于髂前上棘内上2cm处,一根12mm套管置于前正中线脐下8cm处,一根12mm辅助套管置于前正中线脐上8cm处。所有套管置入在镜头直视下进行,后更换镜头呈向下30° 。完成套管布局后,将机器人自患者患侧平脐水平、垂直手术床缘推至手术床旁进行定泊。

在进行肾切除、近端输尿管游离及腹主动脉、下腔静脉旁淋巴结清扫时,将2个8mm机器人专用金属套管分别插入锁骨中线肋缘下的12mm套管以及前正中线脐下的12mm套管中,连接机械臂进行操作;在进行远端输尿管游离及膀胱袖式切除时,将机械臂连接至髂前上棘内上的套管以及前正中线脐下的套管进行操作。

六、手术步骤

（一）游离结肠

沿Toldt线切开侧腹膜，游离升结肠（右侧）或降结肠（左侧），游离结肠并将结肠向内侧牵引，显露Gerota筋膜。

（二）游离近端输尿管

于Gerota筋膜下极，沿腰大肌表面进行分离，在性腺血管深面显露输尿管；适当牵引输尿管维持张力，向上方游离至肾下极及肾门，向下方游离至髂血管分叉水平。

（三）游离、结扎肾蒂及淋巴结清扫

于肾下极与腰大肌间隙向上托起肾脏，显露肾门，维持适当张力，分离肾门脂肪组织，显露肾静脉，并于肾静脉深面钝性分离显露肾动脉。给予肾动脉保留端2个Hem-o-lok夹及1个钛夹、切除端1个Hem-o-lok夹结扎后离断；肾静脉Hem-o-lok结扎后离断。左侧手术行肾蒂淋巴结清扫，剥离肾门的淋巴结缔组织；右侧手术行区域性淋巴结清扫，剥离肾上极至肾下极水平下腔静脉外方及前方的淋巴结缔组织。

（四）游离肾脏

沿腰大肌筋膜与Gerota筋膜之间进行分离，沿Gerota筋膜表面逐步游离肾脏下极、背侧、腹侧及上极。

（五）游离远端输尿管、膀胱袖式切除及淋巴结清扫

继续于肾血管分叉水平以下游离患侧输尿管，于膀胱壁内袖式剥出输尿管壁内段，以Hem-o-lok双重夹闭后离断输尿管，完整切除肾，置入标本袋中；可吸收线缝合关闭膀胱壁切口；彻底清扫患侧髂血管旁淋巴结。

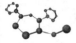

（六）最后处理

吸引器吸净肾周血液、尿液，降低气腹压力，检查术野无活动性出血；解除机器人机械臂与套管的连接，移除机械臂；肾周放置引流管，延长腹直肌旁镜头孔套管切口，取出标本，关闭各切口。

七、术后处理

术后常规使用抗生素3～5天。术后1～2天拔除胃管，予以流质饮食，并逐步向正常饮食过渡。观察引流管引流量及引流液性状，术后第2～3天引流液少于50mL/d时拔除引流管。术后保持导尿管引流通畅，不进行持续膀胱冲洗，术后留置导尿管5～7天，拔除导尿管前行膀胱造影，证实无渗漏后拔管。

术后定期膀胱镜检查，以便于早期发现肿瘤复发。

第七节　机器人辅助输尿管再植术

达·芬奇机器人系统的引入为微创泌尿外科创造了新的机遇，尤其在必须精确操作的腹腔镜重建手术中。

由于机器人前列腺切除术已成为局限性前列腺癌的标准外科治疗方式，几乎所有泌尿外科腹腔镜手术都可在机器人辅助下完成。因此不再赘述。众所周知的腹腔镜泌尿外科中应用机器人的优点，如EndoWrist手术器械增加了灵巧度，减少手部颤动以及三维（3D）视觉，毫无疑问，机器人能重建自然状态，故这些优点将使其在腹腔镜输尿管再植术中发挥优势。

成人输尿管再植术的适应证较广，如先天或各种后天因素引起的输尿管狭窄。后天因素包括结石、恶性肿瘤、放疗、子宫内膜异位症或（医源性）输尿管阴道瘘损伤。即使是在有大量手术的中心，这类手术仍做得比较少。虽然公开发表的文献中报道了一些腹腔镜输尿管再植术的成功案例，但尚缺乏大宗研究报道。

一、机器人在小儿输尿管再植术中的应用

目前，机器人辅助手术在儿童人群中的主要适应证是针对上尿路的肾盂成形术和肾部分切除术。机器人辅助手术针对儿童下尿路的主要适应证是，输尿管膀胱反流的输尿管膀胱再植术。这种情况下选择开放手术或腹腔镜和机器人手术仍存在争议。自1994年起，一些学者就已经阐述了应用腹腔镜输尿管再植术治疗输尿管膀胱反流和输尿管狭窄。Ehrlich等首次报道该手术在两名膀胱输尿管反流患者中取得了成功。随后也出现了一些其他报道，但大多数都是小宗研究。

与成人泌尿外科学相比，机器人再植术在儿童泌尿外科学中发展缓慢且备受质疑。相比成人机器人手术的大量研究报道，例如前列腺切除术、胆囊切除术和部分肾切除术等发展迅速，几乎没有公开的关于机器人再植术在儿童泌尿外科中应用的研究报道。大多数研究是针对年龄偏大的儿童行肾部分切除术和肾盂成形术，几乎没有因膀胱输尿管反流行再植术的报道。这种差别存在的原因有三点。首先，新型的手术和技术的运用在儿童中总会比在成人中受到的质疑更多。其次，小儿的体征以及腹腔镜手术需要足够的操作空间，使得儿童是腹腔镜手术较不理想的人选。据许多小儿泌尿外科医生反映，在小骨盆中进行这种手术的难度要高于开放手术，这就在于外科医生普遍确信更小的切口并不能节省材料，也不会因小切口减轻放置套管的疼痛。第三，由于缺乏适用于腹腔镜手术的常见疾病或上述提到的两种原因，很少有儿童外科医生拥有丰富的腹腔镜手术经验，进而使他们更不愿意采用腹腔镜手术。有人可能会认为这只是机器人手术在儿童中运用的开端，因为机器人辅助手术相对于传统腹腔镜手术具有许多优势。研究显示在外科手术过程中，3D视觉可缩短手术时间和降低出错率。研究证明采用达·芬奇机器人系统的腹腔镜下打结和缝合的学习曲线更短；技能训练方面的研究显示机器人可以通过改善非惯用手的操作使得双手同利。机器人手术用于儿童的缺点在于达·芬奇系统过于庞大而笨重。

因此，本节中笔者只关注机器人系统在成人输尿管再植术中的应用，特别是Boari膀胱瓣和腰肌悬吊再植术。

二、机器人辅助输尿管再植术治疗膀胱输尿管反流

外科再植术是高级别原发性膀胱输尿管反流的有效治疗方式，成功率很

高。经膀胱Cohen横穿膀胱三角的再植术仍是抗反流手术的金标准，Lich-Gregoir法膀胱外再植术不需要切开膀胱也有90%的手术成功率，尽管有人强烈怀疑此类手术可能损害膀胱神经而造成术后排尿功能障碍。

不同的微创再植术已有报道，包括腹腔镜下经膀胱再植、经腹腔途径膀胱外再植以及膀胱内充满CO_2的膀胱内镜方法。

常见的腹腔镜下纠正反流手术的研究报道是膀胱外再植术。尽管都属于小型研究，但这些研究仍显示腹腔镜技术具有黏膜下分离困难以及手术时间长所致的陡峭的学习曲线。然而，现在的研究并不能决定机器人辅助是否能克服这些技术问题。

因机器人手术中的3D视觉效果优于传统腹腔镜手术，故有人认为机器人手术用于膀胱外再植术中可减小盆腔神经丛的损伤从而避免术后排尿功能异常。一系列研究报道了采用膀胱外微型腹腔镜保留神经的技术对9例患者施行再植术取得成功。

关于达·芬奇系统在腹腔镜下行膀胱输尿管再植术治疗反流中的应用，主要包括膀胱外修补术和膀胱内手术。第一种技术即膀胱外修补术是最常采用的手术方式。Peters等报道了在30例行膀胱外机器人辅助再植术的患者中，最初10例患者中手术成功率约80%，剩余的患者为100%。最近，Casale等报道了对41名患者进行的一系列研究，结果表明膀胱外保留神经的机器人输尿管再植术的成功率为97.6%，无并发症且术后未出现尿潴留。

第二种为膀胱内手术途径，套管直接置入充满生理盐水的膀胱内。Peters报道了6例患者接受了这种手术。手术原理是避免损伤膀胱的神经支配从而避免术后出现尿潴留。

总之，机器人再植术治疗输尿管膀胱反流仍处于初始阶段，需要进一步的研究，以评估其在手术切开及缝合操作方面的优势是否会使预后更佳。

三、腰肌悬吊输尿管再植术

对于末端输尿管膀胱再植术有很多不同的手术方式。大多数输尿管末端缺失相对较短，可通过牵拉部分膀胱以缩短缺失。这种情况下，最常采用腰大肌悬吊支持或Boari膀胱皮瓣的输尿管膀胱吻合术，伴有或不伴有抗反流的吻合。笔者将介绍腰大肌悬吊支持和抗反流吻合的输尿管膀胱吻合术。这种手术可能不需要肠道准备，尽管所有的患者在任何腹腔镜手术之前都常规给予磷酸盐作为标准的肠道准备。

（一）患者体位和固定

合适的患者体位是机器人辅助手术操作的关键步骤，特别是注意防止出现体位摆放相关的并发症。患者体位的摆放与常规手术（如机器人前列腺切除术）相当。下肢置于截石位，臀部轻微成角以及膝盖弯曲成90°。

患者下肢置于Allen医学系统（Acton，MA）的Yellofin马镫上。应用特殊的头肩枕支撑双肩使之无受压点，防止患者在手术过程中从手术台滑脱。垫好双手并将其置于身体两侧。就机器人辅助腹腔镜前列腺切除术而言，需要将患者置于头低足高卧位以移开盆腔的小肠。一般20°的头低足高手术台轻微转向对侧。必须时刻谨记截石位联合极度的头低足高体位是机器人辅助手术所特有的。这也意味着存在下肢不同肌肉的肌间隔局部缺血的风险，尤其是腓肠肌前后的肌间隔会有后期发生肌间隙综合征的风险。

消毒后插入Foley导管。放置鼻饲管并采用弹力丝袜以防止血栓形成。

（二）手术器械

当手术医生直接控制镜头移动和机器人机械手臂时，助手穿线、剪线，提供吸引器、摆放机器人器械以及偶尔调整机器人机械手臂的位置。通常使用3个机器人机械手臂。

手术需要的手术器械有内镜剪、马里兰双极钳和8mm持针器。

一般而言，操作台的施术者控制左侧的双极电凝钳和右侧的圆头尖剪（热剪）。做吻合术时，内镜剪与持针器进行交换；助手使用标准的腹腔镜器械，如吸引器、抓握器、体内钛夹以及剪刀。

（三）套管摆位

在患者脐上方做一长约12mm的切口（根据患者身高和体型决定）。用布巾钳或单爪钳固定脐部时，用气腹针向腹部充气至15mmHg的腹压。然后将一根12mm的套管插入脐上方孔（主要手术孔或镜头孔）。剩余的切孔直接在摄像监控下完成。两根8mm的套管位于朝向髂前上棘方向的脐旁7~10cm处，这要根据

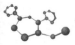

患者体型而定（大约在腹直肌旁2.5cm和脐上方2cm交界处；大概是右侧和左侧麦氏点的位置）。一个5mm的辅助孔位于正对机器人孔对侧7～10cm处（大约在腋窝前线髂前上棘上方5cm的髂窝处）。这个辅助孔用于缝线、锁定抓握器以及用于放入和取出剪线的剪刀，用于撤回、牵引和向对侧牵引，同时还能用于吸引。

手术台移至20°头低足高体位并转向对侧。达·芬奇系统在患者下肢之间，3只机械臂与相应的套管孔相连。

机器人置于患者下肢之间。如Yohannes等的手术经验那样，也可将机器人置于患者身体的侧方。Yohannes等报道了他们施行的不伴有腰肌悬吊支持的远端输尿管再植术。他们进行手术的第一部分是将达·芬奇系统置于患者的左侧以便进行膀胱镜检查。手术的第二部分是将机器人推车置于患者下肢之间，患者此时处于膀胱截石位。

（四）分离输尿管

沿着Toldt线打开腹膜，然后移开结肠直至看到腰大肌。在横跨髂血管的地方辨认出多数情况下呈扩张的输尿管。向头端和末端方向分离输尿管并保证其血液供应。如果可能的话保留性腺血管。沿膀胱方向继续解剖输尿管直至看到输尿管狭窄部或病变的输尿管段。在靠近狭窄部横断输尿管。

（五）游离膀胱

用200mL生理盐水充满膀胱。首先，暴露出两侧的海氏三角。海氏三角的腹膜标志是边界的侧方（脐韧带侧方的下部）和中间（脐韧带中间的下部），同时也是输精管的基本结构（海氏三角有浅凹或陷窝）。海氏三角侧方更深的解剖标志是上方的髂外血管和下方的肛提肌（骨盆内筋膜的肛提筋膜）。一般而言，界标为膀胱的上方和前列腺筋膜的下方（覆盖前列腺的前列腺筋膜），上方的耻骨和后方的泌尿生殖膈形成远端标记。

用热剪切开已抓持的韧带侧方的腹膜进入耻骨后间隙。切开海氏三角中的腹膜直下达输精管，这是一个带有泡沫状脂肪组织的区域（微小网状组织，即覆盖膀胱的混杂脂肪以及伴有腹膜外脂肪和易被发现的腹横筋膜）。此操作大多可直接做钝性分离而不需电凝止血。采用抓握器简单分离牵引，扩大手术空间，一边朝向髂外血管（侧方）而另一边朝向脐动脉（中间）或者用动力牵引和反向牵引移动。一直分离牵引至侧面的盆腔壁（例如肛提肌平面）直至在盆腔底部看到两侧的纤维性盆腔内筋膜（侧面的前列腺筋膜在这点上呈现船形）。

在牵引下分离至中间后切断脐尿管。停留在脐尿管前方以免损伤膀胱，继续分离至耻骨后方的腹膜后间隙（耻骨后间隙或膀胱前间隙）直至膀胱完全分离或下坠。将膀胱顶拽至髂血管上方，必须在无张力下游离膀胱。通常中间的对侧脐韧带和上方的膀胱动脉会在缝扎后切断以增加膀胱的活动性。此时，必须决定是否要采用经典的腰肌悬吊或Boari膀胱瓣以达到无张力输尿管再吻合术。

（六）腰大肌悬吊

游离腰大肌与髂血管间隙可为膀胱悬吊提供足够的空间。辨认并保留生殖股神经。腰大肌悬吊需采用Vicryl1号线做双重缝合。缝合好的两根缝线之间距离2cm。将浅表的腰大肌缝合进去。在膀胱的侧方，确定悬吊最高点，将两根缝线经黏膜下穿过膀胱逼尿肌。此时将缝线打结以便将膀胱顶固定在腰大肌上。

（七）制备黏膜下通道

从牵拉点向着膀胱颈方向切开膀胱顶，切口需大于7cm。切开膀胱后用直针将两根缝线直接穿过腹壁。将热剪置入同侧切孔并在同一条线上建立黏膜下隧道。此时，小心地向上提拉黏膜，注意不要弄破黏膜。用剪刀分离进入黏膜与肌肉之间血供较少的地方，然后从固定在腰大肌上的膀胱顶水平起轻柔地开合机器人剪刀，建立黏膜下隧道。由于腰大肌的缝线已打结，故伸展膀胱内面有助于手术隧道的准备。做好约4cm的手术隧道后游离出一块黏膜补片。完成牵拉横穿操作，即用一根固定在输尿管末端的2-0 Vicryl缝线将输尿管牵拉穿过黏膜下隧道。

（八）输尿管膀胱吻合术

将输尿管末端呈竹片状剖开，然后在5时和7时位置穿两根缝线，将输尿管固定至逼尿肌上。不伴有反流的输尿管膀胱吻合术是应用4-0 Monocryl缝线完成。间断缝合4针分别位于6、3、9和12时处。当吻合术完成时，放入一个7F的双猪尾输尿管支架。然后T形关闭膀胱以防止膀胱顶尿液漏出。用一根4-0 Monocryl缝

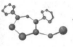

线和2-0 Vicryl缝线分别连续缝合黏膜和逼尿肌。留置膀胱导尿管。将一根21F的硅胶引流管置于下腹部。

四、Boari膀胱瓣膜输尿管再植术

Boari膀胱瓣相比腰大肌悬吊的优势可能在于能增加额外的一小段长度。腰大肌悬吊能使操作更为简单且能降低血管损伤的风险。这可能是腰大肌悬吊比Boari膀胱瓣运用相对更多的原因所在。由于Boari膀胱瓣重建术需要在术中做更多的缝合操作，机器人辅助技术可能因此而备受欢迎。Boari膀胱瓣的选择有一定的适应证，多数情况下能达到输尿管中段。当输尿管远端至中段的较长距离狭窄时，准备一块皮瓣可能是有益的，而且容易做到无张力输尿管再植术。

在膀胱容量小的情况下，移动膀胱顶跨越髂血管或许变得尤为困难，甚至不可能做到。小心移动完整的膀胱前壁并准备好合适的基底部宽皮瓣对克服皮瓣血管形成问题十分重要。很少有文献报道采用机器人施行此类手术。仅Schimpf等报道了一例采用机器人辅助腹腔镜下Boari膀胱瓣输尿管再植术，成功治疗了一例输尿管狭窄的75岁女性患者。然而，该患者在术后6个月随访时行膀胱造影时证实出现吻合口反流症状。

第十二章 经尿道电切技术

第一节 概述

一、经尿道电切术专用设备及器械

（一）手术台

在任何泌尿外科检查床或有架腿装置的手术台上，都可使患者保持截石位进行治疗。手术台应具有升降功能，以使医师能保持舒适的姿势进行手术。

（二）电切镜

经尿道电切的器械主要由带冷光源光导纤维的观察镜、镜鞘、闭孔器、操作把手、电切电极等组成。

1.观察镜

经尿道电切术多用12°～30°的前斜窥镜。0°～5°窥镜更适合尿道内检查与手术，70°～120°窥镜主要用于膀胱内检查。

2.镜鞘

据管径粗细分为10.5～28F等不同型号，10.5F与13.5F适用于小儿，24F与26F为成年人常用的型号。根据灌注方式不同，镜鞘可分为连续和间断灌注式。前者有同步回流通道，可以保护膀胱在低压状态下连续进行手术，从而节约手术时间，减少术中失血量；后者则需不时地排空膀胱。

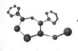

3.闭孔器

闭孔器插入切除镜鞘内，可使镜鞘远程变得平滑，便于将镜鞘放入膀胱内。有直型、远程可弯曲型及用于观察的安全型3种。直型闭孔器最为常用；远程可弯型闭孔器，前端可弯曲，适用于前列腺增生的患者；安全型闭孔器可直视下安全插入。

4.操作

常用把手操作把手有以下3种方式。

（1）被动式：在非工作状态时，靠弹簧力量将电切环缩回镜鞘内。切割时要用手挤压弹簧，使电切环伸出镜鞘外，然后松开弹簧，切割环自行缩回即可切割组织。

（2）主动式：在非工作状态时，靠弹簧力量保持电切环缩回镜鞘内进行切割。

上述两种操作把手目前最常用。对技术熟练者，这两种操作把手均可使用。

对初学者选用被动式电切镜较为安全，因主动式电切镜电切环位于镜鞘外，放入时易造成尿道或膀胱意外损伤。

（3）齿条和齿轮式：依靠操作把手上齿条与齿轮来回移动，调节电切环伸出与回缩，完成切割操作，国内很少用。

5.电切电极

用直径0.25～0.35mm的细钨丝制成。根据原理及治疗目的不同，有不同类型及角度的电极，如环形、球形、环片形、针形等。环形电极最为常用，可用于前列腺和膀胱肿瘤的切除。其中，切除前列腺时用较粗电极；切除膀胱肿瘤用较细的电切环，操作比较精细。环形电极用于电气化；针形及刀形电极用于膀胱颈切开，球形电极可用于较大面积出血的凝血。

（三）冷光源

各厂家多生产与自己电切镜相配套的冷光源与纤维导光囊。光源亮度强弱直接关系到手术视野清晰度与器械操作的准确性，必须调到合适的亮度。术中若使用监视摄像系统，应选择专用的高性能光源的氙灯光。卤素光源亮度相对较弱，如无氙灯光源时，也可以使用。

（四）内镜监视摄像系统

近年来由于设备的不断发展，经尿道前列腺切除术（TURP）手术已基本使用摄像监视系统和录像系统技术。在监视摄像系统下TURP有两大优点：一是术者采取坐位，在腔镜摄像系统观察监视下进行手术操作，不需长久弯腰工作，大大减轻了术者的劳累程度；二是便于教学，学习人员可以从监视屏幕上观察学习术者操作全过程，为教学提供便利。该系统包括35.6～53.3cm彩色监视器、摄像机控制器，可安装在电切镜接目镜上的摄像头及可360°旋转的接头等。

（五）高频电流发生器

高频电流发生器主要产生两种不同波形的高频电流，分别用于切割组织及电凝出血使用。术前或术中应将切割和电凝电流功率调整合适，一般切割电流功率120～150W即可，电凝电流功率50～70W。高频电流发生器的附属装置包括可选择电切或电凝的脚踏开关，连接电切镜的电缆线及与患者身体相接触的负极板。

（六）排空器

切割下来的前列腺组织碎块被冲洗液冲入膀胱，待切割完毕后，用排空器反复将冲入膀胱内的组织碎块及血凝块排净，避免术后堵塞导尿管引流。排空器一般有两种：一种为Ellik式排空器；另一种为玻璃抽吸式排空器。

（七）电切辅助器材

1.组织取出器

组织取出器又称冲洗器，用于将膀胱内切除组织碎块取出。它主要包括Ellik玻璃冲洗器、筒状抽吸式冲洗器和塑料冲洗器等。

2.膀胱造口套管穿刺针

膀胱造口套管穿刺针用于耻骨上膀胱穿刺造口之后，低压冲洗时进行TURP。常用的四件套为针芯、套管、半环套管和引流管。引流管用于术中引流，其前端为多孔状，需要保持通畅；半环套管用于术后留置尿管。

3.尿管

尿管用于术后压迫止血和冲洗膀胱。常用20～22F三腔大气囊Foley尿管，球

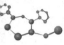

囊容量为50～100mL。

（八）冲洗液

经尿道电切术需要大量冲洗液以保持视野清晰，冲洗速度需保持在每分钟600mL以上。冲洗液的要求是等渗、不导电、对人体无害。常用5%甘露醇溶液，因5%甘露醇溶液具有不溶血的优点，并可保持视野清晰，另外还具有一定的利尿作用。此外，还可使用5%山梨醇溶液、5%葡萄糖溶液、1.5%甘氨酸溶液等。5%山梨醇溶液的优点与5%甘露醇溶液的相似，缺点是经肝代谢，故肝病患者慎用。5%葡萄糖溶液的缺点是透明度较差、黏性大、吸收后易导致高血糖。1.5%甘氨酸溶液的缺点是可以透过血-脑脊液屏障，易引起高氨血症、高草酸尿等。等离子电切术可采用生理盐水作为冲洗液。

1.间歇冲洗

早期电切镜多采用间歇冲洗方式。将冲洗液放置在高于手术台上方80cm的位置。电切过程中没有冲洗液流出道，冲洗液将膀胱充满后冲洗速度减慢，导致视野模糊，此时膀胱内压力可以达到5.9kPa（60cmH$_2$O）以上，需要反复撤出操作手柄和观察镜，放出冲洗液。每次放水间隔的切除时间只有1分钟。由于反复放水，故使得操作时间长，且膀胱高压容易造成水吸收过多。

2.连续冲洗

（1）目前，临床上应用的电切镜均为连续冲洗式电切镜，冲洗信道和流出道各自独立，虽不必反复放冲洗液，但由于流出道口径有限，流出速度较慢，而且手术中血块和组织碎块阻塞，造成实际的进水速度比出水速度快，膀胱内处于相对高压状态。

（2）行耻骨上膀胱穿刺造口以引流冲洗液。冲洗液快速排出流出道，出入平衡，使膀胱处于相对空虚状态，膀胱内压为0.98kPa（10cmH$_2$O）左右。耻骨上造口也存在堵塞的问题，手术中要注意冲洗速度、膀胱是否过度充盈，应经常检查造口管，及时清理血块。在低压状态下，可以连续进行手术。

二、经尿道尿道狭窄切开术专用设备及器械

经尿道尿道狭窄切开术基本设备包括22F带管鞘及闭孔器、工作手柄、不同类型手术刀、4mm12°光学视管、导光束。其中，内镜冷刀以Olympus尿道切开

镜最为常用，因其主轴杆中空，故便于在安全导丝的引导下进行操作，安全性高。其次是经尿道电切镜。另外，还有25F外管鞘（持续灌流装置）和25F插入管鞘（C袖套式）两种型号可供选择，使用这两种管鞘可方便安置尿管。

三、经尿道钬激光切除术专用设备及器械

钬激光的研制成功是医用激光技术研究进步的标志之一，除将其应用于碎石外，钬激光尚具有良好的切割和止血功能，故能广泛地应用于临床各科。

钬激光波长为2100nm，与其他染料激光不同的是，这种波长可被各种成分的结石非选择性地吸收，临床实践证明钬激光可有效地粉碎各种类型尿路结石，包括水草酸钙结石、胱氨酸结石等硬性结石，且产生的结石碎片很小。钬激光对组织的切割深度不超过0.5mm，因而钬激光具有较高的安全性。目前，市面上钬激光碎石机的功率在30～120W，钬激光光纤有直径200μm、35μm、55μm和1000μm等规格，其中，直径为200μm的光纤可与输尿管软镜较好地配合使用。在将钬激光运用于碎石的初期多采用能量（0.8～1.2J）和频率（5～15Hz）较低的设备；随着经验的不断积累，较大功率（如50W以上）的钬激光碎石也逐渐应用于临床，这显著地提高了碎石的效率，而并发症却无明显增加。因为钬激光可损坏镜体，所以临床操作时光纤的远程应超出镜体至少0.5mm。

钬激光的能量易被人体组织吸收，能产生切割和消融作用。钬激光对组织的作用不随组织成分的改变而改变，手术效果可靠。钬激光进入组织后在浅层即被吸收，穿透深度仅为0.4mm，热损伤深度为0.5～1.0mm，组织的凝固与坏死局限于3～4mm，同时具有理想的切割、汽化组织和凝固止血效果。

钬激光的能量是通过石英光纤进行传输的。每个裸光纤的外部都有保护包膜，该包膜只增加微小的外部尺寸。因这种包膜呈光亮的蓝色，故在内镜下清楚可见。光纤既有一次性使用的，也有重复使用的，不同直径的光纤适用于不同的内镜手术。

钬激光外科手术系统配备有一个显示面板或控制面板，该面板能呈现出进行激光手术所需要的各种参数，能量水平和频率可以通过触摸敏感的屏幕进行调节，并可在随时可用状态/准备行动状态模式间选择，控制方式类似。真正激活钬激光的功能是通过足踏开关进行控制的。

激光的功能与其输出的功率相关。粉碎结石通常要求较低的能量水平，肿瘤

的消融或切割要求较高的水平，前列腺切除术则要求更高的能量水平，切除前列腺时激光使用功率为80～100W（功率=输出能量X频率）。对前列腺增生症的钬激光腔内治疗使用550μm的端发射光纤和侧发射光纤。

四、2μm激光前列腺术专用设备及器械

2μm激光前列腺术专用设备及器械由激光发生器、激光传导纤维和激光专用膀胱镜组成。

（一）激光发生器

市场上目前泌尿外科用2μm激光主要是德国KatlenburgLISA激光公司生产的RevoLix™Thulium/YAG2μm70W连续波激光系统。该系统由激光发生器和传导激光的光纤组成。

（二）激光传导纤维

激光传导纤维有多种规格，经常使用的是芯径为550μm的直射激光光纤。该光纤可多次使用，每次只需要将损耗的光纤头部用特殊的工具修平即可再次使用。因此，每名患者使用的光纤费用较低。

（三）激光专用膀胱镜

激光专用膀胱镜在操作过程中应使用"激光专用操作膀胱镜"（Storz 26F，Wolf24.5F，Olympus均可），激光专用操作膀胱镜包括内鞘、外鞘、激光光纤信道、12°镜、可视闭孔器、组织冲洗器。

（四）常见故障排除

（1）激光发生器报误：如果激光发生器开机后系统报误，可能是机器系统内部出现了问题，可以尝试在关机后10分钟再开机。如果依然不能通过机器的自检，就需要请供货商派专业工程师协助检查并进行处理。

（2）随着手术的进行，术者有时会感觉到切割或汽化的效率降低了，这时需要检查光纤前端出光口是否需要修剪（在镜下是否非常红，且光的发散角是否比较大）。若需要则可将光纤取出，用专用光纤修剪器将光纤前端剪掉2～3mm

并修平。

（3）操作镜上光纤信道前端被激光烧毁：这是因为术者在收回光纤至光纤信道口时还在发射激光（足踏还在踩下状态），导致激光发出的能量都作用在光纤信道前端的金属上，使得光纤信道前端被烧毁。如果发生光纤信道前端被烧毁的情况，建议请专业工程师协助修理，或更换新的操作镜。为了避免出现此类问题，应确保激光出光时光纤信道前端始终保持在视野内，即留在光纤信道外面。一旦光纤被拉进光纤信道内，必须停止发射激光。

（4）激光不发射：如果激光发生器无系统报误，可能是光纤连接有问题。注意将光纤插头插入激光输出口底部，并将固定螺丝帽拧紧，以保证光纤与激光光源有良好的接触。

五、绿激光前列腺汽化术专用设备及器械

（一）激光发生器和光纤

1.激光发生器

绿激光的学名是KTP激光或倍频激光，是氖氩激光穿过磷酸钛氧钾（KTP晶体）后产生的，这一过程使激光的频率加倍，波长缩短50%，约为532nm。由于在可见光谱中是绿光，故称为绿激光。绿激光的特点是几乎不被水吸收，但易被氧化血红蛋白吸收。目前，主要用于前列腺汽化术。

2.光纤

光纤是绿激光设备在进行良性前列腺增生症治疗时的传输装置，是消毒过的一次性器材。光纤直径为600μm，顶端用一个直径为1.8mm的石英帽予以保护。绿激光的光纤为Lasercope公司所专有的连接器。该连接器允许激光能够识别传输装置，并激活软件。激光束以70°的角度从光纤手柄的顶端侧向输出，左右偏斜角度为15°。侧向输出的激光束作用于液体环境，使得组织凝固或蒸发。光纤可以选择"接触"或"非接触"两种模式，并可旋转360°，从多个平面进入组织。包装时，每一根光纤都会附带一张光纤卡，为了激活该激光设备，需要将光纤卡插入位于控制面板右方的读卡器内，并且在整个治疗过程中必须保证光纤卡在读卡器内。对于每一根光纤来说，光纤卡都是必备的。

绿激光的光纤是一种精密的外科设备器材，如果使用不当，将会导致严重的

后果。

使用光纤时的注意事项如下：

（1）开启指示光时，请仔细检查光纤是否有裂隙或缺损；

（2）在整个治疗过程中都要确保光纤两端同时提起，不可将光纤置于地上或者一端落在地上，保证光纤的连接端清洁干净，不能沾有任何碎屑或液体；

（3）如果光纤顶端没有超过膀胱镜，则不能发射激光；

（4）当发出激光能量时，必须时刻注意激光束的方向；

（5）不要将光纤顶端插入组织内，因为光纤在"接触"模式下的工作时间非常短；

（6）切勿直接用光纤在组织中探测或抽回；

（7）在使用光纤上的控制旋钮调整光纤位置和方向时，不要成锐角弯曲光纤，否则会使光纤折断；

（8）因光纤是由玻璃构成的，并不是普通的机械配件，故不能将光纤置于强大的机械压力下；

（9）一旦通过适当的观察镜看到光纤顶端有断裂，应该用镊子将其夹出，然后再用冲洗液将该区域残留的光纤碎屑及其他物质冲洗干净；

（10）有很小一部分激光从光纤的另一端发出，即背离主光束的方向。这部分反方向光束足以使得组织凝固或汽化。光纤的背面不能靠近敏感的组织，如精阜等。膀胱镜的喙状突能够阻止背面发出的光束损伤到这些敏感的组织。

（二）膀胱镜

在进行绿激光前列腺汽化术时，需要使用直径为22～23F的连续冲洗膀胱镜。直径过小的膀胱镜不能为手术提供有效的冲洗和抽吸。绿激光前列腺汽化术所用到的膀胱镜需要具备以下几个特征。

1.大型的冲洗信道

为了保证能适当冲洗尿道，建议使用足够大的连续冲洗膀胱镜。但是，这个信道也不能过大，否则会影响到光纤在镜鞘中的移动。当使用"接触"模式时，光纤背离组织的那一面不易被观察到，需要特别保护光纤。为了使冲洗液从膀胱中顺利地排出，在膀胱镜的另一端连接一个抽水泵是非常有必要的。

2.较长的喙状突

膀胱镜上的长鞘喙状突会阻挡对侧的前列腺组织，有助于进行无障碍的膀胱冲洗。

3.膀胱镜末梢顶端无反射

膀胱镜末梢顶端的内表面应该是无反射表面，能够阻挡激光束的反射。

当膀胱镜连接好光纤后，应确保光纤超过膀胱镜顶端一段距离，以至于可以避免组织表面反射过来的激光束和从膀胱镜表面反射过来的激光束损伤膀胱镜的顶端镜片。建议光纤顶端超过膀胱镜末端1～2cm。这个距离可以通过观察光纤帽上的蓝色线条（在镜片和光纤顶端之间）来判断。发射激光前，必须确保通过膀胱镜可以清楚地看到红色指示光和光纤顶端，并且将指示光准确地指向靶组织。光纤顶端应该超过膀胱镜末端，以至于在手术过程中始终能够通过膀胱镜看到光纤帽上蓝色的标记线。

（三）膀胱镜视角

在进行绿激光手术时，需要使用30°的膀胱镜。这是因为在这个视角下便于观察和操作脆弱的组织区域，比如膀胱三角区、膀胱底、输尿管管口等。为了更安全地进行绿激光手术，保持膀胱颈区域良好的可视性是十分重要的。30°的膀胱镜充分暴露了膀胱颈，这是绿激光汽化的最佳路径。需要注意的是，不要将光纤插得过深，以免无意中损伤膀胱三角区或膀胱底，从而导致不必要的不良反应。当汽化膀胱颈时，必须牢记激光束是轻微前倾发射的（成70°）。30°的膀胱镜视角便于医师控制绿激光，能将绿激光刚好照射在膀胱颈上。<30°的膀胱镜视角不能有效地进行膀胱颈的激光汽化。

（四）眼镜

为了阻挡绿激光对眼球的刺激，专门设计了供手术室医护人员和患者佩戴的防护眼镜。在进行绿激光操作时，必须使用专用的、光学密度（OD）为5，过滤波长为532nm的眼镜或眼罩。对于每个激光系统，Lasercope公司都会提供合适的防护眼镜。

（五）摄像头的滤光片

当摄像头与膀胱镜连接在一起时，专用滤光片的作用是保护可视摄像头，避免激光照射。滤光片位于膀胱镜目镜与摄像头之间，以过滤高强度的激光。在对手术区域进行汽化时，滤光片会选择性地吸收特定波长的激光。每台绿激光都会配备一套滤光片。

（六）绿激光临床治疗物品清单

1.无菌用品

无菌用品包括激光专用膀胱镜（外鞘、内鞘、可视的闭孔器、30°观察镜、橡皮头）、监视器、光纤、生理盐水冲洗液、"Y"形冲洗管、吸引管、膀胱镜检包、无菌纱布、无菌手术衣、无菌手套、无菌弯盘、备选项（如滴定管、导尿管、尿袋、润滑油等）。

2.其他用品

其他用品包括GreenLight PVTM外科激光系统、GreenLight ADDStat™光纤卡（光纤包裹里提供）、6副激光防护眼镜（OD=5.532nm，80W），治疗室门上粘贴的激光警告标志、所有窗户覆盖不透明的激光安全防护物、光源、视频记录装置（VCR，CD-RW，DVD-RW）、冲洗回收瓶、光学冲洗/抽吸泵。

第二节　前列腺手术

一、前列腺的解剖

（一）前列腺的形态、毗邻与结构

前列腺是外形似倒锥体形的实质性器官，正常大小为左右径（宽）约3.5cm，上下径（长）和前后径（高）约2.5cm，内有尿道穿行。

前列腺上端宽大，称前列腺底，向上邻接膀胱颈，并与精囊腺及输精管壶腹相接，向下逐渐变窄形成下端的前列腺尖部，其下方与尿生殖膈上筋膜相接，并与尿道相移行。尖部与底部之间为前列腺体部。射精管从前列腺底部后方邻近膀胱处穿入后斜行开口于精阜中央的前列腺两侧。

前列腺的表面包绕由疏松结缔组织和平滑肌构成的被膜，称为固有囊，在前列腺固有囊的外面还包着盆内筋膜脏层，称前列腺囊或通常所指的前列腺包膜。前列腺囊和固有囊之间有丰富的前列腺静脉丛。肛提肌的前部肌束由耻骨向后附于前列腺囊的两侧，称前列腺提肌。它与耻骨前列腺韧带、直肠膀胱筋膜、尿生殖膈上筋膜等对前列腺起着重要的固定作用。

（二）前列腺的血供

1.前列腺的动脉供应

主要来自膀胱下动脉，形成前列腺两大血管组，即前列腺尿道组和前列腺包膜组。

（1）尿道组血管：于膀胱前列腺结合部后外侧（常在5时和7时位置）进入前列腺，主要供应膀胱颈和前列腺的尿道周围腺体。

（2）包膜组血管：于盆侧筋膜内沿盆壁下行，经过前列腺的后侧壁并发出分支至前列腺的腹侧和背侧，主要供应前列腺的外周部分。前列腺包膜组血管被神经网广泛包裹，称为神经血管束，可作为识别由盆腔神经丛发出的至阴茎海绵体分支的标志。

2.前列腺静脉

前列腺静脉汇入前列腺静脉丛，与盆腔内其他静脉有广泛的交通。

（三）前列腺的淋巴回流

前列腺淋巴管起自前列腺实质和囊内的毛细淋巴管网，相互吻合成淋巴管丛，主要注入髂内淋巴结，有时也汇入髂外淋巴结、骶岬淋巴结或骶淋巴结。位于闭孔神经周围有一淋巴链，即所谓的闭孔神经淋巴结，一般认为此组淋巴结为前列腺癌淋巴转移的第一站。

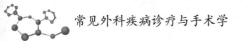

（四）前列腺的神经支配

支配前列腺的神经主要来自经前列腺神经丛的自主神经即副交感神经（胆碱能）和交感神经（去甲肾上腺素能）以及盆腔神经丛。

二、经尿道前列腺切除术

经尿道前列腺切除术（TURP）是治疗前列腺增生症的最主要方法。近年来，随着技术的进步，在TURP的基础上发明了很多新的微创治疗方式，如等离子切除术、前列腺电气化术以及激光切除手术等。但是综合来看，目前TURP仍然是前列腺手术治疗的"金标准"。

（一）适应证与禁忌证

1.手术适应证

（1）由于良性前列腺增生膀胱出口梗阻引起的反复发作的泌尿系感染。

（2）反复发生尿潴留。

（3）膀胱结石。

（4）由于膀胱出口梗阻引起的反复发作的血尿。

（5）由前列腺增生引起的肾积水，肾功能不全。

（6）虽然没有上述情况，但膀胱出口梗阻症状严重，前列腺增生药物治疗效果不好，患者有手术要求，也可以考虑手术治疗。

2.手术禁忌证

TURP属于择期手术，禁忌证往往是相对的。经过充分准备，在合适的条件下仍然可以进行手术。有以下情况者不宜进行TURP手术。

（1）严重的心脏疾病：近期内有急性心肌梗死，未经控制的心力衰竭，严重的心律失常患者。

（2）严重的脑血管病变：近期内有脑血栓或脑出血史的患者。

（3）严重的肺部疾病：严重的支气管哮喘、肺气肿，近期内有肺部感染未治愈，肺功能明显减退不宜手术的患者。

（4）严重的肝肾功能异常。

（5）全身出血性疾病或凝血功能异常：平时服用抗凝血药患者，术前应至少停用1周。

（6）有精神疾病，不能配合治疗患者。

（7）泌尿生殖系感染，未经治疗患者。

（8）严重的尿道狭窄，经尿道扩张电切镜鞘仍不能通过狭窄的患者。

（9）髋关节病变，不能采取截石位患者。

（二）术前准备

（1）有尿路感染、膀胱结石及留置尿管患者，应常规行尿培养，并给予抗感染治疗。

（2）术前行下腹部、耻骨上及会阴部备皮。

（3）术前备血200～400mL。如前列腺较大，估计出血较多，可酌情增加备血量。

（4）一般术前不需灌肠，术前1天服轻泻药即可。

（5）术前谈话：TURP手术的患者一般年龄偏大，有发生心脑肺血管意外的风险，而TURP为择期手术，又属于微创手术，患者及家属通常会认为是"小手术"，因此一旦发生意外，患者及家属常不能理解，所以术前谈话极为重要。术前要向患者及家属详细地交代围术期的各种可能发生的并发症，有些还可能很严重。另外，TURP手术主要解除患者的梗阻症状，有些症状特别是尿路刺激症状，术后可能不能完全缓解。这些都要向患者及家属交代，以免术后症状缓解达不到患者的预期，患者不能理解。

（6）如患者有高血压病史，平时常规服用抗高血压药，手术当日晨应嘱患者按平日剂量正常服用抗高血压药，以免手术时由于情绪紧张等因素，造成血压骤然升高。

（7）如患者为接台手术，应于等待手术时给予输液，补充水分及葡萄糖，以免由于禁食、禁水造成患者脱水或虚脱。

（三）手术步骤

1.麻醉与体位

（1）麻醉：一般采用蛛网膜下隙麻醉（腰麻）或连续硬膜外麻醉。目前临床多采用这两种方式联合麻醉。其优点是起效快、维持时间长、控制血压效果好，还可以留置术后镇痛泵。如果患者腰椎有病变，不适合以上两种麻醉，也可以采用全身麻醉方式。

（2）体位：采用截石位。

2.手术方法

（1）消毒铺单：用2.5%聚维酮碘消毒，消毒范围为上至脐部，下至双侧大腿近侧1/3，包括阴茎、阴囊及会阴部，最后消毒肛门周围，铺无菌单。为减少术后尿路感染，可用注射器将0.1%～0.2%聚维酮碘20～40mL注入尿道。

（2）置入电切镜：将带有闭孔器的电切镜鞘涂满足够的润滑剂，经尿道外口插入，缓缓推进。如前列腺中叶增生明显，膀胱颈后唇抬高，进入膀胱前需下压镜鞘尾部，使电切镜鞘自然滑入膀胱。切不可粗暴用力，以免造成尿道假道、穿孔，甚至穿破直肠。少数患者尿道外口略窄，可将尿道外口腹侧剪开少许，即可进入。也有患者尿道狭窄，用金属尿道扩张器扩张至26F，一般可置入电切镜。如电切镜鞘确实不好进入，可连接好电切镜，直视下沿尿道缓慢进入。

（3）检查膀胱与后尿道：首先检查膀胱。注意膀胱有无小梁、憩室、有无结石、双侧输尿管口位置、前列腺突入膀胱情况。要特别注意有无膀胱肿瘤。将电切镜慢慢后撤，观察前列腺增生情况，如中叶及两侧叶增生形态及增生程度等。观察精阜、前列腺尖部超过精阜的距离。继续后撤电切镜至尿道球部，可以观察外括约肌。此时将电切镜向前轻轻推一下，刺激尿道，可见到外括约肌收缩。

（4）耻骨上膀胱造口：如前列腺较大，考虑做低压冲洗，则需要耻骨上膀胱造口。使膀胱过度充盈后，于耻骨联合上缘一横指处切开一约0.8cm的小切口，将穿刺套管针穿刺入膀胱，将针芯拔出，如尿液喷出，将金属引流管置入套管内，连接吸引器管，膀胱持续引流。

（5）手术具体步骤：一般从膀胱颈部腺体开始切割。至于最先切割的位置，每个术者经验不同，但多数从膀胱颈6时处或12时处开始切割。

①切除中叶，做出标志沟：如前列腺中叶增生明显，一般主张先切除中叶，因为增生的中叶可阻碍冲洗液及切除的组织块进入膀胱。切除时，将电切环伸出，置于中叶顶端后缘，注意避开输尿管口。先将中叶突入膀胱部分切除，使尿道与膀胱颈齐平即可。逐渐向远程切除，直至精阜。要注意保留精阜，如过早地将精阜切除，则失去前列腺尖部的解剖标志，容易损伤外括约肌。如中叶增生

不明显，则从膀胱颈5—7时处开始切割，一直切至精阜，并略向两侧叶扩展，做出一较宽的标志沟。切割标志沟时，为避免切除过深，损伤直肠，可不必要求切至包膜。剩余的腺体，可待两侧叶切除后，慢慢修整。

②切除两侧叶及腹侧组织：做出标志沟后，即可切除两侧叶组织。一般先从一侧叶开始切割。沿做出的标志沟，从膀胱颈开始，向远程切割，切至精阜水平。如前列腺较小，可每次都切至包膜，顺序向上延伸，直至腹侧。如前列腺较大，腺体组织较厚，往往会有邻近组织的下垂，遮挡视野。此时不要求每次都切至包膜，可先将下垂的组织切除，逐层深入，直至切至包膜。切除完一侧叶后，应仔细止血后再切除另一侧叶，以免创面一直渗血，致失血过多。切除腹侧组织时，注意不要切除过深。因为腹侧组织通常并不太厚，11—1时部深层有丰富的静脉窦，切穿后可发生难以电凝的出血。切除两侧叶及腹侧组织时，电切镜要经常退至精阜，可以观察到哪些部位组织仍有残留。由于前列腺被膜为椭圆形，因此切除时要略带弧度，做到膀胱颈和尖部少切除，中间多切除。

③切除前列腺尖部：前列腺尖部残余腺体的切除非常重要，如尖部残留组织过多，可能会影响TURP手术后的效果。切除尖部时，要薄层切割，并做入刀略深，出刀很浅的楔形切割。切忌行大块切除，这样极易致包膜穿孔或外括约肌损伤。将前列腺尖部完整切除一圈，直至膜部尿道呈圆形或椭圆形张开，通常即可获得满意的疗效。

3.注意事项

（1）用生理盐水持续对膀胱进行冲洗，一般冲洗不超过24小时。耻骨上膀胱造口管可于术后1天拔出，导尿管于术后3天左右拔出。

（2）保持冲洗通畅，及时清理堵塞导尿管的血块。

（3）监测生命体征，时刻注意失血过多与电切综合征的发生，若发生应及时处理。

（4）防止膀胱痉挛。在处理前一定要与导尿管堵塞或出血相鉴别。用硬膜外镇痛泵治疗有效，也可以给予托特罗定口服或吲哚美辛栓塞肛门。

（5）防止下肢深静脉血栓的形成和肺栓塞。预防方法为鼓励患者穿弹力袜、早期活动下肢、按摩下肢及早期下地活动。

（6）保持大便通畅。

（四）并发症及处理

1.术中并发症及处理

（1）出血及处理：在有术前感染或尿潴留患者，由于前列腺腺体充血，因此，在TURP中动脉出血更常见。有文献报道术前应用抗雄激素类药（非那雄胺或氟他胺）能够减少出血。静脉出血通常发生于包膜穿孔，静脉窦开放。通常情况下，术中总的出血量与前列腺体积和切除重量成正相关。

在切除过程中，动脉出血点通常有以下几种情况：动脉出血点在电切镜下直视可见；出血点被血凝块覆盖或被未切除组织遮挡；出血接近前列腺尖部（12时位置）或膀胱经。

发生后处理：对于较大的动脉喷血，先以电切镜压迫出血点，随后后撤电切镜，找到既能观察到出血血管残端，又能避开动脉血流遮挡视野的最佳角度。随后伸出电切环，以出血动脉残端为中心，电切环轻微伸缩，来回电凝，出血很快就能止住。对于被血凝块覆盖或被未切除组织遮挡的动脉出血，将血凝块清除或将遮挡组织切除后，在直视下止血。在临近手术结束时，减小冲洗水流，以观察微小动脉出血。在此时期，一定不要忽视膀胱颈和前列腺尖部的出血点，特别是膀胱颈位于膀胱一面的出血，有时从尿道方向不易观察到。

静脉出血在切除时不能直接观察到，但可以观察到冲洗液呈暗红色。静脉窦也可以电凝，但一定要小心周围的包膜穿孔，避免使穿孔扩大。

（2）经尿道电切TUR（综合征）：TUR综合征一般表现为意识模糊，恶心、呕吐、高血压、心率减慢和视觉障碍。在脊柱麻醉下，早期表现为躁动，意识障碍或颤抖。主要是由于TURP术中早期包膜穿孔，静脉和静脉窦开放，低张的冲洗液过多地进入血循环，引起的稀释性低钠血症（血清钠<125mmol/L）所致。另外，冲洗液压力过高（超过60cmH$_2$O），手术时间过长（超过90分钟）或低渗冲洗液也可能导致不同程度的TUR综合征。如果不予处理，TUR综合征可引起严重的后果，如脑水肿和肺水肿。术中怀疑TUR综合征，应急查血清钠。国外有报道，采用在冲洗液中添加乙醇，从患者呼出气中检测乙醇含量来早期确诊有无冲洗液吸收，但应用较少。近年来，由于手术技术的进步，TUR综合征发生率明显降低，从早期的3%下降为不到1%。

发生后处理：静脉给予利尿药如呋塞米，加速水分排出，恢复正常血容量。给予高张钠，如3%～5%的氯化钠250～500mL，静脉缓慢滴注，同时监测电解质，调整剂量。如出现充血性心力衰竭，可给予强心药物。脑水肿可行脱水治疗，并静脉给予地塞米松。

（3）尿道损伤

①发生原因：a.客观原因。尿道轻度狭窄导致在插入镜鞘过程中有阻力，前列腺增大导致后尿道变形、膀胱颈后唇抬高；b.主观原因。初学者操作不熟练，对尿道生理弯曲不了解，插管遇到阻力时强行使用暴力。

②预防方法：插入镜鞘时，应顺着尿道的生理弯曲轻柔进镜，遇到阻力时，可插入观察镜，在直视观察镜下观察：如果存在轻度尿道狭窄，可以尝试用镜鞘轻柔转动进行扩张；如果不能利用镜鞘进行扩张，则换用尿道探子扩张至24F以上，在直视观察镜下进镜。

③处理方法：a.当尿道球部发生穿孔时，如果能及时发现，可继续行TURP，术后应留置导尿管至少1周；b.当发现前列腺假道时，在直视膀胱镜下找到正常尿道后插入膀胱，可以继续进行TURP；c.当前列腺包膜被穿破时，如果出血明显，应停止手术，留置导尿管或行耻骨上膀胱穿刺造口，1周后待假道闭合，再行手术；d.直肠穿孔者，可留置导尿管，同时行结肠造口。

（4）尿外渗

①TURP术中发生尿外渗常发生于前列腺包膜损伤或膀胱颈切开过深，冲洗液大量渗出，积聚于膀胱及前列腺周围，严重者可沿腹膜后向上蔓延。主要症状为腹胀（麻醉下患者自我感觉可不明显），严重者可有呼吸困难。查体可发现腹部膨隆，质硬，即使排空尿液也无明显改善。

②预防方法：切除前列腺组织近包膜时，小心谨慎，尽量减少包膜穿孔机会。一旦发生包膜穿孔，应尽快结束手术。

③处理方法：静脉给予利尿药，如呋塞米20～40mg。轻度外渗可不予处理，一般能自行吸收。如外渗严重，应于耻骨上放置引流管。

2.术后并发症及处理

（1）术后出血

①术后出血主要表现为手术刚结束时，冲洗液比较清亮，随后出现冲洗液发红，有明显出血迹象，往往发生于术后数小时之内。出血可分为动脉性和静脉性。动脉性出血往往呈现为冲洗液颜色有节律性间断改变，从清亮到鲜红；而静

脉性出血往往呈现为冲洗液持续暗红色。术后出血的原因通常为止血不彻底，在手术结束前没有仔细止血；也有可能为手术后较大的动脉或静脉表面的电凝焦痂脱落，造成再次出血。

②预防：手术结束前一定要仔细止血，尽量找到每一个出血点予以电凝。尤其是膀胱颈部，是出血的主要来源，应将整个膀胱颈仔细电凝一圈。膀胱内冲洗液达到完全或近乎完全清亮才可结束手术。留置尿管应采用大气囊尿管，万一出血后可牵张气囊，压迫膀胱颈止血。

③处理：监测血压、脉搏等生命体征。急查血常规，了解血红蛋白情况，必要时反复急查。给予胶体液静脉输注，输液速度加快。急配血，如血红蛋白明显下降，可输血。先不急于进手术室再次止血。加快冲洗速度，防止血块形成。将气囊打大（根据切除前列腺克数，气囊充水至40～60mL），轻轻牵拉气囊，使气囊压迫膀胱颈，观察数分钟。如出血明显减轻或停止，可将尿管末端维持一定张力用胶布固定于患者大腿处。继续密切观察。如经以上处理，出血仍持续，或血红蛋白进行性下降，甚至出现脉搏增快、血压下降等情况，则尽快再次回到手术室止血。

（2）术后膀胱血块

①术后膀胱血块均继发于术后出血。膀胱内血块较少时，主要表现为冲洗液清亮或微红，但尿管间断堵塞。经注射器抽吸后，可吸出小血块，尿管恢复通畅。膀胱内血块较多时，堵塞尿管，冲洗液只进不出，患者明显感觉膀胱区胀痛难忍，如有膀胱造口可能会合并尿外渗。查体可明显发现下腹部膀胱膨隆，压迫时患者有明显尿感。

②预防：应根据冲洗液的颜色适当加快冲洗速度，防止血块形成。

③处理：膀胱内小血块，间断堵塞尿管，通常用注射器抽吸，能将小血块抽出，尿管恢复通畅。如抽吸不顺畅，尤其是血块堵塞口径较细的尿管时，更换尿管也是处理方法之一。当膀胱内存在较多血块，用注射器从尿管抽吸则不起作用。这时，可采用膀胱拔血器。拔血器类似于较粗的尿道探子，中空，近头端有一方形开口。有一类似于膀胱镜闭孔器的活塞，插入拔血器内。将拔血器从尿道置入膀胱，操作者一手握持拔血器尾端，固定，另一手将活塞猛然抽出，利用负压吸引原理将膀胱内血块抽出。如膀胱内血块较多时，应反复抽取。当膀胱内剩余血块较少时，可通过拔血器尾端向膀胱内注入数十毫升生理盐水，继续抽取直

至膀胱内血块完全抽净。再重新留置尿管，持续冲洗。此时往往已无活动性出血，继续观察即可。

（3）术后感染

①术后感染的风险因素包括术前菌尿、手术操作时间长（超过70分钟）、术前住院超过2天（院内感染）、术前反复留置尿管。

②预防：对于术前尿常规异常，合并膀胱结石或留置尿管患者，应行尿细菌培养，常规应用抗生素3~5天。TURP术前30分钟静脉输注青霉素类或一代头孢菌素，或二代头孢菌素，或氟喹诺酮类抗菌药物，当对以上药物过敏时可换用氨基糖苷类抗生素，术后继续应用，总用药时间不超过72小时。

③发生后处理：根据尿培养结果，换用敏感抗生素。要注意有无急性附睾炎的发生，如有，应尽快拔除尿管。

（4）术后尿潴留

①TURP术后尿潴留的发生率为3%~9%，主要表现为拔除尿管后患者不能排尿或仅能排出少量尿，膀胱内大量尿液积存。原因主要为逼尿肌功能障碍，也有可能为后尿道炎症、水肿导致，由于前列腺切除不够而造成尿潴留的可能性很低。

②发生术后尿潴留，可再次留置尿管，患者可带尿管出院。一般情况下，2周后拔除尿管，患者基本可以自行排尿。如仍不能排尿，应考虑行尿动力学检查，除外逼尿肌功能障碍。如逼尿肌功能良好，则尿道镜检查。如发现切除腺体不够，或残余腺体形成活瓣堵塞尿道，就需要择期再次TURP手术。

三、经尿道前列腺等离子电切术

经尿道前列腺等离子电切术与TURP的操作方法相似，具有切割精确、周围组织热穿透较浅、凝固层均匀、不产生炭化和止血效果好等特点。经尿道等离子体前列腺切除术可采用英国Gyms公司等离子体电气化仪。等离子体电气化仪包括27F镜鞘、常规电视监控设施、光源、灌洗设备、双极等离子电刀、近半圆形切割袢。行腰麻或硬膜外麻醉，患者取截石位。用生理盐水连续灌洗，压力为5.9~7.8kPa（60~80cmH$_2$O），双极电切电压功率为160W，电凝参数为80W。

（一）适应证与禁忌证

1.适应证

同TURP手术适应证，但手术适应范围远大于TURP，后者一般适用于<60g的腺体。由于经尿道前列腺等离子电切术（PKVP）独特的双极设计，无需负极板，可避免电流通过人体对心电活动的影响，因此，对安装有心脏起搏器的患者比较安全。

2.禁忌证

严重的心肺疾病无法耐受手术麻醉，尿道狭窄，急性泌尿系感染，全身出血性疾病，严重未控制的糖尿病，精神不正常不能配合治疗等。

（二）术前准备

良性前列腺增生患者一般年龄较大，经尿道前列腺切除后的死亡原因最多见于心血管方面的并发症。肾功能不全的患者，手术风险也较高。手术前应详细检查了解心、肺和肾的状况，包括血尿常规检查、血生化检查、出凝血时间、胸片和心电图、泌尿系统B超；测定膀胱残余尿，必要时做尿流动力学检查、了解膀胱逼尿肌功能和膀胱出口梗阻程度。血PSA水平结合直肠指诊和B超检查，初步排除前列腺癌。B超结合直肠指检估计前列腺体积。若血肌酐水平高提示肾功能有一定程度损害，则需留置导尿管持续引流膀胱，等待肾功能改善并稳定之后再择期手术。

（三）手术步骤

1.麻醉与体位

一般采用腰麻或硬膜外麻醉，也可采用骶麻，个别因麻醉失败或特殊原因可施行气管内全麻。采用截石位，有时为防止双腿阻碍窥镜左右摆动，也可使双腿略高于普通截石位。

2.手术方法

（1）常规三分区法（膀胱经区、前列腺中区和尖部）

①先于6时处切取纵行标志沟，可采用先定起点或先定止点切除法。

②于12时处顺时针沿膀胱经部切取前列腺增生组织，显露内括约肌。对于主

要以中叶增生者可先切取中叶增生组织，再从12时处开始上述切除。

③切除前列腺包膜内中部组织。一般从1时处顺时针，再从11时处逆时针切除，再切除12时处腹侧组织。

④修整前列腺尖部组织，可采用推切的方法。这一步很重要，应小心操作，切除不够影响手术效果，切除过多则有损伤外括约肌引起真性尿失禁的危险。

（2）分隔切除法

①先于6时处切出纵行标志沟，定止点切除，达到足够深度作为标志。

②于12时处再切出另一条纵行标志沟，达包膜将腺体分隔两叶（中叶增生者除外）。

③分别从1时和11时处沿包膜在腺体间切一纵沟达到接近6时处，前方达精阜，后方达膀胱颈，将两侧叶分隔孤立。

④中叶增生者先于中叶与两侧叶之间切出纵沟隔离中叶，完全切除中叶，再于12时处切除成一纵沟，余下步骤同前述。

⑤用襻或鞘从精阜上缘沿包膜将分隔的腺体分别剥离，向膀胱翻卷，剜除至膀胱颈时保留腺体，再将腺体切碎。在几乎是无血情况和不顾及包膜的情况下，分别将隔离的两侧叶切除。

⑥最后于前列腺尖部进行修整性切除。有人认为分隔切除法最大的优点是阻断了腺体的血供，最大限度地避免了TUVP和经尿道前列腺电气化术（TURP）最常见的出血、视野不清等关键问题，加快了手术进程，减少了手术误伤和并发症。

（3）前列腺腔内剜除

①增生腺体逆行剥离：以精阜为标志，于该处以点切结合电切逆推方式找到增生腺体与外科包膜的间隙，用襻将中叶及两侧叶腺体组织向膀胱颈方向逆行剥离。若遇阻力较大，可用电切镜镜鞘将腺体上推、剥离，此时可见腺体向膀胱方向上翻，剥离面可清晰见到血管走行，有炎症者亦可见腺液、纤维粘连带、前列腺结石等，用切割襻电凝剥离面血管，点切纤维粘连带。将腺体剥离至近膀胱颈环形纤维处停止剥离，以免腺体完全脱入膀胱内。若腺体较小，将增生腺体完全剥离；若腺体较大，先剥离一侧叶。切除一叶腺体后再剥离剜除另一叶，最终将整个腺体除5时、7时两处与膀胱颈连接外的其他部分完全与外科包膜分离（游

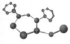

离），类似带蒂肿物状态。

②腺体组织的切除：已被逆行剥离的腺体，仅有少许组织和膀胱颈部相连，血供已断，周围标志清晰，可快速、由浅入深地切除。对于较大的腺体，切除一侧叶后再剥离另一侧叶，分步切除之。

③修整创面、彻底止血：本方法增生腺体与外括约肌分界清楚，不需要再修整尖部，主要是彻底将包膜面止血，清除碎块。在关闭冲洗的情况下，彻底电凝出血点。术毕冲洗组织碎块，再次检查创面并止血，留置三腔导尿管引流。

（4）手术结尾

①用Ellik冲洗器反复冲洗膀胱内前列腺组织碎块，直至无碎块吸出。

②再次仔细检查手术创面，对动脉性出血应做可靠止血。

③检查控尿机制。将汽化切除镜从膜部尿道渐渐退入球部尿道时，可观察到外括约肌的环状缩小，再从球部尿道渐渐进入膜部尿道，可见到环状张开。退出汽化切除镜，膀胱内注入200mL冲洗液，在耻骨上手压膀胱可见尿流喷出，提示外括约肌功能良好。

④留置三腔导尿管持续引流膀胱，要求口径足够大，气囊充盈后不压迫尿管不影响引流。以22F为适宜，也可选择24F或20F。

3.注意事项

（1）每小时测血压、脉搏和呼吸1次，直至平稳。

（2）保持留置的气囊导尿管引流通畅，注意引流液的血色变化。如果尿色清亮则可不需要持续冲洗膀胱，大部分在术后24小时后可停止冲洗。

（3）常规术后予以抗生素预防感染。

（4）一般术后3天可拔除导尿管。

四、经尿道钬激光前列腺切开术

（一）适应证与禁忌证

1.适应证

经尿道钬激光前列腺切开术适用于对体积<30mL的前列腺进行手术。

2.禁忌证

前列腺中叶增生明显突入膀胱者为相对禁忌证。术前需排除前列腺癌及神经源性膀胱功能障碍。

（二）手术步骤

（1）麻醉后，患者取截石位，扩张尿道至直径为27F。

（2）置入27F可连续灌洗前列腺切除镜镜鞘，内镜为12°，插入55μm激光光纤（外套6F输尿管导管），钬激光功率设定为60～80W（1.5～2.0J/40Hz），冲洗液为生理盐水。

（3）设距右输尿管开口约10mm处为右侧始切点，经膀胱颈口7时处，至精阜近端，切开膀胱颈口及前列腺，深至切开前列腺包膜见到脂肪组织；同样，设距左输尿管开口约10mm处为左侧始切点，经膀胱颈口5时处，至精阜近端，深至切开前列腺包膜见到脂肪组织。

（4）对于相对年轻、性生活仍较活跃的患者，则采用"浅"和"短"的方法。于膀胱颈口7时处下方数毫米开始纵行切开前列腺，至精阜近端，深至切开前列腺包膜；同样，于膀胱颈口5时处下方数毫米开始纵行切开前列腺，至精阜近端，深至切开前列腺包膜。

（5）术后留置20F三腔导尿管，一般不须持续进行膀胱冲洗。1～2天后可拔除导尿管。

（三）注意事项

术前应进行更详尽的检查，包括直肠指检、血PSA及经直肠前列腺B超检查，必要时行前列腺穿刺活检。

第三节 膀胱手术

一、经尿道膀胱肿瘤电切术

经尿道膀胱肿瘤电切术（TURBT）是治疗膀胱表浅非浸润性肿瘤的方法，具有损伤小、恢复快，并能保留膀胱排尿功能等优点。

（一）适应证与禁忌证

1.适应证

表浅的T_a，T_1，T_{2a}膀胱变移上皮细胞癌。

2.禁忌证

（1）严重的心血管疾病。

（2）凝血机制明显异常。

（3）非变移上皮肿瘤（如腺癌、鳞状细胞癌等）。

（4）膀胱有急性炎症时。

（5）因各种原因而不能取膀胱截石位者。

（6）有尿道狭窄而不能置入电切镜者。

（二）术前准备

1.了解患者的全身情况。对患有心血管疾病、糖尿病、呼吸系统疾病等，应在术前予以纠正。

2.纠正可能存在的凝血机制异常。

3.做膀胱镜检查，以了解膀胱内肿瘤的情况，必要时需行肿瘤活检。特别注意肿瘤与输尿管口的关系，确认是否可以进行电切术。

4.准备足够的冲洗液，一般患者可选用5%葡萄糖溶液、甘露醇、1.5%甘氨酸溶液或蒸馏水。

（三）手术步骤

1.麻醉与体位

（1）麻醉：低位腰麻一般可以满足绝大多数TURBT手术的需求，极少数情况需要全身麻醉。

（2）体位：采用膀胱截石位。

2.手术方法

（1）置入电切镜后，首先应仔细检查整个膀胱，确定肿瘤的位置、大小、数目及分化情况（是否有蒂，是否随冲洗液的流动漂动，表面是否有坏死、钙化灶等）。

（2）从肿瘤表面开始进行切除，逐渐将肿瘤切除。对于较小的有蒂肿瘤可以从根部直接切除。对于有细蒂的大肿瘤，也应先切碎肿瘤，再做根部的切除，以便于肿瘤取出。

（3）继续切除肿瘤基底部，深度约为半个电切环的厚度，达深肌层。将这部分肿瘤标本收集，另送病理，判断肿瘤分期。

（4）切除肿瘤周围部分正常黏膜，根据肿瘤的大小，范围为1～2个电切环的宽度。

（5）仔细电灼整个切除面，可以超出切除范围1～2个电切环的宽度。

（6）收集切除下的肿瘤标本，检查无活动出血后，退出电切镜。

（7）尿道内放置三腔Foley尿管，止血满意者可不必持续冲洗膀胱，如切除范围较大，可用生理盐水冲洗。

3.注意事项

（1）切除肿瘤时电切环避免长时间处于通电状态。

（2）关于膀胱过度充盈，就是要注意保持出水引流通畅，避免膀胱过度充盈。

（3）基底较深的肿瘤，电切时要注意电切到看到肌纤维时及时停止避免电切过深。

（4）术中需要注意的是输尿管开口附近肿瘤切除后不要过度使用电凝。

（5）退镜前再次检查双侧输尿管开口是否清晰可见。

二、经尿道钬激光膀胱肿瘤切除术

（一）适应证与禁忌证

1.适应证

（1）小而多发的表浅肿瘤。

（2）已达拇指大小的肿瘤。

（3）地毯样伸展的T_{1-2}期没有转移的肿瘤。

2.禁忌证

（1）严重的心血管疾病。

（2）凝血机制明显异常。

（3）非变移上皮肿瘤（如腺癌、鳞状细胞癌等）。

（4）膀胱有急性炎症时。

（5）因各种原因而不能取膀胱截石位者。

（6）有尿道狭窄而不能置入膀胱镜者。

（二）术前准备

（1）了解患者的全身情况。对患有心血管疾病、糖尿病、呼吸系统疾病等，应尽可能在术前予以纠正。

（2）纠正可能存在的异常凝血机制。

（3）做膀胱镜检查，以了解膀胱内肿瘤的情况，必要时需行肿瘤活检。特别注意肿瘤与输尿管口的关系。

（4）冲洗液可用甘氨酸溶液、生理盐水。

（三）手术步骤

1.麻醉与体位

（1）麻醉：局麻或骶麻。

（2）体位：采用膀胱截石位。

2.手术方法

（1）置入膀胱镜后，首先应仔细检查整个膀胱，确定肿瘤的位置、大小、数目及分化情况（是否有蒂，是否随冲洗液的流动漂动，表面是否有坏死、钙化灶等）。

（2）从肿瘤表面取活检标本，以免肿瘤过小，激光汽化后无足够标本送病理。

（3）将内置激光光纤靠近肿瘤，激光对准肿瘤及其周围2cm左右范围的膀胱黏膜，以一定功率（根据不同激光设置）进行汽化、切割，直至膀胱壁可见清晰肌纤维。

（4）将突入膀胱腔内的肿瘤完全切除，将切除下的肿瘤标本收集。

（5）行创面基底及创缘活检，另送病理，判断肿瘤分期。

（6）检查无活动出血后退出膀胱镜。

（7）尿道内放置三腔Foley尿管，止血满意者可不必持续冲洗膀胱，如切除范围较大，可用生理盐水冲洗。

3.注意事项

与传统的经尿道膀胱肿瘤电切术相比较，钬激光能量无电场效应，不刺激闭孔神经，可以避免闭孔神经反射，因此极少造成膀胱穿孔、尿外渗等严重并发症。但仍应注意术中功率不宜过大，尤其处理膀胱顶部、后壁等肌纤维薄弱处时，功率<40W；术中膀胱内冲水速度不宜太快，膀胱内液体容量保持在200mL左右可有效防止膀胱穿孔。由于汽化层下1~3mm的凝固层将逐渐自行坏死脱落，故手术时不必切至深肌层，只需切至浅肌层肌纤维即可。

三、2μm激光膀胱肿瘤切除术

（一）适应证及禁忌证

1.适应证

一般选取浅表性或可疑膀胱肌层浸润的膀胱肿瘤患者。

2.禁忌证

T_{3a}期以上患者。

（二）术前准备

术前行详细的检查：泌尿系B超、静脉尿路造影、膀胱镜检查及组织病理学活检明确诊断，对于膀胱肿瘤可疑浸润膀胱肌层的患者，给予盆腔MRI检查，以确定膀胱肿瘤的大致临床分期。

膀胱镜检位于膀胱三角区、三角后区及侧壁的肿瘤可行经尿道$21\mu m$激光膀胱部分切除术；肿瘤位于膀胱顶壁及前壁，则可考虑行分层切除。肿瘤直径应不＞3.5cm；对组织病理活检结果没有特定要求，肿瘤病理分级从有恶性倾向的尿路上皮肿瘤到高级别尿路上皮癌均可。

（三）手术步骤

1.麻醉与体位

（1）麻醉：骶管麻醉。

（2）体位：取截石位。

2.手术方法

置入激光切割镜后首先检查膀胱，先观察肿瘤大小、数目、形态、位置。光纤探头通过激光切割镜的操作信道，送到膀胱内，开机后调整红色激光光斑位置。

首先在距肿瘤基底周边0.5～1.0cm环形汽化切割膀胱正常黏膜、黏膜下层、肌层直至膀胱外层纤维结缔组织，切开后可以明显看到焦黄色肌层与灰白色结缔组织层的分界。

若肿瘤较小，则可以直接开始剥离：利用激光切割镜的尖端沿肌层与外层结缔组织层之间的疏松间隙进行钝性剥离。若遇到不能分离的纤维带，可以用激光进行汽化切割，如此操作直至整个肿瘤及其基底部位全层膀胱壁被游离。

若肿瘤较大，考虑术后肿块难以完整排出，则可以采用先剥离，后分块切除的方法：在用激光环形切割肿瘤周围膀胱壁时，先从视野近端膀胱壁开始环形切割，在远程留下1～2mm宽的膀胱壁做蒂，然后用激光切割镜的尖端沿肌层与外层结缔组织层之间的疏松间隙由近向远进行剥离，直至整个肿瘤及其基底部位全层膀胱壁被剥起，远程的蒂暂时保留。如是肿瘤被剥除，但位置相对固定，此时再纵行或十字切开肿瘤，使肿瘤及基底部位膀胱壁被分解为2块或数块后，最后切断留下的膀胱壁组织。

术后肿瘤标本使用负压吸引器经由切割镜鞘直接冲出，即可获得完整的肿瘤及全肌层的标本。标本术后送病理检查。

术后肿瘤切除部位膀胱壁呈弹坑样改变，切缘光滑。停止冲洗放出膀胱内冲洗液后，在监视器下可以看到术后部位随膀胱收缩而逐渐闭合，黏膜层吻合较好。

3.注意事项

（1）手术中处理逼尿肌层应以钝性剥离为主，辅以激光汽化切割，使创面出血减少。

（2）在处理膀胱顶壁及前壁肿瘤时，需注意防止膀胱穿孔。由于2μm激光光纤为直出光，对膀胱顶壁肿瘤的手术操作上有一定困难，因此，对膀胱顶部及前壁肿瘤行全肌层切除要格外谨慎。

（3）术中为保持视野空间，需给予持续的膀胱冲洗，但膀胱冲洗速度过快会导致膀胱内压进一步增高，导致膀胱内液体外渗甚至膀胱穿孔，由于现有检测方法难以测控膀胱内压力，因此，在术中应尽量保持尿管通畅，给予低压冲洗。

（4）术中应尽量按照手术步骤要求，在肿瘤外围操作，尽量保证肿瘤的完整性。膀胱穿孔也有可能造成肿瘤细胞播散至膀胱外甚至腹腔内，因此在剥离肿瘤时，需准确辨认膀胱外层结缔组织，以钝性操作为主，切勿穿透。

四、经尿道膀胱颈切开术

经尿道膀胱颈切开术（TUI）主要应用于膀胱颈部狭窄、膀胱颈部硬化、膀胱颈后缘增生、尿道内口闭锁和部分伴有膀胱出口梗阻的神经源性膀胱患者。男性患者大多是由前列腺手术后再次出现排尿困难，影像学提示前列腺体积无明显增大；女性患者多为既往有尿失禁手术史或严重的生殖器脱垂等；原发性膀胱出口梗阻的患者较少见。诊断方法包括尿道膀胱镜检、尿流率测定、压力-流率测定等，表现为排尿期的低排高阻型，并除外前列腺增生和尿道狭窄。合并前列腺轻度增生的患者可联合经尿道前列腺切除（TURP）和TUI进行治疗。

（一）适应证

膀胱经梗阻，常见于膀胱经纤维硬化症。若出现下列情况可考虑手术。

（1）症状重、排尿困难明显。

（2）残余尿量＞50mL。

（3）反复引起尿路感染。

（4）慢性肾功能不全。

（5）膀胱输尿管反流。

（二）术前准备

（1）术前除尿流动力学检查外，需行包括神经、代谢及妇科等方面的全面检查、排除引起排尿症状的其他因素。

（2）术前可行膀胱镜检了解膀胱颈部情况、膀胱内情况及有无结石、肿瘤等。

（3）合并泌尿系感染须充分治疗。

（4）梗阻导致的肾功能不全须先行引流并充分治疗。

（5）术前谈话，消除患者精神负担，并使患者了解手术过程及术后可能出现的情况，以配合医师治疗。

（6）术前禁食、灌肠。

（三）手术步骤

1.麻醉与体位

（1）麻醉：采用全身麻醉或腰、骶麻醉。

（2）体位：采用截石位。

2.手术方法

（1）用24F或26F尿道探子扩张前尿道。

（2）取出扩张器后，随即将套管和内芯放入前尿道，拔出内芯，放入已装好操作手柄的电切镜，连接冲洗液和出水导管，接好光源，直视下进镜，观察尿道和膀胱经的情况，直至进入膀胱。

（3）观察膀胱内有无小梁形成，有无憩室，结石和膀胱肿瘤等病变。

（4）将电切镜缓缓向外移动，注意膀胱经部的情况，膀胱经部是否存在赘生物堵塞膀胱经口，膀胱经部后唇是否抬高，同时观察前列腺中叶增生情况，会否引起膀胱出口梗阻。

（5）可通过电切镜自膀胱经部远程向近端观察，如能清晰见到膀胱三角区，则说明膀胱经部基本没有抬高，膀胱出口梗阻不明显。同时还可嘱患者做咳嗽动作，以观察膀胱经部的弹性情况和收缩功能。如果在进镜中发现膀胱经部狭窄，仅见一小孔，进镜比较困难时，可先换用冷刀镜或输尿管镜插入一输尿管导管进入膀胱，然后在输尿管导管引导下用冷刀切开狭窄段（一般在12时部位或3时和9时部位切开），使电切镜能顺利进入膀胱，最后再切除膀胱经部瘢痕组织，直至膀胱经部后缘与三角区齐平。

（6）如果发现尿道内口完全闭塞，可先行膀胱耻骨上造口，待3个月后再行手术。手术时先经耻骨上造口应用膀胱镜在直视下找到正常膀胱经口处，同时经尿道在前者的光亮或内镜碰撞组织的引导下选择定位点，将闭塞处戳开或电灼开，而后切除膀胱经部瘢痕组织，扩大至至少24F电切镜鞘可通过，且膀胱经部后缘与三角区齐平。

（7）在一些膀胱经部瘢痕挛缩的患者，可能存在所谓的瘢痕体质，切除膀胱经部瘢痕组织后一段时间后，很容易再次发生膀胱经部缩窄。因此，在手术过程非常顺利，创面非常清晰，没有明显出血的情况下，可考虑应用针状电切襻，将截石位5时和1时部位的前列腺外科包膜切开，采用间断式踩踏电切电极的方式，逐步切深，直至将外科包膜切至看到白色较粗的纤维间存在部分泡沫样海绵组织即可。

（8）手术结束前，彻底止血后，用Ellik排空器反复冲洗，将膀胱内切除的组织碎片全部排出。

（9）取出电切镜，放入Foley三腔导尿管，向气囊内注水30～40mL，调整好位置，牵拉固定，使用膀胱冲洗针筒再次冲洗膀胱，保持引流通畅，冲洗液流出的血色极淡时即可结束手术，接膀胱冲洗液进行缓慢连续冲洗。再次检查患者下腹部，观察有无外渗。

五、钬激光膀胱经切开术

（一）术前准备

（1）尿流动力学检查。明确有膀胱出口梗阻病变，排除由神经、肌肉病变而导致的排尿困难症状。

（2）泌尿系统B超。了解有无膀胱结石、肿瘤，是否伴有上尿路积水等。

（3）除外科手术术前的常规检查外，若伴有尿路感染的应行尿培养加药敏试验。

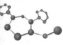

（4）可行膀胱镜检查来了解膀胱经部的实际情况，以及从尿道至膀胱有无狭窄性病变。

（5）若同时存在膀胱经挛缩和逼尿肌无力或伴有神经性膀胱功能障碍等病变，而患者及家属又愿意积极治疗，则应与患者和家属进行充分的术前谈话，使其了解术后可能不能达到预期的疗效。

（二）手术步骤

1.麻醉与体位

（1）麻醉：一般采用腰麻。

（2）体位：摆放截石位。

2.手术方法

（1）尿道至膀胱检查：一般选用0°观察镜，从尿道至膀胱进行仔细的检查，进一步明确诊断，排除尿道及膀胱内的病变。认清外括约肌，避免损伤而引起尿失禁。膀胱内更换70°镜以便观察死角。

（2）膀胱经部切开：更换12°或30°操作镜，置入55μm光纤。钬激光功率调到40～100W以保证切割和止血均满意。自膀胱经部5时、7时或12时做沟状切开。女性切割深度以切断全部环形肌纤维达浆膜层或见脂肪组织为好，男性则切开膀胱经前列腺至前列腺包膜的深度为宜。钬激光切割完毕后，一般不会有明显出血。若发现局部黏膜出血，则可将钬激光功率调至20W进行局部止血。

（3）术后处理：一般留置三腔导尿管，以防术后膀胱痉挛出血时进行持续冲洗。导尿管气囊冲20～30mL，可稍作牵引或不牵引。

第四节　尿道手术

一、经尿道尿道狭窄冷刀切开术

尿道狭窄的治疗方法较多，从简单的尿道扩张到复杂的尿道修补和利用其他组织重建尿道等。尿道扩张对严重的尿道狭窄很难奏效，有时还能造成新的创伤和假道形成。尿道内切开术是采用尿道手术刀（冷刀）切开狭窄处瘢痕组织，以扩大尿道内径到一定程度的手术。

（一）适应证与禁忌证

1.适应证

（1）尿道内切开术的主要适应证是尿道狭窄，尤其是经尿道扩张疗效不佳或失败者，无论是前尿道还是后尿道、先天性、创伤性、炎症性、尿道下裂成形术后以及前列腺切除术后的尿道狭窄，均适合做尿道内切开术。其中单一的、狭窄段较短的尿道狭窄手术效果最好。

（2）作为辅助治疗，尿道内切开术也可作为经尿道手术的术前准备。如在尿道口径不够大或者在轻度狭窄时需要做经尿道的前列腺切除术、膀胱肿瘤切除术时，可先行尿道内切开术，使尿道有足够大的口径，允许电切镜能通过尿道。

2.禁忌证

（1）尿道狭窄合并尿路感染、尿道周围脓肿或尿道瘘是尿道内切开术的绝对禁忌证，因为当尿道黏膜被切开时，细菌能从切口进入血循环导致菌血症，甚至发生内毒素性休克。常见致病菌是革兰阴性杆菌，如大肠埃希菌和变形杆菌。因此，在感染未被控制时不宜做此手术。

（2）尿道闭锁、多处狭窄或伴有假道者是相对禁忌证。因为上述病变往往会导致尿道切开无准确标志，或稍有出血及视野不清而不能手术。但在手术前能用B超对尿道进行检查，能较准确地了解尿道狭窄或闭锁段及假道的情况。然后在手术中采用B超引导下行尿道切开术，使这些有相对禁忌证的患者也能顺利地进行手术。

（二）术前准备

（1）术前要明确尿道狭窄的部位、长度、程度及并发症，顺行、逆行和联合尿道造影或B超检查有助于诊断。

（2）术前尿液检查应正常。尿路感染可引起纤维化和增加瘢痕形成，尿道狭窄合并有感染或尿道瘘时应积极抗感染治疗，排尿困难且有残余尿或尿潴留时应做耻骨上膀胱造口并用抗生素。曾进行尿道扩张者，应在1周后待炎症消退再施行手术。

（3）复发性尿道狭窄应通过B超了解尿道及尿道周围纤维化程度，明确是否适合腔内治疗。

（三）手术步骤

1.麻醉与体位

（1）麻醉：采用腰麻或用低位硬膜外麻醉，较简单的患者也可在局麻和镇静下完成。

（2）体位：取截石位。

2.手术方法

尿道镜鞘观察尿道狭窄情况。单纯性狭窄段尿道，即狭窄长度球部尿道在3cm以内，后尿道在2cm以内无并发症的尿道狭窄。复杂性尿道狭窄包括下列病变：①狭窄长度球部尿道超过3cm，后尿道超过2cm；②2个以上狭窄；③有结石、憩室、炎症性息肉、尿道炎或尿道周围炎、尿瘘等；④有假道。

（1）常规先插入一根4F或5F尿管导管或超滑导丝至膀胱做标志。

（2）将冷刀对准12时部位沿导管插入狭窄环做2时、4时、8时、10时放射状切开，深度至正常尿道黏膜或略深，注意切开前尿道不要损伤阴茎海绵体，后尿道切开时不要切得过深以免损伤直肠；如瘢痕较多，换用激光光纤，切除瘢痕组织，切除深度至正常尿道黏膜。遇后尿道闭锁者，将金属探子经耻骨上膀胱造瘘口伸向后尿道，术者左手示指伸入直肠内引导，冷刀尖纵向刺开尿道闭锁隔活动最明显处的12时位后，在其周边多点位放射状切开，打通闭锁的尿道隔，冷刀切割过程中，要始终保持刀头在视野内，有出血时，加快冲洗液速度确保视野清楚。当冲洗液速度减慢时出血明显，说明瘢痕组织已被切开，切开深度已够。切开长度应略超过瘢痕组织到正常尿道黏膜。

（3）尿道狭窄切开后，有时需更换激光光纤，将切开处瘢痕切除，利于术后尿道上皮覆盖生长。在内镜下通过光导纤维与组织直接接触，如膀胱镜的操作孔较大，可将光纤穿过一根末端开口的输尿管导管以增加支持和控制。传导能量25～45W，在狭窄处做全程的线状切开，或狭窄四周消融，一直到达狭窄两端正常组织处。

3.注意事项

（1）视野清晰的前提下，保持低压冲洗。

（2）术中要保持视野清晰，尽量让输尿管导管留在视野内，刀叶不能伸出镜鞘太多，通常保持前伸0.5～1cm。若无特殊，尽量不在6时处切开，因此处尿道组织薄弱，极易切穿。

（3）在进行膜部狭窄切开时，既要注意保护括约肌不受损失，又要充分切开狭窄环。此时尽量用冷刀切开，少用或不用电刀，特别是电凝。

二、2μm激光嵌道切开术

（一）手术准备

（1）术前造影或其他检查明确狭窄范围和程度。尿道狭窄的部位、长度以及严重程度与手术效果密切相关，因此术前行尿道造影或尿道B超了解上述细节是必需的。

（2）控制尿路感染，包括引流尿液、尿培养和抗生素治疗。尿道狭窄合并尿路感染甚至尿道周围脓肿是手术的绝对禁忌证，也是手术失败的最主要原因。因此，术前应了解尿常规情况，必要时行尿培养，如有感染，根据培养结果及药敏试验选用相应抗生素充分抗感染治疗。必要时部分患者可行股上膀胱造口引流感染尿液。

（二）手术步骤

（1）金属尿道扩张器探查狭窄的大致部位。

（2）置入观察镜鞘及激光操作手柄，生理盐水低压持续冲洗，进镜至狭窄处，仔细观察狭窄处。

（3）辨认正确尿道腔隙后插入3～5F输尿管导管。在导管引导下，于12时位开始向两侧3时至9时范围，激光由狭窄远程向近端、由表面向深层，逐步汽化切除瘢痕组织。由于2μm激光止血效果非常好，因此在切除过程中，即使切到正常组织，也未必出血。因此，在使用2μm激光切除时，要仔细辨认瘢痕组织与正常组织。瘢痕组织通常呈灰白色，而正常尿道组织呈红色。

（4）术后留置导尿管。

三、钬激光尿道内切开术

（一）术前准备

（1）患者术前应进行尿道造影或尿道镜检查，以明确病变程度和范围。因为手术疗效一般与以下因素有关：狭窄段<1cm者效果优于>1cm者；球部狭窄者效果优于阴茎部；单处、初发者效果优于多处、复发者。

（2）合并有未控制的尿路感染和尿瘘者、狭窄段过长者（>3cm）、既往进行过2次以上内切开并经定期尿道扩张仍复发者、完全闭锁的尿道狭窄者，一般不适宜进行钬激光内切开治疗。

（3）合理使用抗生素，积极控制或预防尿路感染，避免感染导致的治疗失败。对于残余尿过多而感染不易控制或者影响肾功能的患者，可考虑先行耻骨上膀胱造口引流尿液。

（4）对于短期内进行尿道扩张的患者，应在扩张引起的炎症水肿消退后再进行内切开手术。

（二）手术步骤

1.麻醉与体位

（1）麻醉：可采用硬膜外麻醉或者腰麻。

（2）体位：手术时患者取截石位。

2.手术方法

（1）激光工作参数一般设置为能量0.6～2.0J，频率8～15Hz，平均功率

4.8～10W，可取得理想的切开效果。

（2）尿道镜直视下观察尿道内情况直至狭窄段。正常尿道黏膜呈粉红色，富含血管且质地柔软。狭窄部黏膜呈灰白色，缺乏血管且质地致密，管腔呈圆锥形逐渐变小。

（3）插入输尿管插管或者斑马导丝通过狭窄段进入膀胱。如狭窄孔道难以辨认，可从膀胱造口管注入亚甲蓝，对膀胱加压，使得亚甲蓝液体自狭窄孔外溢，有助于术者辨认真道。或者在B超引导下置入引导管或导丝。必要时通过耻骨上造瘘口置入膀胱镜，以确认导管或导丝确实进入膀胱。因为一旦切开开始，可能变得模糊的视野将会为寻找真道带来极大的困难。

（4）原则上内切开采取放射状多点位切开，但根据狭窄段位置的不同切开点位有所不同。球膜部狭窄，常规选择12时、6时方向，必要时加切3时、9时方向；而阴茎部狭窄，一般不选择12时方向。手术成功的关键在于将瘢痕组织彻底、充分切开。如上所述，引起狭窄的瘢痕组织和正常组织较易辨认。当内镜视野下冲洗液流速减慢并开始出现少量出血时往往提示切开深度已到位，继续切开易发生穿孔或大出血。

（5）切开狭窄段尿道后，最好将狭窄段近段和远段3mm的正常尿道黏膜同时切开，由此形成一条狭窄段与正常黏膜之间逐渐过渡的较平整的切开槽，有利于创面愈合后形成较平滑的尿道腔。

（6）继续进镜入膀胱，若阻力不大，提示切开效果满意，则退镜后留置20～22F气囊导尿管。若阻力较大，则退回病变部位继续切开。

（7）留置导尿2～4周，拔管后注意随访观察患者排尿情况的变化（以术后初次尿流率为依据），必要时行尿道扩张。

第十三章　体外冲击波碎石术

第一节　概述

体外冲击波碎石术（ESWL）是利用体外冲击波聚焦后击碎体内的结石，使之随尿液排出体外的一种非侵入性的治疗方法。体外冲击波碎石机的发明被誉为20世纪三大医疗新技术（CT，MRI，ESWL）之一。ESWL问世20余年来，由于其损伤较轻、疗效显著，目前被公认为泌尿系结石外科治疗的首选方法。这项微创技术仍在不断发展、完善中，是泌尿外科医师必须熟悉和掌握的一门技术。

体外冲击波碎石机按其构造和发展水平可划分为三代。国外第一代碎石机是特指水槽式的HM3型机，尽管目前已不再生产，但该机碎石效果最佳，被世界誉为ESWL的"金标准"。第二代主要是指"水囊式"碎石机。随着冲击波源特性的改进，麻醉也需要相应简易化。但因冲击波通过水囊膜时能量有所损耗，故其效能不如第一代HM3型机。第三代碎石机是将冲击波源与泌尿手术操作台合而为一，实现了多功能化。除了ESWL外，还可用来进行泌尿系影像诊断以及各种腔内碎石和取石治疗。目前，该类碎石机在欧洲已经普遍使用。

体外冲击波碎石术的临床应用有一个发展过程，20世纪80年代初仅能治疗约20%的肾结石，限于结石直径<2cm者。随着临床经验的不断积累、适应证也在不断扩大，上段及末端输尿管结石得以治疗，但在很长一段时间内认为中、下段结石，特别是位于骶髂骨处输尿管内的结石由于有骨骼阻挡不能碎石。1987年初，我国学者郭应禄院士提出了俯卧位治疗输尿管中、下段结石及膀胱结石，将ESWL的适应证扩大到整个尿路，且提高了疗效，使之成为一种创伤性小、安全、有效的治疗尿石症的方法。

一、碎石原理

（一）电极放电

世界上用得最早、最多的是以Domier公司HM3为代表的碎石机，其冲击波的产生是利用高电压、大电容在水中电极间的瞬间放电产生冲击波。把电极间隙置于半椭圆反射体的第1焦点处，所产生的冲击波成球体样向四周迅速扩散，当其遇到平滑的反射体时，即被反射聚焦于象方焦点处，该处能量即可增大200～300倍。该处的结石即可被击碎。

（二）电效应

利用压电晶体或电磁波产生冲击波碎石。压电式是由许多约50cm球冠上的陶瓷晶体元件，在电脉冲作用下产生压电效应，即电效应转变为机械效应，使晶体快速变形产生机械振动，振动产生冲击波到达球心聚焦进行碎石。电磁式碎石机是通过高压电容器对1个线圈放电，放电产生的脉冲电流形成一个很强的脉冲磁场，引起机械振动并在介质中形成冲击波，经声透镜聚焦得到增强而粉碎结石。

二、体外冲击波碎石设备

体外冲击波碎石机由最基本的两部分组成，冲击波源和结石定位系统，冲击波源是其核心。

（一）冲击波发生源

冲击波是一种机械波，具有声学、力学和光学的特性，碎石作用与冲击波的声阻抗原理、光学聚焦原理、力学原理（能量作用、应力作用和空化效应）有关。目前所应用的体外冲击波碎石机根据其工作原理不同采用了以下几种类型的冲击波发生源：液电冲击波源、压电冲击波源、电磁冲击波源、激光冲击波源和微爆炸冲击波源。后两种冲击波源由于技术不成熟，目前还处于发展阶段。

1.液电式碎石机

在一个充满水的半椭圆的焦点上放置放电电极，当电极施以脉冲高压放电

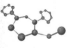

时，由于水介质的电阻作用，使电能瞬间在电极尖上释放，产生高温、高压，迫使水振动并使能量以球面波的形式向四周传播。当遇到椭圆球的曲面时，根据椭圆的几何原理，这些冲击波就会在椭圆的另一个焦点上聚焦，这个焦点就是碎石焦点。20多年的临床经验显示，液电式冲击波源碎石效果好于其他冲击波源。

2.电磁式碎石机

在一个平面线圈上放置一块金属振膜，当线圈通过脉冲电流时，先产生一个强大的脉冲磁场，磁场推动金属膜振动压迫水，形成冲击波，这种平面冲击波经过声透镜可以聚焦在一点。相比液电式碎石机，电磁式碎石机具有脉冲放电稳定、聚焦效率高、无需频繁更换电极、无闪光、噪声小和耗电少等优点。

3.压电晶体式碎石机

压电晶体是一种电能与机械能相互转化的材料，对陶瓷片施加高压电脉冲，陶瓷片就会产生机械振动，对压电陶瓷片施加瞬间作用力，就会产生电脉冲。当数量足够的压电晶体同一球面等距排列，同时施加电脉冲，就会同时产生机械能，这种力压迫水产生定向冲击波向球心聚集，可得到足够的冲击波能量。由于压电转化效率低、功率小，碎石效果不如前两种碎石机。

（二）冲击波的触发系统

冲击波的触发产生必须保证对患者各器官功能无损害，确保患者安全；同时又要使冲击波进行有效冲击，命中率高。冲击波的触发方式有5种：心电R波触发、呼吸触发、呼吸与心电R波同步触发、自动连续触发和手动触发。

（三）冲击波和人体间的耦合

冲击波必须经由某种声阻抗和人体组织声阻抗相近的介质耦合无障碍地进入人体，以避免冲击波在进入人体的界面处产生反射导致应力而伤害人体。理想的耦合介质为水。冲击波和人体间的耦合方式有下列3种：水槽式、水盆式和水囊式。目前采用得最多的是水囊式，用去气软水作为传导介质，并有水循环、去气泡和加温装置以及耦合压力控制模块。

（四）结石定位系统

用于使结石和冲击波聚焦焦点重合，要求结石图像清晰，能方便迅速地寻找结石、准确地进行结石的定位并监测碎石的过程。目前冲击波碎石机的定位方式有3种：X线定位、B超定位和X线/B超双定位。X线定位的特点是快速、方便、图像清晰；缺点是有X线辐射性损伤。B超定位的特点是可以扫描到X线透光结石，不接触X线；其缺点是B超的图像分辨率不高，难以定位中段输尿管结石。为取长补短，有的碎石机中采用X线结合B超双定位技术。

（五）计算机控制操作系统

计算机控制结石定位，X线曝光时间和剂量，控制X线图像的数据采集、存储，控制水处理系统（完成对水囊充水、排水、排气、散热等多种重要功能）以及打印病例报告，监测整机运转情况和安全性等。

（六）治疗床

体外冲击波碎石机的治疗床已从最初支撑患者用发展到多功能治疗床。治疗床可以上、下，左、右、前、后移动并能倾斜，还可作为泌尿检查床或进行泌尿科其他治疗操作使用。

第二节　体外冲击波碎石的临床应用

一、碎石前准备

（一）适应证与禁忌证

1.适应证

（1）上尿路结石除结石以下尿路有器质性梗阻及全身性出血性疾病者外，均可采用体外冲击波碎石术（ESWL）。

（2）部分下尿路结石也可采用ESWL。

（3）在实际临床工作中，须考虑患者的全身情况、泌尿系统本身的情况以及结石本身的情况。

2.禁忌证

（1）妊娠：妊娠是ESWL的绝对禁忌证。

（2）不能控制的凝血病（凝血功能障碍）：也是绝对禁忌证。患者经治疗，凝血功能正常后才可考虑行ESWL。正在服用华法林、阿司匹林或非甾体类抗炎药的患者，将会增加出血的危险。在行ESWL前24小时须停用以上药物。

（3）心脑疾病：发生的脑血管疾病、心力衰竭及严重心律失常者也不宜行ESWL。

（4）未控制好血压的高血压患者：高血压会增加出血等危险。

（5）结石以下尿路存在器质性梗阻者：因碎石无法排出，结石碎屑会加重梗阻，最好在梗阻解除后再行ESWL。

（6）泌尿系感染：急性期不宜行ESWL，以免炎症扩散甚至引起败血症。炎症消除后才可行ESWL。慢性炎症由于难消除，一般建议在术前、术中和术后使用抗生素。有人认为，凡行ESWL前都要做尿培养，如有感染，则应先治疗。

（7）肾功能不全：并非ESWL的绝对禁忌证，尽管ESWL有可能加重肾功能损害，因此必须区别肾功能不全的原因。如肾功能不全是由结石梗阻所致，则要积极碎石；若肾功能不全是由肾本身病变所致，则不应贸然碎石，以免进一步加重肾功能损害。

（8）育龄期妇女：其输尿管下段结石不宜行ESWL，因为冲击波对子宫、卵巢的影响现在还不确定。

（9）特殊结石：巨大结石、全鹿角形结石、肾盂憩室结石、停留时间过长的结石均应慎重考虑行ESWL。

（10）过于肥胖的患者：其背部皮肤至结石的距离大于反射体边缘至象方焦点的间距，无法进行ESWL。

（二）术前准备

1.心理方面

向患者说明ESWL的原理、碎石体位、治疗时间以及治疗过程中发出的声音等，并解释ESWL中可能出现的疼痛、ESWL对肾功能的影响等，争取患者的配合。有恐惧心理的患者，尤其是儿童，可在治疗前让患者现场观看他人的治疗情景。

2.全身情况评估

（1）病史：详细了解患者的心、肺、肝、肾、血液及神经系统等病史，包括精神和癫痫病史，既往有无泌尿系或其他手术史。

（2）体格检查：全面做好体格检查，有助于发现潜在的疾病。

（3）实验室辅助检查：主要是血常规、尿常规、凝血常规、肝肾功能等；若使用华法林、阿司匹林、非甾体抗炎药等影响凝血机制药物时，治疗前至少停用2周，再检查凝血常规、心电图、胸部X线透视或胸片等。必要时行甲状旁腺激素检测和结石成分分析，以便术后采取适当的排石措施和预防结石复发方法。

3.泌尿系统方面

（1）X线检查

①腹部平片（KUB）：90%以上的尿路结石含有钙盐，在X线上均为阳性结石，所以对怀疑有尿路结石的患者，KUB检查作为第一选择，既经济又方便。其优点是可全面了解结石的部位、大小、数目和密度；同时了解有无脊柱和骨盆畸形，有助于定位。

②静脉尿路造影（IVU）：IVU最常用，有助于确定结石的准确位置和大小，了解结石以下有无梗阻，判断是否憩室结石和肾盂颈结石，评估双侧肾功能、查找易发结石的解剖学异常等。通过对结石的密度、位置、大小、形态和梗阻情况，以及肾盂颈形态、长度和角度的分析，有助于指导患者ESWL术后的排石体位，并预测排石效果。

③逆行插管肾盂造影：当肾功能受损或IVU观察不满意，特别是IVU对输尿管结石以下不显影时，需要了解结石以下输尿管有无梗阻或结石存在时，可做该检查。但该检查对患者痛苦大，且容易发生逆行性尿路感染，故多选择性使用。

（2）B型超声检查：泌尿系结石往往是首先通过B超检查发现的。B超可检出阳性和阴性结石，最大优点是无X线辐射损伤。结石的检出与操作者经验和技术、结石大小和部位、肠道气体、患者胖瘦等有关。由于受骶髂关节影响，B超对输尿管中下段结石的检出率较低。B超发现的肾积水征象并不总是器质性梗阻引起的，有时是生理性积水（妊娠期和多尿期）、肾外型肾盂或梗阻解除后的肾盂形态等，还需要进行IVU检查加以鉴别。另外，B超无法对肾功能做出评估。

（3）CT检查：CT诊断泌尿系结石有很高的敏感性和特异性，不受肠道气

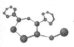

体影响，能显示X线阴性结石。CT检查能获得人体泌尿系横断面密度分辨率很高的图像，解决了X线摄影平面成像组织重叠的问题。多层螺旋CT泌尿系成像（CTU）能将横切面图像转换成泌尿科医师熟悉的类似IVU图像，清晰地显示结石的部位、大小、数目和形态，判断肾盂输尿管梗阻的部位和程度。研究显示，CT有助于判断结石成分，对预测ESWL碎石效果和排石预后有一定意义。有关CTU与IVU的比较，不仅要考虑诊断的有效性，还要顾及X线辐射量、检查时间和经济成本等方面。

（4）磁共振尿路造影（MRU）：一般情况下，磁共振成像不用于诊断尿路结石。当患者有急慢性肾衰竭、碘过敏及年老体弱腹部不能承受加压时，不允许做IVU检查，可选择磁共振尿路造影。该检查可对结石的部位、结石上下尿路的通畅情况做出间接诊断，一般需结合KUB达到诊断目的。

（5）肾图检查：主要了解分肾功能，评价碎石效果。

4.其他准备

（1）肠道准备：治疗前1天晚口服轻泻药，治疗当日晨起禁食，目的是减少肠道内积气和粪便，有利于碎石定位。尤其是对低密度结石，输尿管中、下段结石，肠道准备尤其重要。体外冲击波通过肠道气体时可增加自身能量的耗损和加重对肠管的损伤。

（2）应用抗生素：合并尿路感染，或已经诊断为感染性结石，术前需口服抗生素控制尿路感染。

（3）皮肤准备：治疗前1天洗澡或对腰腹部皮肤进行清洁，清除皮肤表面的油脂，有利于冲击波进入体内。

二、碎石技术

（一）术前、术中用药与麻醉

碎石机应用初期，由于采用高能量冲击波，大多用硬膜外麻醉或全麻才能完成治疗。随着碎石机的改进，特别是低能量碎石机应用于临床，冲击波进入身体时痛感已大为减轻，治疗上尿路结石时疼痛已非常轻微，现除幼童不合作需用全身麻醉外，均不需麻醉。术前特别紧张的患者可在术前30分钟肌注哌替啶50mg，效果满意。

（二）治疗时体位

行ESWL时选择合理的治疗体位很重要，对碎石效果会产生直接影响。选择体位的基本原则：冲击波进入人体的入路能避开骨骼的阻挡，以及冲击波入路最短。

1.仰卧位

适用于肾及上段输尿管结石的治疗。

2.俯卧位

适用于输尿管中、下段和膀胱结石的治疗。

3.半坐位

适用于后尿道结石患者的治疗。

（三）治疗要点及碎石技巧

（1）根据结石的部位采用适当体位，使结石定位于反射体第2焦点，再根据碎除结石的难易程度（结合结石成分、结石周围是否有腔隙和结石与输尿管间是否有嵌顿、粘连等因素综合考虑而判断），调整工作电压。

（2）工作电压的调高务必平稳，切忌一下把工作电压调得过高（如冲击200～300次便把工作电压调至6～7kV）。否则，电极因电弧销蚀太快使电极间隙增大太早导致冲击波焦区偏离第2理论焦点，从而导致碎石效能降低，甚至不能击碎结石，同时使患者疼痛感剧增。

（3）结石粉碎的征象是肾盂、膀胱结石呈体积变大、形状改变、密度降低、碎石块向四周扩散。肾盂结石粉碎后常常逸入邻近肾盂，如"砂石造影"现象；膀胱结石粉碎后向四周散开，如"砂雾状"；输尿管、后尿道和前尿道结石，粉碎后特征是结石碎屑沿输尿管、尿道走向拉长的影像，形同"石街"。

（4）每次治疗不要遗漏大颗碎屑，治疗过程如出现大颗碎屑弹离焦区，立刻跟踪将其击碎。

（5）需要分次治疗的多发结石的治疗顺序，根据结石的多少、大小、部位和肾盂造影情况决定，而且要根据治疗过程的具体情况随时调整治疗方案。制订方案必须遵循以下原则：本次碎石不影响下次碎石治疗的定位；本次碎石尽量避免石街的出现；选择治疗部位的次序以解除尿路梗阻为原则。

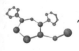

（1）单侧肾内多个结石：从结石大小来讲，小结石先碎，大结石后碎，因为大结石粉碎后的颗粒可能掩盖小结石，使定位发生困难；从部位上来讲，肾盂输尿管结合部的结石先碎；依次碎肾上盏或肾盂上部的结石，再依次碎肾中盏或肾盂中部的结石，最后碎肾下盏和肾盂下部的结石，这样有利于体位引流和碎石排出。

（2）双侧多发结石：结石较小的一侧先碎，结石较大的一侧后碎；症状明显的一侧先碎，症状不明显的一侧后碎。原则上先碎输尿管结石，待梗阻解除后再碎肾结石。但若肾结石较小，肾无积水但同侧输尿管结石较大且离肾盂较近时，宜先碎肾结石，后碎输尿管结石。因为如果先碎输尿管结石，结石碎屑往往逸向肾内，遮盖肾内原有小结石，给下一步定位造成困难，且肾内小结石有可能随已碎颗粒排至输尿管，导致梗阻，影响排石。

总之，治疗上尿路多发结石，选择合理的治疗顺序很重要。决定治疗顺序的具体原则是：先小后大，先易后难，先远后近，先急后慢。更具体即是：先碎小结石，后碎大结石；先碎密度低脆性高的"容易"结石，后碎密度高脆性低的"困难"结石；先碎尿流远端的结石，后碎尿流近端的结石；先碎有梗阻、肾功能差、症状重的"急"结石，后碎无梗阻、肾功能好的"慢"结石。一侧结石排空再治疗另一侧，两侧同时治疗可能会造成双侧梗阻，属于禁忌，不能违反治疗原则。

第三节　各类结石的体外冲击波碎石术治疗

一、肾结石体外冲击波碎石治疗

（一）适应证

1.单纯性肾结石

直径<2cm肾盂、肾盏结石，ESWL粉碎率高，术后并发症少，除少数

（如胱氨酸结石）较难被冲击波粉碎外，大多数能1次治疗成功。一般来说，直径＜2cm结石的碎石成功率明显高于结石＞2cm者，一般结石粉碎率可达97%～99%。

2.复杂性肾结石

包括巨大结石、鹿角形结石及多发结石等。

（1）巨大肾结石和鹿角形肾结石：结石直径＞2.5cm或鹿角形结石，单纯ESWL治疗有一定难度，其治疗时间长，并发症发生率高。鹿角形结石除少数由尿酸、胱氨酸成分组成外，以磷酸镁铵为主（感染性结石）。长期以来，鹿角形肾结石治疗是泌尿外科的一个重要课题。

（2）多发性结石：多发性结石大多数需多次碎石，少数尚需配合PCNL或其他方法，疗程长，费用高，应向患者说明冲击波治疗的方案及难度，使其积极配合治疗。此外，多发性肾结石与机体代谢有关，需进一步查明结石产生的病因和诱因，争取做到标本兼治，避免治疗后肾结石复发。

3.肾盂结石

ESWL治疗无症状小肾盂结石，文献讨论较多。20年前，无梗阻症状的肾盂结石通常行非手术治疗，但随访发现68%患者合并尿路感染，51%患者出现肾绞痛，40%患者最终需要手术治疗，只有16%患者自行排出结石。ESWL治疗12个月后的肾盂结石排净率，直径＜5mm者达84%，直径＜10mm者达90%。约50%肾盂结石可排入输尿管而成为输尿管结石，因此，早期行ESWL治疗的理由是它可以预防结石排入输尿管后造成急性梗阻。

ESWL治疗肾解剖正常结石的疗效与结石大小有关。肾盂结石治疗方法的选择取决于很多因素，如结石大小、位置、成分以及尿路解剖和患者的总体健康情况。若单纯考虑结石大小，ESWL治疗直径＜10mm的结石，不管它位于肾何处，疗效都很好；10～20mm的结石，特别是肾下极结石排净率有所下降；而30mm以上的结石，疗效均不满意；下极直径＞30mm的结石，应优先选择经皮肾镜取石术（PCNL）治疗。长期观察发现，ESWL术后24个月仍有结石碎片排出，且结石排净率随观察期的延长而上升。结石排净率和残留率在肾盂和上盏、中盏是相似的，而下盏结石则残留率较高，且易复发。为提高ESWL治疗下盏结石的疗效，碎石后可采用体位排石法，可有效地防止结石残留在肾下盏。

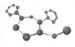

（二）术前用药

一般情况下无需术前用药，对疼痛敏感者，在ESWL前30分钟肌内注射注哌替啶（2mg/kg）加异丙嗪（1mg/kg）可达到术中镇静止痛目的，术前用镇痛药的方法，大大减少了初期应用麻醉方法的并发症，并有利于ESWL，治疗后患者可立即下床活动以促进排石。小儿肾结石的ESWL治疗应选用全身麻醉。

（三）治疗时体位

碎石机治疗体位分为平卧位和俯卧位两种，髂骨缘以上结石选平卧位治疗，髂骨缘以下结石选俯卧位治疗。小儿肾结石治疗时，在其背部肋缘以上加放铅板以保护肺组织；盆腔异位肾结石和少数马蹄肾下盏结石，须选俯卧体位行ESWL治疗。

（四）定位

1.X线定位

现绝大多数碎石机仅用了单X线定位系统，寻找到结石的影像后，将其移至靶心"十"字线的中心，利用三维（X，Y，Z轴）定位，其方法简便，易于操作定位。

2.B超定位

肾结石的超声定位就是指显示肾的声像图，从肾声像图中搜寻结石的声像，再把结石调整到碎石机的第2焦点上。碎石时患者仰卧位或斜仰卧位，经侧腰部或背部显示肾及结石图像清晰，无肠气干扰，所以超声定位肾结石一般无困难。B超探头放在结石同侧。

（五）治疗

当两个显示器上的结石影像都位于"十"字线的中心时，结石已准确定位，将工作电压调至最低电压，即可以开始治疗（每种碎石机的电压均不同），每轰击200次后透视1次，观察结石的粉碎情况及结石位置情况，如有移动则及时校正，以提高冲击波的碎石成功率。在治疗过程中，工作电压应逐渐提高。结石粉碎过程在荧光屏上表现为结石边缘变毛糙，阴影变大、碎石碎屑逸向肾盂等空隙处，犹如"砂粒造影"可显示肾盂的轮廓。此时应仔细观察各个部分有无较大颗粒，如有应将其移至"十"中心，继续轰击将其彻底粉碎。

（六）工作电压及轰击次数

治疗时的工作电压应随不同厂家的碎石机而定，Donier公司HM3型碎石机工作电压为16~24kV，轰击次数则视结石粉碎为度，若结石不能完全粉碎时，其轰击总数不宜超过2500次，对于小儿肾结石和孤立肾结石，应适当调低工作电压和减少轰击次数，尽量减少其对肾的损害。而湛江海医疗器械有限公司的HB-V型低能量碎石机的工作电压为3~9kV，肾结石治疗轰击次数不超过2500次。新研制的复式脉冲HB-VG型低能量碎石机的工作电压为3~8kV，轰击次数应少于2500次。尤其是下盏结石要降低能量。

（七）治疗间隔时间

两次治疗间隔时间应＞1周，孤立肾结石，小儿肾结石应＞10天。

（八）辅助治疗

一般肾结石的ESWL治疗，不需辅助治疗。但是，当结石＞3cm者，很难一次完全粉碎，复杂肾结石往往需要做一些辅助治疗以缩短疗程、提高疗效。其方法有以下几种。

（1）手术与ESWL联合治疗：在肾盂切开取石术后2周，伤口已愈合，在无感染的情况下可行ESWL治疗。

（2）经皮肾镜取石术（PCNL）联合ESWL治疗：一般应先做PCNL，通过肾镜用超声或液电碎石将肾盂内结石尽可能取出，遗留的肾盂结石在PCNL术后1周再行ESWL治疗残余结石。

（3）为防止治疗后碎石块在输尿管内堆积，尤其对巨大胱氨酸结石、尿酸结石，在术前置入DJ内支架管，一方面可预防术后造成石街引起梗阻，也有利于碎石屑逸入输尿管内需再次行ESWL的定位。

二、输尿管结石体外冲击波碎石治疗

（一）适应证

输尿管全长各部位的结石皆是体外冲击波碎石治疗的适应证。按骨盆髂骨将输尿管分为上段、中段、下段。在ESWL临床应用的初期，只用于治疗上段输尿管结石，中段和下段部位的结石曾被认为是ESWL治疗的盲区。1987年我国学者郭应禄院士首先提出用俯卧位治疗髂骨缘以下的输尿管结石，冲击波由下腹部避开骨骼达到结石，取得满意效果。随着治疗经验的积累和碎石机的改进，现在输尿管任何部位的结石都可用ESWL治疗。ESWL和各种体内碎石术的发展已使得95%以上的输尿管结石免予开放手术，个别结石有定位困难的因素，也有结石不易粉碎或不易排出的原因。

（二）术前准备

术前一般准备同肾结石ESWL治疗。但对于结石较小或近日伴肾绞痛发作者，应在治疗前重新拍摄腹部平片，观察结石移动位置。对于结石过小或影像欠清晰者，可在治疗前行输尿管逆行插管，并拍摄腹部平片，以利术中定位（可沿导管影寻找结石）。如为阴性结石者，可在治疗时注入造影剂。

（三）术前用药

成年人一般无需用药，对于疼痛敏感者，术前30分钟肌内注射哌替啶50mg，异丙嗪25mg，小儿选用全身麻醉方法。

（四）治疗体位

1.仰卧位
适用于髂骨缘以上输尿管结石的治疗，冲击波从侧方进入，可避开椎体的阻挡，提高碎石疗效。当输尿管末端结石定位困难时（体胖及小儿患者），可采用仰卧位治疗，冲击波从小骨盆内口进入，直达结石。

2.俯卧位
适用于髂骨缘以下的输尿管结石，这是碎石治疗中应掌握的基本原则，采用俯卧位治疗髂骨缘以下的输尿管结石，可以避开骨骼对冲击波的阻挡，冲击波直接通过腹部到达结石，以利于结石的粉碎。对于输尿管末端结石患者，应加用铅板以保护外生殖器。

（五）定位

1.X线定位

输尿管结石定位较为简单，当X，Y，Z轴位均位于"十"字的中心时，即可开始治疗。当定位发生困难时可插入输尿管导管帮助定位，输尿管结石影像也随呼吸运动而上下移动，上段更明显，应选择呼吸终末定位，下段则移动范围较小。

2.B超定位

超声定位输尿管结石有一些困难，定位前要充分准备，定位时要认真细致。寻找输尿管结石应先从上段开始，沿积水的输尿管往下追寻。肾盂输尿管连接段为第1狭窄处，从侧腰部或背部扫查，一般显示肾门后，再向下移动探头即可显示。输尿管跨越髂动脉为第2狭窄处。探测时先将探头置于腹部正中做横切，显示腹主动脉；然后向下移动探头于脐部，见腹主动脉分为左右髂动脉；再转动探头方向，向一侧外下方追踪，即可显示两条平行管道，分别为一侧髂总动脉和髂总静脉。在搏动的髂动脉前方即可显示扩张输尿管的椭圆形断面。再转动探头方向，使其与人体纵轴平行，可显示扩张输尿管的纵切面，并能看见扩张输尿管跨过髂血管的图像。如有结石停留，可出现结石声影。输尿管膀胱开口为第3狭窄处，输尿管下段结石的探测要使膀胱中度充盈，在耻骨上缘横切，显示膀胱三角区，再不断调整探头的角度，显示左右输尿管在膀胱壁开口的部位。纵切与皮肤呈75°角左右，可以看清对侧扩张的输尿管及结石。结石嵌顿时，该处黏膜水肿，呈水泡状隆起。

（六）治疗

当结石位于反射体的第2焦点时可开始进行治疗，如阳性结石近端积水明显者，先轰击结石近端积水处。当轰击数百次后，可见碎石屑向其上方逸散，继续治疗可见结石向下拉长，结石影变淡。每轰击数百次时观察结石移动情况，并及时校正。电压可逐渐提高。对于阴性结石，通过输尿管插管注入造影剂后，可见

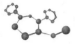

结石处呈杯口样改变，结石粉碎的标志是结石碎块与造影剂混同，杯口逐渐消失，造影剂通过。

（七）工作电压及轰击次数

由于输尿管较肾组织更能耐受冲击波，且结石被输尿管包紧不易击碎，故治疗时可适当提高工作电压，以加速结石的粉碎过程。Dornier HM3工作电压为18～24kV。为争取一次治疗成功，轰击次数可增加至2700次，如已轰击至2700次但结石仍没有明显变化时，则应暂时停止，改行下一次治疗。而HB-VG型低能量复式脉冲碎石机（3～9kV）轰击次数3500次。

（八）两次治疗间隔时间

两次治疗间隔时间应＞1周。

（九）辅助治疗

对于骨骼重叠处的输尿管小结石、结石影像淡而不清者、输尿管阴性结石和输尿管下段结石同时伴有盆腔静脉石时，可插入输尿管导管帮助定位。对于输尿管结石，主张采用原位ESWL治疗，亦能获得满意治疗效果。

（十）影响因素

影响输尿管结石ESWL治疗效果的因素包括结石大小、结石滞留时间等。

1.结石大小和成分

一般来说，＜1cm输尿管结石碎石效果较好，一水草酸钙结石及胱氨酸结石碎石效果较差。

2.结石停留时间

由于输尿管是一管道器官，空隙小。若结石停留时间超过3个月，将刺激周围管壁产生炎症反应，出现肉芽组织或炎性增生，可使结石被组织包裹而难以粉碎，或粉碎后难以排出。

3.输尿管积水程度

输尿管积水严重意味着结石停留时间较长，往往超过6个月，梗阻严重，碎石效果不佳；较大结石可能因周围间隙小而难以粉碎。碎石由近侧有积水处开始，适当的输尿管积水有利于结石的粉碎和排出。

（十一）疗效的判断

多数输尿管结石在治疗过程中可见到结石影变长、变淡等变化，说明结石已粉碎，但也有少数病例当时并无明显变化，此时不要急于以为治疗失败而改用其他方法和再次碎石，因为有一部分输尿管结石，虽然已经粉碎，但仍在原位停留，一段时间后再散开、排出。可靠的做法是先观察1～2周，再复查KUB。若结石影出现改变，说明结石已碎，可继续等待排出；若结石影改变不明显，说明治疗效果差，可考虑再次行冲击波碎石或改用其他方法治疗。

（十二）腔内碎石技术和ESWL的选择

ESWL和输尿管镜腔内碎石（气压弹道、钬激光）是治疗输尿管结石的两大治疗方法，两者各有优缺点，也有各自不同的适应证和禁忌证，如何选择最佳治疗方法是泌尿外科医师经常遇到的问题。

一般来说，由于ESWL是非侵入式，并发症少，可作为输尿管结石的首选治疗方法，但不同结石、不同患者，又有所区别，如结石大小、成分和局部停滞时间等会影响ESWL的碎石效果。换言之，那些体积较大（＞1.5cm）、多发、难碎结石，以及停留时间过长（＞6个月）的结石，经输尿管镜治疗效果更好，亦可作为一线治疗方法。

结石部位是决定结石治疗方法的另一重要因素，上段输尿管结石因输尿管镜操作困难，而ESWL具有非侵入或患者痛苦小，不用麻醉，可在门诊治疗等优点，常为首选治疗方法；另一方面，对直径＞1.5cm的输尿管下段结石，特别是双侧输尿管下段结石，输尿管腔内碎石成功率高于ESWL，1次可治疗双侧结石，可将输尿管镜腔内治疗列为首选。所以，治疗方法应根据结石大小、数目、梗阻情况、医院实际条件等情况而定。

第四节　体外冲击波碎石并发症及防范处理

一、术中并发症及处理

（一）局部皮肤疼痛

体外冲击波碎石术中可能会出现局部皮肤疼痛，但很轻微，成年人不需止痛药。除疼痛敏感者，在术前30分钟应用止痛药，一般均能达到术中止痛。

（二）血压升高

多见于术前患有高血压病史未能得到控制或精神紧张对疼痛敏感者，当血压高于24/14.7kPa（180/110mmHg）时应停止治疗，以防血压过高时，冲击波致肾实质及肾周围出血；对于精神紧张的青年人，可出现治疗开始时，一过性的高血压，一般待数分钟后，血压自行下降至正常，无需特殊处理。

（三）血压下降

血压下降见于年老体弱、心功能较差者，加之术前腹泻多次，未进饮食等原因，特别是应用水槽式碎石机治疗者，易出现血压下降情况。这是由于人体部分进入水中，使得血流动力学受到影响。另外，水温的提高亦会导致周围血管扩张。回心血量相对减少，因而可出现不同程度的血压下降，血压下降明显者，可静脉补液加用升血管收缩，如美芬丁胺10～20mg或麻黄碱10～15mg，待血压平稳后继续治疗，治疗时应强调水温控制在37℃左右，尤其在夏季水温不宜过高。现在的碎石机已用水囊式代替了水槽式，很少出现血压下降情况。

（四）窦性心动过速及窦性心动过缓

部分年轻人在碎石治疗开始时，可出现窦性心动过速，主要由精神紧张、恐惧所致，但在治疗后数分钟，心率逐渐下降至正常，无需特殊治疗。如持续心动过速未见好转，可静脉注射地西泮5mg。

窦性心动过缓在心电图可提示，应在术前30分钟肌内注射阿托品0.5mg，可预防术中心动过缓的发生。如术中心率低于50次/分，应停止ESWL治疗。

（五）心绞痛

心绞痛多见于术前有冠心病病史者，往往心电图表现为ST–T改变或T波倒置等心肌缺血情况，术前根据病情选用冠状血管扩张药，如硝酸甘油片、冠心苏合丸等，术中给予吸O_2及静脉补液等措施加以预防。术中一旦出现胸闷、冷汗等症状应严密观察心电图变化，应停止ESWL治疗，及时给予口含速效救心丸等治疗，同时密切观察心率、血压、呼吸等情况，如伴有血压下降应加用血管收缩药。对于冠心病患者应做好术前预防性用药，可有效地防止术中心绞痛的发生。对部分心肌梗死患者，术中应更加严密观察血压、脉搏、心率和呼吸等变化，及时发现问题及时处理，确保术中安全，新近发生心肌梗死者，应严禁行ESWL治疗。

（六）心律失常

术中心律失常的出现多见于有心脏病病史者，术中可出现房性期前收缩、室性期前收缩、房性心动过速或室性心动过速，一旦出现频繁的期前收缩、多源性期前收缩、房性心动过速及室性心动过速时，应立即中断ESWL治疗。停止治疗后，期前收缩多能自行消失，如上述症状继续出现，应给予抗心律失常药治疗，如普罗帕酮、毛花苷C等。在碎石的整个治疗过程中，应严密监护患者的心电图、心率及血压的变化，一旦出现问题监视器报警，以便医务人员及时处理。

二、术后并发症及处理

（一）血尿

几乎所有的患者在碎石术后均会出现轻重不同的肉眼血尿，肾结石患者更为明显。肉眼血尿一般在术后1~2天自行消失，无需特殊治疗，而镜下血尿则持续到结石排净为止，嘱大量饮水即可。严重血尿不止时，应及时行B超或CT检查，

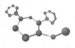

以确诊有无肾损害。无明显肾实质损害时，可卧床休息，对症处理，待血尿消失，如发现肾实质损伤时，视病情行非手术或其他治疗。

（二）肾绞痛

肾结石碎石术后输尿管绞痛发生率不高，而输尿管结石碎石术后绞痛的发生较肾结石更少，且绞痛发生一般不严重，给予镇痛、解痉药或针灸均可缓解。绞痛的发生是由碎石屑排出所致，故术后多饮水可减少绞痛的发生。碎石后口服钙通道阻滞药、α_1受体阻断药和中药等能有效降低肾绞痛发生率。

（三）发热

ESWL术后出现低热38℃左右时，需用抗生素治疗至体温正常；若体温高于39℃时，多为伴有梗阻的严重尿路感染，甚至有发展至脓肾的可能，多由石街形成所致，应及时行经皮肾造口术，置管引流解除梗阻并用抗生素，发热很快可以控制。

（四）恶心、呕吐、食欲缺乏

ESWL术后有少数患者出现恶心、呕吐和食欲缺乏，其原因为应用止痛药，一般在短时期内消失。另外，碎石术后，碎石屑在排出过程中亦可出现上述症状，给予对症处理后可好转。

（五）皮肤损伤

皮肤损伤较少见且不严重，表现为皮下有少量散在的小瘀斑，面积约1cm范围，一般1～2天自愈，无需特殊处理，严重时表现为大片皮下瘀斑甚至表皮破损出血，重度皮下出血时，消散时间长，需口服抗生素预防感染及对症处理。

（六）咯血

咯血的发生极罕见，见于肾上盏结石碎石时，特别是小儿肾上盏结石，由于吸气时肺底下移，此时部分冲击波击中肺部所致，可表现为术后痰中带血丝，很少出现咯血，一般在1～2天自愈，无需特殊处理，故在治疗小儿肾结石时应在背部加一个泡沫塑料板，加以保护。

（七）消化道出血和消化道穿孔

冲击波可引起结石附近肠系膜充血、出血和肠道黏膜下出血，一般无自觉症状。当肠道积气过多时冲击波对肠管黏膜损伤加重，严重时表现为少量呕血或黑粪，或伴有腹部疼痛，症状多不严重，可嘱半流质饮食2～3天，无需治疗可自愈。消化道穿孔极少发生，一般发生在有慢性消化道炎性疾病（如节段性肠炎）和肠道手术史的患者，这是由于冲击波造成的肠腔内气穴现象和形成的空泡引起肠腔内压力骤增，导致肠管破裂，临床上表现为ESWL后数小时内持续性腹痛、腹胀或不明原因患侧腹痛，腹部CT和B超检查有助于诊断。

（八）石街形成

1.无症状石街

肾结石在碎石术后，结石碎屑沿输尿管堆积成串，但无发热、绞痛等不适症状，此时应于1天、3天、5天定期拍摄KUB观察石街的排空情况，如1周内石街无明显变化，应重复ESWL治疗，由下而上的轰击，如石街中有大块结石，应重点轰击之，以疏通通道，经ESEL治疗后多可获得满意效果。

2.有症状石街

碎石术后可表现为输尿管绞痛，发热及患侧腰部胀痛等，一旦出现上述症状应立即拍摄KUB，必要时行急诊ESWL治疗。如出现高热应考虑石街梗阻合并感染，必须行经皮肾造口引流尿液解除梗阻，保护肾功能。

对于尚未造成严重梗阻的石街，可用药物治疗帮助排石，如硝苯地平、阿托品、溴丙胺太林、山莨菪碱、黄体酮以及中药等。如石街已达膀胱壁段，可经直肠或阴道按摩以助排石，输尿管口狭窄者可经膀胱镜行输尿管口切开或行输尿管镜取石术。

为预防石街的形成，较大肾结石可在ESWL术后，嘱患者向患侧卧位48～72小时，有利于减慢碎石屑的排出速度，可有效减少长段石街的形成，如阴影淡的较大肾结石，可在治疗前置入双内支架管以预防之。

（九）肾血肿

ESWL后肾血肿的发生率尽管较低。肾血肿是冲击波对肾严重损伤的结果，表现为肾实质血肿、肾包膜下血肿和肾周血肿，单发或多发。肾损伤的严重程度与工作电压和冲击次数直接相关，也与患者年龄有关。凝血功能异常和术前高血压未能良好控制，可使肾血肿的发生率大大提高。当ESWL术后患者发生持续严重的血尿、患侧严重腰部疼痛和包块时，要怀疑肾血肿，需做肾CT或MRI检查。ESWL所致肾损伤一般在影像学上表现为肾水肿和体积增大、肾皮髓质界限消失、肾实质小出血灶、肾包膜下血肿、肾周围血肿等改变。一旦肾血肿诊断成立，须采用非手术治疗，一般疗效满意。严格卧床休息至少2周，保持足够的入出液体量，必要时静脉输液，同时给予广谱抗生素预防感染，必要的止血止痛治疗，以防合并严重的肾或肾周感染导致肾切除。肾破裂的出血量一般较大，也有非手术治疗成功的报道。为预防发生肾血肿和肾破裂，术前务必良好控制高血压和纠正凝血功能障碍，术中严格控制工作电压和冲击次数。

（十）肾功能的变化

肾小管和集合管各段均对冲击波敏感，位于或接近焦点的肾小管损伤最为严重，冲击波对肾小球的损伤较轻，因此ESWL对肾小管功能影响较大，而对肾小球功能影响较轻。受冲击肾的对氨基马尿酸清除率急剧下降，而肌酐清除率下降幅度不大。肾结石患者ESWL术后肾有效血流量和肾小球滤过率呈短暂下降，一般12周后可恢复正常。反映肾功能受损的指标尿力微球蛋白和p2微球蛋白等微量蛋白在ESWL治疗后下降明显，约1周后逐渐可恢复正常水平。对于双肾功能正常的患者，血肌酐水平在碎石前后一般不会发生改变。对于孤立肾或既往有肾病史的患者，则可能导致肾功能减退，故对这类结石患者要严格限制工作电压、冲击次数和治疗时间间隔。ESWL治疗后予以钙离子阻断药有助于保护肾功能。

（十一）高血压

有人对碎石患者平均随访1年，发现8%的患者发生高血压，推测可能与冲击波引起的肾实质或肾周血肿纤维化有关。对此也有人认为是由于冲击波后肾内水肿、出血引起肾内压增高，肾有效血浆流量下降，激发了肾素–血管紧张素–醛固酮系统。也有研究发现，ESWL术后60岁以上老年患者的肾阻力指数升高，导致老年性高血压发病率增加。但国内有人报道多数碎石患者的血压在ESWL术后短期内升高，但在数周内恢复正常。目前尚不能明确ESWL术是否会导致高血压，但必须严格控制工作电压和冲击次数，尽量减少冲击波对肾的损伤，避免继发的高血压。

第十四章　泌尿系统其他微创手术

第一节　膀胱结石碎石术

一、机械碎石术

膀胱结石分为原发性和继发性两种。原发性膀胱结石多与营养不良、低蛋白质饮食有关。继发性膀胱结石主要继发于下尿路梗阻、膀胱异物等，与泌尿系统梗阻和反复尿路感染有关。目前绝大多数膀胱结石都可通过经尿道碎石术解决。

（一）适应证

膀胱结石<2cm，无尿道狭窄的病例。

（二）术前准备

（1）明确结石的大小、数目、位置，是否在膀胱憩室内，膀胱憩室内的结石要特别仔细，常因操作不慎引起膀胱穿孔，还要了解是否有上尿路积水以及肾功能损害。

（2）有合并感染或尿液反流引起肾积水时，应先控制感染，引流尿液。

（3）操作前仔细检查器械和镜子是否配套，在体外试钳夹纱布了解碎石器械的性能，以减少不必要的损伤。

（三）手术步骤

1.麻醉与体位

（1）麻醉：行尿道黏膜麻醉或硬膜外麻醉。

（2）体位：取截石位。

2.手术方法

（1）尿道扩张后进镜、用生理盐水作为冲洗液，充盈膀胱，观察结石的大小、位置，了解膀胱内的情况，是否合并其他病变。直视下张开碎石钳咬住结石，上撬碎石镜的前端，使之悬空于膀胱中，以避免碎石时损伤膀胱黏膜。慢慢用力咬碎结石。如果结石较大，可从结石的边缘或一端开始碎石，反复碎石直至结石完全粉碎。如果结石在膀胱憩室内，应小心把结石抓起，在憩室外膀胱内粉碎。

（2）冲洗器抽吸出结石碎片。

（3）留置导尿管1~2天，嘱患者多饮水，适当抗生素治疗。

3.注意事项

（1）务必充盈膀胱，碎石钳悬空于膀胱中以避免膀胱损伤。

（2）憩室内结石的处理，当心膀胱穿孔。

（四）并发症及处理

1.膀胱出血

一般较轻。有黏膜损伤的可能时，留置导尿管，严重时冲洗膀胱。

2.膀胱穿孔

常由镜子不配套或憩室内结石碎石引起。下腹部有冲洗液引起的包块。腹膜外穿孔，留置导尿管；穿孔至腹腔，小穿孔腹腔液体不多，试行留置导尿管引流，但应特别警惕充分估计冲洗液吸收对体液平衡的影响，较大穿孔手术修补。

二、气压弹道碎石术

（一）适应证

膀胱结石<2cm，无尿道狭窄的病例。

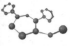

（二）术前准备

（1）明确结石的大小、数目、位置，是否在膀胱憩室内，膀胱憩室内的结石要特别仔细，常因操作不慎引起膀胱穿孔，还要了解是否有上尿路积水以及肾功能损害。

（2）有合并感染或尿液反流引起肾积水时，应先控制感染，引流尿液。

（3）操作前仔细检查器械和镜子是否配套，在体外试钳夹纱布了解碎石器械的性能，以减少不必要的损伤。

（三）手术步骤

1.麻醉与体位

（1）麻醉：行尿道黏膜麻醉或硬膜外麻醉。

（2）体位：取截石位。

2.手术方法

（1）经尿道留置8号导尿管，直视下将输尿管镜置入膀胱。以生理盐水为冲洗液充盈膀胱，观察结石的大小、位置，以及了解膀胱内的情况，是否合并其他病变。经输尿管镜工作通道引入治疗探杆，直接抵住结石或以探杆压住结石将其击碎。反复碎石，直至结石完全粉碎。

（2）冲洗器抽吸出结石碎片。

（3）留置导尿管1～2天，嘱患者多饮水，适当抗生素治疗。

（四）并发症及处理

膀胱出血和膀胱穿孔罕见。

三、钬激光碎石术

（一）适应证

膀胱结石小于2cm，无尿道狭窄的病例。

（二）术前准备

（1）明确结石的大小、数目、位置，是否在膀胱憩室内，膀胱憩室内的结石要特别仔细，常因操作不慎引起膀胱穿孔，还要了解是否有上尿路积水以及肾功能损害。

（2）有合并感染或尿液反流引起肾积水时，应先控制感染，引流尿液。

（3）操作前仔细检查器械和镜子是否配套，在体外试钳夹纱布了解碎石器械的性能，以减少不必要的损伤。

（三）手术步骤

1.麻醉与体位

（1）麻醉：行尿道黏膜麻醉或硬膜外麻醉。

（2）体位：取截石位。

2.手术方法

（1）尿道扩张后进镜，以生理盐水为冲洗液充盈膀胱，观察结石的大小、位置，以及了解膀胱内的情况，是否合并其他病变。固定光纤于激光手柄上，设置钬激光能量，一般为15W（焦耳乘以频率）左右，如果操作熟练可设置40W。将光纤抵住结石，稍加左右摆动、用光纤在结石表面钻孔、成槽，裂开结石。结石变小后，宜调慢频率，更稳妥地击碎结石。反复碎石，直至结石完全粉碎。

（2）冲洗器抽吸出结石碎片。

（3）留置导尿管1～2天，嘱患者多饮水、适当抗生素治疗。

3.注意事项

（1）务必保持光纤抵住结石，以免损伤膀胱。

（2）根据结石的大小、硬度、操作者经验，调整钬激光能量和频率。

第二节 尿流改道技术

一、尿流改道技术概述

由于前尿道的梗阻、狭窄等原因，不能进行正常的排尿时需要进行尿流的改道。另外在尿道下裂的治疗过程中，经常会因为新建尿道不适合直接进行排尿，也需要进行尿流的改道。尿流改道术是通过手术或手术器械将导尿管置入膀胱，完成有效尿液流出的手术方法。常用的尿流改道手术有膀胱切开造口术、膀胱穿刺造口术、会阴切开造口术、会阴穿刺造口术等。

（一）尿流改道的概念

1.尿流改道

尿流改道是指尿液由膀胱不经过正常尿道，而通过其他途径经导尿管排出体外，如果不进行专门的控制，此时尿液是24小时持续流出体外的。

2.尿流改道术

尿流改道术是通过手术或手术器械将导尿管置入膀胱，完成有效尿液流出的手术方法。

（二）尿流改道的适应证

各种原因导致尿液不能经正常尿道排出体外时，需行尿流改道。常见需要进行尿流改道的情况如下。

（1）骨盆骨折致后尿道断裂：尿流改道的目的在于解决尿液潴留，同时保证尿道修复手术的成功。

（2）危重患者、时间长、创伤大及会阴部的手术需要及时了解尿量变化或持续尿液引流。

（3）急性前列腺炎致急性尿液潴留或进行前列腺手术时。

（4）各种原因造成的尿道狭窄致尿液潴留。

（5）各种阴茎、尿道及膀胱的手术。

（6）先天性尿道畸形如尿道下裂、尿道上裂等进行尿道再造手术时需要进行尿流改道。

（三）常用导尿管

1.导尿管型号

导尿管周径的标准型号与大多数内镜器械一样，都是按照Charriere法式标准制作的[0.33mm=1French（F）或者1Charriere（Charr）]。因此，3F相当于直径1mm，30F相当于直径10mm。

2.导尿管类型

（1）普通单腔导尿管。

（2）气囊双腔导尿管。

（3）冲洗用三腔导尿管。

（4）伞状导尿管。

（5）蕈状导尿管。

3.导尿管材料

橡胶、乳胶、硅胶，目前多数学者认为，硅胶导尿管组织相容性最好。

二、膀胱切开造口术

膀胱切开造口术是传统的尿流改道手术。可以在膀胱内留置蕈状（蘑菇头）导尿管，也可以根据条件和需要留置其他类型的导尿管或尿液引流管。

（一）适应证

1.适应证

尿流改道的适应证各种原因导致尿液不能经正常尿道排出体外时，需行尿流改道。常见需要进行尿流改道的情况如下。

（1）骨盆骨折致后尿道断裂：尿流改道的目的在于解决尿液潴留，同时保证尿道修复手术的成功。

（2）危重患者、时间长、创伤大及会阴部的手术需要及时了解尿量变化或持续尿液引流。

（3）急性前列腺炎致急性尿液潴留或进行前列腺手术时。

（4）各种原因造成的尿道狭窄致尿液潴留。

（5）各种阴茎、尿道及膀胱的手术。

（6）先天性尿道畸形如尿道下裂、尿道上裂等进行尿道再造手术时需要进行尿流改道。

2.优点

尿液引流可靠、通畅；可配合治疗，如膀胱或尿道的冲洗；导尿管的留置时间不受限制。

3.缺点

手术较为复杂，体表留有明显的瘢痕。

（二）手术步骤

（1）在耻骨联合上2~3cm，沿皮肤纹横行或纵行切开下腹部皮肤。

（2）纵行切开一侧腹直肌前鞘内缘，推开腹直肌，切开后鞘，向上钝性剥离疏松结缔组织，暴露膀胱前壁。

（3）以带针头的注射器小心穿刺，回抽无气体，有尿液，证实为膀胱。

（4）在膀胱前壁缝合2根支持线，牵引。

（5）切开膀胱壁，置入蕈状导尿管。

（6）可吸收线缝合膀胱。

（7）导尿管尾端由另一处皮肤切口引出，分层缝合皮肤切口。导尿管末端接尿袋，固定尿袋。

三、膀胱穿刺造口术

膀胱穿刺造口术是用膀胱穿刺造口引导器械在耻骨上穿刺膀胱插入导尿管的尿流改道术。膀胱穿刺造口引导器械包括普通膀胱穿刺造口引导针和穿刺导引器2种。由于穿刺造口引导器械的不同，穿刺造口方法略有不同。穿刺造口的导管应避免过于接近耻骨和膀胱颈部，因为较长的导管会刺激膀胱三角区，引起膀胱痉挛。

（一）普通膀胱穿刺造口引导针耻骨上膀胱穿刺造口法

普通膀胱穿刺造口引导针由穿刺针和套管组成，其套管内径通常允许10或12号普通导尿管自由通过。应用膀胱穿刺造口引导针只能在膀胱内留置普通导尿管。

1.器械准备

膀胱穿刺造口引导针与套管内径相应的等长普通导尿管2根（其中1根导尿管的侧壁上剪2个孔，孔距导尿管的尖端在2cm以内）、钢尺。

2.手术步骤

（1）经尿道内的导尿管向膀胱内注入生理盐水，使膀胱充盈至膀胱底与脐平。

（2）耻骨联合上3cm处横行切开皮肤1cm。

（3）以带针头的注射器经皮肤切口垂直穿刺，抽出尿液，证实为膀胱，并且测量皮肤至膀胱的厚度。

（4）以膀胱穿刺造口引导针经皮肤切口刺入膀胱，拔出穿刺针芯，固定套管，经套管向膀胱内插入尖端剪侧孔的导尿管，拔出套管。

（5）以另一等长的导尿管为尺，使自皮肤插入膀胱的导尿管长度为3cm腹壁厚度，3cm为留置在膀胱内的导尿管长度，一管带三孔；腹壁厚度为用注射器针头穿刺时测量到的腹壁皮肤至膀胱的距离。

（6）在皮肤上缝合固定导尿管。

（二）穿刺造口引导器耻骨上膀胱穿刺造口法

膀胱穿刺造口引导器由带尖端盲管的固定部分和滑动部分组成。应用穿刺造口引导器目的在于把蕈状（蘑菇头）导尿管通过腹壁膀胱穿刺，留置在膀胱内。蕈状（蘑菇头）导尿管是耻骨上腹壁膀胱造口后在膀胱内留置的各型导尿管中的最佳选择，因其引流通畅，便于护理和更换。这种方法同样适用于Foley导尿管。

1.膀胱穿刺造口引导器的使用方法

打开膀胱穿刺造口引导器，将蕈状（蘑菇头）导尿管置于中央管内，利用其弹性将导尿管的蘑菇头挤压在穿刺造口引导器的尖端盲管内，并使穿刺造口引导

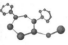

器的两部分合成完整、光滑的一体。握住穿刺造口引导器，经皮肤切口刺入充盈的膀胱。一手扶住穿刺造口引导器的固定部分，另一手向上提拉其滑动部分，同时向下推进导尿管，则被挤压变形的导尿管的蘑菇头即可因弹性而恢复原状，从滑动部分和固定部分错开的尖端孔内弹出，并且向膀胱内推进。

2.手术步骤

（1）将蕈状（蘑菇头）导尿管装入膀胱穿刺造口引导器内，使其成为完整、光滑的一体。

（2）经尿道内的导尿管向膀胱内注入生理盐水，使膀胱充盈至膀胱底与脐平。

（3）在耻骨联合上3cm横行切开皮肤1cm。

（4）以带针头的注射器经皮肤切口垂直向下腹部穿刺，抽出尿液，证实为膀胱，并测其深度，即皮肤至膀胱的距离。

（5）以装有蕈状（蘑菇头）导尿管的膀胱穿刺造口引导器经皮肤切口穿刺，控制深度，有落空感时，可知进入膀胱。

（6）依上述的使用方法，向上提拉膀胱穿刺造口引导器滑动部分，同时向下推进导尿管，导尿管的蘑菇头即可从滑动部分和固定部分错开的尖端孔内弹出，并且向膀胱内推进。

（7）拔出穿刺造口引导器固定部分，将导尿管的蘑菇头部分留置在膀胱内。

（8）在皮肤上缝合固定导尿管，覆盖敷料。

四、会阴切开造口术

会阴切开造口术适用于成功把握性较大的各种手术和会阴发育正常的病例。具有瘢痕隐蔽、尿液引流自然的优点。但操作技术有一定的难度，只适用于尾端圆钝无特殊结构的普通软质（橡胶、硅胶）导尿管。导尿管的留置不宜过长。

（一）器械准备

普通导尿管、金属导尿管、液状石蜡。

（二）手术步骤

（1）在普通软质导尿管尾端贯穿两壁缝合4号丝线，主、副线等长，一起经金属导尿管尖端孔或侧孔、管腔，自金属导尿管尾端穿出。

（2）把金属导尿管的尖端插入普通橡皮或硅胶导尿管尾端管腔内，经尿道外口把普通导尿管导入膀胱，使金属导尿管的尖端及普通导尿管的尾端恰在会阴处。

（3）金属导尿管的尖端在会阴部向体表翘起，在会阴部切开皮肤、尿道前壁，直达金属导尿管，并使金属导尿管穿出皮肤外。

（4）拉出金属导尿管内的缝合线，自尿道外口拔出金属导尿管，牵拉缝合线即将普通导尿管尾端自尿道—会阴皮肤切口穿出。

（5）调整进入膀胱的导尿管深度，缝合固定。

五、会阴穿刺造口术

应用会阴尿道穿刺造口引导器进行会阴尿道造口，可以在1分钟之内完成手术，准确、可靠，副损伤降到最低程度。可以通过会阴尿道穿刺造口引导器在膀胱内留置普通导尿管和Foley导尿管。

手术步骤如下。

（1）左手握持会阴尿道穿刺造口引导器的环形手柄，经尿道外口将穿刺口引导器放入尿道至会阴部。下压环形手柄，使会阴尿道穿刺造口引导器的椭圆形裂口环在尿道内顶起尿道前壁及会阴皮肤，右手触摸，感觉明显，用亚甲蓝溶液标记切口。

（2）左手固定不动，右手用尖刀在椭圆形环的正中纵行刺穿皮肤及尿道的前壁，有落空感即止，不可再深，以免伤及尿道的后壁。

（3）用止血钳经皮肤切口，进入尿道触碰椭圆形环的两臂，证实会阴皮肤—尿道瘘口已经造成，左手仍然固定不动，右手持导尿管经皮肤—尿道瘘口及椭圆形环的中央向后尿道和膀胱的方向插入。

（4）以右手示、中指向耻骨联合方向挤压固定进入膀胱的导尿管，左手拉出会阴尿道穿刺造口引导器。

（5）导尿管套囊内注水，调整导尿管在膀胱内的深度，缝合固定。

六、经尿道困难导尿术

（一）金属导尿管导引法

将软质导尿管经畸形尿道插入膀胱非常困难，但经过耐心、轻柔的操作，有可能将金属导尿管经尿道外口插入膀胱，而一旦将金属导尿管经尿道外口插入膀胱，则可万无一失地把软质（橡胶、硅胶等）导尿管插入膀胱。实现这一过程，必须做好器械的准备，并且遵守以下操作。

1.物品与器械准备

（1）特制不同型号的金属导尿管：导尿管的尖端正中有1个小孔，边缘带侧孔，边缘光滑直径<3mm，导引丝可以在金属导尿管内自由滑动。尖端带孔的金属导尿管因其使用要求，需有特殊的工艺加工，切不可取用现成的金属导尿管自行打孔使用，否则有可能在手术中发生不可解决的麻烦。

（2）特制软质导尿管：导尿管的管腔开口于尖端正中，也可以带侧孔，孔周光滑圆钝。材料可以是普通橡胶、硅胶导尿管，最好是带气囊的导尿管，用现有的软质导尿管剪去其尖端也可，导引丝可以在软质导尿管内自由滑动。

（3）导引丝：两头钝圆，带厘米刻度，直径<2mm，材料为塑料丝或硬膜外麻醉用导管，经过加工的零号钢丝也可以。

（4）钢尺：本操作必须随时掌握各器械进入尿道和膀胱的精确深度。

（5）液状石蜡。

2.手术步骤

（1）患者取仰卧位，常规消毒，铺无菌巾。

（2）取相应型号的金属导尿管，经尿道外口、尿道插入膀胱。

（3）通过金属导尿管的管腔将导引丝引入膀胱。

（4）拔出金属导尿管，保留导引丝不动。

（5）导引丝的体外端通过软质导尿管的尖端开口、导尿管的管腔，出导尿管的尾端开口。固定导引丝的体外端，在导引丝的引导下，旋转推进软质导尿管，经尿道外口、尿道，进入膀胱。

（6）拔出导引丝，在膀胱内留置软质导尿管。

（7）确定导尿管在膀胱内的深度，采取确切的固定措施或是向导尿管的囊内注水后适当拔出导尿管。

3.注意事项

（1）本操作过程中不应遇到较大的阻力。

（2）进入膀胱的唯一指征是有尿液溢出，没有其他任何侥幸的主观判定。

（二）模糊-随机导尿法

根据模糊集合观念和随机概率，把数枚无损伤导引丝经尿道外口同时插入尿道，一枚一枚地反复试探，总会有一枚导引丝会经过畸形的尿道插入膀胱，在该导引丝的导引下，就可以把合适的尖端带孔的软质导尿管插入膀胱，从而对伴有尿道畸形的患者完成经尿道外口插入软质导尿管的留置导尿。

1.物品与器械准备

（1）液状石蜡。

（2）导引丝：两头钝圆，带厘米刻度，直径<2mm，材料为塑料丝或硬膜外麻醉用导管。

（3）软质导尿管：导尿管的管腔开口于尖端正中，也可以带侧孔，孔周光滑圆钝。材料可以是普通橡胶、硅胶导尿管，最好是带气囊的导尿管，用现有的软质导尿管剪去其尖端即可，软质导尿管可以在导引丝外自由滑动。

（4）钢尺：本操作必须随时掌握各器械进入尿道和膀胱的深度。

2.手术步骤

（1）患者取仰卧位，常规消毒，铺无菌巾。

（2）取10枚带有金属丝芯的硬膜外麻醉用导管或其他塑料丝（或多或少依据尿道外口容纳程度而定）同时插入尿道外口。

（3）一枚一枚轮流将导引丝插入尿道，遇阻则停，保留原位，不予拔除，占据无效空间，无效空间占满后，总有一枚导引丝经畸形尿道的有效通道进入膀胱。

（4）保留进入膀胱的导引丝，拔除其他导引丝。

（5）把导引丝的体外端插入软质导尿管的尖端开口，通过导尿管的管腔出导尿管的尾端开口，固定导引丝的体外端，在导引丝的引导下旋转推进软质导尿管，经尿道外口、尿道进入膀胱。

（6）拔出导引丝，在膀胱内留置软质导尿管。

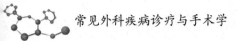
（7）确定导尿管在膀胱内的深度，采取确切的固定措施或是向导尿管的囊内注水后适当拔出导尿管。

第三节　其他泌尿外科微创诊疗技术

一、尿道扩张术

尿道扩张术是治疗尿道外伤、手术后瘢痕狭窄的一种方法。通过探子的扩张，使局部瘢痕软化，以达到狭窄部敞开的目的。尿道探子有各种不同类型，以其直径的大小分为若干号。按法制标准：直径1/3mm为1号。每增加1号，其直径就增加1/3mm。24号探子的直径为8mm，一般成年人尿道的管腔可通过24号，女性可通过28号。

（一）适应证与禁忌证

（1）确诊尿道狭窄，行尿道扩张以维持尿道通畅。
（2）查尿道有无狭窄，或确定狭窄的程度和部位。
（3）查尿道内有无结石。
如果泌尿生殖系统有急性炎症，禁忌行尿道扩张。

（二）手术步骤

1.插入
术者左手掌心朝上，在中指与环指之间夹持阴茎冠状沟部，并斜向腹股沟方向提起，用拇指和食指把尿道外口分开。右手持尿道探子的柄端，头端蘸上润滑油，轻柔地将头端插入尿道外口。

2.平推
沿尿道背侧壁正常的走行轻轻插入，借助探子本身的重量和弯曲缓慢推进。随着探子的逐渐深入，同时向正中移动阴茎，使探杆与身体纵轴平行。

3.直立

为使探子的前端通过尿道球、膜部，应逐渐将其送至和体轴成垂直的位置。探子位于此处因括约肌或瘢痕的影响，推进时有阻力。

4.平放

将探子与阴茎一起下拉至两腿之间，探子就顺着后尿道向膀胱内推进。探子进入膀胱后，探杆能左右转动。

以上4个步骤是整个过程的联合动作，探子通过瘢痕后，留置5～10分钟，然后退出探子，其方法与放入相反。

（三）术后处理

（1）每次扩张后给予抗生素3天，适当休息，多饮水，观察有无尿道出血。如出血较严重，后有发热、尿外渗，应急诊观察治疗。

（2）如扩张后有发热、疼痛、严重出血等，则在2～4周内暂停扩张。下次扩张前应仔细检查，证实急性炎症已经消退，才能再扩张。

（3）扩张的间隔时间至少5～7天，以使尿道狭窄段黏膜经扩张后所产生的水肿与充血逐渐消退。经多次扩张后，尿道逐渐增宽，扩张间隔时间也可延长，如果通过24F号，则可按1个月、2个月、3个月、6个月等间隔，定期扩张。

（四）注意事项

（1）尿道扩张操作应轻巧、谨慎，当尿道扩张探子到达尿道膜部，感到阻力，此时嘱患者张口呼吸勿紧张，放松尿道括约肌，缓慢通过膜部进入膀胱。

（2）首次尿道扩张应结合尿线粗细、尿道造影所见来估计探子的号数。应先从大号开始，依次减小，直到合适的号数为止。应尽量少用16号以下的探子。

（3）尿道扩张器的头端，沿尿道前壁而行容易滑入膀胱，如遇阻力，可反复试插，但不应使用暴力强行通过，以另一手指按压会阴，可协助通过膜部。

（4）第1次扩进后，每次探子只宜增大2～3号，否则容易造成尿道损伤出血。

（5）当尿道探子受阻实在无法进入，可换成丝状探子引路，此时尤其需要耐心，往往需多次试探才能成功。

二、后尿道悬吊术

（一）女性尿失禁后尿道悬吊术

1.术前准备

（1）尿动力学检查了解膀胱逼尿肌功能，及残余尿情况。

（2）患有绝经后老年性阴道炎，使用抗生素和雌激素治疗。

（3）术前1天阴道无痛碘仿清洗消毒。

（4）术前1天晚上灌肠。

2.手术步骤

（1）体位：截石位，经尿道留置18F Foley双腔尿管，排空尿液。

（2）手术方法：

①切口：在后尿道的阴道壁用组织钳夹住尿道两旁的阴道壁，距离尿道外口1.0cm纵行切开阴道前壁，切口长1.5～2.0cm。阴道黏膜下向外尿道两侧钝性分离直至碰到耻骨下缘。耻骨上缘中线外侧分别做一长0.5cm的小切口，左右切口平行间距4.0～6.0cm。

②吊带置入：拔出导尿管，牵开器置入尿管内固定，经此尿管经尿道插入膀胱。首先将牵开器远端摆向右大腿内侧，将固定于推进器的穿刺针尖置入阴道切口并向右上偏移，左手食指置入阴道以引导穿刺针尖抵于耻骨内缘，右手将穿刺针向耻骨上缘右侧切口方向推进，直到穿出右侧切口，推进时左手食指始终引导使穿刺针贴近耻骨内侧。取下推进器更换到另一支穿刺针，理顺吊带，使其不扭转，同样方法将另一穿刺针穿出左侧切口。

③膀胱镜检查：退出导尿管，膀胱镜仔细观察膀胱，确定穿刺针没有损伤膀胱后，将2支穿刺针向上提出腹部切口外，膀胱内灌注250mL生理盐水，退出膀胱镜。

④吊带松紧调整：尿道与吊带之间置一薄组织剪，牵拉带塑料鞘的吊带远端调节吊带，退出薄组织剪，观察吊带刚好贴近尿道而没有压迫尿道为止。嘱患者咳嗽或用力向下屏气，观察尿道口无溢尿或溢出1～2滴为松紧适宜。再于尿道与吊带之间置薄组织剪，剪开并拉出塑料鞘，紧贴腹壁皮肤表面剪断多余吊带即可。

⑤关闭切口：可吸收线缝合阴道切口和腹壁小切口。

（3）注意事项：

①吊带置入穿刺时出现膀胱损伤，穿刺吊带置入后，及时膀胱镜检查；

②吊带置入穿刺过程中，穿刺针太靠外侧面或下肢过度弯曲，损伤邻近血管或神经，出现耻骨后血肿。术后常规B超或CT检查。

（二）男性尿失禁后尿道悬吊术

1.术前准备

如患者有会阴部皮炎，要留置2周导尿管以引流尿液，等患者会阴部皮炎痊愈后再做手术。手术前短期服用抗生素并确认尿液细菌培养结果阴性。排除尿道广泛纤维化、低顺应性的小容量膀胱及药物治疗无效的膀胱逼尿肌过度活动等患者，尿流动力学明确患者的膀胱是否具有收缩能力，膀胱逼尿肌功能降低是放置无张力吊带的相对禁忌证，因为吊带可以增加长期间断导尿的困难。

盆腔外放射治疗的患者固定吊带后发生尿道侵蚀或者感染的风险增加12.5%，发生其他并发症的风险增加25%，但患者固定吊带治疗后的满意度与未接受放射治疗的患者相同。

术前常规行膀胱尿道镜检查明确或排除吻合口及尿道狭窄，有尿道手术史或者尿道狭窄的患者，因为局部血液供应破坏可能增加术后发生尿道侵蚀的风险。如果合并存在的吻合口或尿道狭窄长度<1cm，可以在固定吊带手术过程中用冷刀切开狭窄段；如果狭窄段或者膀胱颈部缩窄范围广或者反复发作，建议先处理尿道狭窄，术后3个月行膀胱尿道镜检查，明确没有复发后再考虑放置吊带。

以前顺行或逆行球部尿道黏膜下胶原蛋白注射治疗不会明显影响固定吊带手术的效果，因为吊带放置在胶原注射位置的远端。

对于以前安置过人工尿道括约肌的患者，吊带手术的治疗效果不如一开始就接受吊带悬吊手术治疗的患者。疗效不好可能与尿道萎缩或者尿道闭合能力差有关，使得变形的后尿道很难与无张力吊带匹配。

对于以前做过经闭孔无张力吊带后尿道悬吊术的患者，如果又出现压力性尿失禁并加重时，可以选择耻骨降支无张力吊带后尿道悬吊术并取得良好治疗效果。

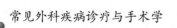

2.手术步骤

（1）麻醉与体位

①麻醉：全身麻醉或者硬膜外麻醉。

②体位：患者截石位。

（2）手术方法

①放置14F导尿管以便能够辨认和触摸尿道。以耻骨联合为标志确定切口位置，沿会阴部正中线做3~4cm长的切口。

②用剪刀向侧面游离并显露两侧的耻骨降支，显露耻骨降支前内侧面以便固定骨钛螺丝钉。游离会阴部组织时注意保护尿道球海绵体肌。因为吊带从尿道球海绵体肌的腹侧对尿道形成一个悬吊和挤压作用，因此，在分离球部尿道周围时不能损伤球海绵体肌，球海绵体肌既可以对尿道提供血液，又可以避免吊带对尿道的直接侵蚀。

③用电动螺丝刀在每一侧的耻骨降支前内侧面固定带有聚丙烯缝合线的3个骨钛螺丝钉。注意在耻骨降支近端固定骨钛螺丝钉时尽可能高且要位于耻骨联合平面的下方，骨钛螺丝钉之间的间距保持在1cm（也可以在每一侧的耻骨降支前内侧面各固定两个骨钛螺丝钉）。

④握紧电动螺丝刀将骨钛螺丝钉垂直稳固压在耻骨降支前内侧面。启动电动螺丝刀锚定骨钛螺丝钉直至马达声音改变声调，表明骨钛螺丝钉已经完全牢固至耻骨降支。这一步重要的是明确骨钛螺丝钉是否牢固，可以在固定骨钛螺丝钉后用力牵拉缝合线，看看骨钛螺丝钉是否松动或者拔出，如出现松动或者拔出后要更换骨钛螺丝钉重新锚定。

⑤所有骨钛螺丝钉锚定后，用可吸收线将4cm×7cm网状吊带与底垫固定后，修剪吊带以确保能够与耻骨及球部尿道匹配。在每一侧借助18号针头将预留在骨钛螺丝钉上的缝合线通过网状吊带，利用缝合线先将网状吊带牢牢固定在一侧耻骨降支上。

⑥用直角钳将网状吊带绕过尿道并接近于另一侧锚定位置。采用咳嗽实验或者逆行灌注压力试验（RPP）调节网状吊带的张力。用马克笔在网状吊带上做标记以便于缝合线准确穿越吊带和固定。

咳嗽试验仅限于患者在清醒状态下，用室温生理盐水经尿道灌注膀胱后，嘱患者用力咳嗽以便确定适当的网状吊带张力。

逆行漏尿点压力测定：排空膀胱后，患者仰卧位。从尿道口留置12～14F三腔Foley导尿管，导尿管气囊大约位于距尿道外口2cm。将1mL生理盐水慢慢注入气囊内，使气囊完全堵塞尿道同时没有不舒服的感觉。通过三腔管接口连接并固定好测压管后，三腔管另一接口持续向膀胱内灌注室温生理盐水。嘱患者保持放松心态，避免任何的会阴或者会阴部尿道肌肉的收缩动作。以耻骨联合上缘的水平面为标记零点，记录当尿道外口有尿液流出时测压管的水压（cmH$_2$O）就是保持尿道括约肌关闭的临界尿道压力。

⑦将另外一侧的缝合线在标记处穿过网状吊带，从最前方的骨钛螺丝钉开始，在网状吊带下方仔细打结。固定网状吊带后最重要的是保持吊带适当张力，张力大了不仅会改变尿道角度和方向导致尿潴留，而且增加长期间断导尿的困难，同时过大的张力长期存在可能损伤会阴部神经引起疼痛和导致尿道侵蚀；张力太小又可能起不到对尿道挤压和悬吊的作用，导致手术效果不理想。因此，选择合适的吊带张力是手术成功的关键。尽管也有医师根据经验确定网状吊带张力大小，但目前仍认为咳嗽试验和逆行漏尿点压力测定（水压60cmH$_2$O）是评判网状吊带张力的合理方法。

⑧观察尿道球海绵体肌的血运没有变化后，关闭切口，术后1～2天拔出导尿管。

（3）注意事项

①为辨别尿道及其周围组织的关系，在分离球部尿道前留置导尿管既能够明确尿道的走向，又能够避免损伤尿道及其球部海绵体肌，是一个减少并发症的简单方法。

②特殊情况如盆腔外放射治疗后前列腺窝区域及尿道会出现纤维化，这既会增加分离球部尿道及周围组织的难度，又对准确固定网状吊带提出更高要求，同时外放射治疗后造成供应血管闭锁会增加吊带对尿道侵蚀的风险。因此，在分离时要尽量钝性分离球部尿道周围组织，避免使用电凝，尽量保留尿道周围组织的血运。尽管盆腔外照射治疗不是固定吊带手术的禁忌证，但文献资料显示，盆腔外放射治疗与吊带固定后的疗效降低存在相关性。

③已经存在的阴茎假体对耻骨降支无张力吊带后尿道悬吊手术有一定影响。以前安置的阴茎假体可能会影响耻骨降支的充分显露，可充盈的阴茎假体毗邻或位于耻骨降支的前方，骨钛螺丝钉置入耻骨降支时，可能会刺穿阴茎假体位

于阴囊内的"水泵"。因此，已安置阴茎假体的患者是耻骨降支无张力吊带后尿道悬吊手术的相对禁忌证。在同时进行阴茎假体和耻骨降支无张力吊带后尿道悬吊手术时，建议在显露会阴中线后先在耻骨降支锚定吊带，然后再采用阴茎阴囊切口置入阴茎假体。放置阴茎假体后（适用于三件套），通过置入骨钛螺丝钉的缝合线以适当张力固定吊带于合适位置。在这种情况下阴茎假体置入手术和耻骨降支无张力吊带后尿道悬吊手术相互影响较小，手术成功率一般不会降低。

3.术中并发症及处理

（1）组织损伤和出血：在游离尿道球海绵体肌腹侧时可能出现尿道或者组织损伤。为避免损伤，可以用小针状拉钩充分显露会阴部切口，仔细辨认尿道球海绵体肌后，钝性游离尿道球海绵体肌及腹侧周围组织，尽量避免使用电凝。为检测不易辨认的尿道损伤，可以在手术前从尿道内灌注稀释的亚甲蓝或者靛蓝。如果出现小的尿道损伤，用可吸收线缝合后继续在括约肌的远端固定吊带或者终止手术。如果在这种情况下固定吊带，术后要留置导尿管2~3周。如果发生明显的尿道损伤（不能够通过简单缝合修补），应采用多层缝合修补尿道，终止手术并留置导尿管2周，4~6个月后经膀胱尿道镜和尿道造影证实尿道愈合良好后，才能考虑固定吊带。

除尿道损伤外，在游离尿道时也可能发生阴茎海绵体损伤并导致明显出血，此时充分显露阴茎海绵体明确出血点位置并用可吸收线缝合止血。阴茎损伤但尿道没有损伤时不是手术的相对禁忌证。

（2）直肠、膀胱或者尿道穿孔：因为手术部位表浅，一般不会出现向直肠或者膀胱穿孔以及较大出血的情况。但也因为吊带放置错误和张力过大导致尿道侵蚀，进而出现排尿困难和血尿等。假如出现上述情况要尽快取出吊带，同时患者要留置导尿管2~4周，6个月后可以考虑重新放置吊带。为避免出现上述并发症，建议固定吊带手术后要常规行尿道镜检查，已明确吊带位置和对球部尿道的影响。

三、膀胱异物取出术

经尿道放入膀胱内的各种异物大都可经尿道取出，但锐利异物已刺入膀胱壁或尿道周围组织、异物时间较长已形成异物结石或异物盘绕缠结者则很难取出，需切开取出。

取异物时应先用内腔镜观察清楚，确定异物的种类、形状，然后确定钳夹方法，尽可能夹异物一头，使其长轴与尿道方向一致，慢慢拉出，切忌钳夹异物中部用暴力牵拉。

取出异物后应使用抗生素2~3天，必要时可留置导尿管数日。

下面介绍大力碎石钳碎石取石术。

（一）适应证与禁忌证

1.适应证

<2cm的膀胱结石而无下尿路梗阻者；下路梗阻病变可用腔内手术去除者，也可进行膀胱腔内碎石。

2.禁忌证

（1）合并尿路急性感染者。

（2）尿道狭窄、膀胱尿道镜无法插入膀胱者。

（二）器械准备

大力碎石钳及与之相配的窥镜、Ellik冲洗器等。

（三）手术步骤

（1）体位取截石位。

（2）通过膀胱尿道镜观察结石的数目、大小、位置及有无其他合并疾病。

（3）在膀胱充盈的情况下将碎石钳靠近结石，张开碎石钳从边缘开始将结石咬住，逐步碎石，直至每块碎石<0.5cm。用Ellik冲洗器将结石碎粒冲吸出体外。

第十五章　缺血性心脏病的外科治疗

第一节　体外循环下冠状动脉旁路移植术

缺血性心脏病依然是发达国家最主要的死亡原因，但是，随着预防策略和药物治疗手段的进步，心血管疾病的死亡率在持续下降。冠状动脉旁路移植（CABG）是人类医学史上最伟大的外科成就之一。一份来自美国住院患者的取样数据显示：CABG的手术量已从2003年的337 400例下降到2012年的202 900例，降幅达40％；冠状动脉介入治疗（经皮冠状动脉腔内血管成形术，PTCA）量也在下降，从2004年开始，每年降幅达2.5％。CABG和PTCA实施量下降的原因是人们采用了更为积极的风险因素控制举措，包括降低吸烟率及增加他汀类药物和抗血小板聚集药的使用。虽然手术量在减少，高风险患者也较过去几十年减少，但CABG仍然是心脏外科最常规的手术之一。无论是患者本人，还是国家政策制定者、保险公司、医院管理层都在审慎地关注着冠状动脉外科手术的疗效。国家标准留给CABG手术的容错空间很小。美国很多州公布了个体外科医师风险校正后的疗效数据，然而这类善意的信息公布却导致外科医师表现出规避风险的心态。

一、发展史

在过去的70年间，人们提出了多种手术方法用于治疗有症状的冠状动脉疾病（CAD）。通过心脏外操作重建心肌血运的举措始于20世纪初，包括心脏去交感神经术和甲状腺切除手术。Beck等最初提出通过刮擦心包表面来诱发炎症性粘连，在心外膜与心包膜壁层之间诱导新的血管生成。60多年前，Vineberg发明了将胸廓内动脉（ITA）横断后植入心肌的术式。20世纪50年代后期和60年代初，有几种方法尝试用于直接剥除冠状动脉内膜。关于谁是第一个行CABG的人，学术界争议很大，有人认为第一例CABG是在实施10年后才对外公布的。根据准确的文献记录：I960年，Goetz将右ITA与右冠状动脉用一条金属管连接在一起，完成了第一例CABG。然而，事实上直到60年代末，CABG才真正进入大发展时期，当时有两条路径，即选择ITA或大隐静脉进行旁路手术。早期，每一种方法都有很多倡导者；但到了70年代早期，大隐静脉成为多数医师的主要选择。这主要是因为大隐静脉较粗大，且没有过高的技术要求。大隐静脉可以为任一冠状动脉做血管桥，包括心脏外侧壁和后壁的血管；而ITA则不然，尤其是带蒂ITA，只能为前壁和位置较近的冠状动脉做血管桥。

虽然很多最早期的CABG都是局限于将一条或两条远心端冠状动脉作为靶血管，但后来随着CABG的广泛应用及其肯定的疗效，血管桥变得越来越多。70年代末期，在CABG开始10年后，大多数患者开始接受多条血管的手术，除了左前降支（LAD）和近心端右冠状动脉外，还包括右冠状动脉远心端及旋支系统。而早期的ITA倡导者们依然在LAD的手术中使用带蒂的ITA血管桥。

到了80年代中期，CABG已在全世界普及，而早期手术患者的10～15年随访结果显示了两个非常重要的问题。很多早期手术的患者在术后5～10年因为再次出现心绞痛而就诊，而症状与初次就诊时相似，甚至更为严重。再次的心导管检查发现，很多患者原来的冠状动脉粥样硬化都有了更明显的恶化；而更加令人警觉的是，初次手术所用的静脉桥血管也因为严重的粥样硬化发生了狭窄。另一个始料未及的发现是，之前的ITA血管桥发生粥样硬化或狭窄梗阻的情况非常少见；对于同时使用ITA和大隐静脉的患者，即便大隐静脉出现了严重的病变或阻塞，而ITA依然保持良好的状况。

这些发现导致80年代中后期的CABG手术思路发生了改变，于是成就了目前的标准化CABG方法，即大部分患者接受带蒂的左ITA（LITA）作为LAD的血管桥；如果其他冠状动脉需要行CABG术，则选择大隐静脉，并与近心端主动脉进行吻合。这种复合血管桥——LITA加上2条或2条以上大隐静脉桥——是目前多血管病变CABG的标准方式，也最为常用。随着全动脉血运重建表现出的良好疗效，这种思路也慢慢发生了改变，双侧ITA、骨骼化ITA、桡动脉及序贯吻合技术成就了全动脉血运重建手术。但是，双侧ITA的使用增加了胸骨感染的风险，尤其是对于糖尿病患者。

冠状动脉血运重建镶嵌手术是通过微创技术来完成LITA与LAD的吻合，然后经血管内介入途径行冠状动脉成形或支架，用于治疗右冠状动脉及旋支的病变。该手术可以在镶嵌手术室内一期完成，也可以分期完成。镶嵌治疗的疗效尚有待进一步评估。近期，来自"心胸外科试验网"的数据显示：多血管病变在术后12个月的随访中，在严重不良事件发生方面，冠状动脉血运重建镶嵌手术与经皮冠状动脉介入（PCI）无显著性差异。而LITA-LAD通畅性的优势在术后1年将会显现，因此，需要进行长期的随访及其他相关研究。

目前，CABG的治疗关键是：术后应接受药物治疗，减缓自体冠状动脉，尤其是静脉桥血管发生粥样硬化的速度。二级预防包括服用阿司匹林及其他抗血小板聚集药、降血脂药，以及其他一些降低冠状动脉张力、扩张血管、减慢心率、降低血压的药物，同时降低内皮炎性反应易感性。其他重要的二级预防措施包括减轻体重、降低心理压力、控制饮食、合理锻炼、戒烟等。

二、基本原则与理论依据

美国心脏协会（AHA）、美国心脏病学会（ACC）及美国胸外科学会（AATS）、美国胸外科医师协会（STS）于2014年共同发布了外科血运重建指南，对于有症状的患者行CABG的最常见指征包括：

（1）左主干狭窄＞50%；

（2）3支主要冠状动脉狭窄＞70%（尤其当患者合并糖尿病时），或包括LAD近心端在内的两支冠状动脉狭窄＞70%；

（3）2支主要冠状动脉狭窄＞70%，且在运动负荷试验中可见广泛的心肌缺血；

（4）明显的多支冠状动脉病变（狭窄＞70%），合并轻至中度左心室收缩功能不全；

（5）明显的LAD近心端狭窄（＞70%）合并广泛的心肌缺血；

（6）心脏停搏复苏幸存者，怀疑因单支主要冠状动脉缺血（＞70%）导致的室性心律失常；

（7）内科治疗情况下仍存在顽固性严重心绞痛者，伴1支或1支以上冠状动脉严重狭窄（＞70%）。

PCI治疗失败或因解剖原因不适合行PCI者。

存在心肌梗死的机械性并发症，如室间隔缺损（VSD）、乳头肌断裂或心脏破裂。

冠状动脉疾病的外科咨询需要深度的讨论，在患者及其家属参与的情况下，就手术指征、风险及与手术相关的典型结局进行说明。为了能全面告知外科手术过程，我们印制了一个标准化的表格，涵盖了各种可能发生的主要风险。根据在线STS风险计算表（http：//riskcalc.sts.org），常规为每名患者计算死亡及并发症的发生风险。

CABG的禁忌证包括各种已经存在的、可能严重影响寿命的情况，如恶性肿瘤、严重的慢性阻塞性肺疾病（COPD）、严重失代偿性肝病等；高龄、体弱、肥胖症、终末期肾病及脑血管疾病会增加手术风险，但并不是绝对禁忌证。根据这些共存疾病，一部分患者最好选择针对高风险患者的PCI治疗。

总之，在一般情况下，30天围手术期死亡率较低，约为2%。对于年龄＜65岁、左心室功能正常的择期手术患者，死亡风险低于1%。虽然死亡率较低，但发生非致命性并发症的情况却较多见，最常见的术后并发症包括围手术期心肌梗死、技术原因导致的早期桥血管栓塞（5%～10%）、低心排出量综合征、房颤动（简称房颤）（15%～40%）、卒中（1.5%）、认知功能障碍、出血（2%～5%需要再开胸止血）、胸骨深部感染（1%）、急性肾衰竭（3%～5%）、主动脉夹层（＜0.05%）、肺炎、长时间机械辅助呼吸，以及消化系统并发症（出血、肠梗阻）。

三、术前评估及准备

所有拟行CABG的患者，术前均应行冠状动脉造影；同时，还经常需要完成其他项目检查。可以通过灌注试验或2D超声心动图计算射血分数，评估左心室整体功能及局部心室功能。对于某一分支冠状动脉完全闭塞，或通过冠状动脉造影无法清晰显影的患者，应做心室壁节段功能评估，如果这些节段尚存收缩功能，或心肌呈现有活力的迹象，应尽快确认靶血管及桥血管。在手术前，外科医师应仔细复习各种检查结果，并与患者讨论手术计划。心脏病专家或其他内科医师对于手术适应证的评估，应当是基于患者病情的客观评估，而不是主观认定——"这个患者就该手术"。

术前的另一项重要评估，是由外科医师确认"适合使用的桥血管"。拟行

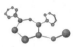

CABG的患者，其ITA即使发生病变，也很少会严重到无法用作桥血管的程度，但的确有患者存在近心端左锁骨下动脉完全堵闭的情况，此时会发生锁骨下动脉"窃血"，左上肢血压明显下降或无法测出。对于存在头臂动脉严重堵塞的患者，负责诊断的内科医师应在造影检查时明确LITA是否显影。另一种更为常见的、导致LITA无法使用的情况是患者此前接受过前胸部放疗，尤其是因纵隔淋巴瘤接受过放疗的患者。放疗导致的炎性反应有时会使LITA被致密的瘢痕组织包裹，一些行乳腺癌行乳腺切除术及术后胸壁放疗的女性患者也会存在类似情况。还有一个常常被忽略的情况：拟手术的多血管病变患者，此前曾因严重的大隐静脉曲张而行大隐静脉剥脱术。无论是哪一种情况，术前都应完成体检和静脉超声检查。目前，动脉桥的普及已使这些问题不再困扰手术决策。

如果存在明显的外周血管疾病，则应考虑更改获取大隐静脉的入路。在腿部测试的同时，应计算踝臂指数。对于体检可闻及颈动脉杂音或存在短暂性脑缺血发作（TIA）及卒中病史的患者，应行颈动脉超声检查以评估并发的颈动脉疾病。对于严重的COPD患者，术前应行肺功能检查，戒烟并行药物调节，这是非常重要的。对非优势上肢行Allen试验和（或）桡动脉超声检查。

四、麻醉

体外循环下CABG手术通常需行气管插管，并在全身麻醉下完成。常规建立中央静脉导管通路：我们还放置Swan-Ganz导管以指导术后管理，但有医院对于术前、术后心功能正常的患者不放置此导管。2010年，美国麻醉医师协会和心血管麻醉协会经食管超声心动图（TEE）工作组更新了术中TEE操作指南。指南建议：对于行心脏手术或胸主动脉手术的成人患者，常规使用TEE。全面的TEE检查应包含以下内容。

（1）确认并细化术前诊断。

（2）发现新的或疑似病变。

（3）相应调整麻醉和手术计划。

（4）评估外科治疗效果。

在CABG手术期间，常规行TEE是非常必要的。在完成麻醉诱导、手术操作开始前，手术医师与麻醉医师应一同行TEE检查，确认术前左心室和右心室功能，并确认是否存在主动脉瓣关闭不全、升主动脉粥样硬化灶，同时评估其他瓣膜情况。如果存在主动脉瓣关闭不全，应置入左心室引流管和停搏液逆灌插管。在CABG成功完成后，行TEE评估心功能。如果有证据显示心功能恶化，则应继续体外循环，并分析桥血管吻合是否存在技术性问题。空气栓塞一般发生在右侧的桥血管，通过提高灌注压和稍延长体外循环时间通常可将气泡从冠状动脉系统排出。当TEE提示右心室功能恢复后，可以考虑撤停体外循环。如果存在左心室功能不全，尤其是术前就已存在这一问题时，可能意味着停机困难。对于这样的患者，应在手术前置入股动脉导管，在撤停体外循环时启动主动脉内球囊反搏。

五、手术

（一）切口

从胸骨切迹中点到剑突下缘、沿胸骨中线做一皮肤切口。牵开胸骨切迹上皮肤，切断锁骨韧带，此处应注意：无名动脉恰在切口下方。用手指钝性分离胸骨与心包之间的结缔组织，置入胸骨锯，锯刃向下、背向患者的颈部以防误伤，从上至下锯开胸骨。用胸骨牵开器撑开胸骨，必要时将切口向头侧延伸，防止皮肤和皮下组织承受过高的张力。用电刀烧灼胸骨断缘止血，施以少量骨蜡减少骨髓渗血。分离头臂静脉平面以下的胸腺组织、皮下组织和肌肉组织。

（二）游离胸廓内动脉

LITA起源于左锁骨下动脉，靠近甲状颈干，在锁骨的胸骨端下方走行。ITA位于胸廓内壁，走行于胸骨和胸肋关节的外侧，下行至胸肋软骨交界。在第5和第6肋间，ITA分支形成肋间动脉，下行后分支成为肌膈动脉和腹壁上动脉。ITA有两条伴行静脉，收集肋间及胸壁回流的血液，这些静脉向上回流进入锁骨下静脉，其位置就在ITA起点的下方。膈神经在近ITA起源处进入胸腔，横跨锁骨下静脉。因此，在用电刀游离ITA起始部时，有可能伤及膈神经。

在全身肝素化前，用胸骨牵开器将左半侧胸骨向上掀起，牵开器的上叶位于胸骨柄处，而下叶位于剑突的稍上方。将左侧胸肋缓慢抬高，并将手术台向左侧偏转以获得最理想的显露。我们选择这时将左侧胸腔打开，使带蒂ITA垂下来。用电刀和金属血管夹将宽约1cm的ITA蒂游离，其中应包含伴行静脉。在将左半胸抬起时，在胸内筋膜上、ITA左右两侧各做一个平行切口，此时可以看见并触

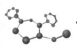

及ITA。从第3肋水平开始向近心端游离ITA蒂。

当蒂的第一部分，包括动脉和静脉，从胸壁中游离出来后，适当下压ITA蒂，可以看见动脉和静脉的小侧支。注意不要用镊子捏夹ITA。用镊子轻轻下压蒂，有助于ITA的游离。对于ITA的小侧支动脉，在ITA侧用小的血管夹夹闭后，用低功率的电凝在胸壁一侧将其烧断将蒂向上游离至锁骨下静脉水平，向下游离至分支水平，这个长度已足够。仔细检查胸壁和ITA蒂，充分止血。给予肝素，在ITA分叉前放一个大的血管夹，然后将其在血管夹近心处横断。评估ITA的血流情况：将一个软齿"哈巴狗"放置在ITA蒂远心端，向ITA中逆向注入罂粟碱。小心地将ITA蒂置于左侧胸腔内，注意避免扭曲。一些医师喜欢在ITA的远心端放置一个血管夹，寄希望在血流的冲击下ITA内径会增大，同时避免远端血管痉挛。

（三）获取大隐静脉

双下肢消毒、铺巾，显露大隐静脉走行区。很多医师在术前用超声评估大隐静脉的内径，并在体表标记其走行。将双侧下肢向外微弯，似"青蛙腿"样，平置于手术台上。在主刀医师游离ITA时，助手切取大隐静脉。务必告知助手本手术拟行多少条血管桥，大隐静脉长度应遵照"手指法则"：即每一条血管桥所需长度约等于"展开手掌后，拇指尖到小指尖的距离"。大隐静脉走行于大腿和小腿的中部，其内径较为恒定；无论是在远心端还是近心端找到大隐静脉后，均可沿其走行做间断的皮肤切口，避免从上到下做一条长切口。如果采用了多个皮肤切口，并应用隧道技术切取大隐静脉，注意不要造成大隐静脉的牵拉损伤。可用橡胶血管带环绕大隐静脉，向四周轻轻牵拉。冲洗大隐静脉腔内与腔外，避免其外表干燥及内皮损伤。

（四）应用内镜获取大隐静脉

近年来，应用内镜切取大隐静脉的技术已取代了原有的开放式技术。已有一系列成熟的仪器、牵开器和操作方法辅助操作：对于很多患者来说，即使要取一长段大隐静脉，也只需要做两个小的皮肤切口，一个在大腿的中部、膝关节上方；另一个在大腿上部、腹股沟下方。将一个长管内镜经下切口送入，充入CO_2以获得理想的视野。通过钝性分离和柔和的牵拉，尽可能游离大隐静脉远端的分支。如果需要，可以将内镜的方向向下调转，以便游离小腿部分的大隐静脉。大隐静脉的游离长度一旦可以满足手术需要，即可在远心端和近心端将其横断。在大隐静脉的远心端（译者注：原著中此处使用了"proximal"一词，应指吻合完成后大隐静脉桥近心端）插入一个灌注管，固定后向大隐静脉内注入液体。

　　紧邻大隐静脉外壁，用两个血管夹夹闭侧支断端：如果仍然漏血，用6-0Prolene缝线缝合。冲洗大隐静脉床，充分止血，置入引流管，并用弹力绷带包裹腿部。如果操作得当，患者术后腿部并发症将会明显减少，不适感也会明显下降。但有研究表明：应用内镜取出的大隐静脉，其通畅性较传统方法差，而心肌梗死、再次手术及死亡率均有所增加。一项多中心随机对照研究（REGROUP）目前正在进行中，希望在将来可以更好地回答这一问题。

　　（五）体外循环

　　在体外循环建立前，提吊双侧心包，抬高心脏，从而获得更加理想的显露。从心包外，可以清楚地看到膈神经，将心包做一个"T"形切口或开窗，使ITA蒂可以在没有张力的情况下"钻"入心包腔内。仔细探查升主动脉，确认是否存在钙化、斑块或血管壁增厚。在无名动脉发出的位置、主动脉弓近心端缝制双荷包缝线。如果通过触摸或TEE，怀疑升主动脉有斑块，可行升主动脉心表超声心动图探查，以找到理想的主动脉插管位置。必须在无名动脉或腋动脉置入主动脉插管的情况，很罕见右心耳尖端置入一条二级静脉插管，插管的尖端置入下腔静脉内。此时要仔细筹划，为放置心脏停搏液灌注管、主动脉阻断钳和血管桥近心端吻合留出足够的空间。在升主动脉中部，插入一根停搏液灌注/主动脉根部吸引插管。如果患者的左心室尚有良好的代偿，没有证据显示主动脉瓣关闭不全，则不需要常规放置逆灌管；如果需要，临时放置也并不困难。将一个温度探头置于LAD右侧的室间隔上。

　　（六）评估靶血管

　　在心脏停搏前进行靶血管评估相对较为容易。作为一种常规，应在手术开始前，再次回顾冠状动脉造影。通过肉眼观察和手指触摸，确定狭窄远端靶血管是否存在钙化，以便选择一个安全的吻合点。寻找心肌内的靶血管较为困难，如果在冠状动脉造影上发现一段非常直的血管，应怀疑是心肌桥。一般来说，心肌内的冠状动脉往往没有粥样硬化斑块在较为罕见的情况下，可以从心尖将一个很小的探头置入LAD内逆行探查，诊断心肌桥。一经确定了靶血管位置，则用尖刀将心外膜划开，显露靶血管外壁，但并不切开靶血管。当确定并标记了所有靶血管位点，并完成了动、静脉插管，便可注入心脏停搏液。

（七）远心端吻合

1.静脉桥的远心端吻合

常规CABG手术，为了防止在LITA-LAD吻合时张力过大，通常首先完成静脉桥的远心端吻合；另外，将静脉桥远心端优先吻合可以使停搏液直接流入梗塞动脉的灌注区。为了充分显露远端右冠状动脉、右后降支和右后外侧支，可调整手术台至头稍低位（头低足高体位），并在心脏锐缘缝制提吊线进行牵拉。有多种方法可用于改善靶血管显露，包括使用动脉弹力带、"Heart Net"，或让助手直接搬动心脏。当吻合位点稳定不动后，就可以切开心外膜及冠状动脉壁，进入血管腔使用CO_2吹开冠状动脉管腔，以确认切口进入了冠状动脉将动脉切口延长到6~8mm。将静脉桥末端修剪为30°斜面，而动脉切口的直径应与静脉桥断面相匹配，应达到吻合口远端冠状动脉直径的1.5倍，使用一条7-0 Prolene缝线完成吻合。

助手用两把镊子枪起静脉桥远心端，保持开放状态，可从血管跟部（heel）或尖部（toe）开始连续吻合。缝合4~5针后，将静脉桥送下并收紧缝线，然后继续缝合直到全部完成。可用一把细的神经拉钩协助收紧缝线以防渗漏。在吻合即将完成前，可在冠状动脉腔内送入一根细小的冠状动脉探条（1.5mm），评估尖部的通畅情况。从静脉桥注入50mL含血心脏停搏液，一方面检查吻合口出血，另一方面保护心肌。用一个软齿"哈巴狗"阻断桥血管的远心端，腔内注入肝素盐水，估测桥的长度，避免存在张力，这时我们往往半阻断静脉插管，使心脏充盈，在此状态下判读血管桥的合适长度。可以在这个时候完成桥血管的近心端吻合，也可以留到最后。如果要调整心脏的位置来完成下壁或外侧壁血管的吻合，可以额外顺灌或逆灌一次心脏停搏液。

在吻合外侧壁靶血管时，将一块冷纱布垫置于心脏后壁，使心尖稍向右转，这样可以充分显露靶血管。精确的心脏摆位则要根据吻合位点来决定，使用弹力血管带或者用手固定心脏的位置。显露并固定钝缘支或其他外侧壁血管吻合位点，切开，用上述的方法完成吻合。

2.胸廓内动脉与左前降支的吻合

完成了全部静脉桥远心端的吻合后，从心包腔或左胸腔内取回ITA蒂，务必不要造成蒂扭转。将夹闭ITA的血管夹去除，再次评估血流量。在ITA的近心端放置软性血管钳，阻断血流，将ITA蒂通过心包窗或心包的"T"形切口置入术野在LAD上选择合适的吻合位点，然后用弹力血管带或弹性牵开器将位置固定。将ITA断端与吻合点试触，测试ITA的张力情况，应确保没有张力。如果感觉或担心有牵拉，可将ITA蒂上的筋膜和肌肉组织切开几个断点，每做一个断点就可将蒂延长5～10mm。

一经确定了蒂的长度，就可以切开LAD，并根据吻合位置修剪ITA断面的角度。在尽可能近心的位置横断ITA，从而获得最大管径。在修剪时，往往会保留一小片血管壁用于钳夹，在完成尖部吻合后，将这一小片血管壁剪除。

避免直接接触ITA和LAD的血管内膜，助手仅提吊蒂组织和很小的ITA血管壁。用7-0 Prolene缝线进行4～5mm的降落伞式缝合，用3～5针完成与跟部的吻合，将ITA送下并收紧缝线，然后完成剩余部分的吻合。打结缝线，放开ITA阻断钳，检查出血情况。用6-0 Prolene缝线在吻合口的两侧将ITA蒂固定在心表，以防移动，同时可以减小吻合口张力。

（七）静脉桥近心端吻合

在进行ITA和LAD的吻合时，即可复温。如果还没有吻合静脉桥的近心端，可在此时完成。可以在保持主动脉阻断的情况下完成吻合，也可以在半阻断状态下完成吻合：我们偏好在阻断下完成，以避免反复操作升主动脉而造成卒中，同时可以保证在主动脉和ITA开放后，整个心脏即可获得再灌注。用3.5mm或4mm打孔器在升主动脉打孔，如果所选位置的主动脉壁非常厚，可以在其他位置再打孔，将原来的开孔用4-0 Prolene缝线缝闭：用5-0 Prolene缝线行近心端吻合，从外侧的3时位置（如果静脉桥是向下走行）起针，反手缝合在主动脉的3时位置，以降落伞式逆时针缝至9时位置，即可将静脉桥送下，并收紧缝线，然后继续吻合至3时位置，打结。

（八）静脉桥远心端序贯吻合

如果静脉桥长度不足，或不希望在升主动脉做多个吻合点，可以用一条静脉桥来吻合两个或多个靶血管。当心脏处于停搏状态时，很难准确判断吻合口与吻合口之间静脉桥的长度。应注意避免张力，同时也要避免两个吻合口之间的桥血管过长。一般情况下，首先完成最远端的端–侧吻合；在近心位行另一个位点的侧–侧吻合时，最理想的角度是桥血管与靶血管的走向平行。从跟部起针，后壁保持开放状态，应用降落伞式缝合，将桥血管送下并收紧缝线，完成前壁吻合。一些医师喜欢切口垂直的侧–侧吻合。注意：桥血管和靶血管的切口不要过长，还要避免"海鸥翼"样变形。

很少会使用ITA做序贯吻合，即使做，其吻合的顺序也与静脉桥相反，即首先完成侧–侧吻合，这使得ITA远端可处于能灵活操作的状态。同样要仔细考量的长度，将ITA旁的组织松解，而侧–侧吻合口的长度应控制在3~4mm。这一技术的最大问题是：如果长度估测得不准，那么最后的ITA–LAD吻合可能张力过高。由于最后的这个吻合口至关重要，因此，仅在没有其他办法的情况下才去尝试用ITA做序贯。

（九）冠状动脉内膜剥离术

偶尔会遭遇弥漫性冠状动脉病变。此时、要获得满意的远端血管吻合，唯一的办法就是进行冠状动脉内膜剥离。一般情况下，仅在无法找到合适的远端吻合位点时采用这一技术。在这样的血管条件下，很难获得满意的吻合效果，因此，该技术会导致桥血管失败率增高。右冠状动脉内膜剥离要比LAD和外侧壁冠状动脉常见。

内膜剥离时，应首先找到外层血管壁与腔内硬性斑块之间的剥离层面，可使用一个精细的组织拉钩来开启斑块的剥离，注意不要损伤血管壁外层。在将斑块全周钝性分离后，可将其核稳定地夹住，在侧壁用"花生米"钳推剥，轻柔地将斑块剥除。在切口近心端将较大的斑块牵出，在遭遇阻力时可切断斑块，而近心端残余的斑块会回缩；在切口远心端采用相同的技术，寄希望这个斑块是向远心端逐渐变小的。将内膜的斑块核剥出后，仔细检查血管壁，并排除有残留的斑块灶。此时就可以将桥血管吻合在相对健康的靶血管上。

当完成了全部静脉桥血管吻合后，降低泵流量、放开主动脉钳或移除半阻断钳。在远心端阻断静脉桥，用很细的针头刺破血管壁，将无法排出的气体排出。然后，恢复远心端血供。主动脉根部引流管持续吸引排气。一般在这个时候会放置心房和心室起搏导线备用。经过一段时间的再灌注，当各方面恢复正常，心律稳定，就可以停体外循环：拔除静脉插管，收紧紧缩带，以防再次开机；拔除根部吸引管、逆灌管及左心室引流管，打结并加固缝合。在心脏后部及左侧胸腔置入32F直角胸腔引流管，左胸引流管紧贴膈面，而心脏后方的直角引流管要避开所有下壁血管桥。拔除主动脉插管，打结并加固。将一根28F胸腔引流管置于左侧胸膜顶，另一根则在关胸前置于前纵隔。

六、术后监护

撤除体外循环后，中和肝素、关胸。常规监测和管理应迅速、简捷。某些情况下，尤其是当吻合多条血管而导致心肌缺血时间较长时，患者的血流动力学情况会相对较差：小剂量正性肌力药物有助于稳定病情，但大量的正性肌力药物可能会增加缺血后心肌氧耗，可能在术后数小时出现低心排出量综合征。对于存在严重弥漫性病变的患者，尤其是老年患者，维持理想的灌注压是术后早期管理的关键。血液稀释、复温及其他的心脏外科术后改变会导致血管扩张，可使用小剂量α受体激动剂来逆转这种病理情况，管理并非十分困难。

应完全复温，以避免低温诱导的心肌钝抑或过度的血管收缩。由于体外循环的降温，患者术后的肢体可能仍处于较冷的状态。虽然在体外循环结束时，患者的中心温度已经达到了正常，但可能在术后不久再次进入低温状态，因此，当患者进入ICU后，应持续局部保暖。

第二节　非体外循环下冠状动脉血运重建

一、发展史

冠状动脉旁路移植术（CABG）是治疗复杂冠状动脉疾病的标准术式。关于该术式的生存率、症状改善情况及生存质量，已有大量文献进行了阐述。

根据美国胸外科医师协会（STS）国家心脏病数据库的数据，这一在心脏停搏下完成的传统术式的疗效在不断提升，但CABG仍然存在一些并发症，尤其是围手术期卒中，这些并发症使得本应成功的冠状动脉血运重建效果打折，几乎所有的随机对照试验都提示CABG术后卒中的发生率高于经皮冠状动脉介入治疗（PCI）。

自20世纪90年代中期开始，人们对非体外循环下冠状动脉旁路术（OPCAB）的兴趣再度燃起。与此同时，多血管OPCAB的外科技术也在不断提升，这意味着外科医师在冠状动脉重建方面又多了一个选择，可以避免体外循环的并发症，尤其因减少了对升主动脉的操作从而降低了卒中的发生率。北美的很多医院使用了这项技术，2004年的比例达到历史最高水平（25%），此后又逐渐下降，主要是因为对于大多数外科医师来说，OPCAB在降低死亡率方面不如体外循环下冠状动脉旁路术（ONCAB）理想，这一被随机对照试验证实的结果让很多医师对OPCAB失去了热情，不再常规地使用这一技术。此外，很多医师认为OPCAB对外科技术的要求更高，因此难以达到充分的冠状动脉血运重建。人们对OPCAB的担心是：与传统的CABG相比，该技术可导致桥血管长期通畅率下降，从而使再手术率升高、远期生存率下降；当术者经验不足时这一问题更为严重。尽管如此，通过风险校正，大量基于大中心数据及国家数据库数据的回顾性研究发现：OPCAB可降低死亡率及并发症发生率，尤其是对于高危患者。

尽管有数以百计的OPCAB研究，但对于其是否存在整体性优势，很多文献的结果却是非结论性的甚至是矛盾的。很多研究面临的困境是，即使有后期的风险校正，却仍然无法消除因患者对术式的选择而导致的结果偏倚。目前，有很多新的前瞻性研究不断发表，但对于这项技术最终是否有优势这一问题，在很多医师眼里，仍然无解。

二、基本原则与理论依据

OPCAB所面临的最大挑战是，在一个内径只有1.25～2.5mm且运动中的血管上进行吻合操作。OPCAB依赖于在不影响心肌功能的情况下，保持靶血管在3D水平上的稳定性。靶血管的运动较为复杂，时快时慢，特别是在舒张末期充盈阶段，靶血管的快速收缩舒张表现得尤为明显。如果没有一个机械稳定装置，几乎不会在这样微小的血管上进行精确的缝合操作。因此，将局部心室壁做适当的固定以减少心肌运动、优化靶血管的显露是不停搏手术的核心要素。

目前，有3类组织稳定器。

（1）负压吸引固定装置"八爪鱼"是由美国Utrecht医学中心研发的。负压吸引固定装置可以稳定心室壁，并将靶血管置于装置中间的一个稳定区，该装置不会对心脏造成压迫。I型"八爪鱼"

（MN）是一双豆荚样稳定装置，固定于手术台侧面的导轨上，其优点是适用于各种入路的手术，包括腔镜入路。I型"八爪鱼"头端的豆荚样结构可以自由地掰开，以便将固定的心表脂肪组织充分展开，最后在Z轴方向（垂直于术野）上完成固定器的锁定，大部分冠状动脉走行于脂肪组织中。II型"八爪鱼"（MN）则是一个单臂结构，固定于胸骨牵开器上，这一点与目前主流的稳定器相同，使用更方便。其头端的豆荚样结构依然可以掰开以调整稳定区的大小。I型"八爪鱼"的吸引固定装置是左右分开的，而II型则整合在一起。

（2）下压固定装置：易于使用，但会给心脏施加额外的压力。与负压吸引固定装置相比，该装置对心脏的抓捕性稍差，容易滑动。

（3）血管带–平板固定装置：是一种复合固定装置，可以在固定靶血管的同时将其阻断。但是由于平板大小的限制，该装置难以用于序贯血管桥吻合。

这些稳定装置有的是固定在胸骨牵开器上，有的则是固定在手术台上。

OPCAB是一种可以改善部分患者预后的独特技术，欲成功应用于临床，需要投入相当的时间和精力进行学习。只有当把OPCAB作为一种常规，才可能产生最大收益。对于一个已经习惯了平静、无血术野的外科医师来说，OPCAB的确是一种挑战。另外，OPCAB需要第一助手和第二助手能为术者在一个跳动的心脏上暴露出手术位点，同时需要优秀的麻醉医师管理血流动力学状态，并提醒外科医师是否存在潜在的血流动力学问题。因此，选择OPCAB的医师要坚信，虽然它是一项技术挑战，但克服该术式所固有的困难是值得的，因为患者可以因避免采用体外循环而受益。对于一个没有OPCAB经验的外科医师而言，在开始这一学习曲线的时候，应仔细筛选初期操作的患者，仔细研究患者的冠状动脉解剖及其他重要情况。

外科医师在进入手术室的时候，心里要有一整套手术计划，当遇到特殊情况时可足以变通。ONCAB手术中，吻合桥血管的顺序及血流动力学的管理都是非常清晰的；而OPCAB则需要仔细复习患者的冠状动脉解剖，了解患者存在的干扰因素，高度关注血流动力学指标的波动。在外科医师的早期实践中，应尽量避免操作外侧壁血管，尤其是当外侧壁有多条血管需要处理的情况，这个位置的操作很困难；对于严重左心室功能不全、左主干病变及其他复杂病变的患者，也应尽可能回避。早期实践OPCAB时，理想的病例是那些靶血管解剖条件良好、心室功能良好、吻合1~3根血管桥且没有外侧壁血管病变、初次行冠状动脉血运重建的患者。在对住院医师进行培训时，应考虑到：由于左前降支（LAD）位于心脏的最前面，所以LAD的吻合往往是最容易的；对角支其次，也比较容易操作；之后是下壁的血管；最后才是外侧壁的血管，这些血管难以显露，在非体外循环下不易操作。

当经验积累到一定程度后，就可以开始尝试高危患者及更具挑战性的操作，包括血流动力学处于边缘状态的病例、需要对后外侧壁及房室沟血管进行多血管操作的病例，以及左、右心室扩大的病例。病情严重的患者，包括严重左心室功能不全、肾功能不全、升主动脉粥样硬化、严重慢性阻塞性肺疾病、急性心肌梗死后的病例，可更多地从OPCAB中获益。对OPCAB来说，最难操作的情况包括再次手术、冠状动脉细小且病变弥散、心脏扩大、缺血性心律失常、缺血性二尖瓣反流及漏斗胸。

三、术前评估及准备

OPCAB的术前评估要求制订细致的手术计划，周密地考虑风险因素。对于65岁以上、吸烟、存在颈动脉杂音、有短暂性脑缺血发作或卒中史、左主干病变、患外周血管疾病、有颈动脉介入治疗史的患者，常规超声筛查双侧颈动脉。其他的术前评估与ONCAB相似。如果患者有心脏杂音、气促、主动脉瓣和（或）二尖瓣反流、行心导管检查时出现心室功能紊乱，应高度重视其术前超声心动图检查。应高度警惕存在右心室功能紊乱、瓣膜反流或肺动脉高压的患者，在OPCAB术中体位的调整有时会造成血流动力学参数迅速恶化。术前CT检查（无需增强）可用于判断是否存在升主动脉钙化，进而决定能否使用主动脉阻断钳。总之，应全面评估患者的术前状况、手术的紧急程度及心室功能状态，从而判断OPCAB是否具备可操作性。

需要急诊手术的患者，可能从OPCAB中获益更多，但在手术前务必有备选方案，以备患者在手术中突发无法耐受的情况。因近期心肌梗死而出现左心室功能不全的患者，其挑战性大于慢性左心室功能不全者，前者对于心脏的操作非常敏感，极易在术中发生心律失常。

四、手术计划

（一）一般性原则

与其他心脏手术的相似之处是：所有患者都需要一系列的有创监测，包括动脉测压管、Foley尿管及中心静脉管。我们使用经食管超声心动图（TEE）对心脏瓣膜情况、心肌节段功能及肺动脉高压进行定量检查与评估。一部分患者需要使用肺动脉测压导管。

一个有经验的麻醉团队是维持血流动力学稳定、保证手术平稳顺利完成的关键因素。ONCAB需要外科医师、麻醉医师和灌注师的相互配合，而OPCAB则只有麻醉医师及外科医师，他们之间需要密切配合，以确保术中血流动力学状态的稳定。在OPCAB中，由于没有体外循环的辅助，只能通过其他方法来避免血流动力学状态的波动，防止由此带来的恶性后果。如果出现血流动力学状态的细微改变、肺动脉压力逐渐升高、需要不断增加正性肌力药物和血管收缩药的剂量来维持血流动力学状态稳定，或出现心律改变，这类患者出现循环状态的崩溃。一旦有这些情况发生，麻醉医师和外科医师应立即交流意见，在情况恶化前将其解决。在操作心脏之前，外科医师务必要告知麻醉团队可能出现的一些突发情况，以便麻醉医师做出积极应对，避免做出错误的反应（如推注血管收缩药）。体位的改变（如头低足高体位）会导致回心血量的变化，进而影响心排出量和血压。事实上，当血流动力学状态不稳定时，首先要做的事情就是调整至头低足高体位，使下肢的回心血量增加，达到类似自体输血的效果。将患者置于极端的头低足高体位，可以迅速增加前负荷、心排出量和血压；反之亦然。此技术用于准备做桥血管近心端吻合、钳夹主动脉侧壁时，可迅速降低血压。

通常情况下，要避免大剂量补液，因为这将迫使术后强化利尿。对于大部分行OPCAB的患者，可通过积极地使用头低足高体位、审慎使用α受体激动剂来获得稳定的循环状态。肺动脉高压、轻中度缺血性二尖瓣反流、左心室功能不全的患者，难以耐受术中的心脏操作和搬动，往往需要正性肌力药物的辅助。在行远心端吻合时，如果前负荷已经处于优化状态，可以使用血管收缩药，如去甲肾上腺素来维持满意的血压。

由于缺少体外循环的帮助，在OPCAB术中应尽力维持正常体温，这一点至关重要。通常需要加热输液，加热麻醉吸入气体，术前、术中保持室温，并使用充气温毯。可以在消毒铺巾前将保温措施准备到位；获取大隐静脉后，用消毒敷料覆盖切口。

（二）抗凝

在某医院，对不同的术者采用不用的抗凝方案。对于较为初级的医师，给予体外循环要求的肝素剂量，以防在紧急状态下转为体外循环下手术。一些医师坚持使用全量肝素（400U/kg），使全血激活凝血时间（ACT）维持在400s以上；还有医师使用半量肝素（180U/kg）；而另有医师选择在给予10 000U的初始剂量后，每0.5小时给予3000U，将ACT维持在275～350s。根据凝血功能的恢复情况给予不同剂量的鱼精蛋白来中和肝素。

五、手术

（一）入路

最常用的手术入路为胸骨正中切口，便于操作任何一条主要的冠状动脉。另外，这一入路有助于更好地判断在将心脏向不同方向搬动时可能出现的功能状态，尤其是当采用新"技巧"时。轻微搬动心脏，既方便血管吻合，又不会对血流动力学状态造成损害。目前，对于单一血管疾病，可以采用左前外侧切口（B）、胸骨下段切口（C）及胸部后外侧切口（E）；也可以根据拟操作血管的位置，选择前外侧切口（B）、胸骨下段切口（D）、腹部横切口（F）。在治疗多支血管病变时，如果病变血管相距较近，而采用前胸切口无法将对角支与LAD之间的夹角展开，可以采用左后外侧切口。

选择胸骨正中切口的另一个优点是可以使用熟悉的方法和牵开器获取胸廓内动脉（ITA）。我们首选骨化ITA以使其长度最大化，同时优先采用"T"形或"Y"形吻合，保留胸壁的静脉引流以降低伤口感染的风险。

优先考虑原位移栽桥血管。将游离出来的ITA、桡动脉或5～10cm大隐静脉置于活动性较小的肺动脉上（将折叠的治疗巾或负压吸引稳定装置置于肺动脉主干上，充当稳定的操作平台）来完成"T"形或"Y"形吻合。"T"形和"Y"形吻合可以在手术最开始时完成，也可以最后再完成。可使用双针技术，首先完成后壁吻合，这一方法能够更经济地使用桥血管（而骨化的桥血管有助于序贯吻合），也可以减少甚至避免对升主动脉的操作。事实上，OPCAB几乎可让全部的患者获得完全的冠状动脉血运重建，如果使用双侧ITA，可建立多达5条的动脉桥。

经胸骨正中切口手术时，一般先用双头针编织线在两条肺静脉会合点以外3cm处缝一心包提吊线，在其间放置一条长吊带，并用橡胶锁带将其固定，这样就做成了一个三叉牵开器，使心脏在搬动时可以保持良好的稳定性。

将稳定器固定于胸骨牵开器上，调整心脏的位置后，将稳定器的头部置于靶血管处固定。保持负压吸引约15秒，使负压起效。将负责心包提吊的3条吊带固定在手术巾上。最后显露3个主要的靶血管区：前壁、下壁和后壁。将心脏放回心包腔后，远端右冠状动脉（RCA）可自动显露。在心尖部放置一个附加的吸引有助于固定心脏位置，以显露外侧壁和下壁。这个固定装置可使心脏处于较垂直的角度，有助于维持跳动心脏的几何架构。对于受损或扩张的心室，这一装置可使OPCAB期间血流动力学状态保持稳定。

在搬动心脏前，应加快静脉输液速度，使右心房压力达到8～10cmH$_2$O，并通过头低位来提高前负荷，向右旋转手术台以避免出现流入道梗阻。右心房壁很薄，这使得右心房、右心室很容易"扭曲"或"受压"。TEE可用于监测是否存在流入道梗阻的问题。如果心脏明显受压，可将右侧的心包朝下腔静脉方向切

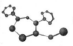

开，并打开右侧胸膜，使心脏"坠"入右胸腔。也可以事先将右侧心包的悬吊线松开。除非心室功能已受损，否则血流动力学状态会在1~2分钟得以恢复，并不需要使用正性肌力药物。建议将平均动脉压维持在60~80mmHg。如果需要，首选的正性肌力药物为去氧肾上腺素，其没有变时效应，可单剂给入。如果继续需要药物辅助，可在搬动心脏前给予小剂量多巴胺，2~4μg/（kg·min）。这一阶段的操作，要求外科医师和麻醉医师密切合作。如果循环没有改善，必须将心脏恢复原位。应避免大剂量使用正性肌力药物，否则固定装置无法抓捕住"僵硬"的心肌。如果容量负荷达到1000~1500mL，那么其所导致的"液体损伤"将与体外循环手术无异。

（二）吻合点的管理

将桥血管置于心包腔内，测量桥的长度。如果使用的是游离的桥血管，那么升主动脉的近心端吻合通常放在最后来完成。现在的问题是：先做哪条血管的吻合？如果RCA没有被完全堵闭，那么LAD作为首选的靶血管是最为理想的LAD的吻合只需轻微搬动心脏，较易耐受。在将左ITA（LITA）与对角支远心端进行吻合时，这个顺序的优势就更加明显，可以使更多的心肌得到灌注。

如果RCA为优势而又完全闭塞，LAD只有中度狭窄，那么最好选择RCA作为第一条靶血管进行吻合，并应完成其近心端的吻合，以恢复RCA灌注，这样当阻断LAD进行其远心端吻合时仍然可以保证心肌的血供。

通常将边缘支的吻合置于最后，这主要是因为需要将心脏做比较大幅度的搬动才能充分显露靶血管。

几乎全部的血管吻合均可采用"阻断–缝合"技术。如果血流动力学状态不稳定，应立即在冠状动脉切口内置入分流管，同时将近心端阻断带放松。有学者认为置入分流管会增加手术的复杂度，使远心端靶血管通畅性下降，因此并非常规使用。

有几种靶血管短时阻断的方法：无创微血管钳，硅橡胶弹力紧缩带，带垫片缝线及一次性血管夹。同时用无创微血管钳（Acland）将远心端阻断，使吻合点无血、干燥，与体外循环下手术相似。为了防止血管钳干扰提拉缝线，可以将其侧向一边：这样的阻断方式的一个优点是保证侧支血管灌注远心端。另外，在吻合时可以使用气雾喷头来保持术野的清晰。

（三）吻合

使用一条7-0或8-0缝线，用单针缝合技术完成吻合。LAD及对角支序贯吻合时，可使用双针缝合技术。后壁起针，由冠状动脉腔外至腔内进行缝合。选择这样的缝合方法是考虑到血管与医师站位间的关系。吻合RCA远心端时，桥血管尖端处于最远处，因此采用双针技术优先缝合此处。

（四）缝合效果评估

术中可以采用血管造影对疗效进行评估，但更为常用的方法是采用超声时差法进行桥血流量检测。在缝线打结前，结合同步测量的其他参数，如定量测定血流充盈模式、血流量/平均动脉压比值，评估桥血管流量、原病变冠状动脉流量、吻合口远端血管压力及应用超声时差法测得的桥血管血流量。

（五）替代入路

1.左前外侧胸部切口

LAD是最重要的冠状动脉，如果需要单纯行LITA-LAD吻合，则最理想的入路是经第4或第5肋间左前外侧胸部小切口。气管插管选用双腔管：经此切口，可在直视下或通过胸腔镜辅助游离LITA。

通常需要将左侧胸腔打开，左肺停止通气并保持塌陷。从切口中仔细辨认LITA将伴行静脉夹闭并切断。逐渐撑开牵开器，分别向头侧和尾侧仔细游离以获得更长的LITA。用精细的DeBakey镊子钳夹，并用电刀头轻铲，采用骨化动脉游离技术游离LITA；分离胸廓内筋膜，用低功率电凝烧断细小的牵连筋膜在细小分支血管上放置两个血管夹，在两者之间烧断，以防高温对LITA造成灼伤。轻抬固定于手术台或胸壁固定装置上的牵开器的头端叶片，可将LITA一直游离到第1肋间水平。尽可能长距离游离LITA是手术的关键，尤其是计划行LAD及对角支序贯吻合的手术。如果需要向尾侧游离出更长的LITA，则用手术刀切断下方的肋软骨，一方面有助于伤口愈合，另一方面也可以避免LITA的损伤，在关胸时将肋软骨缝合至原位；创伤最小的技术是Cohn的"H桥血管"制备，这项技术不需要游离LITA，而是在LITA和靶血管之间置入一小段血管桥，术中可能需要切除一小段肋软骨，因此，关胸时应非常小心，防止因此形成肺疝。

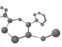

　　全身肝素化后，在LITA的远心端放置两个血管夹，在血管夹之间将之横断将心包纵行切开，提吊外侧的切缘后即可恢复双肺通气确定LAD时，可以使用一个小的"花生米"探子，从右心室逐渐向左试探，感觉到下面的心肌质地变得更坚实了，就说明到了室间隔。将稳定器固定到位。通过一个单独的切口，将其右侧直的叶片置于LAD的左侧；而左侧预成形叶片则在该切口旁置于LAD右侧。将负压置于-400mmHg后即可开始分离LAD，用两把微血管钳做局部阻断后，完成LITA与LAD的吻合。打结前、后分别进行吻合质量参数评估。

　　序贯吻合仅适用于LAD与对角支夹角较小的情况。首先完成LITA与对角支的侧–侧吻合。用负压稳定器将前外侧心肌向中线方向稍稍搬动即可获得理想的显露。此吻合口可以采用双针吻合技术，而在端–侧吻合时，则采用由根部起针的降落伞式标准吻合技术。

　　Cohn的"H桥"吻合技术尤其适用于有风险的LAD病变患者的抢救手术。这条桥血管位于LITA和LAD之间，长度较短，可以是桡动脉或大隐静脉，因此，在切除肋软骨后，只需要显露小段LAD。吻合时，首先吻合LAD端，然后是LITA端。竞争血流和"窃血"现象并不会成问题，舒张期血流的轻度增加有利于缓解心绞痛。

　　对于LAD单支病变的再次手术患者，或一侧ITA缺失的患者，可以使用锁骨下动脉或腋动脉作为血流供给血管，用桡动脉或大隐静脉作为桥血管。行锁骨下切口，置入牵开器，牵开胸大肌和胸小肌。动脉在同名静脉的上方，游离后做节段性阻断：为防止桥血管扭曲，将吻合口置于锁骨下动脉的后下方，近端吻合完成后停止左肺的呼吸。在下一肋间做一2～3cm的切口（防止所在的第2或3肋间空间过小），主刀医师经此切口送入一把长弯镊，将桥血管捏住，向下送入左前外切口处注意检查肋间切口的止血情况。将桥血管与LAD在此吻合。

　　将稳定器撤除后测量桥血管流量，以防止稳定器影响远端心肌血液灌注。给入鱼精蛋白，初始剂量为25mg。关闭心包，在心包内留4cm ITA以便于再次手术。经切口留置胸腔引流管后，关胸。

　　2.左后外侧切口

　　再次手术时可以采用左后外侧切口。取右侧卧位。建议使用双腔气管插管。在第5或第6肋间左后外侧做一长15cm切口，此切口易于显露旋支及其分支。在膈神经后做一纵行心包切口。如果要做LAD和对角支的吻合，可将此切口向前延长，将心包切口向膈神经的腹侧打开。降主动脉作为供血源有时并不理想，备选的供给血管前文已述及=可选用桡动脉或大隐静脉作为桥血管。所使用的稳定器可固定于切口牵开器或手术台上。

3.其他非胸骨正中切口入路

经皮冠状动脉腔内成形（PCTA）和冠状动脉支架的应用，激发了外科医师行微创冠状动脉旁路术（MIDCAB）的兴趣。这些术式省去了体外循环，避免了胸骨正中切口，加快了术后恢复，减少了住院时间。20世纪90年代，人们将左胸切口作为替代入路，开展OPCAB，主要是LITA-LAD的吻合。起初，特殊的牵开器和手术器械简化了LITA的获取，使MIDCAB成为可能。在达·芬奇机器人的辅助下，ITA的获取变得更为成熟，可以获取1条或2条ITA，同时使心脏前壁和侧壁靶血管的吻合成为可能。有医师将左前外侧切口作为再次手术的入路，进行左侧壁血管的吻合，这就避免了再次锯开胸骨而导致通畅的桥血管受到损伤。

六、术后管理

OPCAB的术后管理与ONCAB的相似。OPCAB术后非常重要的一点就是维持患者体温处于合理的水平。纵隔引流降至100mL/h并维持4小时后，即开始常规服用阿司匹林（术后早期162mg/d，以后每天81mg/d）和氯吡格雷（术后早期150mg/d，以后75mg/d），此剂量并不会导致术后再开胸止血。由于没有体外循环所导致的凝血功能紊乱，患者术后常常会出现相对高凝状态，理论上讲，这对术后早期的患者是非常危险的，会影响桥血管的通畅度。Bednar等证实，与ONCAB相比，OPCAB术后早期P-外源凝集素细胞黏附分子——一种血小板活性标志物-的表达明显升高，这提示患者处于高凝状态。鉴于此，我们建议在术后早期即开始服用阿司匹林和氯吡格雷，然后给予持续的两种抗血小板（双抗）聚集药6个月以上。在没有禁忌证的情况下，建议终身服用阿司匹林。

OPCAB可以避免与体外循环相关的死亡和并发症，但对技术要求更高。对于大多数患者和有充足经验的外科团队而言，OPCAB的早期疗效与ONCAB相同，但对高危患者来说，OPCAB更优。事实上，对于那些行ONCAB可能面临不良事件高风险的患者来说，OPCAB的益处最为明显。需要强调的是：OPCAB的无升主动脉接触技术、微创入路，可以降低围手术期死亡率；再结合多条动脉桥或全动脉桥技术后，其远期疗效更为理想；笔者认为，堪称艺术的冠状动脉旁

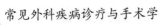

路手术应是无主动脉接触的、多条动脉或全动脉的OPCAB：若要通过OPCAB获益，就应确保吻合的精确性，这就要求对技术细节一丝不苟，并不断积累经验、遵守本文提及的操作原则。

第三节　再次冠状动脉旁路移植术

一、发展史

从20世纪50年代后期开始，冠状动脉旁路移植术（CABG）已逐渐成为一种常规手术。在过去的半个世纪，不计其数的患者接受了CABG手术，虽然静脉桥血管固有的局限性影响了其远期疗效，但令人惊奇的是，目前再次行CABG的比率却很低，仅为2.2%。取得这样的成绩有多方面的原因，包括动脉血管桥的应用、经皮冠状动脉介入（PCI）技术的有效性，以及更新和更好的降血脂药物及抗血小板聚集药的使用。驱动PCI增长的一个重要因素是再次CABG仍有较高的风险，该人群的手术死亡率、心肌梗死的发生率和长时间辅助呼吸的应用率显著高于其他患者。再次手术对于心脏的创伤、对通畅的桥血管的损伤，以及原有冠状动脉疾病的进展，让此类手术更具挑战性。

二、基本原则与理论依据

鉴于上述原因，在评估一名患者是否需要再次行CABG时，有多方面的问题必须仔细考量，而这些问题在第一次行CABG时并不存在。本章将重点阐述患者的评估、选择、手术技术及术后管理，从而使这部分高危人群获得最为理想的风险–收益比。

每一台手术前，都要认真思考以下问题。

（1）如果手术成功，可以消除哪些主诉症状？

（2）需要采取哪些措施来保证安全地再次开胸？

（3）拟行旁路移植手术的靶血管状况如何？

（4）桥血管流量是否充足？如胸廓内动脉（ITA），上次手术是否已经使用？其余的静脉桥和动脉桥血管情况如何？

（5）如何处理原有的、不同通畅程度的大隐静脉桥？

清晰地知晓CABG的指征有助于手术决策。大多数患者是在复查冠状动脉造影后，前来就诊并行再次外科手术的评估。之所以进行造影，可能是因为患者主诉再次出现心绞痛，且无创检查呈现阳性；也可能是由于患者出现急性冠状动脉综合征而行急诊检查；还有可能是缺血性心脏病的患者因病情恶化而行最终的结论性检查，最后这类患者的风险最高。

对于所有拟行CABG的患者，冠状动脉造影至关重要；对于那些需要确认心肌活性的患者，还需要进一步的检查。可以根据不同医院和医师的习惯行正电子发射计算机断层扫描（PET）、心脏磁共振（CMR）和（或）多巴酚丁胺负荷超声心动图检查。很重要的一点是，外科医师应对患者所做的各项检查结果进行深入分析和解读，很少有人会对一个无活性心肌的区域做旁路移植手术。

医师们应从冠状动脉造影中发现桥血管堵塞的可能原因。如果一个患者的靶血管非常不理想，几乎没有血流，那么即使再次行旁路移植术，也很难成功。如果桥血管通畅，只是在吻合口有缩窄，那么这是可以让人放心的。通过造影，还要知道哪些血管可以用作桥血管及左侧ITA是否已经用作桥血管，如果确实如此，那么现在出现堵闭或表现出"细线征"，可否使用右侧ITA做左前降支（LAD）的桥血管？

由于心脏的广泛粘连，有的部位很难评估。在术中，因瘢痕的限制，很难对全部的闭塞血管建立旁路，这就要求在术前知道哪一支血管已经被侧支血管代偿，哪一支血管正在建立代偿在这样的情况下，仅对那些尚未建立侧支循环的血管进行旁路移植手术是一种明智的妥协。

在手术前还应知道还存有哪些可用作桥血管的动脉和静脉对于静脉和桡动脉，应行超声检查评估血管内径和质量，同时对桡动脉行Allen试验，这有助于构思出对每一个血管桥的选择。

超声心动图有助于评估心肌功能，同时发现并发的血管疾病我们常规行胸部CT扫描来确定解剖情况，同时高度关注再开胸时可能面临的特殊问题，如主动脉近心端及其他一些心脏结构有时冠状动脉造影并不能清晰地显示左侧ITA的走行，但CT则不同，即使是没有增强的CT影像，通过观察金属血管夹，也有助于

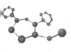

帮助确定左侧ITA是否与胸骨中线有一定的距离。总之，在再次CABG手术前的评估中，应仔细考量患者的状况、心肌的活性、靶血管、血管桥及解剖情况。

三、手术

（一）再次开胸

安全的开胸是手术成功的关键，应采取各种办法来避免再次开胸对重要器官的损伤，避免将手术进一步复杂化：术前影像学资料可用于判断升主动脉、无名静脉、右心室和（或）ITA桥与胸骨的毗邻关系，同时发现是否有钙化灶影响主动脉的操作或主动脉阻断钳的放置。

笔者强烈建议将体外循环插管替代方案程式化，以便能迅速地建立体外循环，避免因出血或顽固性心律失常所导致的灾难。

在这样的理念指导下，应扩大消毒、铺巾范围。股总动脉和腋动脉可作为替代的动脉插管位点，至于具体选择哪一条血管则需要根据患者的解剖情况来决定。腹股沟插管的优点在于血管比较容易显露，可以相对快速地建立体外循环。如果有严重的外周血管疾病或降主动脉存在大块附壁血栓，股动脉逆行灌注有可能导致脑血管栓塞，此时应考虑腋动脉插管。腋动脉入路的缺点是：很多医师在选择这个位点时，都喜欢先吻合一段Dacron人造血管，而不愿直接插入动脉管，这会浪费一定的时间，而且需要一定的初始抗凝以预防Dacron血管血栓，但这样做会加重胸骨切口的出血；同时也要注意关注插管侧上肢的血流情况。

有一些较为少见的情况，如主动脉与胸骨后壁粘连紧密，在开胸前需要全身肝素化，建立体外循环，降温至可随时停循环的低温状态，这就大大延长了体外循环时间；而且由于肝素化过早，出血的风险也会大大增加。因此，一定要慎用这一策略，尤其是当患者存在一定程度的主动脉瓣反流时，更应避免。

如果选择腋动脉入路，可于锁骨下一指处，平行锁骨、从锁骨中线向外做一个7cm的皮肤切口至三角胸肌间沟，将胸大肌纤维分离，胸小肌部分切断。注意操作要轻柔，避免损伤臂丛。对于肥胖患者，可使用自动牵开器，用手持多普勒探头寻找血管位置。将腋动脉游离出来并过阻断带，静脉给予肝素5000U，3分钟后上"C"形阻断钳纵向切开血管壁，将一段内径为8mm的Dacron人造血管端-侧吻合在腋动脉上，后续的主动脉插管可置于此人造血管中。术毕拔管后，将人造血管夹闭、缝合，以腋动脉壁补片的形式存在。

当完成了插管准备后，即可沿胸部瘢痕开胸，将固定胸骨的钢丝留于原位，可用于提示胸骨锯已经穿透胸骨后骨板。另一种锯胸骨的方法是保留后骨板，然后用大剪刀在直视下剪开这最后一部分，用这一方法时，切记不可在没有分离胸骨后粘连带的情况下将剪刀直接送入，否则会损伤心肌。

锯开胸骨后，可以使用剪刀或电刀将纵隔组织从胸骨后骨板上剥离，我们通常使用电刀，这样既可以获得干燥的术野，又可以减少术后出血。在心脏外科手术中，任何时候都不要使用钝性分离助手应注意不要过度向上牵拉，否则有可能在不经意间损伤下面的重要组织。向两侧分离，逐点击破，最终会发现心脏、大血管已从危险的境地中脱离出来。为了避免损伤ITA桥，务必要清楚其准确的位置。很多医师认为，只需要游离几个厘米，能放入牵开器即可；但我们认为，在安全的情况下应尽可能游离，一方面避免因游离不充分而在旋开牵开器时撕裂组织，另一方面充分的游离为以后暴露左心室外侧壁提供了方便。在某些情况下，可以将体外循环开始时间前移，这是更安全、快速的方法。

如果发生了心肌出血，不应急于将牵开器旋开显露出血点，这样做往往只会加重心肌损害。事实上，此时反而应将牵开器适当旋闭一些，以降低破口的张力。将撕裂口周围的粘连松解，这样可以在无张力的情况下缝合裂口，这是成功修补的关键。可以使用Hegar扩张探条堵住出血口，然后再实施准确而有效的缝合止血。至关重要的一点是：外科医师应保持清醒，知道什么时候修补是无效的，什么时候应该迅速建立体外循环以安全地完成破裂口修补，重新回到正轨。

在游离升主动脉时，须谨慎从事。要清醒地意识到：如果游离面过于"干净"，那通常意味着将血管中层与外层之间的平面误认为了血管外层面，这会使血管壁只剩下十分脆弱的部分中层和内膜，其后哪怕是十分细小的操作都会导致主动脉的破裂。真正的分离面是比较坚韧的。医师应知晓哪条通畅的静脉桥从升主动脉的哪个位置发出，应避免损伤，同时避免血栓脱落导致远端梗阻。有时，如果确知某一条静脉桥内存在可能脱落的粥样斑块，应事先将此桥血管切断，避免栓子在操作的过程中脱落至吻合口或靶血管。充分游离升主动脉，以获得足够的空间行主动脉插管、放置主动脉阻断钳和灌注针/根部引流。

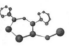

（二）插管及心肌保护

游离完成后，在原主动脉插管上方再次插管，注意主动脉钙化灶和原血管桥。在升主动脉放置顺灌管的同时，经冠状静脉窦口放置逆灌管，进行心肌保护。单纯采用顺灌可能不仅会遇到血栓问题，还会出现各种灌注上的不确定，因此辅以逆灌被广为接受，这种混合灌注方法非常关键。对于粥样硬化严重但通畅的静脉桥，应在开始逆灌前在其近心端切断，这样可以防止粥样斑块栓塞。注意要充分游离升主动脉后壁，以便能将主动脉阻断钳完整置入，任何残留组织都可能导致阻断不充分，无法使心脏维持停搏状态。如果此前手术已经使用了左侧ITA，而且仍然通畅，则必须将它游离出并阻断，防止将灌注液冲走，使心脏在两次停搏液灌注之间发生复跳。在特殊情况下，如果无法找到或游离通畅的左侧ITA，可采用深低温、全身高钾、间断逆灌心脏停搏液等技术。有研究发现：由于存在损伤桥血管的风险而难以安全地游离重要结构和阻断左侧ITA时，采用上述的替代措施可以达到与标准术式相同的疗效。控制ITA血流的另一个有效方法是使用带钝头缝针的弹力带环绕ITA。将环绕ITA两圈的弹力带收紧即可有效阻断血流，并不需要将其完全游离。

（三）血运重建

当心脏在舒张期停搏后，即可以开始血运重建手术。沿着已经堵塞的血管桥，常常可以顺利找到被瘢痕组织包绕的靶血管。这里存在一个问题：对于通畅的静脉桥血管，在再次CABG时该如何处理？外科原则是：如果静脉桥已经超过5年，则必须更换。但由于缺乏根据，同时对这一策略是否存在风险也不甚清楚，因此，这一"外科信条"并没有被广泛接受。大多数医师认为部分静脉桥血管存在一定的"特殊性"，因此对于哪些静脉桥要更换、哪些维持不动，持审慎的态度。

（四）远心端吻合

远心端的吻合有多种方式。可以将原大隐静脉桥与冠状动脉的吻合口切开，仍将该吻合口作为吻合靶点；也可将原静脉桥横断，将剩余的远心端静脉桥作为新的吻合靶点。如果病变已经累及吻合点，则在冠状动脉更远心的位置选择另一个吻合靶点，可采用常规吻合技术。如果静脉桥通畅，但已发生粥样硬化，应考虑将原静脉桥结扎，以防止脱落的斑块栓塞。

目前存在一种尴尬的情况，即第一次手术时没有用左侧ITA，而第二次手术时却必须要用它来替换病变的静脉桥。有研究指出，第一次手术时左侧ITA与LAD连接的生存优越性，在第二次手术时同样存在。一些令人兴奋的数据甚至将ITA的使用推向"回收再利用"，即：如果第一次手术后，除了吻合口有狭窄，左侧ITA的其他部分都通畅，此时还可再次使用左侧ITA。但是否能成功则取决于吻合口是否存在张力，是否有充足的血流。

需要考虑的一个问题是：这样一个"残缺"的ITA，其术后早期的血流量可能是不足的。因此，有人建议在这种情况下，不要急于结扎已经发生病变的静脉桥；如果必须结扎原有的静脉桥，则要在近心点或对角支上再建一条静脉桥，直到新的左侧ITA可以提供足够的血流。但这种策略会产生竞争血流，这是否会影响ITA的通畅性，还不得而知。

（五）近心端吻合

静脉桥的近心端很少会出现堵闭。因此，可以将新的静脉桥吻合在原有静脉桥的吻合口处。如果静脉桥长度不足，折中的方案是将新的静脉桥的近心端以端–侧吻合的形式吻合在原静脉桥的中段。序贯吻合也可以用来应对这种情况，同时可以减少近心端吻合口数量。

四、术后监护

再次CABG患者的术后管理，在很多方面与第一次手术时并无差别。但是，监护的级别应与患者的高危程度相匹配，这些患者更易发生死亡、呼吸衰竭、肾衰竭、卒中、再开胸止血及胸部切口深部感染。于此，保持充分的警觉和仔细地监护至关重要。

第四节　心肌梗死后室间隔缺损的修补

一、发展史

心肌梗死（MI）后，由于施行全面的治疗手段来改善早期再灌注，心肌梗死后室间隔缺损（VSD）已成为透壁心肌梗死后一种少见的并发症。Cooley等在1956年成功完成了首例心肌梗死后的VSD外科修补。早期的治疗原则是推迟VSD修补，其理论依据是：坏死组织需要时间来重建组织结构，而缺损周边的纤维组织是保证VSD补片可以稳固固定的组织学基础。但目前认为，对于那些可能由于多器官功能衰竭而出现病情迅速恶化的高危患者，应在心源性休克发生或恶化前尽早手术近年来，多数患者首先使用主动脉内球囊反搏（IABP）。经皮VSD封堵成为越来越重要的治疗措施，根据患者就诊时的病情及解剖状况，将其作为终极治疗或稳定病情的手段。

二、基本原则与理论依据

室间隔前2/3区域由左前降支（LAD）供血，而后1/3由后降支供血近80%的人群，其后降支是右冠状动脉的分支。心肌梗死后VSD根据相应的堵塞冠状动脉而分为前位VSD和后位VSD；也可以分为简单型VSD和复杂型VSD，简单型VSD是指室间隔只有单一位置的穿孔，而复杂型VSD则指室间隔上存在多个匐行的穿隔瘘道。心肌梗死的位置和面积决定了穿孔区的分流量和心室的功能状况，根据这些解剖情况，临床症状可以表现为良性的心脏杂音直至心源性休克，后者是指即使经静脉给予正性肌力药物或使用IABP，收缩压仍难以维持在80mmHg以上或心指数难以维持在1.8L/（min·m^2）以上。

后位VSD的表现通常较为复杂，可并发后内乳头肌断裂和二尖瓣反流，这是由于后内乳头肌只有单一的供血血管（右冠状动脉或旋支）。后位VSD可导致更高的死亡率，一项前瞻性研究证实了这一现象。不良预后的术前预测因素并不包括心肌梗死的面积和VSD分流量，也不包括左心室功能及冠状动脉病变的范围，而是与心源性休克及右心室功能不全的程度（通过游离壁运动指数、舒张末压和右心房压力来计算）密切相关。这项研究发现，后位VSD的死亡率与右心室梗死面积直接相关。对这一发现的解释是：右冠状动脉的堵塞使容量负荷超载的右心室的灌注恶化，导致右心室功能下降，进而导致左心室前负荷下降、心排出量下降及多器官功能衰竭，进而死亡。

前瞻性多中心随机对照研究—GUSTO-I试验—是第一个分析早期再灌注后心肌梗死后VSD的研究。在该研究中，共有41 021例患者入组，84例诊断为心肌梗死后VSD，0.2%的发生率低于以往的报道。在早期再灌注前，2%的患者在发生透壁心肌梗死后4~6天出现心肌梗死后VSD。GUSTO-I试验中的大多数患者是在症状出现后1天（中位时间）通过超声心动图诊断的，明显早于早期再灌注。其他的诊断方法包括左心导管检查（心室造影可见左向右分流）、右心导管检查（从右心房到肺动脉，血氧饱和度逐步升高）。在那些行心导管检查的患者中，50%存在单支血管病变，大部分人的病变血管为完全闭塞，而近2/3的患者其病变血管为LAD。前壁心肌梗死、高龄及女性患者是发生心肌梗死后VSD的相关因素。无心绞痛病史或既往无心肌梗死者，更可能发生心肌梗死后VSD，这可能与单支血管完全堵塞，且无广泛的侧支循环有关；更重要的是，GUSTO-I结果显示：与药物治疗相比，心肌梗死后VSD患者手术修补的30天死亡率更低（47% vs 94%），1年死亡率也更低（53% vs 97%）。这一重要发现影响了当前的治疗方案。

三、术前评估及准备

对近期有心肌梗死病史的患者，如果体检发现新出现的全收缩期杂音及心力衰竭症状，应立即行床边经胸超声心动图检查。一旦确诊心肌梗死后VSD，初始治疗方案是立即使用正性肌力药物和IABP，以降低后负荷、改善组织灌注，并减少心内分流。

大多数患者在入院后行心导管检查，以便在修补VSD的同时行冠状动脉旁路移植（CABG）。一些研究发现，同期行CABG有助于提高早期和远期生存率，但另有一些研究却无法获得这样的结果。完全的血运重建可改善侧支血流，与仅处理导致心肌梗死的血管的旁路移植术相比，可降低死亡率。因此，必须仔细权

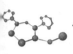

衡同期行CABG的获益情况和更长时间体外循环带来的风险，根据冠状动脉病变的情况及血流动力学状态制订个性化的治疗方案。不应因心导管检查而推迟早期手术干预的时间。同样，一些患者可因乳头肌断裂或栓系而并发二尖瓣反流，应根据个体情况决定是否同期行二尖瓣修复。对于心室功能严重受损（左心室射血分数下降或右心室功能不全）的患者，在行VSD修补前应考虑是否需在术后早期安装心室辅助装置，临床上确实存在这种可能性。对于心源性休克和多器官功能衰竭的患者，经皮VSD封堵可作为外科修补的过渡。但遗憾的是，我们缺少这方面的经验。

四、麻醉

常规监测包括体表心电图、末梢血氧饱和度监测、CO_2监测、鼻腔和（或）膀胱温度监测。动脉测压通路可用于监测血压和复查血气，大多数情况下应置于左桡动脉，可以根据动脉插管的位置和是否计划同期行CABG进行位置调整。肺动脉导管是必需的，可用于监测肺动脉压、心排出量、中心静脉压及从右心房到肺动脉是否存在递增的血氧饱和度。另一重要的诊断工具是经食管超声心动图（TEE），它可以定量地测量分流情况，同时精确地判断VSD的位置、评估心功能状态，指导手术决策。

五、手术

在轻度低温下建立高流量的体外循环。密切注意心肌保护。根据VSD的位置、游离壁梗死的范围和手术计划决定静脉插管的选择沿前、后游离壁经过心肌梗死区做平行于室间隔和相应LAD或后降支的左心室切口，显露VSD。对于小的VSD，可以选择右心房入路。修补VSD的方法包括补片和梗死区旷置。

（一）前位室间隔缺损

修补前位VSD，可以选择平行于LAD的左心室切口入路。我们支持用补片修补VSD，彻底切除游离壁和室间隔上的坏死组织，直到可见新鲜有活力的心肌组织。在VSD左心室面置入一片大于VSD直径的自体心包片或人工合成补片，用带垫片的2-0聚丙烯缝线褥式缝合，进针点与VSD边缘相距几厘米以上。为了避免张力，可修剪补片的前缘，并将其置于左、右心室游离壁之间缝合固定，使用带垫片缝线进行褥式缝合。

如果需要大范围切除左心室前游离壁的梗死灶，要在切缘与VSD补片之间再置入一块补片以恢复左心室的几何构型。

也有人用多块补片来修补VSD，还有人用黏结剂来减少残余分流，并避免VSD复通。在技术能力允许的情况下，可在左心室游离壁梗死区的心内膜面用2-0聚丙烯缝线做荷包缝合，将梗死区旷置，此技术与治疗左心室室壁瘤的Dor手术相似。将存活心肌对拢后，用毡片加固褥式缝合。大的VSD用心包或人工合成补片覆盖，单独缝闭间隔缺损。

（二）后位室间隔缺损

修补后位VSD可以选择平行于后降支、近心底部的左心室切口入路。由于显露的原因及靠近二尖瓣环、瓣下组织和后内乳头肌，因此这类VSD的修补比较复杂。我们偏向做梗死区旷置术，该技术最初由David等报道。将坏死的心肌做有限的切除，在左心室内置入一大片自体心包或人工合成补片，全周贴附于左心室内壁，重建左心室腔，将梗死区与左心室腔完全隔离。务必注意要充分保证左心室容积，并注意避免相邻结构的扭曲。该技术的优点在于减少了对右心室和脆弱的室间隔的操作。

六、术后管理

部分患者可能存在VSD残余分流，需要一系列的超声心动图检查或肺动脉导管进行监测。在术后早期，要密切监测是否发生VSD复通。可以根据症状的严重程度及心室功能来决定是采取再次开胸手术还是经皮冠状动脉介入治疗（PCI）。一些患者术后需要透析治疗以调整容量状态，促进心室的恢复。根据心排出量、机体灌注情况及超声心动图提示的心室功能状态，调整正性肌力药物用量，逐渐停用IABP，由于有多条血管通路，因此存在脓毒症的风险，应经常评估感染指标，并及时应用广谱抗生素。

第五节　机器人全腔镜下冠状动脉旁路移植术

一、发展史

所有微创手术的共同目标是在尽可能小的创伤下完成手术干预，应用工作孔径路取代大切口。人们曾无数次尝试应用长杆胸腔镜设备行冠状动脉旁路移植（CABG）手术，均未成功；直到1998年，第一例机器人全腔镜下冠状动脉旁路移植术（TECAB）获得成功。其后，该技术不断演进，从单一血管到多支血管，从心脏不停搏到体外循环下停搏，均可成功完成。TECAB还可与经皮冠状动脉介入术（PCI）结合，被人们称为"整合"或"镶嵌"手术。目前市场上已经有了更新一代的手术机器人系统，并具有不同操作所需的机器人手术软硬件（可能称其为"终端效应器"会更恰当），显著改进了视觉效果，可使术者更轻松地显露靶血管，也更符合人体工程学的要求。

二、基本原则与理论依据

目前的观点是：任何一个具备行CABG条件的患者均适合行TECAB。但应牢记机器人手术的禁忌证（表15-1）。可以看出，TECAB是一种择期手术，并不适合再次手术。再次手术往往会给医师带来很大的技术挑战，导致手术时间长而枯燥，这是因为需要在腔镜下花费大量时间分离粘连。对于可能导致胸腔扭曲变形、容积减小的因素（胸部变形、巨大心脏或肺容积缩小），都应仔细考量。术前应充分分析正面和负面的因素，是否需要将患者置于长时间的体外循环、心肌缺血及长时间的手术，抑或选择微创方案。这种难以决策的困境在合并有其他疾病时表现得更为明显。遵照下表列出的各项禁忌证，某医学中心25%~30%的CABG患者适合选择机器人腔镜治疗方案。由于TECAB需要一个较长时间的学习过程，有学者强烈建议在开始涉足此领域时应从简单手术做起，严格限于低风险患者。使用模拟手术的模型及实操实验室是缩短学习曲线的重要方法。

表15-1 TECAB的禁忌证

绝对禁忌证	相对禁忌证
心源性休克	行IABP辅助下状态不稳定
血流动力学状态不稳定	严重的左心室功能减退（EF<30%）
严重肺功能不全（FEV1<70%，VC<2.5L）	巨大心脏（左心室与胸壁的距离小于25mm）
肺动脉高压	既往心脏手术史
胸廓变形（如漏斗胸）	既往严重肺创伤
患多种疾病	既往胸部放疗
明显的全身性血管病变	
冠状动脉细小或弥漫性病变	
拟行心脏不停搏TECAB的患者存在心肌内冠状动脉	
拟行心脏停搏TECAB的患者，其升主动脉直径>3.8rm和严重的主髂动脉钙化	

注：TECAB=全腔镜下冠状动脉旁路移植，IABP=主动脉内球囊反搏，FEV1=第1秒用力呼气量，VC=肺活量，EF=射血分数

三、术前评估及准备

所有患者的术前评估与常规CABG是相同的。一般的术前评估包括既往病史、现病史、体格检查、标准的血液检测（血常规、肝肾功能、凝血功能、血型和交叉配血）、颈动脉多普勒检查、踝臂指数（ABI）、肺功能检查、超声心动图。为了检查患者是否适于行TECAB，应行胸部、腹部和盆腔CT，外科医师及团队和影像科医师会根据TECAB术前胸、腹、盆腔CT的评估参数（表15-2）对各项CT参数进行评估。

表15-2 TECAB术前胸、腹、盆腔CT造影的评估参数

心脏	肺	血管
心脏的大小（心胸比，左心室与胸壁之间的距离）	肺脏大小（胸内操作空间）	右肺动脉水平的升主动脉内径
左胸廓内动脉与靶血管之间的距离	肺部疾病	主动脉粥样硬化病灶

续表

心脏	肺	血管
靶血管的走行（心外膜或心肌内）	胸腔疾病（粘连、斑块）	髂股动脉的解剖及病变
心包脂肪垫的大小		其他血管病变（动脉瘤、夹层等）

四、麻醉

标准的心脏外科麻醉策略同样适用于TECAB，应指定有经验的麻醉医师监督TECAB的麻醉。

以下是TECAB麻醉需要格外关注的要点。

1.双腔气管插管。

2.皮肤除颤贴片。

3.持续经食管超声心动图（TEE）监测。

4.近红外光谱（NIRS）监测脑部及双下肢血流。

TEE是必需的监测设备，用于观察整体心脏功能和心室壁节段运动情况，同时监测主动脉腔内阻断球囊的位置。在整个手术过程中，外科医师和麻醉医师之间应保持良好的沟通，这一点非常重要，包括以下几方面。

（1）确定何时开始单肺通气。

（2）设置CO_2的充气压力。

（3）如果经股动脉行动脉插管，应监测下肢缺血情况。

（4）在TECAB过程中，监视主动脉腔内阻断球囊的位置，及时发现移位。

（5）控制心率，在心脏不停搏TECAB时评估心室节段运动情况，在长时间体外循环并单肺通气后进行呼吸管理。

五、手术

（一）硬件要求及操作模式

目前，市场上可充分满足TECAB需要的机器人只有一种型号。外科医师主要应用第三代达·芬奇手术系统行TECAB：外科医师位于控制台的后面，使用被称为"Masters"的程序，外科医师的手动操作被转化为机器人胸内器械的动作，同时手术过程被3D成像以便术者观察。使用脚踏板切换器械操作、成像和电刀的使用。外科医师通过3D双目成像系统进行观察。第四代Xi系统还不能提供全部的TECAB手术器械。

如前述，TECAB可以在体外循环或非体外循环下进行，也可以在心脏停搏和不停搏下实施。人们将心脏停搏TECAB称为AH-TECAB，而将心脏不停搏称为BH-TECAB。我们强烈建议应同时学习两种手术方法，这样就可以使外科团队有更大灵活性，对待不同的患者时可调整手术策略。

BH-TECAB有助于避免体外循环的并发症，但BH-TECAB对于技术的要求高于AH-TECAB，同时在靶血管显露方面也不如AH-TECAB理想。外科医师应首先掌握心脏停搏下的血管吻合技术，然后再转向不停搏的操作。我们建议在BH-TECAB时，体外循环应准备就位，以防胸腔内操作空间存在限制或患者突发心肌缺血、血流动力学状态不稳定或严重的室性心律失常。在这种紧急抢救的状况下，应用机器人来建立体外循环是极具挑战性的，它需要更长的时间；如果血流动力学状态不稳定，有可能造成不必要的并发症。在我们看来，立即建立外周体外循环是一个非常有价值的措施。

虽然AH-TECAB需要一些特殊的技术和设备用于组织灌注，并需要应用腔内球囊或经胸主动脉阻断钳，但在心脏停搏下更加容易实施吻合。在开始做TECAB前，应该在其他手术（如小切口开胸继发孔型房间隔缺损修补、二尖瓣修复）中掌握上述技术。我们的经验是：在给右冠状动脉或旋支远心血管建立旁路时，停搏是唯一可靠的方法，只有这样才可使心脏完全松弛，从而可以充分地扭转和摆位。

（二）手术步骤

1.患者的体位及术前准备

患者取常规仰卧位，将双上肢置于体侧，用抗压疮垫圈将左侧胸壁稍抬高。应始终考虑到有可能转为开胸手术，因此应采用传统CABG手术的消毒、铺巾方式，而常规CABG手术的器械也应就位。

2.设置工作孔及机器人就位

由团队中最富经验的医师在患者左侧胸壁设置工作孔，因为正确的开孔位是

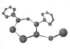

手术成功的关键步骤之一。在开工作孔前，要停止左肺通气，并将左肺气体完全排出，以防损伤，该环节必须经麻醉医师充分确认。摄像头孔位于左侧第5肋间腋前线。向胸腔内充入压力为8mmHg的CO_2。如果此时血流动力学状态转差（如突发低血压），应立即调整CO_2的压力以减轻对静脉回流的影响探查胸腔，并在摄像机辅助下设置左、右器械孔，分别距离摄像头孔4指宽的头侧和尾侧，在腋前线和锁骨中线之间.然后将手术机器人就位，右操作臂持电刀，左操作臂持DeBakey镊子。

3.获取胸廓内动脉

机器人摄像机镜头"向上"成30°角，通过观察血管搏动和走行，可定位胸廓内动脉（ITA）。将电刀功率调节至15～20W，切开ITA表面的胸内筋膜及肌层。用骨化技术获取ITA，施以轻度的机械牵拉，用电刀将ITA与胸壁之间的分支血管烧断。很少情况下会使用血管夹来处置分支出血，即使是较大的分支也可通过电凝烧断。如果需要获取双侧ITA，可广泛地切开胸膜反折来抵达右侧胸膜获取双侧ITA的理想方式是首先获取右侧ITA，然后再获取左侧，如果调转顺序，左侧的ITA可能会干扰视野和操作。注入肝素后，将ITA的远心端夹闭，用Potts剪刀将其剪断，置入左侧胸腔，由其自主扩张。

4.器具孔设置

获取ITA后，在与摄像孔相对的位置、左侧胸骨旁设置5mm的器具孔。有文献报道，设置器具孔可明显缩短手术时间，通过该孔，可在手术过程中送入和取出有关物件（如缝线、"哈巴狗"、吸引管、弹力血管带等）。

5.切除纵隔脂肪和心包切开

将摄像头"向下"，即可清晰地看到心包脂肪垫及心包本身。左侧器械臂持长镊，右侧器械臂持电刀，切除心包脂肪垫。如果脂肪垫过大，启动体外循环即可缩小心脏、为胸内操作提供更大的空间，有助于切除脂肪垫。然后将右心室流出道上方的心包切开，先向胸骨后心包反折区扩大此切口，然后再向左外侧扩大。越靠近头侧，切口与膈神经越近，因此必须完全确认膈神经的位置。操作时，必须避开膈神经和左心耳，它们与切口相距甚近。

6.建立外周体外循环及主动脉腔内阻断（球囊阻断）

术前CT造影可以确定主动脉及髂股动脉粥样硬化的程度。如果主髂动脉没有或只有轻度粥样硬化，可以通过股动、静脉插管建立体外循环，风险较低。常规经左腹股沟显露血管。为了防止淋巴液渗漏，应尽可能控制血管切口的长度。为了防止远端肢体灌注不足，所有患者均常规放置一条肢体末端灌注管，同时在手术全程应用NIRS监测肢体远端血供。经股静脉置入25F静脉插管，在TEE引导下，将其头端送至上腔静脉处；经股动脉置入带侧支的21F或23F动脉插管。连接体外循环管路。

　　在升主动脉安全地置入腔内球囊诱导心脏停搏，前提是升主动脉、主动脉弓及降主动脉没有粥样硬化灶，升主动脉直径最大不超过38mm，主动脉瓣功能良好且没有结构性异常。将腔内球囊彻底放气后，在导引钢丝的辅助下，由主动脉插管的侧支送入。在TEE的密切监视下，将导引钢丝送入主动脉根部，然后将腔内球囊置于主动脉瓣上方，将心脏停搏液灌注管与体外循环的相应管路连接；持续测量主动脉根部和腔内阻断球囊的压力。务必避免从停搏液灌注管注入气体。

　　体外循环开机，逐步加大流量。在初始阶段应密切监视胸主动脉，一旦发生逆行性主动脉夹层，可在第一时间发现。如果静脉引流充分，出现低血压和左心室无射血的情况，将腔内球囊充气，并通过超声心动图确认球囊位置理想，然后注入心脏停搏液。在注入腺苷（6mg/20mL生理盐水）后，立即快速注入心脏停搏液，诱发心脏停搏。如果确认球囊位置稳定，可以开始降温，每20分钟重复注入一次停搏液。必要时可以经皮置入逆灌管，这样就可以根据需要同时启动顺灌和逆灌。

　　如果主髂动脉存在中至重度粥样硬化，我们强烈建议放弃股动、静脉入路而选择腋动脉。将一段直径8mm的人造血管与腋动脉中部行端-侧吻合，将动脉插管置于人造血管内，避免肢体灌注受到影响。腋动脉插管既可以顺行灌注胸主动脉，也可降低出现逆行性腹主动脉和髂动脉夹层的风险；在股动脉另置入一个19Fr的动脉鞘，将腔内球囊插管经此鞘置入。

　　如果TEE发现主髂动脉有严重钙化，降主动脉或主动脉弓有突起或不稳定的粥样硬化斑块，则禁忌使用腔内球囊。在这种情况下，可选用BH-TECAB：如前述，为安全起见，所有BH-TECAB患者手术时均置入体外循环插管，插管需在将全血激活凝血时间（ACT）调整至300s，并用肝素盐水冲管后实施。如果必须启动体外循环辅助，则将ACT提高至480s以上。在行多支血管BH-TECAB时，做好体外循环的准备极其重要，如果在阻断靶血管时发生心肌缺血，或者胸腔内操作空间有限或发生严重出血时，这一准备就变得更为重要。在辅助循环期间，在开

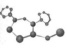

孔处、ITA血管床及其他一些部位会出现明显的弥漫性出血，可间断性使用冠状吸引将左胸腔内的血液吸出。

7.确认并暴露靶血管

无论是BH-TECAB还是AH-TECAB，在显露心表不同的组织结构时，手术机器人系统的心脏稳定器都提供了非常有效的支持。在剑突角左侧两指处做一个12mm肋下开孔，将稳定装置经此置入。将摄像头调至"Upfacing"位后，可辅助置入稳定器。将肋下开孔与达·芬奇系统的第四机械臂相连。

为了获得最佳视野和最佳操作点，将摄像头设定为"Facedown"。在第四机械臂上的心脏稳定器的辅助下，可以充分地显露和操作左前降支（LAD）和旋支。用专用脚踏板控制稳定器，并将吸引荚置于靶血管的两侧。在BH-TECAB时，就是用这个方法将吻合区域稳定后进行吻合；此外，无论是BH-TECAB还是AH-TECAB，均可通过该方法将靶血管置于一个方便操作的工作位置。

在行右冠状动脉旁路术时，可通过左侧12mm器械孔置入稳定器，此时机器人左器械臂可经肋下开孔送入。使用稳定器可以将右心室锐缘提起，这样就可以非常理想地显露后降支或后外侧支。到目前为止，我们仅将这一方法用于AH-TECAB。在心脏不停搏手术时，这一方法应慎用，因为有可能导致右心室的意外穿孔。

当充分显露了靶血管后，即可用Potts剪刀将心外膜剪开。

8.机器人辅助腔镜下冠状动脉吻合

在开始吻合冠状动脉前，将桥血管做最后的修剪。将被"哈巴狗"阻断的桥血管断面修剪成斜面，剖开桥血管，使断面总长度达到4mm，这样可以使吻合端呈现"眼镜蛇头"样。此时应确认血管流量充分。

与传统的CABG方法相同，用DeBakey镊子和机器人手术专用刀切开靶血管。用Potts剪刀将切口延长至4mm，与桥血管断端相匹配。从胸骨旁的器具孔将一条7cm长的双股聚丙烯缝线送入。用两把机器人专用显微手术镊完成冠状动脉吻合。

第一针起自冠状动脉切口的尖部，以反手由内向外缝合。将缝针安全地置于旁边的心外膜上，然后使用另一个缝针从桥血管的尖部由内向外缝合，而冠状动脉侧则是由外向内。完成三针降落伞式缝合后，将桥血管送下并收紧缝线，其后的吻合就较为容易。应使缝线保持一定的张力，避免后壁出血，这个位置的止血非常困难。

当完成跟部缝合并绕至前壁后，将此针置于一个安全的位置，再用第一个针从尖部向跟部缝合，直至完成。可以用显微镊子的头来检查吻合口的通畅度。仔细检查是否有绕线、压线的情况发生，如果有，可以用缝针做调整。

近年来，几乎全部的冠状动脉都可以通过机器人来完成血运重建，而不需要采用其他技术。最为常见的TECAB包括：左胸廓内动脉（LITA）与LAD的吻合（LITA-LAD）、右胸廓内动脉（RITA）与LAD（RITA-LAD）联合LITA与对角支及旋支的吻合，以及LITA-LAD联合RITA-RCA（右冠状动脉）。最后这一手术需要用到"Y"形桥。

无论是停搏还是不停搏完成旁路手术，在完成吻合后，都应牢记一些特殊的事项。在AH-TECAB时，当灌注停搏液至最后阶段时，即应切开靶血管，以降低损伤靶血管后壁的风险。当腔内球囊的压力不足时，可能导致静脉引流不充分，也可能导致主动脉根部的逆向血流，增加靶血管后壁损伤的风险。调整静脉引流管的位置可以改善总体引流，同时可以适当增加球囊的压力或使用弹力血管带，这样可以短时改善术野过多的回血。只有当术野清晰时，才能安全地完成吻合。

在BH-TECAB时，如果要获得无血的术野，可在靶血管的远心端、近心端各放置一条弹力血管带，但在大多数情况下，只需要收紧近心端的血管带即可。切开靶血管，在腔内置入分流管，在置入分流管时，应先插入远心端，然后插入近心端，再放松血管带。BH-TECAB进行血管吻合时，动作应非常轻柔、准确，防止意外损伤冠状动脉壁。可以短时给予艾司洛尔减慢心率以助于吻合。在一个跳动的术野上完成吻合非常具有挑战性，因此强烈建议在进行临床实操前强化训练。

9.最后的任务

对于所有病例，应使用腔镜专用的超声探头进行桥血管血流的超声时差法测量，以保证手术效果此超声探头可经肋下孔置入。

将柔软、可弯曲的吸引头经器具孔送入左胸腔，将胸膜腔内的积血吸出。

在手术结束时，撤除体外循环。将机器人床旁机械臂系统推开，撤除各种置于ITA血管床上的仪器，所有这些操作应在体外循环插管拔除、心脏充盈后进行，如果因为特殊原因而需要将仪器一一恢复至手术时的状态，有很大的困难。

由于体外循环和单肺通气，术后可出现明显的呼吸功能减退，但多为短时

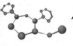

现象。

当患者血氧饱和度稳定、心脏泵功能理想时，即可给予鱼精蛋白。在这一阶段，应用机器人成像系统对胸腔内的创面做最后的检查，这既需要坐在操控台的医师，也需要在手术台旁的外科团队。在确认彻底止血后，即可撤除机器人，但工作孔仍需暂时保留，此时还需要使用摄像头做最后一次手动探查以避免CO_2泄露，这非常重要。在摄像头的监视下，将开孔器逐个拔除，仔细检查开孔创面的出血情况，塞入止血材料（如FibHllar™、Surgicel™）。经摄像头孔插入胸腔引流管。在置管时，应恢复肺通气，膨胀的肺组织可以避免桥血管受损。在各个开孔创面注射局部麻醉药以减轻术后疼痛。

六、术后管理

TECAB术后管理遵循标准的开胸CABG各项术后管理原则。由于单肺通气，可能出现肺不张，通过呼吸治疗可得以恢复。应对插管的外周动脉和静脉进行评估。术后的疼痛往往是很剧烈的，尤其是摄像头放置区域，但一般在术后数日即可消除。微创手术后不需要对胸骨问题采取预防措施。

第十六章　胸部创伤

第一节　概述

创伤是现代社会中的一个突出问题，在我国，每年创伤病例到达百万余人次，创伤致死十余万人，已成为40岁以下人群的第一位死亡原因。胸部创伤无论是平时还是战时都较为常见，占创伤的8%～15%，是创伤死亡的重要原因，约25%的死亡与胸部创伤有关。

一、创伤分类

（一）根据致伤的原因和伤情分类

我国根据致伤的原因和伤情分为闭合伤和开放伤2类。

1.闭合伤

多由交通事故、高空坠落、建筑物倒塌、暴力撞击或冲击波等引起。

2.开放伤

多由火器或锐器致伤，根据是否穿透胸膜或纵隔又分为穿透伤和非穿透伤。后者的创口仅限于胸壁，又称为胸壁伤；前者创口进入胸腔或纵隔，又称为胸腔伤。开放伤口只有入口而无出口称为盲管伤，既有入口又有出口者称为贯通伤。无论穿透伤还是非穿透伤均可有盲管伤或贯通伤。

（二）根据受伤的器官和组织，胸部损伤分类

（1）胸壁、肋骨和胸骨的损伤。

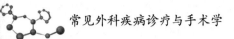

（2）肺和支气管的损伤。

（3）心脏和大血管的损伤。

（4）食管损伤。

（5）胸导管损伤。

（6）膈肌损伤。

这些器官和组织的损伤常常合并多种损伤（表16-1）。

表16-1　胸部损伤的分类

分类		特点
闭合伤	挫伤	无内脏损伤的挫伤，如肋骨骨折
		有内脏损伤的挫伤，如肺破裂合并血气胸
	暴露伤	多发生于战时，即强大的冲击波
开放伤	非穿透伤	非穿透伤；贯通伤、盲管伤、切线伤
		无内脏损伤的胸壁伤，占大多数
		有内脏损伤的胸壁伤，占极少数
	穿透伤	穿透伤、胸腔损伤
		单纯胸膜、肺穿透伤
		伴开放性气胸的穿透伤
		伴张力性气胸的穿透伤

　　胸廓的骨性结构由胸椎、12对肋骨及胸骨构成。当胸部遭到强大暴力时可引起这些骨骼受损，并伴有致命性的胸内脏器损伤；当气管或肺破裂后，血液及气体进入胸腔引起血气胸；当多根肋骨骨折时，局部胸壁失去完整的肋骨支撑而软化出现胸壁浮动，称之为连枷胸，产生与正常呼吸相反活动的反常呼吸运动，导致通气和换气障碍，严重时可引起急性肺损伤（ALI）或发展为急性呼吸窘迫综合征（ARDS），如不及时处理，将很快死亡。

二、胸部创伤的通气障碍

（一）胸部创伤的通气障碍

（1）疼痛和胸廓稳定性的破坏使胸壁顺应性减低和呼吸运动受限，从而导致有效通气量减少。

（2）开放性气胸和连枷胸导致纵隔摆动和胸膜负压破坏。

（3）血胸、气胸或膈疝导致肺受压萎缩及纵隔移位。

（4）膈肌损伤致呼吸泵功能主要部分丧失。

（5）血液分泌物潴留或误吸引起呼吸道阻塞损害。

肺实质损伤主要为胸部钝性挫伤所致的肺挫伤或冲击波所致的肺爆震伤可引起广泛的肺泡和毛细血管破裂，导致肺出血和肺水肿。

继发性的病理因素影响最严重的是ARDS。

（二）严重的胸部创伤发生循环功能紊乱的主要原因

（1）心脏及胸内血管损伤所致的失血性休克。

（2）急性心脏压塞使心脏舒张受限，静脉回流受阻，心输出量降低，血压下降。

（3）心肌严重挫伤及心内结构损伤引起的心力衰竭。

（4）胸膜和肺遭受刺激，可引起胸膜肺休克。

皮下气肿常见于张力性气胸，气管或食管破裂。气管或食管破裂可引起纵隔气肿，并迅速经颈根部向四处扩散，因而了解皮下气肿的起始部位，对判断可能损伤的脏器有一定帮助。

胸部创伤大多数可以通过较简单地处理得到缓解，甚至挽救生命。需要剖胸的手术者仅为10%～15%，因而要严格掌握手术适应证及把握好手术时机。若伤情危急，可在有条件的急诊室内行开胸手术抢救患者生命。

三、急诊开胸手术的适应证

（一）持续大出血

大量血胸伴有休克或经胸腔闭式引流有持续性出血，每小时在120mL以上，连续3～5小时无明显减少时应及时手术。应注意观察血凝块是否阻塞引流管，导致引流量不一定多，故应结合全身情况来判断。

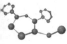

（二）急性心脏压塞

心脏损伤可发生急性心脏压塞，当心包内容量超过250mL时，心包内压力急剧升高，心脏舒张受限，可导致血压下降，甚至心脏停搏，应尽快手术修补心脏破口，清除心包内积血。

（三）主动脉及主动脉以上分支破裂

出血量大，伤者死亡率高。

（四）气管及支气管破裂

大量气胸经闭式引流仍有气体大量溢出，肺未能复张，呼吸困难无明显改善，胸部X线检查有垂肺征或纤维支气管镜检查见裂口＞1cm者。

（五）严重的肺裂伤

经胸腔闭式引流仍有大量漏气、肺未复张。

（六）气管破裂

胸外伤致食管破裂少见，诊断困难，死亡率高，应尽可能早期发现并手术治疗。

（七）膈肌破裂及胸部穿透伤

膈肌破损一旦确诊，全身情况好应及时修补。胸壁损伤应及时清创和修补，放置胸腔闭式引流。

（八）创伤性连枷胸手术固定

当创伤性连枷胸合并胸内脏器损伤行开胸手术时，可同时固定切口附近的肋骨骨折。近些年很多学者主张早期手术固定。

四、急诊室开胸的适应证

急诊急救网络的建立使具有明显生理紊乱的伤员能快速送到医院，部分伤员在急诊室开胸可挽救生命，提高抢救的成功率。特别是心脏穿透伤，急诊室开胸的生存率可达9%～18%，但处理胸腹部闭合损伤效果差。

（1）胸腔大出血。

（2）心包牵制未能缓解的心脏压塞。

（3）为控制腹腔大出血而阻断胸腔主动脉。

胸部创伤须行手术治疗者，往往伤情严重，全身情况差，手术切口的选择，不仅要有利于手术的顺利施行，而且还要有利于术后恢复。

五、胸部创伤手术常用的切口

（一）胸部前外侧切口

该切口对心肺功能影响小，便于麻醉观察及意外的处理。

（二）胸部后外侧切口

该切口对后外侧即后纵隔、下胸部及膈肌显露好，对胸膜粘连的处理亦较容易。

（三）胸骨正中切开

对前纵隔显露较好，主要用于升主动脉破裂、心室间隔及心瓣膜损伤、主气管破裂等手术。

（四）胸腹联合切口

主要用于下胸部、上腹部及腹膜后的手术显露，应尽可能分开切口检查，以减少肺部等部位的并发症。

第二节　肋骨骨折和胸骨骨折

一、肋骨骨折

肋骨骨折无论是平时或战时均较常见，战时的肋骨骨折占胸部伤的50%左右，平时为闭合性胸部伤的80%左右，闭合性肋骨骨折可由直接暴力或间接暴力造成。肋骨骨折多发生在第4～10肋骨，因这部分肋骨长而前后固定；第1—3肋骨较短，有锁骨和肩胛骨的固定，位置较深，不易发生骨折；第11—12肋骨为浮动肋，活动度较大，骨折更为少见。儿童及青少年的肋骨富有弹性，不易发生骨折。

单纯的肋骨骨折未合并内脏损伤，大多不严重。疼痛是主要的临床表现，疼痛随呼吸、咳嗽及喷嚏而加重。患者常因疼痛而不敢深呼吸及咳嗽，使呼吸道分泌物潴留引起肺部感染。除外伤之弹道伤造成粉碎性骨折需手术治疗外，无反常呼吸的多根肋骨骨折毋须手术固定，主要的治疗措施是止痛和预防肺部感染。

（一）封闭疗法

封闭疗法有痛点封闭和肋间神经封闭两种，其优点是局部用药，不产生呼吸抑制，有利于老年体弱的伤病员。

（1）痛点封闭：在胸壁疼痛明显处，根据伤情可同时做多个痛点封闭。

（2）肋间神经封闭：因肋间隙的肋间神经与其相邻上下肋间隙的肋间神经有分支交叉重叠，故封闭时必须上下各超过一个肋间，才能取得满意的止痛效果，封闭的部位可在肋骨角、腋后线、腋前线或胸骨旁等处。

1.适应证

（1）痛点封闭：常用于单根、单处肋骨骨折。

（2）肋间神经封闭：多用于多根肋骨骨折疼痛剧烈者，或合并有反常呼吸，影响通气功能者。

2.禁忌证

（1）伤情严重，呼吸循环功能不稳定者。

（2）多处骨折，体位摆动困难者。

（3）注射部位有皮肤损伤或感染者。

3.术前准备与体位

（1）让伤病员了解封闭治疗的意义和作用。

（2）消除紧张及恐惧。

（3）做封闭药物（如普鲁卡因）皮试等。

（4）根据伤情取仰卧、靠坐等体位，显露出注射部位。

4.手术步骤

（1）严格无菌操作，常规消毒铺消毒巾。

（2）仔细排查痛点，确定封闭部位，并做好标记。

（3）用细针头在每个标记处做皮肤局麻后，换用12号针头，自皮肤垂直刺向肋骨，将针头退向后，再转向下刺入肋骨下缘，触到肋间神经时可有酸痛麻木感，回抽注射器证实无血液回流时，可注入0.5%或1.0%的普鲁卡因5—10mL，也可同时注入当归注射液可取得良好的效果。

（4）注射完毕，局部轻轻挤压，用纱布覆盖。

5.术中注意要点

（1）按上述程序操作，以免气体进入胸腔导致气胸。

（2）证实未穿入血管，避免静脉麻醉。

6.术后处理

随时观察封闭的疗效，必要时可再次封闭。

（二）胸膜外肋间神经镇痛术

胸膜外肋间神经镇痛术是在椎旁的7~8cm，损伤肋骨的下一肋间导入硬膜外麻醉导管于壁层胸膜外，并向上超过一正常肋，其镇痛范围为受伤一侧的胸壁。

1.适应证

（1）多根肋骨骨折疼痛剧烈者。

（2）同时伴有反常呼吸，影响呼吸功能。

2.禁忌证

（1）合并有脊柱骨折。

（2）合并其他部位的损伤致穿刺困难者。

3.体位

床旁坐位或坐卧位。

4.手术步骤

（1）在伤侧的椎旁5～6cm处选择穿刺点。

（2）用1%普鲁卡因或利多卡因局部浸润麻醉。

（3）用硬膜外穿刺针从肋骨上缘进针，达到壁层胸膜，退出针芯，注入5mL生理盐水，证实硬膜外导管针在壁层胸膜以外时，插入20号硬膜外麻醉导管。其长度超过导管针尖3～4cm，皮肤缝线固定导管。向导管内注入1%利多卡因3mL（滴注2～3滴1：20万肾上腺素液在内），观察3～5分钟，如患者无血压及心率的不良反应，经导管注入0.25%布比卡因20mL，随后定时补充，以疼痛明显减轻，能有效呼吸及咳嗽为原则。需要注意的是：24小时内布比卡因总量控制在400mg内。

5.术中注意要点

胸膜外肋间神经穿刺应避免刺破胸膜腔或刺入肋间血管。若发现，应立即退针，从另一肋间再行穿刺置管。

6.术后处理

注意观察止痛效果，定时注入止痛药，导管穿刺部位需定时更换敷料。

二、胸骨骨折

胸骨骨折虽然少见，但后果严重，常造成严重的呼吸反常运动和创伤后呼吸功能不全。胸骨骨折的发生率为2%～3%，国外文献报道为5%左右。胸骨骨折的主要原因是暴力作用于胸骨或在猛力挤压后所致。

胸骨骨折本身并无严重危险性，但若暴力强大，造成严重胸内脏器或其他部位的损伤，病死率可高达30%，常见的合并伤有浮动胸壁、肺挫伤、心脏大血管破裂、心肌挫伤、气管及支气管破裂，因此在诊治过程中应注意防范。

20世纪90年代初，某基层县医院救治1例胸骨不整齐的横断伤患者，患者出现呼吸困难、心率加快及低血压，紧急行胸骨正中切口，劈开胸骨，将前纵隔心包前凝血块清除，发现心包破口进入心包腔内，心包内积血已压迫心脏，共约300mL积血，清除心包内积血后，心跳恢复正常，心包腔内及前纵隔各放置引流管引流，同时用钢丝固定胸骨，术后患者痊愈。

目前，多数学者主张对胸骨骨折无内脏破损者，待情况稳定后，尽早施行手术复位固定，以避免假关节形成而引起疼痛。

（一）适应证

（1）胸骨骨折伴有连枷胸。

（2）胸骨骨折有明显的移位。

（3）胸骨骨折伴有前纵隔积血。

（4）经手法复位或牵引治疗仍不能限制胸骨骨折断端活动。

（二）麻醉及体位

气管插管全身麻醉（全身静脉麻醉），或局部浸润麻醉。取仰卧位。

（三）手术步骤

（1）对胸骨骨折患者行正中纵形切口，显露出骨折部位。

（2）用钝性骨膜剥离器或持骨器将骨后方撬起骨折端，使骨折端对合，在上下胸骨端钻2~3个孔，用不锈钢丝分别穿过上下钻孔，对合胸骨上下骨折片后，拧紧不锈钢丝。

（3）亦可用不锈钢板螺丝钉固定，也可用钢板绕不锈钢丝捆扎固定。

（4）胸骨后最好置放引流物。

（四）术中注意要点

（1）应仔细排查有无心包破损，清除积血块。

（2）操作时勿损伤胸骨后脏器。

（3）螺丝钉长度不突破胸骨后骨膜，避免损伤胸骨后纵隔器官。

（四）术后处理

（1）术后卧床2周左右，待骨折纤维连接，疼痛减轻后即可下床。

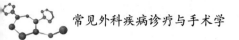

（2）酌情应用止痛药。

（3）使用抗生素防治感染。

（4）术后48～72小时拔除引流物。

第三节　浮动胸壁

浮动胸壁又称连枷胸，是严重闭合性胸部创伤之一，单纯浮动胸壁的死亡率为15%左右，如合并肺挫伤，其伤死率可高达45%。由于多根多处肋骨骨折，受伤部位的胸壁失去肋骨的支持而软化，形成浮动胸壁。浮动胸壁破坏了胸廓运动的稳定性，使两侧胸膜负压失去平衡，纵隔随呼吸来回摆动，使腔静脉不同程度扭曲而影响血液回流，引起循环功能紊乱，可导致及加重休克。

呼吸功能障碍是浮动胸壁的突出临床表现，严重者易发生ARDS，是死亡的主要原因。

导致呼吸功能障碍的主要原因有以下几方面。

（1）反常的呼吸运动使呼吸受限，咳嗽无力，肺活量功能残气量减少，肺顺应性及潮气量降低。

（2）胸部创伤后，气管内分泌物增多，伤员因疼痛不敢深呼吸及咳嗽，分泌物易引起阻塞。

（3）连枷胸常合并肺挫伤，肺挫伤加重了呼吸功能障碍，这些因素引起肺通气功能和弥散功能减弱，出现明显的低氧血症。

连枷胸的治疗原则主要是：保持呼吸道通畅、止痛、尽快消除反常呼吸运动、纠正呼吸与循环功能紊乱，以及防治感染。

一、胸壁外牵引固定术

胸壁外牵引固定术是消除反常呼吸运动的有效方法。牵引固定后可迅速改善伤员的呼吸和循环功能，而且治愈后胸廓不会遗留明显变形。

（一）适应证

（1）浮动胸壁反常呼吸运动明显，而肺挫伤不严重者均可选用此法。

（2）如果合并有严重的肺挫伤或并发急性呼吸窘迫综合征，以采用肋骨内固定及人工呼吸器控制呼吸为宜，以纠正呼吸衰竭。

（二）手术方法及步骤

（1）胸壁外固定牵引架法：在胸壁中部选用1～2根能持力的肋骨，作为牵引点，根据浮动胸壁范围的大小，可一个点或多个点牵引，一般牵引2～3周后即可拆除牵引架。

（2）巾钳重力牵引法：在所选定的肋骨上下缘，用巾钳夹住肋骨，连接于牵引架，用2～3kg重量，牵引时间为2～3周。

（3）有机玻璃板外固定法：此法操作虽然简便，但临床上较少应用。

（三）术中注意要点

注意牵引钩绕肋骨、巾钳钳夹肋骨或导入钢丝时勿伤及肋间血管，操作时只需贴紧肋骨内面就可避免损伤。

（四）术后处理

及时观察牵引情况，随时调整，并注意有无血胸、气胸发生。若伤员有呼吸困难或出血情况应及时处理。

二、胸壁内固定术

控制性机械通气法治疗连枷胸叫“呼吸内固定法”，由Avery1956年提倡，在国外曾广泛应用，但大宗病例报道该治疗方法的死亡率与内固定手术比较增加3～5倍。因此，近年来多数学者采用手术固定，即胸壁内固定术，其效果确实，伤员可早期活动，并能缩短住院时间。

（一）适应证

（1）胸内有内脏伤，同时合并有胸膜外血肿，须行开胸手术，可同时行肋骨固定。

（2）浮动胸壁有剧烈的胸背痛或合并有呼吸困难难以卧床者。

（3）肋骨骨折处有明显错位，估计胸部可能发生变形者。

（4）最佳时间在伤后3天内施行。

（二）麻醉与体位

气管插管全身麻醉，根据手术部位取侧卧或仰卧位。

（三）手术方法及步骤

（1）Judet固定架肋骨固定术：选择后外侧切口或前外侧切口，如有内脏损伤时，可经肋间开胸排查胸内脏器损伤情况，根据伤情酌情处理。了解胸骨骨折情况，选择合适型号的Judet固定架按肋骨形态进行调整。

（2）克氏针肋骨固定术：显露浮动胸壁骨折的部位，选定好需要内固定的肋骨，克氏针两端的小孔外露出1cm长略弯曲，使之能固定在肋骨上。

（3）钢板内固定术：用骨科的不锈钢板，长度超过胸骨骨折端，按肋骨的弧度弯曲，肋骨钻孔捆扎，使肋骨和钢板紧贴一起。

（四）术中注意要点

（1）对于创伤性的连枷胸，只需选择2~3根断折的肋骨加以固定，即可达到纠正反常呼吸，稳定胸壁的目的。

（2）对有气胸或可能发生气胸者，麻醉前应先做胸腔闭式引流。

（五）术后处理

（1）Judet固定架的固定作用是牢固可靠的，未发现有松脱或偏移现象者，不需要再行手术。

（2）使用克氏针及钢板固定者，特别是后者，有可能固定不充分，需要再次手术。

第四节 开放性气胸

开放性气胸是指炮弹、爆炸物或锐器造成胸壁缺损，胸膜腔与大气相通，空气随呼吸自由进出胸膜的一种胸外伤，可导致严重的呼吸和循环功能紊乱，如不及时救治，伤员很快死亡。开放性气胸的病理生理变化如下。

（1）胸膜腔的负压消失，伤侧肺萎缩，胸腔的压力不平衡，使纵隔推向伤侧，同时增加伤侧肺压力，严重影响通气功能。

（2）吸气时伤侧胸膜腔负压升高、纵隔移向伤侧；呼气时，健侧负压降低，同时伤侧胸腔内气体从创口逸出，纵隔随之向伤侧移位。

（3）吸气时患侧的气道内含氧低的死腔气吸入伤侧肺内，呼气时伤侧肺从气道内排出部分残气的同时，也将不少的残余气体送入到伤侧肺内，形成残余气体在双肺间来回流动，严重影响了气体的交换，加重了缺氧。

（4）胸膜腔失去了正常的负压，同时纵隔的摆动引起心脏大血管移位性摆动，导致静脉回心血流量减少，影响循环功能。

（5）如合并有肺挫伤及胸腔内出血使病情更加严重而复杂。

（6）胸壁的创口易致感染并发脓胸。

伤者主要表现为烦躁不安、发绀、呼吸困难及休克。检查时，胸壁的伤口可听到空气在胸腔内流动引起的"嘶嘶"声，伤侧的呼吸音消失或降低，诊断多不困难。

一、急救处理

对于胸部创伤性开放性气胸患者，急救处理应立即封闭创口，防止外面的空气继续进入胸腔，将开放性气胸变为闭合性气胸。当伤员在呼气末时，迅速用5～6层灭菌纱布封闭创口，其范围应超过创缘5cm以上，纱垫敷盖，并用绷带加压包扎，以使之保证不再漏气。如在现场，可就近取材，用多层布料覆盖包扎，达到密闭创口的目的。在转移途中要防止敷料松动或滑脱，警惕张力性气胸的发生。

二、清创术

对胸部创伤的创口处理越早，愈合越好，可大大减少并发症。

（一）适应证

（1）较小的胸壁破损引起的开放性气胸，又无胸内脏器损伤者，一般不需手术，局部消毒后，用无菌敷料覆盖，可自行愈合。

（2）较大的胸壁缺损及污染较重者。

（二）术前准备

（1）吸氧，根据伤情必要时输血，纠正呼吸循环功能紊乱。

（2）待伤员情况稳定后，紧急气管插管或能有效控制呼吸后，方可打开包扎胸部创口的敷料进行排查及处理，否则可能出现再次开放性气胸造成严重后果。

（三）麻醉与体位

气管插管全身麻醉，取侧卧或仰卧位。

（四）手术步骤

（1）冲洗创口，消毒皮肤，剪去失活的软组织，清除异物和游离骨片，注意保护健康的软组织。

（2）冲洗胸腔，常规放置胸腔闭式引流后，缝合胸壁的肌肉组织，皮下及皮肤可敞开待二期缝合。

（3）疑有胸内出血或脏器损伤者，可扩大原切口进行胸内探查，也可根据情况另行适当剖胸探查；如原创口大，缝合困难，可采取以下修补方法。

①带蒂肌瓣填塞法：可游离附近的胸壁肌来封闭创口，一般以骶棘肌，胸大肌最适宜，切断一端肌束，牵至缺损边缘，沿周围以细丝线缝合固定，将创口缺损完全封闭。

②肺填塞法：麻醉医师鼓肺膨胀后，用肺填塞胸壁的缺损，以细丝线间断缝合，将肺固定于胸壁缺损的边缘。

③人工代用品修补法：用Marect片、Goretex片或其他医用人工编织物，裁剪至需要的大小缝于缺损边缘。有些人工代用品，为了防止伤侧胸壁大块损伤修补后出现反常呼吸运动，可切除一段肋骨作为支架斜跨在修补处，并用钢丝固定于上下肋骨。也可用克氏针插入肋骨的两断端，或不锈钢丝于缺损的上下肋绕2～3圈作为支架，由于人工纺织物抗感染能力低，一般不宜采用，特别是有严重感染者。

（五）术中注意要点

（1）彻底清除异物和骨片，保护健康的组织，止血彻底。

（2）修补好胸腔内组织，如肺损伤等。

（3）选择带蒂且无明显张力的肌瓣。

（4）应用肺填塞法时应注意选择粗细适合的肺组织缝针线，避免损伤肺组织而漏气。

（5）一般尽量不用人工代用品修补术，对于有较大的开放性气胸的伤口多污染严重，而人工代用品抗感染能力弱，会使术后感染及愈合不良的概率上升，尽量采用自体带蒂肌瓣填塞法，其效果较好。

（六）术后处理

（1）注意胸腔闭式引流及引流物观察。

（2）如创口大，应予以全身支持，综合治疗。

（3）应用有效的抗生素。

（4）肌注破伤风抗毒素。

（5）鼓励咳嗽、排痰。

（6）未作一期缝合者，术后5～7天在无感染下可缝合。

第五节　张力性气胸

无论是闭合性还是穿透性胸外伤都可引起张力性气胸。由于胸壁、肺、气管等损伤的组织形成了单向活瓣，吸气时空气推开活动创口进入胸腔，呼气时活瓣关闭，造成气体不断进入胸腔而不能排出，使胸腔的压力不断增高。伤侧肺组织被压缩，将纵隔推向健侧，压迫健侧的肺组织，从而使肺的通气量及有效的交换气体面积减少，造成缺氧。另外，由于血流进入不张的肺组织，得不到氧合而产生分流，使之加重了低氧血症，加之纵隔的移位，心脏大血管扭曲，胸膜腔内压力升高，可导致静脉血回心脏受阻，心排出量减少，引起循环衰竭。

伤员表现为烦躁不安、极度呼吸困难、发绀、脉搏快而弱、血压下降。如无低血容量者，可因静脉回流受阻出现静脉怒张。常伴有纵隔及皮下气肿。外观胸廓饱满，活动度降低，叩诊呈鼓音，呼吸音消失，气管明显移位向健侧。

张力性气胸的病情发展迅速，如救治不及时，可很快死亡。不能因辅助检查，如行胸部拍片等延误抢救时机。情况紧急时可以行第2至第3肋间穿刺。转运患者时可以粗针头外口扎一橡皮套，其顶端剪一小口形成活动的排气针，呼气时气体排出，吸气时橡皮指套闭合，以阻滞外界空气进入胸膜腔。若张力性气胸不能控制，应在局麻下行锁骨中线第2或第3肋骨间隙插入口径0.5~1.0cm的胶管闭式引流，以便同时满足伴血胸的引流。如胸腔闭式引流未能改善症状，疑有严重的肺裂伤或支气管破裂时，应及时剖胸探查。

一、肺裂伤的修补术

（一）适应证

（1）胸腔闭式引流若发现有重度漏气，且引流后呼吸困难无明显改善，肺仍不能扩张者。

（2）如肺裂伤可行修补，应尽可能多的保留肺组织。

（3）如肺裂伤严重，并有严重的肺挫伤，可行肺段、肺叶或全肺切除。

（二）麻醉与体位

患者取侧卧位，为其行气管插管全身麻醉。根据伤情可选前胸外侧切口或后外侧切口。

（三）手术步骤

（1）选前胸外侧切口或后外侧切口，进入胸腔后，如积血多，无污染者，可行胸腔血液自体回输。吸尽积血后，寻找肺的破口，用细针线间断或褥式缝合，仔细找出漏气的支气管和出血的血管给予缝扎或缝合。为了避免发生气栓，裂口可敞开一部分不予缝合。

（2）冲洗胸腔，并嘱麻醉师鼓肺检查，以检查修补处有无漏气及有无遗漏的肺裂伤处。

（3）未放置闭式引流者，于低位放置引流管，术前已放置者，在直视下或触扪下重新调放。

（四）术中注意要点

（1）如胸腔供血多，且无污染者，可行胸腔血液回输。

（2）裂口不大但较深者，应扩大裂口、仔细缝扎出血及漏气部位。

（3）尽可能保留较多的肺组织，如肺裂伤极为严重而无法修补、或合并严重的肺挫伤，可行肺段、肺叶或气肺切除。

（五）术后处理

（1）吸入氧气，镇静止痛。

（2）纠正血容量不足，以防休克。

（3）注意保持闭式引流的通畅，并注意漏气程度。

（4）观察胸腔引流量及有无出血。

（5）鼓励患者深呼吸及咳嗽排痰。

（6）应用抗生素预防感染。

二、气管及支气管破裂修补术

气管及支气管破裂多发生于严重的胸部创伤或挤压伤，锐器伤及火器贯通伤可直接造成气管和支气管破裂。近年来随着交通事故伤的不断增多，闭合性气管及支气管破裂变得常见，并成为胸部创伤早期死亡的原因之一，其发生机制尚不完全清楚，但与下列因素有关。

（1）胸部突然受重物撞击或挤压的瞬间，其前后径减小，横径增大，两肺间左右分离，使左右支气管在隆突部处于紧张状态，隆嵴受到的牵拉力度超过一定限度时主支气管即可发生破裂。

（2）胸部挤压时伤员紧急闭气即声门紧闭，气管被挤压在胸骨与脊柱之间，气管内压力突然增高，气流冲破气管壁而发生破裂。

（3）在解剖上，环状软骨和气管隆突部相对固定，而肺悬垂于两侧。临床上80%左右的破裂部位是距隆突3.0cm以内，裂口常发生在气管分叉处或气管膜部与软骨结合部。左右侧无显著差异。

呼吸困难是气管和支气管破裂的主要症状，其主要原因如下。

（1）气管破裂引起的单侧或双侧气胸。

（2）血液或分泌液阻塞下呼吸道。

（3）并发不同程度的肺挫伤。

（4）受伤的气管或支气管黏膜水肿或血肿等，严重的胸部闭合伤可出现呼吸困难咯血、气胸、纵隔或皮下气肿，特别是经充分的闭式引流后仍不能缓解的张力性气胸，就应考虑到气管或支气管破裂。

（一）适应证

（1）张力性气胸经胸腔闭式引流或负压吸引，呼吸困难无明显改善，肺仍不能复原者。

（2）高度疑有气管或支气管破裂者。

（3）支气管镜检明确破口＞1cm者。

（二）术前准备

（1）立即用大口径导管行胸腔闭式引流，降低胸腔内压力，以改善呼吸困难。

（2）必要时可先行气管切开，保持呼吸道通畅。

（3）应用有效的抗生素。

（4）输血、补液、补充容量的不足，纠正休克。

（三）麻醉与体位

（1）气管插管全身麻醉，最适于双腔气管插管或侧肺支气管插管麻醉。

（2）如未行双腔插管或单侧肺支气管插管，可在术中用橡皮指套气囊并用一牵引线，将断端的近端支气管堵住，破裂口缝合完毕时取出。

（3）体位根据受伤的部位来确定，如胸内气管损伤可取仰卧位，行胸骨正中切口；气管下段或右主支气管破裂者可采侧卧位，行右后外侧切口；如为左主支气管破裂者，采用侧卧位，行左后外侧切口。

（四）手术步骤

（1）开胸后，应仔细检查，寻找到破裂的部位，设计好范围及程度，较简单的修补术能满足大多数患者的需要。如深及隆嵴或双侧主支气管的复杂损伤，应在有条件的医院行体外循环下修复。

（2）裂口在气管膜部或支气管的破口不大，清创破口边缘，使之整齐，间断缝合修复。

（3）若支气管破口大而边缘不整齐或完全断裂者，应修剪断端，重新端端吻合。

（4）吻合应避免管腔旋转扭曲，膜部对齐可先缝合4个定点。缝合针距不应小于15mm，缝合线结扎于管腔外。

（5）吻合完毕，嘱麻醉师鼓肺查有无漏气，用邻近的筋膜覆盖吻合口，冲洗胸腔，上下放置共2根引流管。

（五）术中注意要点

（1）破裂处周围的组织应适当游离。

（2）切断下肺韧带、游离胸膜与肺的粘连。

（3）缝合气管应用小三角针为宜，以避免圆针进入不顺导致气管破裂。

（4）术中发现支气管破口无法修补时或伴有肺的严重挫伤时，应行肺叶或

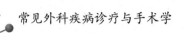

全肺切除。

（六）术后处理

（1）保持胸腔闭式引流通畅，必要时加负压吸引。

（2）保持呼吸道通畅，鼓励患者咳嗽排痰，必要时气管切开或纤维支气管镜吸痰。

（3）继续应用大剂量抗生素防止感染。

（4）2～3周后行气管镜检查，如有肉芽增生可烧灼，如有狭窄可扩张，直至通畅为止。

（5）如有狭窄经保守治疗无效，待6个月后再行支气管重造，尽量避免肺切除。

第六节 创伤性血胸

创伤性血胸是胸部创伤的严重并发症之一，在胸部外伤中，大约70%的伤员合并有不同程度的血胸，胸腔内大出血即是胸外伤早期死亡的重要原因之一。

（一）胸腔出血的主要原因

（1）心脏或大血管的损伤：包括胸内大动脉及其分支、上下腔静脉及肺动脉、肺静脉，出血凶猛，大多数患者死于现场，极少数得以救治。

（2）肺组织损伤出血：因肺动脉的压力低，只达体循环的1/8，而且受压萎缩的肺血管循环血量比正常时明显减少，因此肺实质破裂出血，多可在短时间内自然停止，需要手术修复止血者并不多。

（3）胸壁血管出血：多见于肋间动脉，肋间静脉及胸廓内动静脉，因属于体循环支，其压力高，多为持续性出血，不易自然停止，多需手术止血。

（二）胸腔积血根据出血量可分为以下几种

1.小量血胸

指胸腔积血在500mL以下，胸部X线检查见肋膈角变钝，液面不超过膈顶的平面。

2.中等量血胸

胸腔积血量在500～1500mL，胸部X线片积液达肺门平面。

3.大量血胸

积血量在1500mL以上，X线检查可见积液量超过肺门平面。

小量血胸伤员可无明显症状和体征，大多在X线或超声检查时发现。中等量以上积血可因大量失血而出现休克，同时大量积血可压迫肺使之萎缩，纵隔移位，出现循环及呼吸功能障碍的临床症状和体征表现。伤员可出现面色苍白、烦躁不安、发绀、出冷汗、脉搏细弱快、血压低及呼吸困难等，查体时可见伤侧呼吸运动减弱、肋间隙变平，气管移向健侧，叩诊呈现实音，呼吸音减弱或消失。

一般情况下，血液流入胸膜腔内，由于心、肺及膈肌的运动引发去纤维蛋白作用而失去凝固性。如果出血量多而出血速度快时，去纤维蛋白作用不完全，其血液可发生凝固，形成凝固性血胸。

早期血胸除了明确诊断外，还应确定出血是否停止，有以下情况应考虑到胸腔仍在出血。

（1）脉搏细数，血压不稳定，经输血、补液等抗休克治疗后无好转。

（2）胸腔穿刺抽出的血很快凝固，提示仍有活动性出血。

（3）胸腔穿刺抽血后，出血量很快又增多。

（4）血红蛋白及红细胞进行性下降。

（5）胸闭式引流量每小时超过150～200mL。

血胸的治疗原则主要是防治休克，对活动性出血进行手术止血，及早清除胸腔内出血的积血，防止感染，及时处理血胸引起的并发症。

一、胸腔闭式引流术

（一）适应证

（1）中等量以上的血胸。

（2）张力性气胸，或疑有张力性气胸经穿刺引流后或减压后又复发者。

（3）原发自发性气胸穿刺后有大量气体抽出且难以抽尽或胸腔压力较高者。

（4）血胸已并发感染者应及时置放胸腔闭式引流。

（5）同时引流气体及积液积血者，应放置上下引流管，即第2肋间隙及第7—8腋中线附近切口引流。

（二）手术步骤

见脓胸引流术。

二、剖胸止血术

（一）适应证

（1）脉搏快，血压下降，经输血、补液等抗休克治疗后不见好转，或好转后又再次恶化者。

（2）胸穿抽出血很快凝固，提示有活动性出血。

（3）安置胸腔闭式引流，每小时超过150mL，持续3~4小时以上，引流液鲜红色，血红蛋白的测定及红细胞计数与周围血相似。

（二）麻醉与体位

气管插管全身麻醉，根据切口选择半侧卧位或全侧卧位。

（三）手术步骤

（1）进入胸腔后清除积血，迅速找到出血部位，钳夹缝扎止血，如为单纯肺裂伤，找到出血点及漏气的部位可靠缝扎。严重的肺挫裂伤，考虑缝合止血不可靠，可行肺切除。

（2）彻底止血后，冲洗胸腔，放置闭式引流。

心脏裂伤大出血另行处理。

（四）术后处理

同肺裂伤修补术。

三、凝固性血胸清除及胸膜纤维板剥除术

（一）适应证

（1）小量的血胸凝固，早期可在胸内注入链激酶，24小时后将溶解的血胸抽出，可反复进行；中等量以上的凝固性血胸，除可能继发感染外，还由于血胸机化而影响肺功能，应早期手术。

（2）胸腔积血2周左右，手术比较简单。

（3）时间较久者，血肿机化，成为纤维胸，手术较困难，需要行肺纤维板剥脱术。

（二）麻醉与体位

气管插管全身麻醉。

（三）手术步骤

（1）进入胸腔后吸除积血，清除凝血及附于肺表面的纤维蛋白膜。

（2）先于肺表面之纤维板切一小口，找到纤维板与肺表面之间的间隙，用小纱布团将纤维板从肺表面上分离，也可用手指分离。粘连较重时用锐器分离。如膈肌上的纤维板剥离困难，可不剥离，仅剥出覆盖在肺下叶的纤维板即可。

（3）嘱麻醉师鼓肺检查，观察有无漏气，行缝扎修补。

（4）彻底止血后，冲洗胸腔，放置闭式引流管。

（四）术后处理

（1）保持闭式引流通畅，必要时用负压吸引促进肺复张，待X线片证实肺膨胀后，才考虑拔引流管。

（2）鼓励患者咳嗽排痰，嘱伤员吹气球，有利肺膨胀。

（3）使用抗生素等药物支持。

第七节　心脏损伤

心脏损伤可分为非贯穿性和贯穿性损伤，前者多见于交通事故中的胸部挤压伤或爆炸伤，后者多见于战伤，锐器伤或医源性损伤。

非贯穿性损伤最常见的原因来自于前方的暴力作用于前胸部，直接撞击或使胸骨后移，将心脏挤压于坚硬的脊柱上而造成的损伤，如汽车方向盘挤压等。其次为减速损伤，如从高处坠落或汽车急刹车，因突然减速、扭转而造成心脏损伤。贯通性心脏损伤多由于枪弹，尖刀等锐器伤造成。极少数为心脏造影或起搏器电极伤导致，即为医源性损伤。

心脏贯穿伤60%~80%到医院之前死亡，若到医院未死亡者，抢救存活率可达80%左右。贯穿伤以右心室为多见，占50%，左心室占30%，右心房与左心房分别占15%和5%。

心脏挫伤即非贯穿性损伤，轻者可无明显症状，重者出现心绞痛并向肩部放射，同时伴有心悸、呼吸困难及休克等。

贯穿性的心脏损伤，由于心包填塞表现为全身冷汗、口唇发绀、呼吸急促、浅静脉怒张、脉搏细速和奇脉、烦躁不安、血压下降、心音遥远等失血性休克症状，心脏很快出现停搏的迹象。心脏损伤时，以下两种情况易导致漏诊。

（1）严重的胸部外伤时，易将注意力集中在多发性肋骨骨折，反常呼吸，血胸及气胸等易于发现的损伤上，而忽略了最重要的心脏损伤。

（2）与上述情况正好相反的是，胸部即胸壁弹性好的年轻伤员。

急性少量的出血即能造成严重的心室填塞，经X线片诊断价值不大，但可了解有无胸骨、肋骨骨折，胸透可了解心脏搏动情况。

一、心脏损伤的非手术治疗

（1）心脏非穿透损伤中的心肌挫伤，密切观察，对症处理，可与心内科协作。

（2）慢性心包填塞，可行心包穿刺。操作时最好经左肋缘下，此方法仅在大量心包积液时采用，抽净积血后，做B超检查，做3～5次心包穿刺仍有心包积血，仍应考虑手术探查。

二、心脏损伤的修补术

（一）适应证

（1）急性心包填塞伴有呼吸急促、脉搏细数、休克等表现者。

（2）心房及心室破裂者。

（3）心室间隔破裂者，应紧急准备在体外循环下进行修补。

（二）术前准备

（1）如急诊室无紧急手术条件，尽快送入手术室。

（2）建立2～3条静脉通道，其中一条为高位大隐静脉切开（大腿根部）置静脉导管至右心房并能监测中心静脉压（CVP）。

（3）紧急气管插管、供氧、备血等。

（三）麻醉与体位

气管插管全身麻醉（如神志不清的伤者，待清除心包填塞或控制出血后再给麻醉药）。取仰卧位，左胸抬高15～30°。

（四）手术步骤

（1）常采用左胸前外侧切口，经第4肋间进胸，于膈神经前方纵行切开心包，扩大心包切口，清除凝血块，显露心脏破口，并用手指压住在喷血的破口，根据情况进行修补。

（2）如心房破裂，用无创血管钳或心耳钳夹住破口，以3-0或4-0缝线连续

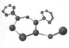

缝合。

（3）心室破裂者可以用以下3种方法修补。

①术者用左手手指压住破口，用2-0无创缝线或7号丝线，在指尖的下方穿过全层心肌，手指下移，助手结扎缝线，再以同样方法缝合结扎2～3针，直至将破口完全缝合。

②用手指压住裂口，在裂口的两侧各缝1针牵引线，将牵引线交叉后，向相反方向拉紧，使心脏破口能对合止血，然后行间断缝合裂口，最后将牵引线相互打结或抽出。

③如心室的破口过大不能直接缝合者，先用手指压迫固定裂口，迅速运用体外循环后再行修补。如采用的左前外侧切口者，可在降主动脉或腹动脉插管供血，经右心室流出道或左肺动脉插入静脉引流管，开始体外循环后用补片修补缺损的心室壁。

（4）清洗心包腔，在膈神经后方行心包开窗引流，或在心包内及心包外各放置橡皮引流管1根，另切口引出。腋中线第7、第8肋间置闭式胸腔引流。

（五）术中注意要点

（1）心脏贯穿伤往往出血量大，并且出血很快，以射血为主，术者应沉着、冷静、仔细操作，动作要敏捷、准确且不慌乱。

（2）沿心包裂口方向剪开心包，可找到心肌破口处，缝合止血。如裂口在冠状动脉附近，应作冠状动脉下褥式缝合，以避免结扎冠状动脉影响心肌血运。心脏破口缝合满意无出血后，冲洗心包腔在膈神经后下部将心包电凝后切一小口，必要时心包腔内放置橡皮引流管，以利充分引流，避免心包填塞症状再次出现。缝合心包切口不宜太密。

（3）如心肌破口过大，裂口处组织挫烂，不能较满意的直接缝合者，先用手指压迫住裂口，在有条件情况下，迅速建立体外循环后再行修补。

（六）术后处理

（1）严密监测血流动力学指标。

（2）补充血容量及给予抗生素预防感染。

（3）保持引流管的通畅。

第八节　食管创伤

常见的食管创伤有食管黏膜损伤和食管穿孔。其中食管穿孔最为严重，死亡率高，早期诊断、早期治疗是降低死亡率的关键。

一、食管黏膜损伤

在食管损伤中，食管黏膜损伤较为多见，其主要原因有以下几方面。

（1）进食粗糙干硬的饮食。

（2）食管各种诊疗措施，如胃、食管镜检查等。

（3）大量饮酒致剧烈呕吐，使胃内容物反流入痉挛的食管，同时膈肌收缩使末端食管内压力增加引起胃和食管连接部黏膜撕裂，称为MalloryWeiss综合征。

有学者经过研究发现，当胃内压力持续在19.95kPa（150mmHg）时，若同时阻塞食管，可引起食管-胃连接部黏膜破裂。Sugava等分析224例MalloryWeiss综合征，83%的撕裂位于食管胃连接部的小弯侧。

轻微的食管黏膜损伤症状不明显或较轻。症状明显者主要表现为咽食物时胸骨后疼痛、烧灼感，进刺激性食物时或热食及干硬食物时更为敏感。轻微的损伤可自行愈合。有明显症状者应进行流质饮食，并服消炎、止痛、抗敏、收敛等药物，适当使用抗生素。

MalloryWeiss综合征的治疗方法主要是通过内科的保守治疗，根据出血的严重程度、患者的全身情况及有无严重伴发疾病等决定。

（一）适应证

（1）出血快且量大。

（2）积极地保守治疗如三腔二囊管压迫止血等措施无效者。

（3）可疑食管破裂者。

（二）术前准备

（1）置放胃肠减压管，便于观察出血情况。

（2）有休克者应积极有效地治疗。

（3）应用抗生素防治感染。

（三）麻醉与体位

（1）气管插管全身麻醉。

（2）贲门部裂伤者取平卧位。

（3）食管黏膜损伤者取右侧卧位。

（四）手术步骤

（1）贲门黏膜裂伤经上腹部正中切口进腹，在胃体上部切开仔细探查贲门、胃底及食管－胃连接部，如发现贲门部黏膜裂口，可采用连续缝合止血，勿遗漏，以免术后出血。如损伤广泛，可行胃大部切除。

（2）食管下端黏膜撕裂者，胸后外侧切口的显露优于上腹切口，将食管稍加游离，纵行全层切开食管，仔细探查，找到黏膜裂口后，给予间断缝合修复，缝合食管切口，并用周围组织覆盖。

（五）术后处理

（1）胃肠减压48～72小时。

（2）禁食5～7天后，逐渐进流质及半流饮食。

（3）保持胸腔闭式引流通畅。

（4）应用抗生素防治感染。

二、食管穿孔与破裂的外科治疗

食管穿孔较少见，但随着诊断技术的不断提高，大量开展食管胃镜检查后食管扩张治疗，食管穿孔破裂的发生率较过去明显增加，主要原因有以下几方面。

（1）损伤性食管穿孔：如刀、枪伤，胸部突然受压的闭合性损伤可导致食管破裂。

（2）医源性食管穿孔：主要是食管内镜排查，多因操作不慎或食管有潜在病变导致穿孔，其发生率占食管穿孔的60%~70%。

（3）吞食异物所致的穿孔：如鸡、鱼骨、义齿等。

（4）腐蚀性食管穿孔：如强酸或强碱。

（5）自发性食管穿孔：其原因目前尚不清楚，但多与大量饮酒及暴食后呕吐，食管内压力突然增高挤压有关。

食管破损后，腐食性液进入胸腔，引起纵隔及胸腔感染及张力性液气胸，加重呼吸循环功能紊乱，如抢救不及时患者将很快死亡。

食管穿孔的早期诊断存在一定困难，在合并有严重复杂伤的情况下，其症状和体征往往被掩盖，因此在食管受到损伤时，发现患者颈胸部有皮下气肿时，X线片将有助于诊断。

食管穿孔治疗的成败取决于穿孔部位、裂口大小以及治疗时间是否得当，如食管穿孔时间超过了24小时，其死亡率比早期治疗高3倍。

（一）食管穿孔的治疗原则

（1）清除污染来源。

（2）充分引流。

（3）应用抗生素。

（4）维持水电解质平衡。

（5）静脉营养。

（二）适应证

（1）颈部食管破损在24小时内可一期缝合。

（2）胸内食管破损由于污染重，局部食管的炎性水肿明显，应在12小时内实施手术。

（三）术前准备

（1）禁食，放置胃肠减压管，必要时经鼻腔插管，嘱伤员尽量吐出口腔分泌物及唾液，以免大量分泌液进入纵隔或胸腔。

（2）应用抗生素。

（3）输血及输液维持体液平衡。

（4）有液气胸者术前应放置胸腔闭式引流管。

（四）颈部食管修补术

1.麻醉与体位

气管插管全身麻醉，患者取仰卧位，肩部垫高，头偏向右侧，暴露左侧颈部。

2.手术步骤

（1）左侧胸锁乳突肌缘切口。

（2）切断肩胛舌骨肌及甲状腺中静脉。将甲状腺及颈总动脉鞘向两侧牵开，游离食管，找到穿孔部位。必要时从鼻胃管注入少许亚甲蓝，以帮助寻找破伤食管的部位。

（3）清洁冲洗食管破口处，修剪破口边缘，使之整齐，用不可吸收缝线间断缝合，将附近的部分胸锁乳突肌或肩胛舌骨肌缝合覆盖于修补的部位。

（4）经切口于食管修补附近放置引流条。

3.术中注意要点

（1）游离食管时注意保护喉返神经。

（2）勿损伤颈动、静脉。

4.术后处理

（1）鼻胃管减压48小时后，经该管注入流质，3～5天后进流质及半流质。

（2）对修补不满意者可吞服造影剂检查，确定破口愈合后，可进食。

（3）切口引流条3～5天无渗液溢出可拔除。

（五）胸腔内食管穿孔修补术

1.麻醉与体位

（1）气管插管全身静脉麻醉。

（2）上胸段及中段食管穿孔破损多采用右胸后外侧切口。

（3）下段食管穿孔采用左胸后外侧切口。

2.手术步骤

（1）进胸腔后吸净积液并彻底冲洗胸腔。切开穿孔部纵隔胸膜，清除污染组织及积物。找到食管破口,将食管裂口的肌层向上、向下延长直至显露出黏膜的破口。用4-0号线缝合食管全层,也可分层缝合黏膜及肌层,不宜过密,打结不宜过紧。

(2)食管破口处修补后的裂口可用带蒂胸膜片覆盖或带蒂的胸膜肋间肌瓣或膈肌瓣覆盖。

(3)由于食管穿孔后,胸内污染重,在关胸前进行冲洗,可放置抗生素。下胸部放置胸腔闭式引流。

3.术后处理

(1)持续鼻胃管引流,应用有效的抗生素。

(2)禁食10天左右,食管造影证实修补处愈合,进食流质或半流质。

(3)根据闭式引流情况决定拔除引流管的时间。

4.主要并发症

(1)食管胸膜瘘:瘘口小者可自行愈合;瘘口较大者,应再放置闭式引流,待全身情况良好后择期手术。

(2)脓胸:保持引流通畅,可治愈。

(六)腹部食管穿孔修补术

1.麻醉与体位

气管插管全身麻醉,取仰卧位。

2.手术步骤

(1)经上腹正中或旁正中切口。

(2)切断结扎胃膈腹膜的反折,并切断上部几支胃短动脉使胃底游离。

(3)彻底冲洗吸出污染物,等找到食管的破口,边缘稍加修剪整洁后,用不吸收的缝线间断全层缝合修补。如破裂口在食管的前壁,可将胃底上提以胃浆膜层缝合覆盖。若撕裂在腹段食管的后壁,可用胃折叠术加强缝合。

(4)在食管穿孔破口修补处置放软性双腔胶管引流,另切小口引出固定。

3.术中注意要点

(1)手术切口的选择要得当,以利手术野的显露,如颈段食管的损伤经左侧胸锁乳突肌缘切口,食管中下段的损伤经左胸后的外侧切口;贲门段食管的损伤经上腹正中切口。

（2）一般情况可采用可吸收缝线连续缝合修复，食管下段的损伤应给予间断缝合修复。应注意勿遗漏小的撕裂伤，以免术后继续出血。

（3）清除异物及污染要干净，冲洗创面及胸腔，在低位置放引流物以利充分引流。

4.术后处理

（1）胃肠减压管减压48～72小时，无特别情况可拔除。

（2）禁食5～7天后进食流质或半流质。

（3）应用有效的抗生素防治感染。

第九节　创伤性肺假性囊肿

创伤性肺假性囊肿（TPP）是一种胸外伤后少见的类圆形、空洞性肺损伤的特殊类型，由Fallon在1949年首次描述了该种病变。国内外文献中又有称为空洞性肺损伤、假性囊肿性血肿、创伤性囊肿、创伤性肺气囊肿、创伤性肺气瘤、创伤性肺空洞等。其中"创伤性肺假性囊肿"比较准确地反映了该疾病的病理改变。因为，囊肿应包含上皮组织或支气管壁成分，而TPP的内壁并无上述结构，病理检验囊肿周围肺组织大量巨噬组织及纤维化，其囊壁主要由叶间结缔组织组成，所以，TPP并不是真正意义上的囊肿，故称为"假性囊肿"。随着CT在胸部创伤诊断中的广泛应用，TPP亦逐步为人们所认识。

一、发病机制

TPP可发生于任何一肺叶或肺段，以中下肺野外带多见，但少见于肺尖。可发生于钝性胸外伤及贯通性胸外伤。钝性胸外伤多为高速创伤，贯通性胸外伤多为锐性器械损伤，包括医源性损伤，如肺穿刺术。

（一）钝性胸外伤TPP形成机制

（1）巨大的外力作用于胸廓后形成对肺实质的剪切力或牵拉力，导致肺实质撕裂，形成闭合性空洞，空洞中小血管出血，周围肺组织水肿。如果不与气道相通，则形成肺血肿，与气道相通则形成肺假性囊肿，此为原发性TPP；如果肺血肿内的积血经气道排出，气体进入血肿中，则形成继发性TPP。

（2）胸外伤时声门关闭，肺内气体无法快速从受压肺呼出，于是肺实质或间质以"爆炸"的方式撕裂，并形成空洞。

（3）呼吸机机械通气时气体进入撕裂的肺组织形成TPP。

以上3种机制在TPP形成过程中可独立或联合发生。

（二）贯通性胸外伤所致TPP的机制

穿刺物直接造成肺实质较深部小支气管破裂，早期气体单向进入伤道但不能排出，继而形成了假性肺囊肿。

二、临床表现

TPP可发生于任何年龄，但主要以年轻人多见，约占85%，常见于30岁以下的年轻人，因为年轻人胸廓弹性好，冲击力易于传递到肺实质，从而造成肺实质损伤。单侧多见，极少见于双侧。大多数TPP患者在胸部钝性伤后24小时内可无症状，即使出现症状也非特异性。约30%的患者可延迟到伤后4～6天出现症状或体征。如胸痛、咳嗽、咯血、气促、低热，这些症状和体征不一定是TPP本身所致。50%患者存在咯血，可能直接与TPP有关，但通常不会致命。

TPP常无特征性体征，有时胸部听诊可闻及啰音，当出现相关并发症时即出现相应的体征。多数患者并发气胸、血气胸、肺挫伤。当患者严重肺实质损伤时或合并多脏器损伤及严重的肋骨骨折（胸廓塌陷、连枷胸）时表现为严重的呼吸循环障碍，病死率高，常需急诊手术治疗。

三、影像学表现

胸部X线和CT扫描是诊断TPP的主要影像学方法。

（一）X线表现

典型的胸部X线片表现为肺内薄壁空洞病灶，可伴或不伴液气平面。由于胸部X线片常受TPP的大小和部位、肺挫裂伤的严重程度及检查时患者的体位（平

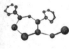

卧位或直立位）的影响，尤其是在早期诊断时，诊断率较低，诊断意义不大。伤后数天肺挫伤吸收，同时TPP进展完成，胸部X线片则可检出。而且可用系列胸部X线片观察TPP演变，是一种经济、实用手段，应随访检查直至囊肿消失。

（二）CT表现

CT属于断面成像，可以发现由于胸壁前后结构的重叠和肺实质渗出等病变的掩盖而难以显示小囊肿和隐匿部位的囊肿。由于TPP常伴有严重创伤伴随症，CT检查对明确诊断及相关伴随症有重要意义。可精确了解囊肿部位、大小及其形态，故早期胸部CT检查的诊断意义大于胸部X线片。

TPP的CT影像表现比较复杂，根据肺囊肿内气体和液体的存量及密度改变可将其分为3型。

1.含气囊肿

有单发或多发，也可两肺均发。多数呈圆形、椭圆形，腔内充满气体而无液体，壁厚1~3mm。囊肿多在3~24小时出现，一般经10天至3个月治疗可痊愈。

2.含液囊肿

囊肿多呈圆形、椭圆形，边界光整锐利。因囊肿内为血液，故CT值较高，为42~75Hu。一般经1~5个月治疗可痊愈。

3.气液囊肿

囊肿腔内可见气液平面，囊肿内壁光整。

在病变的进展过程中，3种类型囊肿能并存和相互转化，并非始终保持一种类型。

四、纤维支气管镜检查

纤维支气管镜可窥视有无气管、支气管断裂，观察支气管内血液来源。更主要的是可以直观吸出支气管内痰痂、血块，缓解低氧血症，缓解病情。为选择开胸手术适应证提供依据。

五、诊断与鉴别诊断

（一）诊断

符合以下特征，即可初步诊断TPP：①胸部钝性损伤史或贯通性胸外伤；

②有胸痛、咳嗽、咯血、气促、低热等临床表现；③胸部X线或胸部CT检查显示肺部气性空洞或液气性空洞；④伤前无特殊病史，近期影像检查无阳性发现，排除其他肺空洞性病变，即可初步诊断TPP。临床症状改善及影像学检查空洞演变符合TPP演变规律，并最终消失，可进一步证实初步诊断。

（二）鉴别诊断

1.较大的左下肺假性囊肿，要与膈疝相鉴别

其意义在于，后者需急诊开胸手术治疗。胸部X线片显示胸腔内出现圆形或类圆形、薄壁、有张力、有液气平面的囊性影，如果同时有胸腔积液，膈肌显示不清时，容易与创伤性膈疝时胃或肠管疝入胸腔形成的类似的囊性阴影相混淆。膈疝可有消化道症状，TPP则只有呼吸道症状，X线观察胃管走行、消化道造影检查等可鉴别。此外，膈疝的囊性阴影有胸腔到腹腔的连续性，膈肌不完整。而TPP的下界一定止于胸腔，膈肌完整。这些通过胸部X线片动态观察和胸部CT检查均可实现。

2.TPP还需与多种空洞性疾病相鉴别

（1）薄壁创伤性假性肺囊肿：应与先天性肺囊肿，囊状支气管扩张伴感染鉴别。先天性肺囊肿起源于胚胎期异常的支气管肺芽，好发于肺野内中带，形态上较假性肺囊肿更圆，囊壁更薄，多发时成簇，做Valsalva试验及病灶大小多有变化。支气管扩张可见囊腔沿支气管走行分布，呈柱状或葡萄串状，可见其与伴行的肺动脉形成"印戒征"等，再结合外伤病史均不难鉴别。

（2）厚壁创伤性假性肺囊肿：应与肺结核空洞、肺癌性空洞、肺脓肿等鉴别。肺结核空洞周围往往可见纤维、增生、硬结钙化灶（卫星灶），常有明确病史及典型发生部位；肺癌性空洞边缘常呈分叶状，常可见短小棘突及毛刺，洞壁厚薄不均，内壁往往不规则及壁结节形成；肺脓肿在CT上常表现为均匀厚壁空洞影，灶周渗出性病变多表现为实变影而非磨玻璃影，常有典型的寒战、高热、白细胞计数升高等临床特征。然而，当诊断不确定时，短时间内动态观察病变的发展也能做出正确的诊断。

六、TPP的治疗及并发症处理

TPP的治疗策略主要是针对是否发生并发症所决定的。如无并发症，TPP非

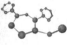

手术治疗可愈。大多在治疗后2周至5个月吸收，最长3年。出现并发症时，常需特殊治疗。对于呼吸循环稳定、肺内血肿较小、伴有咯血的患者，选择性支气管动脉介入栓塞治疗可能有效。有研究表明，TPP>6.0cm，或双侧病变者出现并发症的概率增加，应外科开胸手术治疗。

（一）TPP感染

TPP感染包括普通感染及肺脓肿形成。当有指征提示感染时，如持续发热、白细胞计数升高、影像学表现或其他感染征象，可以先行经验性应用广谱抗生素，并完善痰培养加药敏试验，数天内症状即可得到明显改善。若感染的TPP>2cm或经过72小时抗感染治疗后脓毒血症无改善者，可行经皮肺穿刺引流术。周围包围大量坏死肺实质的较大肺脓肿或>6cm的TPP如对非手术治疗无反应，早期可考虑行肺叶切除。

（二）大咯血

通常TPP可有少量咯血，只需对症处理。对于呼吸循环稳定、肺内血肿较大、伴有咯血的患者，行选择性支气管动脉介入栓塞治疗及纤支镜支气管隔离可能会取得理想的效果。大咯血常发生于创伤后24小时，可能与严重创伤后病变进展过程中较大肺内血管撕裂有关。大咯血的发生率与TPP大小有关。曾有报道4例TPP直径>6.0cm的患者，3例死于大咯血窒息，1例咯血8个月，行肺内血肿清除术治愈。所以，对于直径>6.0cm的肺内血肿应及早采取紧急手术处理，可避免患者大咯血窒息死亡，是提高患者生存率的关键措施。

双侧均有肺内血肿或肺气囊肿的患者，由于创伤重，大咯血窒息发生率高。因此，是需要紧急手术处理的指征之一。必须强调，对于大咯血急诊手术的患者，宜应用双腔气管插管以避免术中窒息的发生。

（三）TPP破裂

TPP的病程中，其破裂可形成继发性气胸、血胸或血气胸。值得一提的是，不适当的呼吸机策略可导致TPP破裂。此时，首先应行胸腔闭式引流术。如果胸腔闭式引流仍未能使肺复张或者持续大量漏气、大量血胸、张力性囊肿，即有开胸手术指征。常规开胸或胸腔镜手术均可。

（四）低氧血症

低氧血症常由以下3种原因引起：

（1）TPP进行性扩大，压迫大量功能肺组织。

（2）TPP咯血导致气道阻塞，破裂形成继发性气胸、血胸或血气胸引起呼吸面积减少。

（3）严重的创伤导致的创伤性湿肺、多发肋骨骨折致胸壁浮动等，均可导致低氧血症。对于TPP的并发症引起和严重创伤引起的低氧血症，符合上述外科手术条件的，需积极手术治疗。对于呼吸稳定、囊肿体积大、多个肺气囊肿相聚相通者，如果患者不能耐受外科手术，可考虑行肺气囊肿穿刺抽出气液，同时注入药物、气囊肿引流术等处理。对于是否行机械通气尚有争议。有学者认为由于机械通气可致TPP进行性扩大。即便行机械性通气，应采用容量控制持续指令性通气，以保证足够分钟通气量，一旦心肺功能稳定，应及早撤离呼吸机。也有学者建议采用低气道压力，合用呼吸末持续正压通气（PEEP），并根据心肺功能状况等调整参数。无论何种机械通气方式，尽早脱机拔出气管插管是基本目标。

七、TPP开胸手术注意事项

（一）麻醉

无论单侧或双侧病变，均须全身麻醉、双腔气管插管，以防止术中呼吸道大量出血窒息死亡，或术侧肺内分泌物、积血挤入对侧肺。有文献报道，一例双侧肺内血肿患者采用单腔气管插管，静脉复合麻醉，行左侧开胸探查过程中呼吸道大量出血窒息死亡。

（二）体位与切口

一般应取健侧卧位，患侧胸部后外侧切口，显露充分。病变定位准确的，估计胸腔无粘连者，亦可取仰卧位，胸部前侧切口。

（三）TPP定位

已经破裂的TPP直视可定位。未破裂或破裂部位隐蔽的，基于术前X线影像提示，根据肺血管、支气管的分布走向、肺充气状态下局部颜色、指压凹陷等方法定位。也可用胸腔注水膨肺法定位，肺漏气即为TPP破裂处。笔者的一个病例，肺裂过浅且有粘连，表面定位困难。经胸腔注水膨肺发现斜裂深面有气泡逸出，剪开肺裂即发现了TPP。

（四）TPP处理

切开肺组织进入囊肿，清除积血与无生机的组织，直视下止血，用可吸收线（3-0 Dexson 缝线）缝扎漏气支气管，冲洗囊腔后分层缝合消灭残腔，为基本手术方法。囊肿较小可单层缝合；靠近肺边缘的囊肿，亦可用直线形切割闭合器行肺局部切除；极少情况下需行肺叶切除，其指证应严格掌握。如有肋骨骨折，可行选择性固定，以恢复骨性胸廓的完整性，减轻术后因骨折端移位、摩擦疼痛而引发的一系列并发症。固定材料有多种（可吸收肋骨钉、可吸收缝线、记忆金属环抱器、钛接骨板、钛丝等），可根据骨折部位、骨折端形态选取，临床效果非常满意。

（五）术后处理

术后应用呼吸机辅助治疗可能导致未处理的肺内小血肿或气囊肿破裂，加重出血、漏气。所以，除术中彻底处理前述病变外，还应彻底吸尽气道痰液、积血，避免机械通气。不得已使用时，应控制吸气峰压及平均气道压以减少类似情况的发生。此类患者易出现肺不张或部分膨胀不全。故应强化肺保护措施，加强呼吸道管理，帮助患者有效咳嗽。应用强力祛痰药氨溴索（沐舒坦1.0g/d，效果显著）稀释痰液、应用吸入型抗胆碱药异丙托溴铵（爱全乐），防治气道反应性高张高阻状态，做定时雾化吸入。必要时可用纤维支气管镜吸痰。根据药物敏感试验选用合适的抗菌药。其他如常规术后处理。

第十七章　肺切除术

第一节　肺切除术的基本操作

一、基本要求

肺切除术是胸部外科手术的一个重要组成部分，根据肺部疾病的性质，部位以及累及的范围，将病肺切除以治疗肺部疾患。

肺切除的成功关键在于肺血管的处理，原因如下。

（1）肺血管壁较体循环的血管薄弱，易于撕破，尤其是肺动脉，更易术中破损。

（2）大的肺静脉损伤时，由于负压的吸引，可导致严重的空气栓塞。

（3）肺血管与心脏直接相通，一旦损伤大出血，心排出量迅速降低，很快心脏停搏。

因此，肺切除的手术操作一定要轻柔、谨慎、精细和准确无误。

二、体位与切口

侧卧位及仰卧位是肺切除术最常采用的体位，肺切除术的常用切口如下。

（一）后外侧切口

后外侧切口对手术野的显露最佳。对肺下叶或全肺切除，以及疑有胸内粘连的患者为宜。该切口切断肌肉层多，创伤大，出血多，费时。由于侧卧位，伤侧肺左下相对受压，对呼吸功能差的老年患者不利。

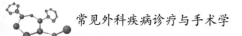

（二）前外侧切口

此切口虽然术野显露较后外侧差，但可顺利完成肺上叶或中叶的切除，以及左侧，还可完成心包范围的手术。该切口损伤肌肉及出血少，进胸快等优点。由于仰卧位对侧肺的干扰小，更有利于年老呼吸功能不好的患者。

（三）腋下切口

其优点是美观，创伤少，可以不切断任何肌肉；适宜于范围小的病变局部切除及异物摘除的患者。

（四）胸骨正中切口

主要适用于双侧肺转移瘤的切除等。

三、手术步骤

（一）开胸探查

开胸探查切口达壁层胸膜时，透过半透明的胸膜可以隐约看到随呼吸而活动的肺，亦可判明肺与胸膜有无粘连。

1.安置开胸器

切开胸膜后无粘连可安置开胸器。如有粘连应将切口上下粘连分离4cm，再放入开胸器，撑开肋骨显露手术野，继续分离粘连，常见的粘连有3种。

（1）广泛性膜片状的疏松粘连：一般不含血管，可钝性分离，对粘连较紧处不宜用力硬性分离，可用剪刀或钳夹后切断结扎防止出血。

（2）条索状粘连：细小的粘连不含血管，用手指或纱布团钝性分离即可，对于较厚的多有血管在内，用电切或钳夹缝扎止血。

（3）胼胝性的粘连：长时期的粘连后，其组织增后，可用电刀将邻近的壁层胸膜切开，将病灶，胼胝性粘连及邻近的胸膜剥下，此时应防止剥破肺及邻近的重要器官。

2.探查胸腔

胸内粘连充分游离后，方能对胸内脏器行仔细检查，确定肺部病变的部位和范围，初步估计其性质，并能判断能否切除及施术的方式和种类。一般都要尽量多切除，无法解剖血管时可打开心包，证明无法切除时方可放弃手术。

3.肺裂的处理

完全的肺裂较少见。探查肺组织发现肺裂间松散的粘连钝性分开即可，如有融合之肺组织，则需钳夹剪开，断面缝合，或用切割缝合器处理，有时肺裂处融合厚实，为省时间及避免出血，也可先处理肺血管及支气管，然后提起支气管之远侧断端，嘱麻醉师鼓肺即可见萎陷切除肺与正常的肺之界线，此时用上述法处理就更容易了。

（二）肺血管的处理

肺血管的处理如施行全肺或肺上叶切除先在肺门处打开纵隔胸膜，行肺中叶或下叶切除时应先打开肺裂之间胸膜，解剖出肺血管。处理肺动脉静脉的顺序应根据具体情况而定。一般情况下先处理肺动脉后，再处理肺静脉，有人主张对肺癌患者先处理静脉，预防癌细胞进入血循环。但过早结扎肺静脉可致肺淤血过度膨胀，为保证安全，应权衡利弊。

（1）解剖出肺血管后，提起血管鞘用剪刀纵形剪开，再钝性分离血管，血管的后壁先用手指游离（以术者右示指为宜），然后再用直角钳较为安全。

（2）用直角钳带过丝线，在近端及远端各结扎一道，再在近端缝扎一道，在缝扎线的远端切断血管。

（3）如血管长度不足（无法游离进一步长度），可用无创血管钳夹住血管，中间切断，在保留端均予连续缝合。

（4）机械缝合切断法：肺血管近心端用血管缝合器关闭，远端以血管钳夹住，中间切断。优点是缝合牢固，特别适用于血管暴露较短情况，如用于肺动脉的处理，则肺动脉的残端没有血液的涡流，不会形成血栓，可减少术后肺动脉栓塞这一致命并发症的机会。

（三）支气管的处理

肺血管结扎切断后，相应的支气管就可显露，支气管的游离不宜太干净，太长，以免影响支气管残端的血运。常见的支气管动脉左侧2支，右侧1支，位于支气管的后壁多见，可先将其结扎切断，也可在支气管切断后再处理。支气管的切断面应距分叉0.5cm处，以避免残端过长而形成盲袋及导致感染。闭合支气管断端常用的有以下几种方法。

1.间断缝合法

为常用的方法，在预定的断端远端用气管钳夹住。麻醉师鼓肺证实为相应切除的肺段后，在预定切断线两侧缝牵引线，即可一次性切断开放缝合或边切边缝，进针距切缘0.4cm，针距0.2cm。如为开放式缝合应在支气管断端的中点先缝合1针，再向两侧缝合，在缝合过程中充分吸引分泌物，保护周围，避免污染胸腔。

2.支气管8字贯穿缝扎法

在预定切线近端用直角钳夹住，远端用支气管钳夹住，于两钳之间切断支气管，移除病肺，用7或10号丝线在直角钳近端"8"字缝合结扎，有时补加残端间断缝合几针，此法常被多数医师采用，适于较小的支气管，既可节省时间，又可减少污染。

3.支气管缝合器缝合法

此法为钉书机原理的双排金属钉缝合器，既省力又省时，组织反应小，特别适于全肺切除，不易发生支气管残端瘘，国内还在被推广应用中。

支气管残端闭合后，请麻醉师鼓肺以检查是否漏气，如有漏气应补加缝合。残端喷涂纤维蛋白胶，再将邻近的组织缝合覆盖在支气管残端包埋，可较可靠的预防残端瘘。

（四）关胸

全肺切除后，原肺占据的空间可由膈肌上升，纵隔移位，胸壁下陷以及胸腔液机化而逐渐消失。肺叶切除后余肺可膨胀充填，因此，肺切除术后的残腔一般不成问题，如肺上叶切除后，应常规地切断下肺韧带，有利下肺上移填充胸顶的残腔。

关胸前应仔细检查术野有无渗血，应止血彻底，清洗胸腔，全肺切除置放胸腔引流一根，如肺叶或肺段切除应置放两根引流管，一根在锁骨中线第2或第3肋间隙，一根在腋前线第7或8肋间隙，引出管固定接闭式引流。清点械物如数，逐层缝合关胸。

四、术中注意要点

（一）改变肺切除的范围

根据术中详细探查，如肺癌术估计可切除，但术中发现纵隔已有广泛淋巴结转移，无法切除，就应放弃肺切除术。对肺结核空洞的患者，术前估计行上叶切除，但术中发现上叶已不张、缩小、下叶则有代偿性肺气肿，空洞位于下叶背段，因此原定上叶切除手术方案改行全肺切除。

（二）分离时剥破胸膜粘连下病灶

尤其在有炎性改变时，局部的粘连特别致密，万一在分离时剥破病灶，应立即以大圆针、粗丝线将破口作"8"字或褥式缝合；如破口大且脆弱，很易撕开，可垫一小纱布缝合，最后与病肺一并切除。

（三）出血

肺动脉、肺静脉及胸内其他大血管损伤，可引起致命性出血。万一发生出血，术者应沉着冷静，立即用手指压迫止血，先将胸腔内积血吸净，根据患者的情况进行加压输血、缝扎、修补等抢救措施。如出血近端血管残端太短，难以妥善结扎，则可进一步向近侧分离，延长残端，必要时切开心包，以做心包内结扎，心包外缝合。如行上叶切除撕裂肺动脉主干，经努力修复无望时，只可结扎肺动脉主干，改行全肺切除。

（四）心包外分离困难

如靠近心包的组织粘连紧密，肺血管太短，或肺癌组织已侵及心包，或肺血管在贴近心包处受伤出血，不能在心包外结扎者，可在膈神经后方或前方切开心包，即可显露肺动静脉并行结扎后在心包外切断。

（五）缺氧病情恶化

术中常见的原因是气管和支气管内有分泌物或血块堵塞。如肺脓肿术前不能用前或体位引流术控制，不得已勉强手术切除者在手术操作、挤压排出大量的

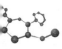

分泌物，或出血进入气管支可发生缺氧窒息，此时应由麻醉师尽快吸出，如堵塞物黏稠经气管导管无法吸除，情况危急时可迅速切断支气管，将导管插入残端内吸除。在切断支气管时如发生出血，立即钳夹止血，待吸尽痰液后缝合支气管残端。在手术的过程中如因出血，或手术时间长，手术损伤过大等原因，患者情况恶化，血压下降，脉搏细弱加快，呼吸变浅，应立即暂停手术，找出原因，做相应处理，在此期间放松胸腔自动拉钩，缩小切口并用温盐水纱布垫覆盖切口，经抢救以后，情况好转，即可继续手术。

第二节　全肺切除术

全肺切除术创面大，减少了呼吸功能，死亡率明显高于肺叶切除术，因此严格评估施术者手术指征和适应证。在病灶能完全彻底切除的情况下，尽一切的努力通过支气管或血管成形术，去完成肺叶切除，即避免了全肺切除术。全肺切除术是在其他无法进行的情况下，才选择的手术。

一、左全肺切除术

（1）侧卧位，左后外侧切口，经第5肋床或肋间进胸，先探查以初步确定病变的性质，范围及可否切除性。对肺癌的患者，探查发现以下情况时，可考虑施行全肺切除。

①左肺动脉近端受累，解剖游离难度大。

②斜裂内肺动脉被肿瘤和肿大淋巴结侵犯。

③上、下肺静脉受累，须切除一小部分左心房壁。

④左上、下支气管分叉处广泛受累，无法行支气管成形术。

（2）一旦确定行左肺切除术，即解剖和游离肺门结构，将左肺向后下方牵拉，左主动脉弓下显露左肺门后上方，切开主动脉弓下到下肺静脉之间的纵隔胸膜，切断通向肺门后方的迷走神经分支，显露出肺门上方的支气管，肺动脉与下肺静脉。

（3）肺血管及支气管解剖和游离完后，逐一对其进行处理，处理的顺序一般是先肺动脉、肺静脉，最后离断支气管。但并非不变，应根据实际情况确定，原则上应将最难处理的放在最后一条，左肺动脉干较长，必要时可切开心包，在心包内外联合起来解剖和游离，可增加肺血管游离的长度，使肺血管的处理更加安全可靠。左肺动脉一般可在肺门的上方直接游离结扎切断。注意近端要留有足够的长度，远端尽可能靠近肺组织，近支气管及后上方的喉返神经。

（4）上肺静脉的处理将左肺向后下方牵拉，切开肺门前方的纵隔胸膜，显露上肺静脉，该静脉在主动脉干的前下方与下肺静脉的前上方，到心包返折处的距离较近，故在处理左上肺静脉时应注意以下3个技术环节。

①首先剪开静脉壁外的血管鞘，从血管鞘与血管之间的疏松组织间游离充分显露上肺静脉。

②近心端结扎应留有充分余地，以免损伤心包返折，在静脉万一损伤时也能从容处理。

③静脉远端结扎都在左上肺静脉的分支上。

（5）下肺静脉的处理将左肺向上牵引，暴露肺门的后方，将左下肺韧带切断，下肺静脉的标志为上方的左主支气管和下方的下肺静脉淋巴结，游离后予以切断。

（6）主支气管的处理将左肺托起牵拉紧，即可解剖出左主支气管，高位离断，近端予以缝闭。并以邻近组织覆盖包埋，切开的心包缝合，以防止术后支气管漏和心脏病的发生，常规关胸。

二、右全肺切除术

侧卧位，后体侧切口，经第5肋床或第5肋间隙进胸腔。先行探查以确定右全肺切除的必要性和可能性。右全肺切除的风险大于左全肺，更要慎重选择考虑。对于肺癌患者，探查发现以下情况时可考虑行右全肺切除术：右肺动脉的近端受侵，中心型肺癌累及了上、中、下叶，肿瘤及其转移的淋巴结能一并切除，心肺功能良好，年龄在65岁以下。

（1）一旦确定行右全肺切除术，即开始解剖和游离肺门结构，将右上叶或上中叶肺向后方牵引，显露出奇静脉下方的纵隔胸膜及走向肺门前后方的迷走神经分支，此处可见右肺动脉主干或其上方的尖前段支。右肺动脉主干的前下方贴

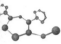

近上肺静脉，后下方紧贴右主支气管，应仔细解剖，谨防损伤。必要时在隔神经后方切开心包，进行肺动静脉的解剖和游离，由于右肺动脉主干较短，在心包内外解剖游离可增加肺血管的长度，处理起来更有利，也可在心包内结扎肺血管主干后，心包外常规处理。如不切开心包直接在纵隔中解剖游离较困难，故先游离断主干的第一分支，即尖前段动脉，然后再处理主干，若先处理肺上静脉，则可较清晰显露肺动脉主干的远端。

（2）肺动脉处理完毕后，将肺向后方牵引，剪开肺门前方的胸膜可显露出上肺静脉，肺静脉的上缘贴近右肺动脉主干，游离肺静脉的下缘将右肺中叶向后牵拉，可隐约见肺静脉走向肺门即是肺静脉，肺静脉的上下缘游离出来后，用直角钳将后缘充分游离即可安全剪断上肺静脉。将肺叶向上牵拉，切断下肺韧带，将右主支气管与下肺静脉之间的间隙分开，即可在肺门的后方切断下肺静脉。

（3）肺血管处理完毕后，肺门的根部只剩有右主支气管。将肺组织牵引，用组织剪解剖清楚，如为肺癌，应将其周围的淋巴结一并切除，高位离断右主支气管，移去病肺，缝合包埋残端，常规关胸。

第三节　肺叶切除术

一、右上肺叶切除术

（1）右肺上叶切除要注意到其肺门的结构比其肺叶复杂，其肺动脉分支变异较多，大约80%患者右肺上叶前段与右肺中叶部分或全部融合，因此行右肺上叶切除时要多加小心。

（2）右上肺动脉的寻找标志为奇静脉。切开奇静脉下的纵隔胸膜，显露尖前段动脉，结扎切断。

（3）将右肺上叶推牵向后方，解剖上肺静脉，游离、结扎尖前后段支切断，注意要到另一分支时，稍粗大的为中叶静脉，勿损伤。显露斜裂后，在横裂的根部剪开脏层胸膜，解剖出肺动脉干发出的上行后支动脉，结扎离断，托起右肺中叶，将上叶支气管离断缝闭，分离时勿损伤邻近的中、下叶动脉，右上叶支气管较左侧短，解剖时勿损伤右主支气管。

二、右肺中叶切除术

（1）在斜裂和横裂之间交界处显露右肺动脉，该动脉向内发出的两个分支即为中叶的内外动脉段支，予以结扎、切断、缝扎。

（2）将中叶向上翻转90°，处理中叶静脉，防止损伤上叶的分支。解剖分离中间支气管附近的淋巴结，切断缝合中叶支气管，因中叶支气管与背部支气管发自同一水平，缝合时不能过于靠近中叶开口处。如肺裂发育不全，可将切断后的支气管做牵引，麻醉师加压呼吸囊使肺鼓气，在叶间隙显示清楚后，再予分离。

（3）在肺癌手术时，右肺中叶切除术常与上叶或下叶切除术同时完成，而在治疗支气管扩张的手术时，则常与右肺下叶切除术一并完成。

三、右肺下叶切除术

（1）分离斜裂的胸膜，显露出肺动脉。背段动脉位于背段支气管的前上方，将其切断、结扎，若下叶背段和上叶后段融合，须看清叶间动脉干及其分支后，才可将两者分开。基底动脉段位于基底段支气管的外前方，它的总干较短，要在其远端暴露基底段分支，分别结扎、切断，注意勿损伤右肺中叶静脉。

（2）将下叶向前方牵拉，游离下肺韧带，显露下肺静脉，并结扎切断，若下肺静脉较短，可在总干结扎后再将远端分支切断，结扎。

（3）将肺裂充分切开后，解剖支气管到中叶支气管开口平面，先将背段支气管切断，缝合，然后在中叶开口水平下切断基底段支气管，在保护好中叶支气管的情况下，将下叶支气管一并切断缝合。

四、左肺上叶切除术

（1）左肺上叶切除术中最常遇到的解剖变异是肺动脉，通常是4～8支不等，为了手术安全，可先处理舌叶动脉，后处理肺动脉近端的尖前段动脉，因尖前段动脉走行短，在解剖和游离时易损伤，且容易波及肺动脉的主干，导致生命危险。必要时可先解剖游离肺动脉主干，预防性上阻断带。

（2）将左肺上叶牵拉向前下方，切开主动脉弓下的纵隔胸膜，暴露左肺门上方的肺动脉，处理舌段支，再处理尖前段支。

（3）将肺叶向后上方牵拉，暴露肺门的前方，处理上肺静脉。为便于在切断上叶支气管时能见到肺动脉的主干。处理时应在其后方进行，用手指挡住肺动脉主干后，左上叶段支气管主干近端切断缝闭。

五、左肺下叶切除术

（1）手术探查发现斜裂是完整的，则左肺下叶切除术是所有肺叶切除术中最好施行的手术，左下肺血管变异少，操作如下。

（2）切开肺门后方的胸膜，解剖斜裂，暴露下肺叶背段及基底段动脉，分别给予切断结扎。将下叶推向前方，分离下肺韧带，显露下肺静脉，将其切断结扎。

（3）切断下叶支气管时，同样要防止损伤上叶支气管，较安全的方法应先切断，缝合背段支气管，然后再处理基底段支气管。

第四节　肺段切除术

肺段切除适于良性病变局限于一个区域的肺段。其优点是最大限度保留了健康肺组织，肺功能损失少，手术创伤小；缺点是操作复杂，技术要求高，术后并发症多，效果不如肺叶切除术。因此经验不足的胸外科医师应慎重选择。目前临床常用的是左上叶舌段和下叶的背段切除术。

一、背段切除术

背段切除术左右类似，仅以右下叶背段为例。

（1）在斜裂和水平裂交界处剪开叶间胸膜及肺动脉鞘膜，解剖出右下叶背段动脉，结扎、切断。

（2）将下叶肺拉向前方，剪开下叶肺门后面的纵隔胸膜，显露下肺静脉，其最上一支为背段静脉，将其结扎切断。

（3）在已切断的背段动脉之后下方，解剖出背段支气管，以直角钳关闭，嘱麻醉师鼓肺见背段不张，其余肺组织膨胀良好，证实无误后，切断缝合。提起下叶背段，钳夹切断肺组织，间断或连续缝合，或用切割缝合器沿背段与其底段的界面将肺组织分离，移出下叶背段。

二、舌段切除术

（1）在斜裂内剪开叶间胸膜及肺动脉鞘，显露舌段动脉，分别给予游离切断。

（2）肺门前方显露出上肺静脉，其最下支为舌段静脉，予以游离，切断。

（3）检查可靠缝扎切断的舌段动静脉后，游离舌段之间的界面，用切割缝合器将两者分离，移出右肺上叶之舌段。

第五节　肺楔形及局部切除术

由于单肺通气技术的改进，各种缝合器的研制，使得肺楔形切除术有代替肺段切除术之趋势。肺楔形切除术方法简便，不需要解剖血管和支气管，肺局部切除主要用于肺良性肿瘤或转移瘤的治疗。

一、肺楔形切除术

（1）检查确定病变部位后，在病变的两侧1～2cm处，从周边向肺中心方向倾斜，钳夹上两把长血管钳，两钳尖部相遇，切除两钳之间的楔形肺组织，在两血管钳的近侧贯穿全层肺组织褥式间断缝合。

（2）可采用缝合器行U字形或V字形切除。U字形切除可保证病变的近侧缘被彻底切除，新型的缝合器缝合与切割同时完成，效果极好。

二、肺局部切除术

钳夹牵引病变肺组织，以其为中心点，剪断周围肺组织，切除病灶，出血点钳夹止血缝扎，可用电刀或激光切法，肺断面一般不明显出血及漏气，必要时缝扎更为可靠。

第六节　支气管袖式肺叶切除术

支气管袖式肺叶切除术是指除进行支气管袖状切除外，同时还将连接该段支气管的肺叶一并切除，亦称为支气管成形术。由于解剖上的原因，临床上最容易和最常采用的是右上肺袖式肺叶切除术。由于解剖上的原因，临床上常行右上肺袖式肺叶切除及血管成形术。

一、右肺上叶袖式切除术

（1）左侧卧位，取右外侧切口，经第5肋骨床进胸。分离粘连，切断右肺下韧带，向上游离右肺下叶直到肺下静脉水平面，切断结扎肺上方的奇静脉，常规处理右肺上叶的血管。从隆突开始，暴露右主支气管和右中间支气管，分别用橡皮细软管条牵引。支气管切线的上下方都要缝好牵引线。

（2）切除右上肺叶，嘱麻醉师右肺暂停通气，向前牵引肺血管，按预定的切线把右肺上叶及一段右主支气管一并切除，修剪右主支气管和右中间支气管的残端，使之口径大小匹配，癌症患者主支气管及中间支气管应在术中行冰冻切片检查，报告阳性应扩大切除，阴性即可右主支气管与中间支气管用3-0无创可吸收缝线端端连续缝合法吻合。

（3）吻合完毕，恢复通气，胸腔内采用盐水冲洗，加压呼吸，若无漏气，吻合口用附近的胸膜或奇静脉包埋，胸顶及底部各置放引流管1根，关胸。

二、左肺上叶支气管、血管成形术

（1）右侧卧位，左后外侧切口，切断左下肺韧带，向上游离至下肺静脉水平面，向肺裂分开，寻找出左肺上动脉各个分支，常规处理、结扎、切断、然后游离被肺癌侵及肺动脉的近心端和远心端，用无创钳先阻断近心端，向远心端肺动脉内先注入肝素溶液（500mg/L）20~40mL后，阻断下肺静脉，以避免血液倒流，肺动脉干行袖式切除，其远端无需阻断。

（2）常规处理左上肺静脉后，行支气管成形术。解剖左主支气管及左上肺的远端支气管，亦即中间干支气管，根据支气管受侵的范围，确定适当的部位切断左主支气管和中间干支气管。

（3）由于左中间干支气管很短，切断时勿伤及下叶背段支气管。左上肺移出后送冰冻切片检查，如支气管的两端切缘无癌组织，则行左支气管吻合；在左侧，主动脉弓挡住了左主支气管，有时可能要切除3根肋间动脉及动脉韧带，游离主动脉弓并向前牵引才能显露出左主支气管，方可顺利行支气管吻合术。

（4）最后行肺动脉端端吻合整个手术完成，吻合完毕。值得注意并重视的是极少数患者切断肋间动脉后，可引起脊髓缺血导致截瘫。

第七节　肺切除术的并发症

一、术中并发症

（一）肺血管损伤

术中误伤肺血管可造成危及生命的大出血，常见原因如下。

（1）解剖变异。

（2）粘连紧密。

（3）暴露不良操作不当等。

一旦发生，应立即用手指或纱球压迫血管破损处，用力适度，避免进一步损伤。如术野显露不够，应扩大切口，仔细小心解剖血管的远近端，阻断血管后，吸净积血，看清破口，用无创缝线缝合。若破损不大，很快用无创伤Allis钳夹住，也可直接缝合破口，无需再游离破口处的远近端，必要时近端的血管要从心包内解剖进行阻断止血。

（二）对侧血气胸

多发生在肺大疱的患者中，对侧肺大疱破裂引起的气胸，在行纵隔淋巴结清除的过程中，可损伤纵隔胸膜破裂导致对侧气胸。一旦发现该并发症，应即刻排空对侧胸腔的气体，放置胸腔闭式引流管。该并发症发生率低，有文献报道为0.8%。

（三）心律失常和心肌缺血

多发生在有心脏病史者。术前无心脏病史者，术中暂时发现功能紊乱可引其并发症，因此，术前应仔细评估心脏功能，对高危人群应给予适当的药物或其他术前治疗准备，术中一旦出现心律失常和心肌缺血，不要过多挤压、刺激，必要时暂停手术操作，待心脏功能恢复后再继续手术。

二、早期并发症

（一）术后胸腔内出血

其原因如下。

（1）胸膜粘连离断处出血或渗血，一般多发生在胸顶部。

（2）肋间动脉或胸廓内动脉出血。

（3）肺的大血管损伤出血，如结扎线滑脱所致，失血势猛，往往来不及抢救。出现以下情况，应及早经原切口进胸探查止血。

（1）胸腔闭式引流量在6小时内平均每小时在120～200mL者。

（2）引流的血鲜红且很快凝固，床旁X线片提示患侧大片高密度影，纵隔移位，患者呼吸困难，表明胸内有较多凝血块。

（3）患者有失血休克经输血及抗休克措施失血症状无改善者。

（二）心脏并发症

心脏的心包切开或部分切除未行缝合或修补者，术后可能发生心脏病，其并发症少见，但死亡率高达50%。临床上一旦疑有心脏病的可能应立即让患者侧卧于缝侧，个别患者可能复位，若病情无改善，应果断床旁开胸探查，行心脏复位及心包缺损的修补。

（三）心包填塞

切肺扩开了心包，出血点止血不彻底致心包内积存到一定程度出现奇脉，中心静脉压升高，低血压，心衰并呼吸困难等，应尽快从原切口进胸探查，引流出积血，止血或从剑突下另做切口。

（四）心律失常

常发生于60岁以上的患者，全肺切除后发生率为20%～30%，肺叶切除者为15%～20%，以房颤最为常见，其次为心动过速等。心律失常的原因不清，多与纵隔移位、缺氧、血液pH值异常、迷走神经刺激等因素有关。多发生在术后2～3天内。在治疗上，首先去除病因，适当给予药物等，必要时请心内科医师协助处理。

（五）肺部并发症

（1）肺水肿。

（2）呼吸功能不全。

（3）肺不张。

（4）术后肺炎。

（5）支气管胸膜瘘等。

一旦发现上述情况，应积极处理，去除病因，综合治疗。

（六）胸膜腔的并发症

（1）肺叶切除术后的老年人易发生，多在胸顶部。

（2）胸腔积液。

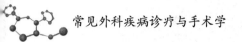

（3）脓胸。

（4）乳糜胸及食管损伤等。

出现上述病情，积极治疗，考虑较好的治疗方案。

三、晚期并发症

对于晚期并发症应针对病因，选择好治疗方案。

1.全肺切除术后综合征

如后纵隔过度移位可引起气道狭窄和呼吸困难。

2.慢性化脓性脓胸和出血性脓胸

出血性脓胸的血源来自残腔内的肉芽组织。

3.真菌感染

肺切除术后真菌性脓胸多由烟曲菌感染引起。

参考文献

[1] 杨凯.泌尿外科诊治与进展[M].长春：吉林科学技术出版社，2019.

[2] 康绍叁.泌尿外科专科诊治精要[M].长春：吉林科学技术出版社，2019.

[3] 丁世霖.现代泌尿系统疾病临床诊疗[M].北京：科学技术文献出版社，2019.

[4] 李刚琴.临床泌尿外科基础与治疗[M].北京：科学技术文献出版社，2019.

[5] 牟忠林，房居高. 实用耳鼻咽喉头颈外科诊疗[M]. 北京：人民卫生出版社，2017.

[6] 岳丽艳，尹晓妍，吕哲. 临床嗓音矫治及喉功能外科[M]. 北京：科学技术文献出版社，2017.

[7] 夏寅，林昶. 耳鼻咽喉头颈外科学[M]. 北京：中国医药科技出版社，2016.

[8] 张建国，阮标.耳鼻咽喉头颈外科学[M]. 北京：科学出版社，2016.

[9] 江燕. 新编临床耳鼻咽喉常见病诊疗学[M]. 西安：西安交通大学出版社，2015.

[10] 孔维仁，周梁.耳鼻咽喉头颈外科学[M]. 北京：人民卫生出版社，2015.

[11] 张晶.现代泌尿外科手术学[M].武汉：湖北科学技术出版社，2019.

[12] 刘冬健.泌尿外科诊断与手术指导[M].武汉：湖北科学技术出版社，2019.